CHANGE
YOUR
BODY

103kg에서 70kg으로
——————— 33kg 감량한

변신남
프로젝트

| 이종건, 이신언 지음 |

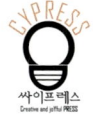

CYPRESS
싸이프레스
Creative and joyful PRESS

신은 내면을 보고 평가하지만, 인간은 외모를 보고 평가한다

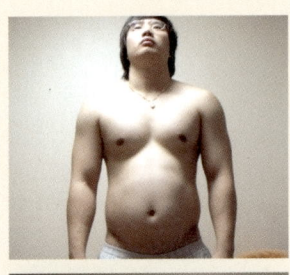

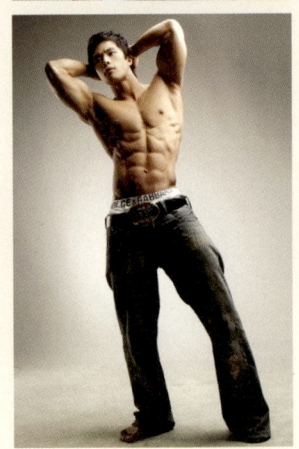

먼 저 옆의 사진을 보면 무슨 생각이 드는가? 아마 당신은 두 장의 사진 속 인물이 동일 인물이 맞는지 의심부터 할 것이다. 그리고 동일 인물이라는 사실을 알게 되어도, 그냥 대단하다거나 나와는 상관없는 남의 일로 치부해 버릴지도 모른다.

흔히 사람들은 대단한 사람만이 특별한 기회를 통해 대변신을 할 수 있다고 생각한다. 하긴 나 역시도 그랬으니까. 하지만 지금은 그렇게 생각하지 않는다. 평범한 사람도 얼마든지 다이어트를 통해 변신할 수 있다고 100% 확신한다.

그럼에도 당신은 아직도 스스로 확신을 갖지 못할 것이다. 하지만 이 책을 읽고 난 후에는 당신의 생각도 나의 생각과 같아질 것이다. 이 책은 '빌게이츠처럼 세계 최고의 부자되기 프로젝트'나 '워런 버핏의 투자가 제일 쉬웠어요'와 같이 보통 사람들이 봤을 때 괴리감을 느끼게 하는 책이 아니다. 나와 당신같이 평범한 사람도 누구나 외모 변신을 이룰 수 있게 해주는 책이다.

당신은 지금의 외모를 좀 더 멋진 모습으로 바꾸고 싶은 간절한 마음에 이 책을 구입했을 것이다. 외모를 바꾸고 싶은 이유야 사람마다 다르겠지만 외모지상주의가 다소 심한 이 시대에 좀 더 멋진 외모를 갖고 싶은 마음은 모두 같을 것이다. 물론 많은 사람들이 외모가 전부는 아니라고 말한다. 사람을 볼 때 중요한 것은 외모가 아니라 내면이라고 하면서 말이다. 하지만 그렇게 말하면서도 사람을 만날 때 외모를 가장 먼저 보는 건 어쩔 수 없는 일이다. 현실적으로 눈에 가장 먼저 보이는 건 사람의 외모이기 때문이다. 아마 당신도 이러한 현실을 100% 공감할 것이다. 길거리에서의 사람들의 시선, 소개팅이나 미팅, 회사 면접, 거래처 방문, 쇼핑하러 갔을 때의 점원의 태도 등 우리 주변에서 흔히 겪을 수 있으니 말이다. 결국 내면이 아무리 진국인 사람일지라도 외모에서 호감을 주지 못하면 내면을 보여줄 기회조차 얻지 못하는 경우가 다반사이다. 나 역시 변신 전 이러한 굴욕감을 뼈저리게 느꼈다.

외모를 변신시킬 수 있는 방법에는 여러 가지가 있다. 그 중 가장 쉬운 방법은 옷차림의 변화이다. 날씬해 보이는 코디 법을 찾는 건 그리 어려운 일이 아니며, 옷차림으로 자신의 단점을 보완하고 장점을 부각시키는 것이 나쁜 방법은 아니다. 하지만 사람들은 그 사람이 더 날씬해 보인다고 생각하기보다는 살을 감추기 위해 그렇게 옷을 입었다는 것을 한눈에 간파해낸다. 날씬해 보이는 옷차림은 날씬해 보이기 위한 임시방편일 뿐이지, 실제로 나의 몸이 날씬해지는 것은 아니다. 결국 살을 빼야 한다는 말이다.

다이어트를 결심한 지금, 당신은 '다이어트가 어렵지 않을까?', '내가 과연 해낼 수 있을까?' 등 걱정이 앞설 것이다. 하지만 다시 한 번 왼쪽 사진의 나의 모습을 보고 걱정은 모두 날려 버리기 바란다. 나도 당신과 같은 과정을 똑같이 겪었기 때문에 당신도 어렵지 않게 따라할 수 있는 방법들을 소개할 것이다.

혹시 '콜럼버스의 달걀' 이야기를 아는가? 세상 모든 사람들이 달걀을 세울 수 없다고 생각했을 때 콜럼버스는 달걀 끝을 살짝 깨뜨려서 달걀을 세웠다. 그러자 사람들은 "그렇게 하면 누가 못하냐?"며 콜럼버스를 비난했다. 다이어트도 마찬가지이다. 앞으로 소개할 다이어트 방법을 보고 '그 쉬운 것을 누가 몰라?' 혹은 '그걸 누가 몰라서 안하나?' 등 여러 가지 생각을 할 수도 있다. 하지만 당신이 그러한 생각에서 멈춘다면, 당신은 평생 변신할 수 없다. 반면에 그 쉬운 방법들을 실천해 나간다면, 12주 후 당신은 놀라운 변신을 이룰 수 있을 것이다.

이제 당신은 콜럼버스가 될 수도, 아니면 콜럼버스를 비웃는 사람이 될 수도 있다. 선택은 당신의 몫이다. 부디 걱정보다는 변신 이후의 모습을 더 많이 상상하라. 다이어트를 위한 당신의 노력은 반드시 멋진 외모로 당신에게 보답할 것이기 때문이다.

이 책의 과정을 모두 거치고 나면 몰라보게 변신한 당신의 외모와 함께 당신을 기다리고 있는 또 하나의 선물이 있다. 바로 멋진 몸을 통해 이 세상의 혜택을 누릴 수 있게 된다는 사실이다. 이 사회에서 외모의 변신은 당신이 무엇을 상상하든 그 이상의 놀라운 것들을 제공해준다. 어떤가? 설레지 않는가? 12주 후 당신의 외모는 앞으로 남은 당신의 인생을 변화시킬 것이다. 자, 이제 당신의 외모가 변신할 때다!

변신남 이종건

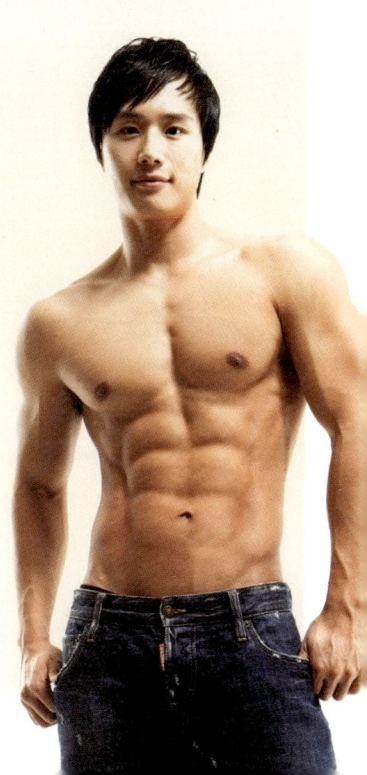

당신의 인생에
한 편의 드라마를 만들어 보자

비주얼이 모든 것이 되어버린 이 시대에 우리는 다른 사람들에게 보이는 자신의 외모를 가꾸기 위해 다양한 노력을 한다. 특히 짐승돌, 짐승남, 베이글녀, 무슨 무슨 종결자 등 다양한 신조어가 쏟아지는 것도 최근 트렌드를 반영하고 있는 것이 아닐까 싶다. 이러한 트렌드가 너무 강하게 다가오다 보니 스스로 땀 흘려 만드는 노력이 아닌 그 외의 여러 가지 방법으로 쉽고 편하게 외모를 가꾸려는 유혹도 많아진 것은 사실이다. 그래서 최근에는 보이는 외모뿐만 아니라 내면의 진실된 실체를 알려고 하는 대중의 움직임이 보이기 시작하고 있다. 아마도 진짜 자신의 피나는 노력에 의한 실력이 있느냐를 알고 싶은 대중들의 마음이 드러나는 것인 것 같다. 사실 신체적으로 우수한 근육질이나 잘 빠진 몸매는 개인의 상당한 노력이 있었음을 짐작할 수 있는 것이다.

이 책의 공동 저자이자 제자인 이종건 학생은 지성과 야성을 동시에 지닌 이 시대가 바라는 진정한 비주얼의 '종결자'라고 할 수 있다. 그는 외적 내적으로 성실성을 동시에 지녔기 때문이다. 명문 사학인 고려대학교에 재학하면서 미술과 체육 두 가지 전공을 공부하며 멋진 몸까지 갖추었으니 이종건 학생이야말로 이 시대가 바라는 청년상이 아닐까 싶다. 그는 사실상 가장 건전하고 건강한 라이프 스타일의 모범을 보여주고 있는 것이다.

이 책에는 비주얼 종결자인 이종건 학생의 실전을 통해서 얻어진 과학적인 식사법과 운동법 그리고 건전한 삶이 담겨 있다. 특히 실내에서 운동할 뿐만 아니라 야외에서 트레킹을 하면서 건강한 운동이 우리 삶에 얼마나 즐거운 것인가를 강조하고 있다. 또한 요요현상을 극복하는 방법에 대해서는 전문가인 나도 깜짝 놀랄 정도의 아이디어를 가지고 있다.

대학에서 제자들을 교육하면서 가장 중요한 점으로 성실성과 인간의 됨됨이를 강조하고 있다. 성실한 사람은 보이는 그 모습 자체에 아름다움이 존재하고, 노력에 의한 외모의 변화는 보는 사람을 감동시킨다. 따라서 이 책을 읽는 청소년이나 예비 몸짱들은 이 책을 통해서 변신할 수 있고 그들의 변화는 다른 사람에게 아름답고 감동적인 모습으로 비춰질 것이라 확신한다.

또한 변화된 몸매는 다양한 상황에서 자신을 유리하게 만든다. 예를 들어 이성의 관심이라든가 상대의 호감어린 눈매, 변화된 몸으로 인한 삶에 대한 자신감 회복, 적극적인 삶의 자세로의 변화 등 이 책은 여러 젊은이들의 삶의 질을 우수하게 변화시킬 것이다. 따라서 이 책은 운동서적을 넘어서 한국의 모든 젊은이들에게 다양한 발전적인 동기 부여를 줄 수 있을 것이라 생각한다. 왜냐하면 이 책의 내용이 실제로 변화된 삶에 대한 리얼 스토리이기 때문이다. 따라서 목표 없는 게으른 삶은 자신의 발전에 긍정적인 자극을 줄 수 없고, 오로지 계속적인 노력에 의한 자극이 자신에게 건전성 및 인간적인 완성을 유도함을 알아야 하며, 이 책은 그와 같은 가장 모범적인 삶을 지향하게 할 수 있다고 생각한다.

스포츠 현장에서의 감동은 한편의 드라마처럼 펼쳐진다. 하지만 그와 같은 드라마의 감동은 사전의 눈물겨운 노력이 있었다는 것을 우리는 간과하고 있다. 사전의 노력은 반복적인 훈련에 의해서 이루어지는데 운동을 통한 결과물은 결국 사전의 피나는 반복훈련에 의해 얻어진다. 결국 이 책을 읽는 우리는 반복훈련의 중요성을 인식하고 이 책에 나오는 훈련법들을 꾸준하게 반복하면 좋은 결과를 얻을 수 있다. 그러면 우리는 어느새 몸짱에 성큼 다가가게 되고, 우리의 인생 또한 다른 경험을 하게 될 것이다.

자~! 이제 우리는 이 책을 구입하면서 몸짱에 반은 다가갔고, 이 책의 내용을 실천하면서 인생의 모든 면이 변화될 것이다. 반복 훈련을 통해 한편의 드라마를 완성하도록 하자.

경희대학교 체육대학 스포츠지도학과 교수 이신언

그 동안 배용준, 권상우, 이나영, 환희 등 수많은 연예인은 물론 일반인들의 퍼스널 트레이너로 활동해오면서 몸짱에 목말라 하는 많은 사람들을 만나 왔다. 그런데 아무리 체계적인 관리를 해준다고 해도 받아들이는 입장에서 진정한 마음의 변화가 없는 한 몸짱으로 가는 길을 멀고도 험하다는 것을 수도 없이 경험해왔다. 여기서 말하는 마음의 변화란 단순히 멋진 몸을 만들기 위해 하기 싫은 다이어트를 억지로 한다거나, 운동을 귀찮아하면서 할 수 없이 해야만 한다는 강박관념을 가지고 행하는 내면을 근본적으로 바꿔야 한다는 것이다. 행여나 마음의 변화 없이 몸짱을 만드는 데 성공한다 할지라도 그 몸을 계속 유지하기는 매우 어렵게 된다.

이 책의 내용은 100kg이 넘는 뚱보 대학생이 다이어트를 통해서 몸짱으로 변신한 가장 좋은 사례와 특급 노하우가 들어있는 책이다. 특히 재미없고, 어렵고, 부담스럽기만 한 변화의 과정을 자연스럽게 받아들일 수 있도록 마음의 변화를 이끌어 낸다는 점에서 매우 추천하고 싶은 책이다. 저자의 리얼 스토리가 이 책을 보는 여러분의 마음을 충분히 변화시킬 수 있다고 생각하기 때문이다.

더구나 나의 정신적 지주이신 이신언 교수님은 그동안 다양한 트레이닝 서적을 집필하시며 대한민국 웨이트 트레이닝의 발전에 지대한 공헌을 해오셨다. 때문에 이번에 이종건 학생과 함께 집필하신 「변신남 프로젝트」는 일반인들도 전문적인 지식에 부담 없이 다가갈 수 있도록 쉽게 풀어 쓴 몸짱 만들기의 실전 바이블이라 할 수 있다. 한 마디로 한국 퍼스널 트레이닝의 레전드 이신언 교수님의 전문 지식과 다이어트를 하는 모든 일반 사람들의 입장을 대변할 수 있는 변신남 이종건 두 사람의 공동 작업으로 초보자부터 전문가까지 모두 만족할 수 있는 책이다.

다이어트는 시작이 굉장히 중요하다. 「변신남 프로젝트」로 다이어트를 시작한다면 분명 여러분도 다이어트를 통한 변신을 이루어낼 수 있을 것이다.

퍼스널 트레이너 JP

2011. 5. 26
소중한 인연과 인연에
감사합니다.

트레이너 신 종권.

나는 어릴 때부터 운동을 매우 좋아했고 대학에서도 사회체육학을 전공했다. 지금도 바쁜 스케줄에도 불구하고 매일 운동을 하려고 노력하고 있으며, 그 덕에 현재의 몸을 유지할 수 있다고 생각한다. 비단 외형적인 모습의 유지뿐만 아니라 체력적으로도 가수 생활을 하는 데 많은 도움을 받고 있으며, 정신적으로도 긍정적으로 작용한다고 확신한다. 그렇기 때문에 운동을 게을리 한다는 것은 상상도 할 수 없다.

내가 이렇게 운동에 많은 투자를 하는 이유는 운동이 즐겁기 때문이다. 운동을 방송에서 멋져 보이기 위해서나 주변 이성들에게 잘 보이기 위한 도구로만 이용했다면 지금처럼 즐겁게 할 수는 없을 것이다. 그러다보니 나름 멋진 몸은 덤으로 얻을 수 있는 기분 좋은 부산물인 것이다.

이렇다 보니 주변에서 나에게 몸 관리 비법에 대한 질문을 자주 한다. 나는 그럴 때마다 늘 같은 대답을 한다. "즐기세요~!"라고 말이다. 물론 다이어트가 절박한 분들에게는 어처구니없는 대답으로 들릴 것이다. 하지만 결국 즐기는 것만이 가장 빠른 길이라 생각한다. 억지로 한다면 가시적인 변화의 결과는 얻을 수 있지만 언제 어떻게 사라져버릴지도 모르는 신기루가 될 수도 있다. 더욱이 가장 중요한 것은 변화의 과정 자체가 진정한 나 자신이 아니었기 때문에 성공을 한다 할지라도 평생 유지할 수는 없다는 점이다.

이런 점에서 책의 저자이자 대학 후배이기도 한 종건이는 수많은 다이어트 실패 후 다이어트를 즐기려 노력했고 결국 성공 후 자신의 인생까지 긍정적으로 변화하는 경험을 했다는 점에서 칭찬을 아끼고 싶지 않다. 또한 개인적으로 친분이 두터운 경희대학교 이신언 교수님은 평소에 나에게 몸 관리에 대한 주옥같은 조언을 아끼지 않는 분이다. 그리고 이러한 조언은 2% 부족했던 종건이를 진정한 변신남으로 완성시키는 데에 결정적이었다. 전 국가대표 보디빌더이자 선수 양성의 노하우가 그대로 빛을 발휘한 것이다.

이제 더 핫하고 더 쿨하게 변신하고 싶은 모두 분들에게 「변신남 프로젝트」를 강력 추천한다. 이 책은 아마 당신의 인생에 있어서 최고의 선택 중 하나가 될 것이라 확신한다.

마이티 마우스 상추

CONTENTS

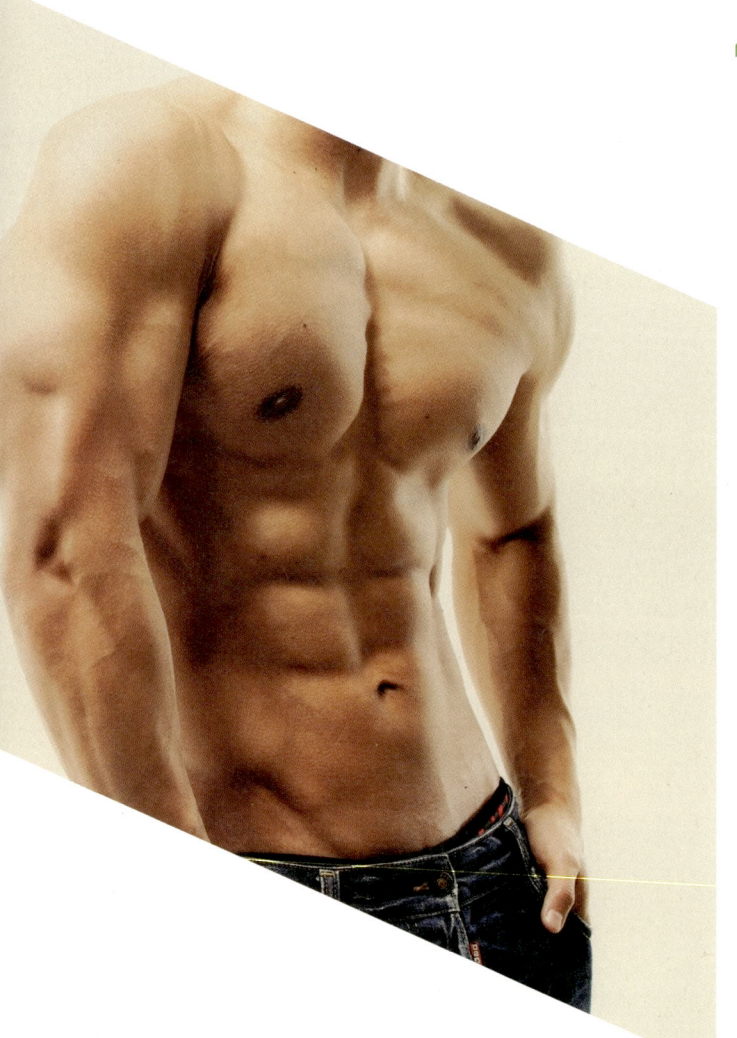

Prologue
신은 내면을 보고 평가하지만, 인간은 외모를 보고 평가한다 ____ 4
당신의 인생에 한 편의 드라마를 만들어 보자 ____ 6

추천사
퍼스널 트레이너 JP ____ 8
마이티 마우스 상추 ____ 9

1 변신 전, 사람으로 태어나 돼지로 살다

고3 시절, 성적은 안 오르고 몸무게만 늘어나다 ____ 16
내 인생 최악의 체중 증가를 경험하다 ____ 16
학교 매점 플래티넘 VVIP ____ 17
원치 않았지만 어쩔 수 없었던 힙합 패션 ____ 18
친구들에게 정신과 상담을 권유받다 ____ 18

뭐든지 다 할 수 있을 것 같았던 대학시절,
살만 더 찌우다 ____ 20
상상과는 달랐던 대학교 1학년 시절 ____ 20
사디스트와 메조키스트의 반복 ____ 20
전쟁 같은 식사와 고문할 정도의 식사량 ____ 21
뜨거운 치킨과 피자에 잇몸 녹았던 날들 ____ 22
고칼로리에 고칼로리를 더하다 ____ 22

술, 어디까지 먹어봤니? ____ 24
과 술대표는 바로 나 ____ 24
안주는 어디까지 먹어봤니? ____ 24
돈과 건강, 두 마리 토끼를 모두 잃다 ____ 25

대한민국에서 뚱뚱보로 살아간다는 것 ____ 26
씻을 수 없는 상처와 응어리 ____ 26
긍정적인 성격으로도 벗어날 수 없는 상황 ____ 26

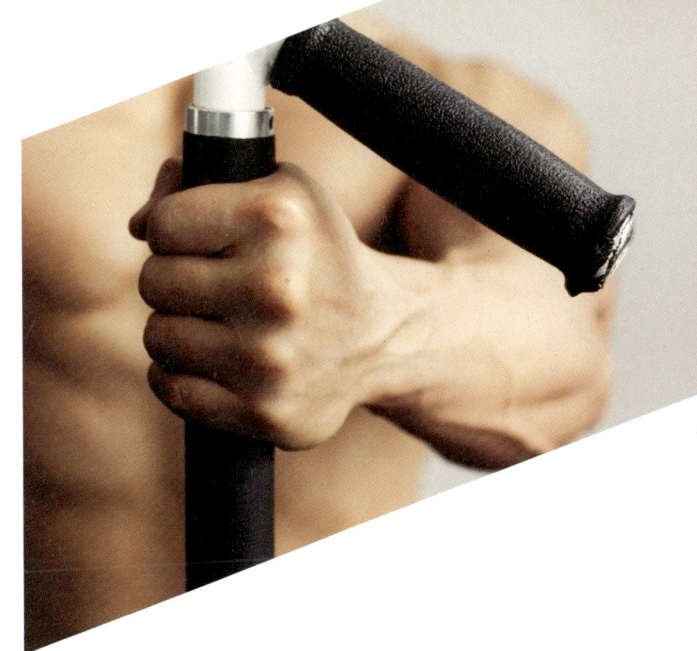

2 더 이상 이렇게 살 수는 없다
변신남을 꿈꾸다

변신 전, 실패에 실패를 겪다 ____ 30

몸과 마음이 따로 놀다 ____ 30

다이어트는 언제나 내일부터였던 나 ____ 31

헬스클럽에 돈만 기부했던 나 ____ 31

지독하게 살 빼고 오히려 더 쪘던 나 ____ 32

외모의 변신은 마음의 변화에서 시작된다 ____ 34

내 모습을 부정했던 날들 ____ 34

살찐 몸으로 친구들을 즐겁게 했던 자학 개그 ____ 34

먼저 마음이 변해야 몸도 변한다 ____ 35

내 마음을 변화시킨 결정적 계기 ____ 35

'지금 안 하면 안돼'에 숨겨진 놀라운 비밀 ____ 37

내가 진짜 원하는 것을 실제로 이루기 ____ 38

이제 나 자신을 아끼는 방법 ____ 38

핑계 없는 무덤 없듯 이유 없는 돼지도 없다 ____ 38

변신을 위한 승부, 오늘부터 딱 일주일 ____ 39

지금 당장 시작해야 할 일 ____ 41

정확한 목표를 설정하자 ____ 42

3 나도 했고 당신도 할 수 있는
다이어트

다이어트 시작에 앞서 ____ 46

RULE 01 다이어트는 단순한 것부터 시작한다 ____ 47

누구나 할 수 있는 반식과 걷기 ____ 47

처음부터 무리하면 금방 포기한다 ____ 48

대단한 것을 하려 하지 말고 기본을 지켜라 ____ 49

오늘 하루만 잘 하자고 생각하자 ____ 52

RULE 02 힘든 것을 쉬운 것으로 대체한다 ____ 55

내가 할 수 없는 것은 과감히 포기한다 ____ 55

내가 할 수 있는 것부터 하나씩 이루어간다 ____ 55

RULE 03 귀찮음을 재미로 극복한다 ____ 58

귀찮고 하기 싫은 운동 시간을 기다려지는 시간으로 바꾼다 ____ 58

괴로운 식단 조절을 즐거운 식단 조절로 바꾼다 ____ 59

게임도 규칙이 있어야 재미있다 ____ 62

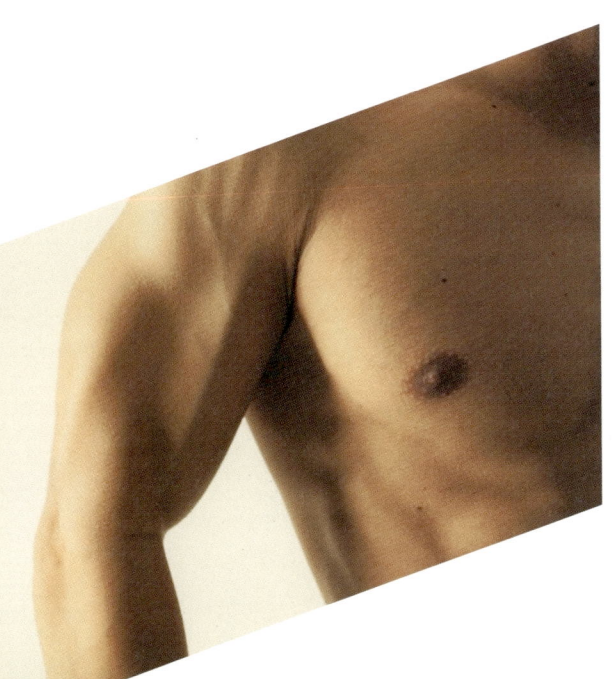

4 12주 만에 33kg을 감량할 수 있었던 26가지 비법

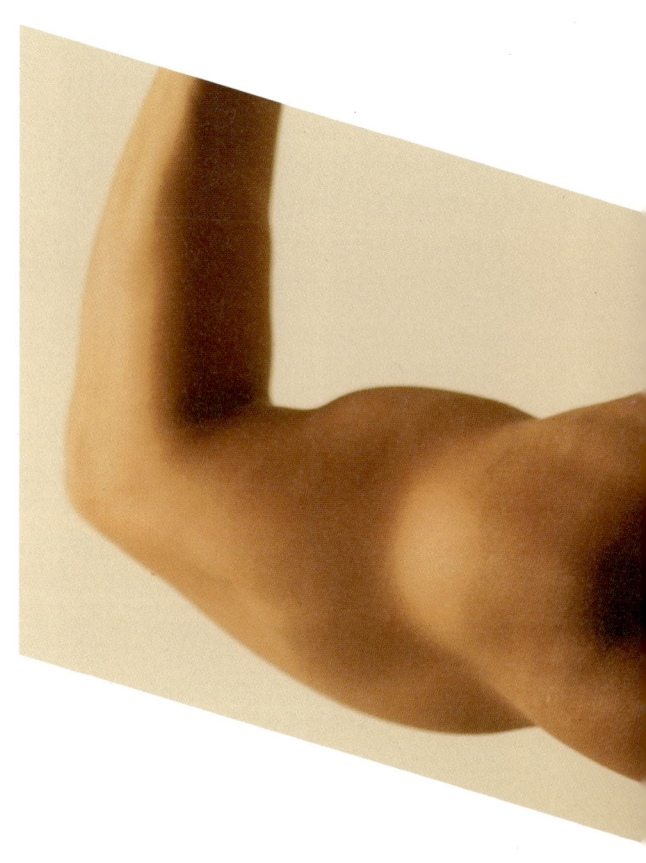

01 하루의 시작에 따라 그날의 다이어트 성패가 갈린다 ____ 66

02 하루의 마무리에 따라 다음날의 다이어트 성패가 갈린다 ____ 66

03 실수가 실패는 아니다 ____ 67

04 힘든 다이어트는 반드시 요요현상을 부른다 ____ 68

05 지치지 않도록 당근도 주자 ____ 68

06 무신경이 최선은 아니다 ____ 69

07 물만 잘 챙겨 먹어도 다이어트에 효과적이다 ____ 69

08 다이어트를 위해 단백질 똑바로 먹는 법 ____ 70

09 다이어트를 위해 탄수화물 똑바로 먹는 법 ____ 70

10 다이어트를 위해 지방 똑바로 먹는 법 ____ 71

11 다이어트와 함께 피부미인 되는 법 ____ 71

12 야채의 무한 매력 ____ 72

13 차(茶)로 체지방을 분해하고 건강을 마시자 ____ 72

14 마법 같은 제로 칼로리 소스들 ____ 73

15 초간단 다이어트 음식 만들기 ____ 73

16 12주 만에 33kg을 감량할 수 있었던 피라미드 식사법 ____ 74

17 피자와 치킨을 무찔러줄 간식 ____ 76

18 도저히 참을 수 없을 땐 이것만 지키자 ____ 77

19 살이 저절로 빠지도록 만드는 비법 ____ 77

20 치사한 밥상에서 어디서나 사랑받는 사람 되기 ____ 78

21 하기 싫은 일을 지방 감량 운동으로 바꾸는 방법 ____ 78

22 계단에서 이루어지는 칼로리 소모를 무시하지 말자 ____ 79

23 확실한 체중 감량에는 워킹과 트레킹이 최고이다 ____ 79

24 자신에 대한 현명한 투자와 행동 규칙 ____ 80

25 죽어도 술자리는 포기할 수 없는 당신을 위한 팁 ____ 80

26 이제는 매일 매일의 함정에서 벗어나자 ____ 81

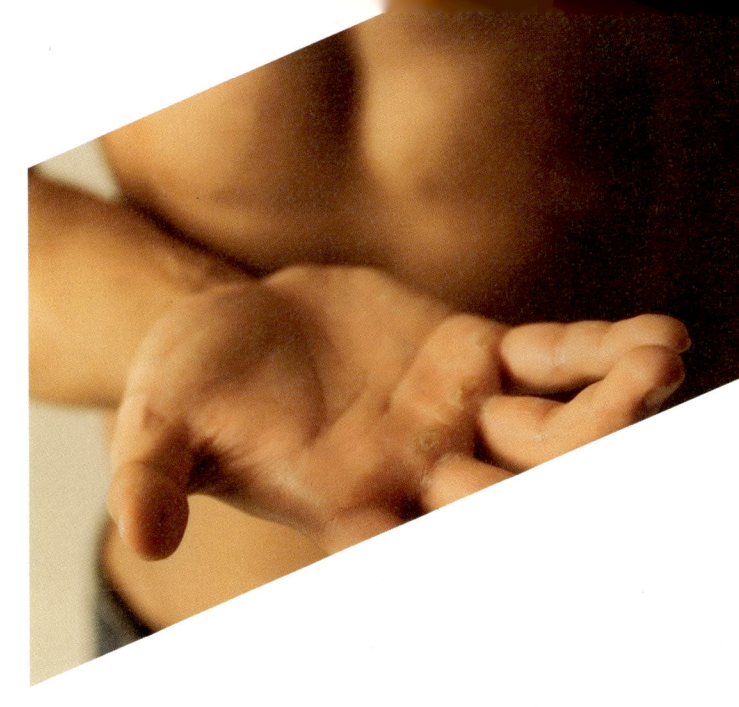

5 내 몸을 변신시킨 12주 운동법

웨이트 트레이닝에 앞서 ___ 84

변신남 프로젝트 12주 프로그램 ___ 85

스트레칭 ___ 98

가슴 ___ 106
여친이 쏙 안기고 싶어 하는 두툼한 가슴 만들기

등 ___ 134
숨 막히는 뒤태를 위한 등 만들기

어깨 ___ 152
남자라면 어깨! 단단한 어깨 만들기

이두 ___ 174
매서운 한파에도 반팔만 입고 싶어지는 이두 만들기

삼두 ___ 196
처진 팔뚝 살을 매끈하게 끌어올려줄 삼두 만들기

복근 ___ 212
몸짱의 척도! 식스팩 라인 만들기

하체 ___ 230
시선을 사로잡는 하의실종 패션의 완성! 하체 만들기

파워 트레이닝 ___ 264
높은 칼로리 소모와 다양한 기능을 높이는 운동

워킹과 트레킹 ___ 272
체중 감량을 위한 최고의 유산소운동

6 변신 프로젝트의 성공과 요요현상 원천 봉쇄

처음부터 계획된 요요현상 없는 변신 ___ 282
고통스럽지 않았던 12주 ___ 282
살이 찌지 않는 체질로의 변신 ___ 282
너무 쉬운 몸매 유지, 당신은 이미 당신 몸 전문가 ___ 283
나는 지금도 정크푸드를 즐긴다 ___ 284
다이어트 후 더 많이 알게 된 맛집 ___ 284

앞으로의 방향 및 선택 ___ 286
어려웠던 미로도 한번 풀고 나면 쉽다 ___ 286
과거에 원망했던 세상을 즐기고 사랑하기 ___ 286
나의 가장 큰 수확은 자신감 ___ 287

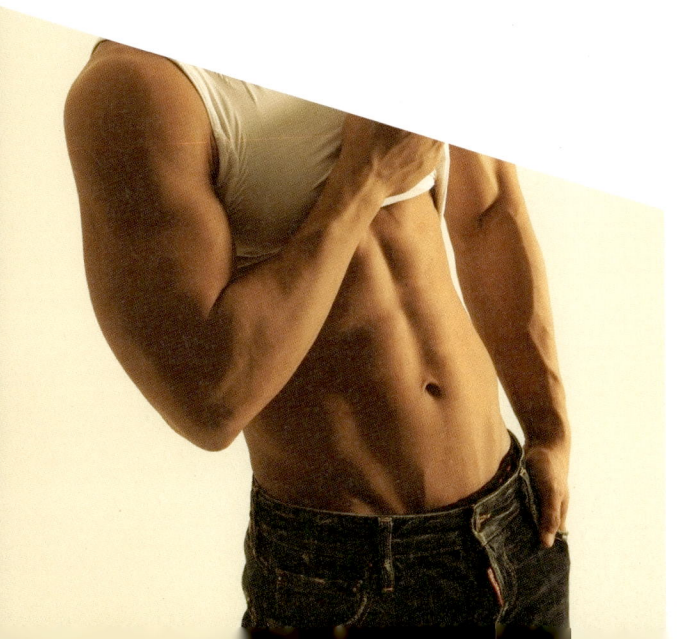

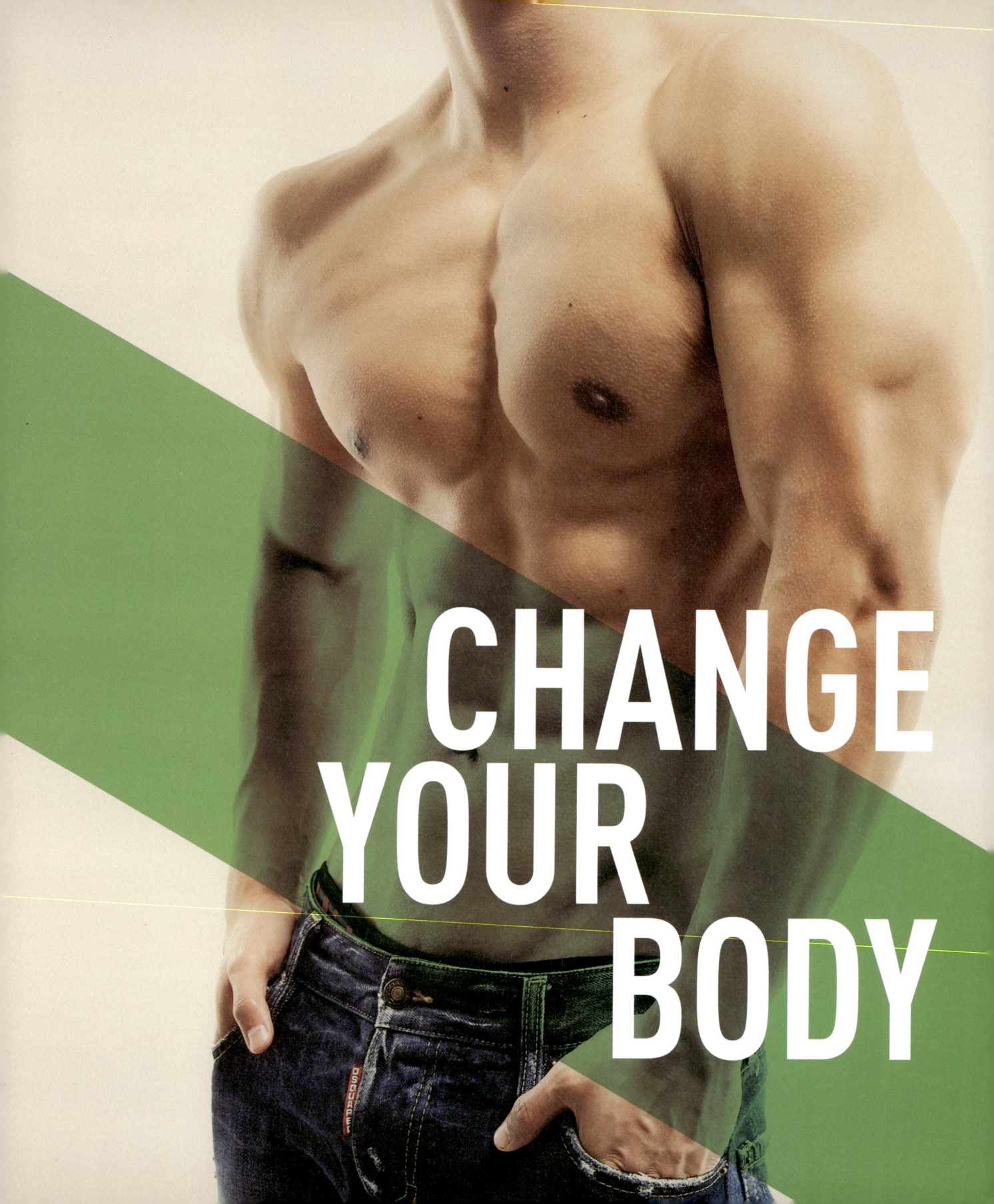

CHANGE
YOUR
BODY

1

변신 전,
사람으로 태어나
돼지로 살다

고3 시절, 점수는 안 오르고 몸무게만 늘어나다

내 인생 최악의 체중 증가를 경험하다

대한민국 고등학생이라면 대부분이 그렇듯 대학입시에만 전념하던 고3 시절. 도대체 내 몸에 무슨 일이 벌어진 걸까? 나는 불과 1년 사이에 급격하게 살이 쪘다. 그리고 많은 것들이 달라져 버렸다. 갸름했던 턱 선은 사라졌고, 고2 때까지만 해도 잘 맞던 옷은 입지도 못하게 됐으며, 체육시간에는 늘 헉헉대기만 했다.

고등학교 2학년 때까지만 해도 나는 살이 찐 편이 아니었다. 오히려 인천광역시장배 유도, 태권도 대회에서 우승, 준우승을 하면서 운동선수가 되는 게 당연하다고 여겨질 정도였다. 나는 운동을 정말 좋아하는 건강한 체형의 남학생이었다. 불과 고2 때까지만 하더라도 말이다.

하지만 고3이 된 후 많은 것들이 달라졌다. 학업 때문에 모든 운동을 그만두었고, 노는 것은 고사하고 잠자는 시간까지 줄이며 공부했다. 하루에 3시간 이상 자는 날이 드물 정도였다. 하지만 너무 급격한 생활 패턴의 변화 때문이었는지, 나는 학업에 대한 스트레스를 먹는 것으로 해소하기 시작했다.

사실 나는 어릴 때부터 편식이 심한 편이었다. 오직 밥과 고기, 가공식품만 먹었고 야채는 입에도 대지 않았다. 야채가 조금이라도 들어 있는 음식에는 눈길도 주지 않았고, 달고 느끼한 음식만 가려 먹었다. 하지만 이런 나의 식습관을 부모님께서 그냥 두실 리가 없었다. 그래서 집에서는 먹고 싶은 것만 먹을 수가 없었다.

그러나 학교에서는 사정이 달랐다. 내가 무엇을 먹든 간섭하는 사람이 없었기 때문에 내 마음대로였다. 특히 고3 내내 아무거나 다 먹을 수 있는 학교에서 매일 15시간을 보냈다. 나는 급식을 먹을 때도 급식판을 사용하지 않았다. 대신 국 그릇 두 개만을 이용했다. 한 그릇에는 밥을, 다른 한 그릇에는 좋아하는 반찬 한가지만을 가득 담아서 먹었다. 그리고 맛없는 메뉴가 나오는 날에는 학교를 빠져나와 근처 중국집으로 향했다.

그 중국집은 당시에 친구 부모님께서 운영하셨는데 동네에서 가장 유명한 곳이었다. 그곳에 가면 나는 늘 탕수육이나 깐풍기를 밥과 함께 먹곤 했다. 달달한 탕수육과 깐풍기를 더 많이 먹기 위해 그렇게 좋아하는 자장면도 일부러 시키지 않을 정도였다. 그 당시 그 친구 집에서 개를 한 마리 키웠는데, 그 개의 밥이 탕수육이었다. 나는 매일 탕수육을 먹는 친구집 개가 부러울 정도로 탕수육을 사랑했다.

고3 시절 내가 갑자기 살이 찌자 친구들이 내 건강을 염려하기 시작했다. 하지만 나는 친구들의 걱정스러운 말에

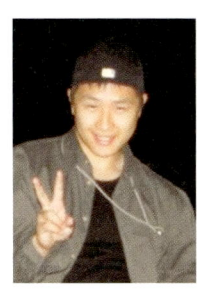

고2 겨울방학 때. 당시 만 해도 내 몸무게는 72kg 정도였다.

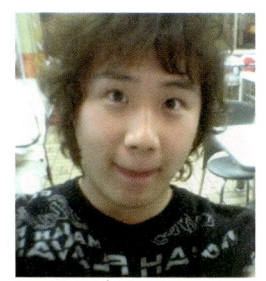

고3 졸업 무렵. 거의 1년 사이에 20kg 정도가 불어났다.

"걱정 마, 안 죽어." 라는 식으로 대답했다. 하긴 지금도 이렇게 살아있으니 내 말이 틀린 말은 아니었다. 하지만 고2 겨울방학 때까지만 해도 70킬로그램 초반의 건강한 몸매를 유지했던 나는 고3 시절 내내 성적은 안 오르고 몸무게만 90킬로그램에 육박하는 뚱보로 변해가고 있었다.

학교 매점 플래티넘 VVIP

고3 시절 쉬는 시간이면 어김없이 매점으로 향했다. 학교 매점에는 늘 많은 학생들이 길게 줄지어 서 있었는데, 나는 줄을 설 필요가 없었다. 쉬는 시간마다 매점에 가다 보니 매점 아주머니와 나는 이모, 조카라고 부를 정도로 친분이 쌓였고, 매점 최고 우량 고객이었던 나는 길게 늘어선 줄과는 상관없이 곧장 매점 안으로 들어갈 수 있는 특권을 갖게 되었다.

매점에 가면 내가 먹는 메뉴는 늘 정해져 있었다. 매점에 가자마자 내가 가장 먼저 하는 일은 냉동 햄버거와 피자를 전자레인지에 데우는 일이었다. 그리고 햄버거와 피자가 데워지는 잠깐 사이에 과자 한 봉지를 비우곤 했다. 과자는 주로 맵고 짜거나, 초콜릿이 묻어있는 것만을 골라서 먹었다. 과자를 다 먹으면 맛있게 데워진 햄버거와 피자를 음료수 두 병과 함께 먹었다. 그리고 마지막으로 매점에서

나가면서 초코바로 마무리 하는 것을 잊지 않았다.

놀라지 마라. 나는 거의 매 쉬는 시간마다 그렇게 먹었다. 그 때는 아무리 많이 먹어도 다음 쉬는 시간이 되면 금세 또 배가 고팠다. 심지어는 점심시간에 급식을 먹은 후 바로 매점으로 향하기도 했다. 후식으로 아이스크림을 먹기 위해서였다.

사실 매점에서 내가 사먹던 음식들은 건강에 좋은 것이 하나도 없었다. 하지만 나는 한 번도 음식과 건강과의 관계에 대해 생각하지 않았다. 그 뿐만이 아니었다. 음식의 위생에도 신경 쓰지 않았다. 한번은 매점에서 샌드위치 아이스크림을 산 후 교실로 가고 있었는데, 빵 부분에 곰팡이가 약간 펴있는 것을 발견했다. 하지만 나는 곰팡이가 핀 부분만 떼어서 버린 후 거리낌 없이 아이스크림을 먹었다. 매점까지 되돌아가는 게 귀찮았기 때문이었다. 그때 나는 여러 가지 면에서 내 건강에 대한 배려를 전혀 하지 않았다.

또한 먹는 것에 돈을 아끼지 않았다. 거의 매 시간마다 매점을 갈 정도였으니 간식비가 이만 저만 드는 것이 아니었다. 하지만 부모님께 손을 벌릴 때마다 부모님께서는 내가 고3이라 참고서 구입비가 많이 든다고 생각하셨던지 비교적 잘 주셨다. 그러나 나는 부모님께 받은 용돈으로 내 머리보다는 내 배를 채우는 데 바빴다. 살이 찌도록 내 자

신을 방치한 것도 부끄럽지만 지금까지 후회되는 것 중 하나가 부모님께 거짓말을 한 점이다. 그 당시 우리집은 경제적으로 형편이 어려운 상황이었다. 다시 생각해도 정말 부모님께 죄송하기만 하다.

원치 않았지만 어쩔 수 없었던 힙합 패션

고3 때 힙합 패션이 큰 유행이었다. 그 당시 나도 유행에 맞춰 가장 좋아하는 옷 스타일이 힙합이라며 늘 치렁치렁한 옷을 입고 다녔다. 하지만 이는 거짓말이었다. 사실 나는 깔끔해 보이는 세미 정장 스타일을 선호했다. 게다가 세미 정장 스타일의 옷들은 지하상가에 있는 보세매장에서 비교적 저렴한 가격에 살 수 있었다. 하지만 나는 그 옷들을 먼발치에서 바라볼 수밖에 없었다. 내게 맞는 옷을 찾기 힘들었기 때문이다. 어쩌다가 운 좋게 사이즈가 맞는 바지를 찾아도 내가 상상했던 모습의 핏이 나오지 않았고, 그마저도 금세 찢어지곤 했다. 또한 세미 정장 스타일의 상의를 입으면 뱃살이 그대로 드러나 차마 입을 수가 없었다. 결국 살 때문에 내가 좋아하는 스타일의 옷을 포기할 수밖에 없었던 것이다.

살이 한참 찌던 당시, 특히 허벅지에 살이 많이 붙었다. 그래서 바지를 구입하는 일이 가장 힘들었다. 한번은 용기 내어 청바지를 사러 갔을 때였다. 마음에 드는 바지를 입어보기 위해 탈의실에 들어갔는데 바지를 갈아입지도 못한 채 원래 입고 있던 바지를 다시 입고 나왔다. 바지가 허벅지에 걸려 더 이상 올라가지 않았기 때문이다. 한 사이즈 큰 옷도 마찬가지였다. 그때 매장 안에 에어컨이 있는데도 불구하고, 나는 충격과 창피함으로 식은땀을 계속 흘

렸다.

그 당시 나는 힙합 스타일의 유행이 나에게는 차라리 잘된 일이라고 생각했다. 두꺼운 허벅지와 늘어진 뱃살을 헐렁한 옷 안에 숨길 수 있었기 때문이었다. 하지만 시간이 지날수록 나는 점점 더 편한 옷을 입었고, 여자들의 이상형에서 멀어져만 갔다.

나는 대학 입시만 끝나면 몸매가 금방 멋있게 바뀌고, 멋진 옷들로 한껏 멋을 부릴 수 있게 될 거라고 생각했다. 다이어트도 쉽게 할 수 있을 것만 같았다. 하지만 생각과는 달리 대학 입학 전 겨울방학동안 몇 번의 다이어트 실패와 함께 요요현상을 겪었다. 그리고 결국에는 고3 때보다 살이 더 찐 상태로 대학에 입학하게 되었다. 하지만 그때까지만 하더라도 난 대학 생활이 살을 더 찌우게 할 줄은 꿈에도 몰랐다. 나의 비극은 이제 시작이었던 것이다.

친구들에게 정신과 상담을 권유받다

음식이 정신 건강에 미치는 영향에 대해서는 많은 연구 결과가 있다. 이러한 연구 결과들을 보면, 몸에 좋지 않은 음식은 정신 건강에도 좋지 않은 영향을 미친다는 것이 일반적인 결론이다. 특히 인스턴트식품이나 고칼로리에 지방이 많고, 염분과 설탕을 많이 포함된 정크푸드는 주의력 저하나 욕구불만, 인내심 부족, 성급하거나 폭력적인 행동을 유발하기도 한다. 그런데 이러한 식품들을 살펴보면 놀랍게도 내가 좋아하는 음식들과 일치했다.

물론 이런 식품들을 가끔 먹는다고 해서 바로 성격이 안 좋아지는 건 아니다. 하지만 계속해서 먹는다면 얘기가 달라진다. 내 경험상으로도 예전에 내가 나쁜 식습관을 고집

하던 때의 내 성격을 되돌아보면 그러한 음식들의 악영향을 확신할 수 있다.

고3 시절. 시기가 시기인 만큼 스트레스도 많이 받았다. 그 스트레스를 해소하기 위해 인스턴트식품과 정크푸드를 엄청나게 먹곤 했다. 몸에 해로운 것만 골라 먹던 나는 살이 찔 만큼 찌게 되었고, 달라진 외모만큼이나 행동이나 성격도 변화하기 시작했다. 가령 내가 명백히 잘못한 것들에 대해서도 나는 인정하지 못했다. 길거리에서 사람들과 눈이 마주치면, 그들이 나를 무시한다는 피해망상에도 시달렸다. 친구들과 놀 때도 어떤 날은 기분이 매우 좋았다가도 또 어떤 날은 이유 없이 기분이 상해 미칠 것만 같았다. 지금은 상상조차 할 수 없지만, 예전의 나는 갑자기 버럭 화를 내는 경우가 잦았고, 결국 참지 못하고 폭발하곤 했다. 그리고 원인 없는 화를 참는 것 또한 너무 힘들어 더 화가 났다. 결국 화는 계속 화를 낳았고, 화를 내고 나면 바로 우울한 기분이 엄습했다.

나는 내 주위 사람들을 매우 불편하게 만들었다. 그리고 공격성은 사람뿐만 아니라 주위 사물에까지 영향을 미쳤다. 나는 아무 물건이나 집어 던지거나 부수기도 했고, 소리를 지르면서 의자와 책상을 친구들에게 마구 던진 적도 있다. 때론 거울을 주먹으로 몇 번씩이나 깨기도 했다. 그리고 손에 박힌 거울 조각을 빼내기 위해 병원에도 여러 차례 다녔다. 한번은 어려운 집안 형편 때문에 부모님께 치료비를 달라는 말을 하지 못하자 친구들이 돈을 모아 병원비를 내주기도 했다.

살이 찌기 전에는 성격이 매우 쾌활했는데 살이 찌면서 성격이 점점 이상해지자 급기야 친구들이 내게 정신과 상담을 받아보라고 조심스럽게 권유하기도 했다. 하지만 그럴 때마다 나는 펄쩍 뛰며 거절했고 계속해서 주위 사람들에게 폐만 끼쳤다.

그 때의 나를 기억하는 내 주변 사람들은 내가 살을 빼고 변신에 성공한 후에 성격이 많이 변했다는 소리를 자주 한다. 내가 스스로 생각하기에도 성격이 많이 좋아지긴 했다. 지금은 어떤 이유든 간에 화가 나더라도 참을 수 있다. 더욱 긍정적인 점은 근본적으로 화가 날 일 자체가 없다는 것을 깨닫게 됐다는 것이다. 외모가 변한 후 나는 소중한 사람들에게 다시는 화를 내지 않겠다는 다짐을 했다. 그리고 그 다짐은 앞으로도 계속 지켜나갈 것이다.

다시 강조하지만 외모의 변신은 놀랍게도 자기 내면의 긍정적인 변화까지 가능하게 한다.

변신 전, 사람으로 태어나 돼지로 살다

뭐든지 다 할 수 있을 것 같았던 대학시절, 살만 더 찌우다

상상과는 달랐던 대학교 1학년 시절

중고등학교 시절, 나는 수능만 보면 명문대에 입학할 수 있는 성적이 나올 줄 알았다. 그 뿐만이 아니었다. 대학생만 되면 상상했던 것들이 저절로 이루어질거라 생각했다. 키도 더 크고, 살도 쭉쭉 빠져 얼짱 몸짱이 되고, 돈도 많아지고, 예쁜 여자친구도 생길 거라는 상상들을 마구 해댔다.

나는 상상을 상상으로만 끝내지 않기 위해 노력했다. 그리고 열심히 공부한 결과 대학교에 합격하게 되었고 그동안 상상했던 멋진 대학생활에 대한 설레임에 가슴이 두근거리기 시작했다. 입학 전 가장 먼저 한 일은 지난 6년간의 두발검사에서 벗어나 머리를 기른 후 염색과 파마를 했다. 파마를 하는 동안 왠지 멋진 꽃미남 대학생으로 변신할 내 모습을 상상하며 기다렸다. 하지만...

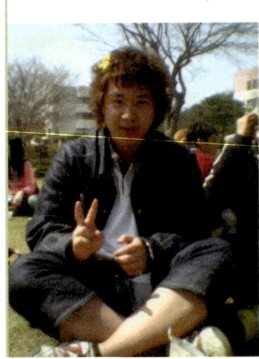

대학 신입생 환영회
때의 내 모습

'왠지 재밌는 이야기보따리가 가득해 보이는 베이비 파마를 한 썩소 날리는 돼지'가 신입생 때의 내 모습이었다. 물론 재밌어 보이는 이미지도 좋지만 내가 원하는 모습은 아니었다. 초등학교 졸업 이후 처음으로 남녀공학에 다니게 됐는데 기껏 '투실투실한 썩소 돼지'라고 불려야 하다니. 이때부터 다이어트에 대한 갈망이 점점 더 커져갔다.

하지만 내 마음과 달리 나에 대한 이미지는 점점 더 원하지 않은 방향으로 흘러갔다. 나는 '썩소 돼지', '04학번 술대표'가 되었다. 나는 선배, 후배, 동기 가릴 것 없이 함께 술을 마셨다. 그 당시 고등학교 때 살이 찔만큼 쪘다고 생각했기 때문에 내 몸무게가 90킬로그램 이상으로 늘어나지는 않을 거라고 확신했다. 하지만 그 확신은 그리 오래 가지 않았다. 얼마 지나지 않아 나는 세 자리 숫자의 몸무게를 확인할 수 있었다. 그나마 남아있던 내 건강과 외모는 점점 더 악화되어 가고 있었다.

사디스트와 메조키스트의 반복

고등학교 때까지는 어머니께서 매일 아침밥을 챙겨주셨다. 사랑과 정성과 양질의 영양소가 담긴 식사였다. 당시에는 그것을 귀찮게 여겼던 적도 있었지만, 돌이켜보면 내가 얻을 수 있는 마지막 건강의 희망이었다.

대학교 입학 후에는 자취를 하게 되었다. 그 전까지도 늘 아침을 먹던 습관이 있었기 때문에 자취 생활을 시작한 후에도 하루도 빠짐없이 아침 식사를 했다. 하지만 시간이 지나면서 아침을 먹는 일이 하늘의 별따기 만큼 어려운 일이 되어버렸다. 더 심각한 건 아침만 못 먹는 게 문제가 아니었다. 돈이 없어 굶는 상황이 자주 생겼다. 그러다보니 한번 식사를 하게 되면, 상상 이상의 폭식을 하는 안 좋은 습관이 생겼다. 언제 또 이렇게 먹을지 모른다는 불안감이 음식에 대한 집착으로 이어진 것이다.

식사는 항상 내 자신을 괴롭히는 일이 되었다. 식사는 늘 과식의 고통으로 마무리 되었다. 나는 나 자신을 괴롭히는 악순환에 빠지게 되었다. 굶고, 괴로울 때까지 먹고, 다시 굶고, 괴로울 때까지 먹는 일이 반복됐다.

하지만 그런 식사 방식이 잘못됐다는 생각을 하지 못했다는 것이 문제였다. 그저 돈 없는 자취생이니 그럴 수도 있다고 위안을 했다. 심지어 그런 생활을 즐기기까지 했다. 이러한 나의 무지가 나중에 큰 후회로 다가올 줄은 그때는 정말 몰랐다.

전쟁 같은 식사와 고문할 정도의 식사량

어렸을 때 나는 식사를 천천히 하는 편이었다. 하지만 대학 입학 후 자취생활을 하면서 내 식습관은 완전히 달라졌다. 친구들의 자취방이 가까운 곳에 모여 있었기 때문에 보통 여러 명이 모여 함께 식사를 하곤 했다. 그럴 때면 한 입이라도 더 많이 먹기 위해 서바이벌 전쟁이 펼쳐졌다. 지금 많이 먹지 않으면 분명 나중에 배가 고파질 것이기 때문이었다. 식사시간은 마치 전쟁터를 방불케 했다.

식사를 할 때 사람들은 나름 전략을 세웠다. 내 것으로 확보된 밥이나 자장면 같은 것은 천천히 먹고, 공동으로 먹는 탕수육이나 찌개 건더기는 무조건 빨리, 많이 먹자는 주의였다. 삼겹살집에라도 가는 날이면 가기 전부터 각오를 단단히 다졌다. 고기 한 점이라도 더 먹기 위해 사람들은 모두 필사적이었다.

자취생에게 고깃집은 신성한 곳이었다. 요즘 세상에 고기 먹는 일이 뭐 대단한 일이냐 하겠지만, 자취생에게는 달랐다. 고기가 다른 재료들과 섞여있지 않고, 오직 고기 자체만 불 위에서 익어가는 모습은 아름다워 보이기까지 했다. 하지만 고기는 다른 음식보다 가격이 비쌌기 때문에 자주 먹을 수는 없었다. 행여 고깃집에 가더라도 모두가 양껏 먹기에는 돈이 부족했고, 그렇기에 고기 한 점을 더 먹기 위해 모두 혈안이 되었다. 삼겹살은 잘 익혀 먹어야 하지만, 핏기가 가시기도 전에 집어먹는 일은 보통이었다. 고기가 다 익을 때까지 기다린 후 먹는다면 맨밥을 먹어야 하기 때문이었다.

나는 고기 외에도 자장라면을 매우 좋아했다. 친구 3~4명과 모여 자장라면 파티를 하곤 했는데, 자장라면은 고기만큼 비싸지 않기에 마음만 먹으면 얼마든지 배부르게 먹을 수 있었다. 나는 자장라면이 완성되면 뜨거운 면에 입이 데는 것도 아랑곳하지 않고 먹곤 했다. 보통 3~4명이 모이면 자장라면을 10개 이상 먹곤 했는데, 한 번에 끓일 수 있는 큰 냄비가 없었기 때문에 여러 번 나눠 끓여 먹었다. 작은 냄비에 몇 번씩 끓여서 결국 배가 터지도록 먹고, 배부름의 고통이 온 후에야 먹는 것을 멈추었다.

지금 생각하면 미련하고 어리석은 행동이었지만 그 당

시에는 나름 재미가 있었다. 하지만 그 재미에 회의감이 들 무렵 이미 내 몸은 돌이킬 수 없을 만큼 망가져 있었다. 그때의 난 살 찌우는 데 목숨 건 사람이나 마찬가지였다.

뜨거운 치킨과 피자에 잇몸 녹았던 날들

살이 찐 사람이라면 대개 야심한 밤에 먹는 치킨과 피자의 유혹을 쉽게 뿌리칠 수는 없을 것이다. 나도 마찬가지였는데, 학교 주변에는 유명한 치킨 집이 많았고, 밤이 되면 어김없이 야식으로 치킨을 배달시켰다. 처음 한두 번 시켜먹던 것이 급기야 습관이 되었고, 나중에는 야식을 먹지 않으면 잠을 이룰 수 없을 정도였다. 만일 치킨이나 피자를 안 먹은 날에는 편의점에 가서 컵라면과 샌드위치라도 먹어줘야 잠이 들 수 있었다.

피자는 가격에 비해 양이 많지 않아 자주 먹지는 못했다. 그렇기에 저렴한 가격에 두 판이 배달되는 피자를 가끔 시켜먹곤 했다. 그 당시 나는 피자를 제대로 씹지도 않은 채 삼켰고, 맛의 음미는 마지막 한 조각이면 충분하다는 미련한 생각을 하고 살았다. 그러니 피자의 뜨거운 치즈에 잇몸이 성할 날이 없었다.

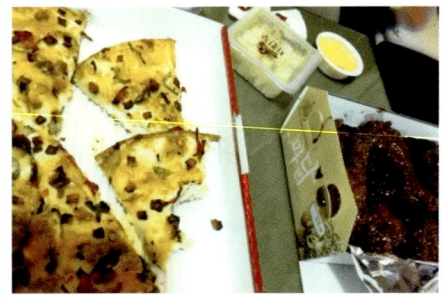
대학시절 이 정도는 한 끼에 다 먹을 수 있었다.

이러한 야식 습관은 내 몸을 더 살찌우고 있었다. 그 당시에는 그런 행동이 무엇이 잘못되었는지 생각해 본 적이 없었다. 살이 쪄서 우스꽝스러운 모습의 나, 매일 술만 마시려고 하는 어마어마한 주정뱅이의 나, 탐욕스러운 식탐을 가진 나, 나는 계속 내가 망가지도록 방치하고 있었다. 내 몸 소중한 것도 모르고 전혀 아낄 줄 몰랐다. 지금 그 때를 생각하면 나 자신이 가엾고 딱하기만 하다.

고칼로리에 고칼로리를 더하다

텔레비전에서 음식 관련 프로그램을 보다보면 궁합이 잘 맞는 음식들이 소개되곤 한다. 궁합이 좋은 음식이 서로 만나면 맛도 좋아질 뿐만 아니라, 영양의 균형도 이루어져 건강에도 더 좋다.

변신 전, 나는 나름대로 추구했던 음식 궁합이 있었다. 물론 영양소나 맛의 균형은 무시한, 오직 내 입맛만을 위한 것이었다. 만약 살을 찌우고 싶거나 건강을 망가뜨리고 싶은 사람이 있다면 따라 해도 좋다.

먼저 내가 가장 최고로 여기는 음식의 궁합은 매운맛 양념치킨과 느끼한 피자의 조합이었다. 둘이 만나면 환상의 조화를 이루었다. 매운맛 양념치킨만 먹을 때에는 맵기 때문에 치킨을 많이 못 먹고, 느끼한 피자만 먹을 때에는 콜라를 많이 마시게 되어 피자를 많이 먹을 수가 없다. 하지만 이 두 메뉴를 동시에 같이 먹으면 치킨의 매운 맛을 느끼한 피자가 잡아주고, 느끼한 피자의 맛을 매운 치킨이 보완해줘 더 많은 양을 먹을 수 있다.

이 밖에도 장어초밥을 컵라면에 찍어 먹기(이것도 느끼한 맛과 매운 맛의 조합이다.), 패스트푸드점에서 햄버거,

나의 비교 대상은 아무리 먹어도 살이 찌지 않는
특이 체질의 친구였고, 나는 그 친구를 부러워만 했지
내 잘못된 식습관을 고치려는 생각은 추호도 하지 않았다.

치킨, 감자튀김과 셰이크를 한꺼번에 먹기(음식 주문을 할 때 꼭 많은 양을 시켰는데, 음식들로 입이 가득 찼을 때 나는 행복을 느꼈다.), 까르보나라를 피자에 싸서 먹기(한 입을 먹고 다시 한 입을 먹어도 되는데, 삼겹살을 쌈에 싸먹 듯이 피자에 스파게티를 싸서 먹었다.) 등이 있었다.

식사뿐만 아니라 과자도 섞어 먹는 것을 좋아했다. 모든 초코과자에 초콜릿 함유량이 적다고 생각한 나는 가령 촉촉한 초코쿠키를 초콜릿 바와 함께 먹는 것을 좋아 했다. 초코과자와 함께 초콜릿 아이스크림을 섞어 먹는 것도 좋아했다.

음식 섞어먹기 외에도 내 식습관에는 잘못된 점이 많았다. 양념치킨에서 내가 제일 좋아하는 부위는 바삭하고 양념이 가장 많이 배어 있는 껍질이었다. 특히 껍질과 지방이 고루 분포되어 있는 살 부위를 함께 먹는 것을 좋아했다. 닭가슴살은 퍽퍽하기 때문에 뼈와 같이 못 먹는 부위라고 생각해 당연히 발라냈다. 돼지고기를 먹을 때에도 비계가 잔뜩 붙어 있는 부위만 골라 먹었다.

당신은 내게 왜 이렇게 무식하게 음식을 먹었느냐고, 이렇게 먹었으니 당연히 살이 찔 수밖에 없는 것 아니냐고 말할 것이다. 내가 생각해도 아주 미련한 짓이었다. 하지만

아이러니하게도 변신 전 나는 이렇게 많이 먹으면서도 내가 살이 찌는 이유를 이해하지 못했다. 나의 비교 대상은 아무리 먹어도 살이 찌지 않는 특이 체질의 친구였고, 나는 그 친구를 부러워만 했지 내 잘못된 식습관을 고치려는 생각은 추호도 하지 않았다.

이러한 생활이 반복되면서 지방과 탄수화물 그리고 온갖 양념에 내 입맛은 극심하게 중독되어 있었다. 나는 외형적으로 멋있어지기 위해서 뿐만 아니라, 건강을 위해서라도 이 잘못된 중독에서 벗어나야만 했다.

술, 어디까지 먹어봤니?

과 술대표는 바로 나

대학 입학 직전, 누구나 그렇듯 나 역시도 고3 때 놀지 못한 보상심리로 대학교 1학년을 정말 알차게 보내고 싶었다. 그리고 부푼 꿈을 안고 많은 계획을 세웠다. 이곳저곳 여행을 다니고, 그 동안 읽지 못했던 책도 실컷 보고, 영화도 많이 보고, 연애도 실컷 하자는 계획을 세웠고, 나는 이것들을 모두 다 할 수 있을 것만 같았다. 정말이지 상상만 해도 가슴 설레는 것들이었다. 하지만 나는 대학생이 된 후 모든 계획은 까맣게 잊고 술만 먹었다. 나의 계획들은 온데간데없이 사라진 채 말이다.

나는 원래 술이 잘 받는 체질이다. 집안 식구들도 술을 잘 드셨고, 선천적으로 술을 마시는 데 타고 났다고 자부할 정도였다. 하지만 나는 타고난 유전자에 자만하지 않았다. 오히려 항상 술을 더 잘 마시기 위해 노력했다. 지금 생각해보면 그게 무슨 대단한 일이라고.

예전의 나는 정말 무식할 정도로 술을 많이 마셨다. 그때 친구들이 내게 이런 농담 섞인 말을 했다. 내가 술 때문에 돈, 희망, 꿈, 별자리, 직업, 배우자, 생일 등 모든 것을 잃어버릴 거라고 말이다. 그 정도로 술을 많이 마셨고 필름이 끊어질 때까지 술을 마시는 경우가 다반사였다. 그러면서 나는 과음으로 점점 망가져가기 시작했다. 살은 더 찌고 몸은 더 둔해졌다.

한번은 필름이 끊긴 내 모습을 누군가 동영상으로 찍어 내게 보여준 적이 있다. 정말이지 얼굴이 화끈거려 미칠 것만 같았다. 작은 핸드폰 액정 안에서 꿈 많던 대학교 신입생의 모습이라곤 전혀 찾아볼 수 없었다. 술이 취한 것도 모자라 내일 아침 해장할 음식에 대해 셀 수 없이 말하고 잠이 드는 어처구니 없는 모습이었다. 나는 전혀 기억이 나지 않았지만, 동영상에는 나의 미련한 모습이 고스란히 담겨 있었다.

안주는 어디까지 먹어봤니?

나는 술자리에서 술과 함께 안주도 많이 먹었다. 늘 낮에는 식사량이 부족했기 때문에, 밤에 먹는 안주에 대한 집착이 심했다. 어떤 선배는 안주 값을 줄이기 위해 매운 안주를 시켜주기도 했지만 나에게는 통하지 않았다. 이미 나는 매운 치킨에 길들여져 있었기 때문이었다. 주변에서 나에게 안주를 너무 많이 먹는다고 구박을 해도, 나는 꿋꿋이 안주를 계속 먹어댔다.

안주도 안주지만 그보다 더 문제가 됐던 것은 술을 먹은 직후였다. 밤새도록 술을 마신 후, 그 때까지 먹은 술이나 안주량이 상당한데도 나는 술자리가 끝나면 반드시 음식을 먹으러 갔다. 아마 당신도 경험한 적이 있을텐데, 술을 많이 마시게 되면 배가 불러도 인슐린 수치가 떨어져 허기를 느끼게 된다. 그 이유 때문인지, 나는 모두가 술에 취해 쓰러진 후에도 혼자 편의점에 가서 컵라면과 샌드위치를 먹고 집에 돌아가는 습관이 있었다.

나의 기행은 여기에서 끝나지 않았다. 술을 마신 다음 날 나는 해장까지 완벽(?)하게 했다. 내가 가장 좋아하는 해장 음식은 바로 피자였다. 돈가스나 스파게티 같은 느끼한 음식으로 해장하는 것을 제일 좋아했다.

주위에는 술을 많이 마실수록 살이 빠지는 친구도 있었다. 술을 먹을 때 안주를 많이 안 먹는 이유 때문인지는 모르겠지만, 어쨌든 나는 그 친구의 체질을 부러워만 할 뿐이었다. 술과 안주를 끊어 살을 뺄 생각은 단 한 번도 해본 적이 없었다.

돈과 건강, 두 마리 토끼를 모두 잃다

탈무드에 '돈을 잃으면 적게 잃은 것이요, 명예를 잃으면 많이 잃은 것이요, 건강을 잃으면 모든 것을 잃은 것이다.'라는 말이 나온다.

나는 술 하나 때문에 이 모든 것들을 잃어버릴 뻔 했다. 가장 먼저, 수중에 있는 모든 돈을 술 마시는 데에 썼다. 술을 정말 많이 마셨는데, 지금도 그 술값을 따져보면 도대체 그 많은 돈이 어디서 생겼나 신기할 정도다.

나는 명예도 없었다. 난 다른 사람들 눈에 멋진 모습으로 보이고 싶었지만 그것은 내 바람일 뿐이었고, 주변 사람들은 단지 나를 '살찐 웃기는 뚱보'라고만 생각했다.

돈과 명예는 잃더라도 건강에 비하면 다시 되찾는 게 어렵지 않다. 돈이야 벌면 되고, 이미지야 바꾸면 된다. 하지만 건강은 쉽게 되찾을 수 있는 게 아니었다. 하지만 그걸 깨달았을 때, 이미 내 건강은 심각하게 악화된 상태였다.

나는 한때 운동선수가 꿈이었을 만큼 운동을 좋아했고 실제로도 잘 했다. 그렇기 때문에 운동신경이나 건강에 대해서는 누구보다도 자신 있었다. 그래서 고3 시절 살이 많이 쪘을 때에도 살이 금방 빠질 거라고 믿어 크게 신경 쓰지 않았다. 대학교 1학년 때에도 마찬가지였다. 그 때 역시 살은 금방 빠질 거라고 믿었기 때문이다. 그러나 대학교 2학년을 마칠 무렵, 무척 많이 망가져있는 나를 발견할 수 있었다.

운동선수를 꿈꿀 정도였던 나는 어느새 걷는 것조차 힘이 부치는 사람으로 변해 있었다. 집에서 학교 정문까지 걸어서 10분도 채 되지 않는 거리였지만, 여름이면 늘 땀범벅이었다. 힘이 들어 잘 뛸 수도 없었고, 빠르게 걷는 것조차 숨이 턱 밑까지 차올라 할 수 없었다. 그래서 나는 늘 천천히 걸을 수밖에 없었다.

하루는 발톱을 깎으려고 자세를 잡는데 그게 너무 힘이 들었다. 숨을 참고 손을 발끝으로 겨우 뻗어야만 할 정도였다. 내 손을 발끝으로 뻗는 길이 보이지 않는 침대 밑이나 내 키보다 훨씬 높은 장롱 위를 더듬거리는 일처럼 느껴졌다. 발톱을 겨우 다 깎은 후 마치 대단한 일을 마친 것 같았던 그 때의 기분은, 지금 생각해보면 참으로 슬픈 기쁨이었다.

대한민국에서 뚱뚱보로 살아간다는 것

씻을 수 없는 상처와 응어리

나는 '과연 내가 사람이 맞을까?'라고 정체성에 혼란이 올 정도로 돼지소리를 많이 들었다. 사람들은 내가 상처받을 거라는 생각을 하지 않은 채, "뭐 이 돼지야", "그래서 이 돼지야"라고 쉽게 말했다. 그럴 때마다 나는 그들과 같이 웃긴 했지만, 나의 자존심은 상할 대로 상해가고 있었다.

사람들은 내가 재밌는 말을 하면 '웃긴 돼지', 울면 '우는 돼지', 하얀 피부를 보고는 '백돼지', 여름에 조금 타면 '흑돼지', 재채기를 하면 '돼지 콜레라', 열이 나면 '구제역', 운동을 하면 '운동 돼지', 공부하면 '공부 돼지', 안경 쓰면 '안경 돼지', 여드름까지 나면 '안경여드름돼지'라고 불렀다. 물론 이 책에 다 소개할 수 없을 정도로 더 많은 '~돼지'라고 불렸다.

그 당시 내가 받을 수 있는 칭찬이라고는 '살 빼면 좀 멋있을 것 같긴 한데, 어쨌든 지금은 돼지' 정도였다. 하도 돼지 소리를 자주 듣다 보니, 가족 중에 누군가 텔레비전에 나오는 돼지 이야기를 해도 내 얼굴이 달아오를 정도였다.

하지만 다른 사람들의 평가보다 더 무서운 것은 나 자신에 대한 스스로의 평가였다. 나는 누구보다 긍정적인 사람이라고 자부해왔다. 마음만 먹으면 뭐든지 다 할 수 있다고 생각해왔다. 하지만 달라진 외모와 함께 나의 자신감도 달라져 있었다. 점점 위축된 나는 아무 것도 할 수 없을 것만 같았다.

때론 마음에 드는 이성이 있어도 고백 한 번 제대로 해보지 못했다. 물론 그녀의 이상형이 배가 많이 나온 푸근한 남자일 가능성도 있을 수는 있었다. 하지만 그럴 확률은 거의 없다고 생각했다. 그래서 나는 지레 겁을 먹고 포기했다. '역시 난 안 되겠지.'라고 생각하며 말이다.

내 주위를 둘러보면 나보다 별로인 남자는 찾을 수가 없었다. 그리고 주변의 괜찮은 남자들과 나를 비교하며 나 스스로의 가치를 무시했다. 이성에 관한 것뿐만 아니라, 나는 모든 것에 대한 자신감과 의욕을 잃었다.

긍정적인 성격으로도 벗어날 수 없는 상황

지금 이 책을 읽는 독자들 중에 살은 쪘어도 성격은 매우 긍정적인 사람들도 있을 것이다. 나 역시도 많은 놀림을 당하곤 했지만 선천적으로 긍정적인 성격이다 보니 친구들에게 웃음을 준다는 생각으로 살아갔던 시절이 있었다. 하지만 생각해보면 아무리 긍정적인 사고와 포용력으로 유머와 농담을 좋아하는 사람이더라도 자신에 대해서

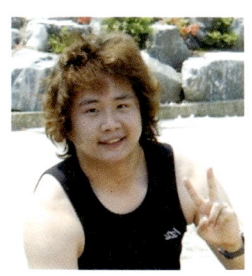

대학교 1학년 때 내 얼굴. 지금의 거의 2배 크기였다.

좋지 않게 말하는 모든 말들을 모두 끌어안을 수는 없는 일인 것 같다.

나는 주변 사람들 앞에서 '재밌다, 재밌다'라고 했지만 내게는 슬픈 코미디일 수밖에 없는 생활이었다. 아무리 아무렇지 않은 척 해도 나 자신을 속일 수는 없었다. 나는 거울을 보며 나도 모르게 "이 돼지야"라고 스스로에게 말했다. 그리고는 내 마음의 소리에 귀를 기울이기 시작했다. 내 마음 속에서 나는 계속 외치고 있었다. '이젠 더 이상 돼지로 살고 싶지 않아! 지긋지긋한 이 살들을 빼버리고 싶다. 그리고 멋있어지고 싶다. 그래서 이 친구들 앞에 보란 듯이 멋진 모습으로 나타나고 말거다.'는 외침이었다. 난 더 이상 자신감을 잃은 돼지로 살고 싶지 않았다. 그리고 나는 다이어트를 하기로 결심했다.

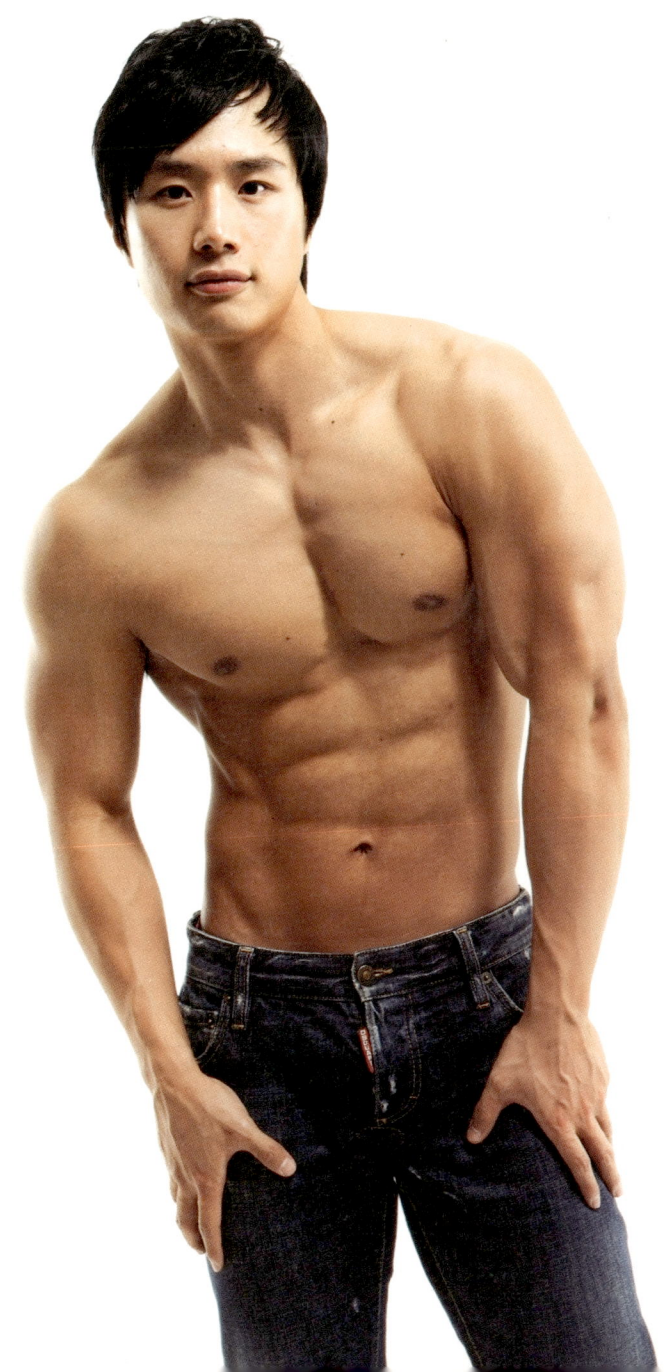

CHANGE
YOUR
BODY

2 더 이상 이렇게 살 수는 없다
변신남을 꿈꾸다

변신 전,
실패에 실패를 겪다

몸과 마음이 따로 놀다

살을 빼기 위해 제일 먼저 찾은 곳은 태권도장이었다. 중고등학교 시절 태권도 선수로 활약한 경험 때문인지 도장을 다시 찾자마자 운동에 대한 욕구가 마구 생겼다. 그리고 주체할 수 없는 욕구를 멋진 발차기로 해소하려고 몸을 날렸다. 하지만 내 몸은 예전의 내 몸이 아니었다. 제대로 된 격파는커녕 조금만 뛰어도 숨이 찼고, 발차기를 몇 번 하자 허벅지에 심한 통증이 찾아왔다. 그날 이후 갑작스런 운동으로 허벅지 근육이 놀랐는지 일주일 이상을 절뚝거리며 걸었을 정도였다.

도장에 가기만 하면 살이 저절로 빠질 것 같았던 내 생각은 큰 착각이었다. 운동을 통해 소모된 체력과 갈증을 해소한다는 구실로 운동이 끝나면 치킨집으로 향했다. 도장에 운동을 하러 가는 것인지, 운동 후 먹는 치킨과 생맥주 때문에 가는 것인지 구분이 되지 않을 정도였다.

결국 태권도장에서 다이어트 하기는 틀린 것 같아 도장이 아닌 다른 장소를 택하기로 했다. 그리고는 친구와 함께 줄넘기를 챙겨 동네에 있는 공원으로 향했다. 사실 달리는 것을 별로 좋아하지 않았던 나는 역시나 얼마 달리지도 못하고 조깅을 포기했다. 또한 줄넘기는 뛸 때마다 나의 체중을 무릎이 받쳐주질 못해 그만두고 말았다.

태권도장과 동네 공원에서의 실패를 겪은 후, 이번에는 수영을 택했다. 수영은 앞서 했던 운동보다 더 즐기면서 재밌게 할 수 있는 운동 같았기 때문이다. 일단 수영을 시작하기에 앞서 무언가 목표를 정하는 것이 좋을 거 같아 라이프 가드(수상인명구조원) 자격증에 도전하기로 했다. 어렸을 때 수영을 잘했기 때문에 나름 자신도 있었다. 하지만 다시 찾은 수영장은 지옥이나 마찬가지였다. 라이프 가드 초반 테스트에도 가장 저조한 성적으로 간신히 통과할 정도였다.

가까스로 테스트에 통과한 후에는 본격적인 연수가 시작되었다. 하지만 훈련 과정은 너무 힘이 들었다. 얼마나 힘이 들었는지 어떤 날은 훈련을 마치고 돌아와 몸무게를 재보니 5킬로그램이 줄어든 적도 있었다. 나는 줄어든 몸무게를 보고 환호성을 질렀다. 하지만 나중에 알고 보니 이것은 체지방이 아닌, 수분이 빠진 결과였다.

훈련이 고되면 고될수록 나는 더 열심히, 더 많이 먹었다. 훈련을 받는 날에는 어머니께 내가 정한 저녁 메뉴를 부탁했고, 훈련이 끝나고 집에 돌아오면 내가 원했던 메뉴를 힘든 만큼 엄청나게 먹다가 지쳐 잠드는 날이 반복됐다.

15일 간의 훈련을 끝내고 나는 라이프 가드 자격증을 따냈다. 하지만 내게 남은 것은 자격증뿐만이 아니었다. 나의 살도 그대로 남아 있었다. 그나마 더 찌지 않은 게 다행이었다.

다이어트는 언제나 내일부터였던 나

세상에서 제일 귀찮으면서 가장 미루기 쉬운 것 중에 하나가 바로 다이어트다. 내가 살이 쪘을 때 다이어트는 생각만 해도 귀찮고, 미루고 싶은 일이었다. 하지만 언제나 내가 해야 할 일 1순위이기도 했다. 때문에 나는 자주 다이어트 결심을 했는데, 다이어트를 결심한 후 가장 먼저 하는 일은 다이어트 시작 전날 다이어트 기간 동안 먹지 못할 음식을 한꺼번에 먹는 일이었다. 다이어트를 시작하면 먹고 싶은 음식을 참아야 하기 때문에 그 전에 미리 배터지게 먹어두어야 한다고 생각했다.

일단 마트에 들러 먹고 싶은 과자와 시원한 캔맥주를 왕창 사고, 집에 돌아와 치킨과 피자를 주문한다. 하지만 다이어트 시작 전날 준비한 음식은 도저히 혼자 먹을 수 없을 만큼 어마어마한 양이었기에 다 먹지도 못하고 당연히 남게 되었다. 그러다가 막상 다이어트 시작 당일 아침, 그 남은 음식을 보면 마음이 약해졌고 결국 다이어트는 시작도 못하고 미루는 일이 비일비재했다. 오히려 다이어트 결심이 나를 더 살찌우게 만들었다. 차라리 다이어트를 하겠다는 마음을 먹지 않았다면, 적어도 심한 폭식은 하지 않았을 테니 살이 더 찌지 않았을지도 모르는 일이었다.

나는 '시작이 반'이라는 말에 거창하게 의미만 부여했을 뿐, 내가 했던 것이라고는 고작 다이어트를 앞두고 먹고 싶은 음식 몽땅 먹기가 전부였다.

헬스클럽에 돈만 기부했던 나

다이어트를 하기 위해서 사람들이 가장 많이 찾는 곳이 바로 헬스클럽이다. 나 역시 다이어트를 하기 위해 헬스클럽에 여러 번 등록한 경험이 있다. 처음에는 웨이트 트레이닝을 조금 한다는 친구를 따라 등록을 하고 그 친구의 도움으로 여러 웨이트 트레이닝 기구를 이용해 운동을 하기 시작했다. 처음 며칠간은 생각보다 재미도 있었고, 호기심에 먹어본 초콜릿 맛 보충제도 초콜릿을 광적으로 좋아하는 나에게는 정말 잘 맞았다. 오히려 금방 징그러울 정도로 근육이 붙으면 어쩌나 하는 걱정이 들 정도였다.

하지만 정말 쓸데없는 걱정이었다. 대개 3개월 등록을 해본 경험이 있을 텐데, 나 역시도 3개월 등록한 헬스클럽에 일주일도 채 나가지 않았다. 약속이 생기면 빠지고, 친구가 빠진다고 하면 나도 따라 빠지고, 귀찮아서 빠지고, 피곤해서 빠지고, 한 마디로 정 할 일 없을 때에만 갔다. 그러다보니 웨이트 트레이닝이 힘들고 귀찮게만 느껴졌다.

하지만 몇 개월이 지나면 나는 그 사실을 잊은 채 또 다시 헬스클럽에 등록했다. 다시 등록할 때는 더욱 굳은 의지로 열심히 다닐 생각이었다. 특히 친구와 같이 다니면 친구가 오지 않는 날에 또 빠질까봐 아예 혼자 등록했다. 하지만 그런 의욕도 처음 며칠 뿐, 결과는 지난번과 다르지 않았다.

나의 경우 혼자 헬스클럽에서 운동을 할 때 트레이너가 가르쳐주는 것을 부담스럽게 생각하는 성격이었다. 그래서 트레이너가 가르쳐 준다고 다가오면 한사코 거부했다. 혼자 할 줄도 모르면서 누가 가르쳐준다는 것도 마다하다 보니 웨이트 트레이닝에 대한 흥미를 붙이질 못했다.

다이어트의 성공은 한 번의 노력으로
하루만에 바꿀 수 없다는 것을 알면서도
나는 가시적인 변화를 줄 수 없는 한 번 한 번의 노력들은
철저하게 무시했던 것 같다.

그러나 무엇보다도 웨이트 트레이닝은 나의 자존심을 상하게 만들었다. 헬스클럽에서는 운동을 잘하는 다른 사람들과 내가 쉽게 비교되었다. 난 내가 힘이 센 줄 알고 살아왔는데 막상 헬스클럽에서 웨이트 트레이닝을 해보니, 여자나 어린 학생, 혹은 할아버지가 운동하는 중량보다 더 가벼운 중량에도 쩔쩔 맸다. 게다가 그 가벼운 중량에서 오는 작은 고통도 견딜 수 없이 힘들었다. 웨이트 트레이닝이 힘들어 러닝머신만 타고 오기도 했지만 이 역시 지루했다. 웨이트 트레이닝은 내 생각대로 되지 않았고, 이런 내 자신이 창피했고 자존심만 점점 상해갔다.

결국 지루함과 창피함 그리고 웨이트 트레이닝에서 오는 고통까지 더해져 나는 헬스클럽을 나가지 않았다. 하지만 시간이 지나면 또 헬스클럽에 등록했고, 며칠 지나지 않아 그만두기를 반복했다. 결국 난 이곳저곳 헬스클럽을 돌아가며 돈만 기부한 셈이었다.

지독하게 살 빼고 오히려 더 살쪘던 나

나는 변신 전에도 운동을 열심히 해본 적이 없지는 않다. 오히려 운동에 대해서는 열심히 했던 날들이 많다. 하지만 목표로 했던 다이어트에는 실패에 실패를 겪었다. 어쩌면 모든 실패들은 작은 성공을 하고도 계속 해서 요요

현상을 겪었기 때문일 수도 있다. 나는 운동을 할 땐 정말 열심히 했다. 당일 몸무게만 5킬로그램이 빠진 경험도 있다. 물론 이것은 체지방이 아닌 수분이 빠진 것이다. 하지만 4~5일까지는 누구보다 열심히 운동을 한 경험이 많다. 그래서 내 몸무게는 언제나 5킬로그램 정도는 쉽게 조절할 수 있었다. 하지만 그 정도의 변화는 외적으로 크게 드러나 보이지 않았다. 게다가 그렇게 뺀 몸무게를 유지하지도 못했다. 나는 줄인 몸무게를 유지하지 못한 것은 고사하고, 오히려 한 번 몸무게가 감량이 되면 예전보다 더 늘어나는 것으로 끝났다.

어쩌면 단기간에 미친듯이 다이어트를 했는데도 외적인 변화를 크게 느끼지 못하는 것이 큰 문제였다. 나는 다이어트를 지독하게 열심히 함으로써 내가 얻은 작은 결과에 대해서 조금도 기뻐하거나 인정하지 않았다는 것이다. 나는 살을 빼기 위해서 열심히 운동을 하거나, 굶었거나(잘못된 방법이긴 하지만), 살찌는 음식을 먹지 않고 담백한 식사를 하는 등 하루하루에 대한 내 노력은 무시했다.

다이어트의 성공은 한 번의 노력으로 하루만에 바꿀 수 없다는 것을 알면서도 나는 가시적인 변화를 줄 수 없는 한 번 한 번의 노력들은 철저하게 무시했던 것 같다. 정말 열심히 하고도 내가 열심히 한 행동을 인정하지 못했던 것

이다. 또한 열심히 한 것에 대해서 잘못된 보상을 해주기도 했다. 낮에 열심히 운동하고 밤에는 바로 치킨과 맥주를 먹었다. 친구들과 심하게 운동하고 그것을 자축하며 진탕 술을 마시곤 했다.

나는 작은 성공들을 별로 축하해주지 않고 무시한 것이 실패 요인이었다. 그리고 그렇게 실패한 것에 대해서 신경 쓰지 않았다. 게다가 살을 찌우는 안 좋은 습관들도 고쳐지지 않아서, 다이어트를 하면 할수록 점점 더 살만 찌게 되었다. 그렇게 살이 점점 더 찌게 될수록 더 열심히 해서 꼭 살을 빼고 싶다는 생각은 커졌지만, 그에 대해서 어떤 노력을 한다거나 시도하는 것은 점점 더 줄어 갔다. 결국 나는 하면 할수록 살만 더 찌는 상황에 대해서 자포자기의 상태가 되고 말았고, 이렇게는 절대 성공할 수 없겠다는 것을 깨달을 수 있었다.

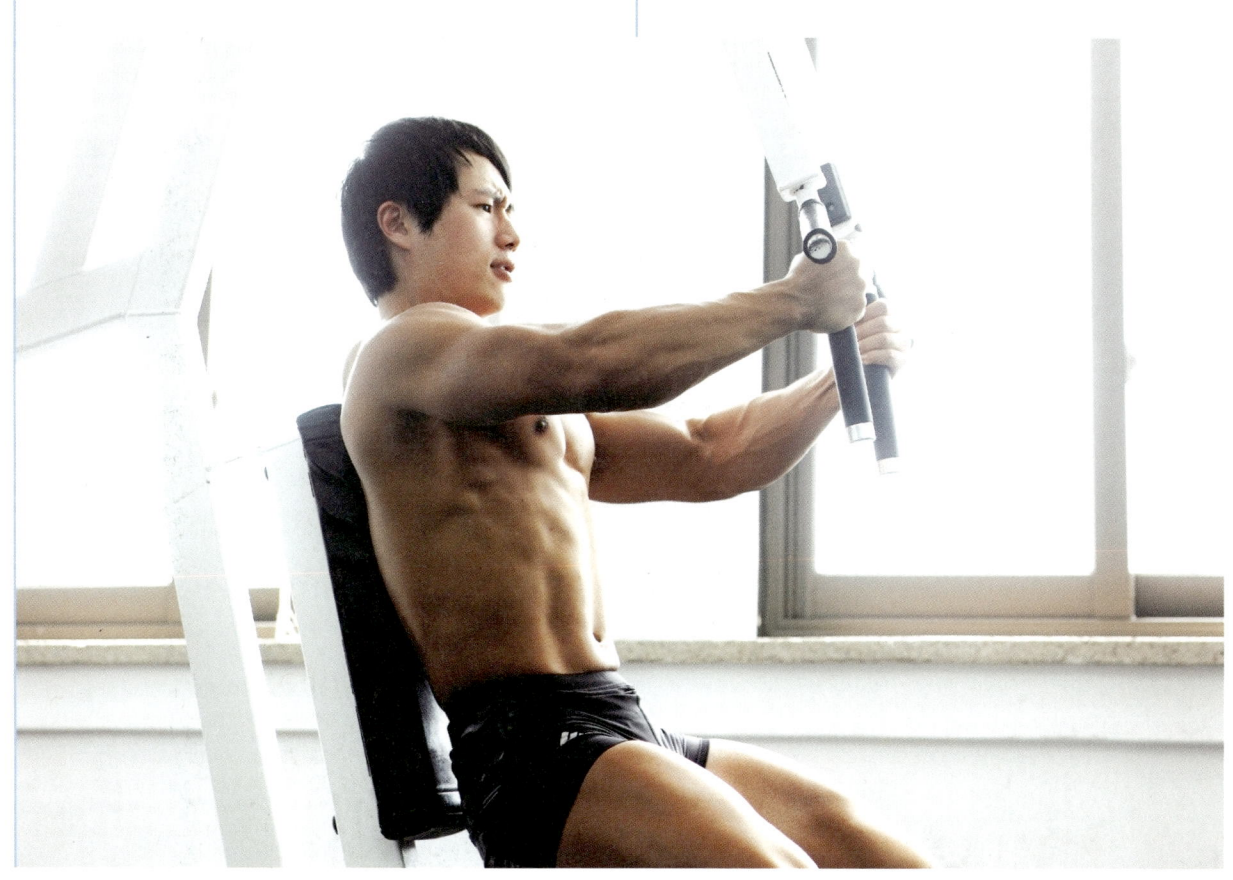

외모의 변신은 마음의 변화에서 시작된다

내 모습을 부정했던 날들

나 자신에게는 엄격하고 타인에게는 관대한 사람이 성공한다는 말이 있다. 하지만 나는 정반대였다. 타인에게는 엄격했지만, 나 스스로에게는 한없이 관대했다. 그리고 그런 나의 행동이 나를 망치고 있는 줄은 몰랐다.

내가 한참 살이 쪘을 때 주변 사람들은 내 건강을 염려해서 나에게 걱정스런 말을 해주었다. 하지만 나는 다른 사람들의 이야기에 귀를 막고 있었다. 내 몸은 내가 알아서 하는 것이지 누가 신경 쓰는 것을 싫어했다. 오히려 몸매 관리를 하는 주변 친구들을 비난했다. 자고로 남자는 나처럼 배가 나와야 한다고, 살은 곧 부의 상징이라고 말하곤 했다. 그러면서 나는 나중에 사장이 될 것이지만, 너희처럼 배에 살 없는 놈들은 월급쟁이밖에 될 수 없을 거라고 말했다. 지금 생각해보면 말도 안 되는 소리지만, 나는 배를 잔뜩 내밀고 아주 거만하게 말했다.

나는 몸매가 좋은 친구들만 욕한 게 아니었다. 우습게도 살찐 사람들도 비난했다. 몸 관리도 안하고 저게 뭐냐면서 나무랐고, 심지어는 나보다 살이 덜 찐 사람도 헐뜯었다. 남도 나를 그렇게 볼 거라고는 생각지도 못한 채 말이다. 정작 거울 속 내 모습은 보지 못했던 것이다. 아니, 어쩌면 내 자신을 의식했지만 의식하지 못하는 척 했던 언행이었

다는 것이 더 맞을지도 모른다.

어쩌면 내 의식 속에는 나를 포함해서 뚱뚱한 사람을 안 좋게 보는 외모지상 주의가 팽배한 이 사회에 대한 반감이 컸던 것 같다. 나는 내 스스로를 바꾸려 하기보다는 세상이 바뀌길 바랐고, 바뀌지 않는 세상을 욕했다. 피곤한 삶이고 어리석은 인생이었다.

살찐 몸으로 친구들을 즐겁게 했던 자학 개그

나는 살찐 사람이 무시받는 이 세상을 비난하기만 했다고 했다. 하지만 실제 내 성격은 그렇게 부정적이지는 않았다. 오히려 대책 없이 긍정적이기만 한 성격이 문제가 될 정도였다. 진지한 대화하는 것을 싫어했고, 내 본심을 다른 사람과 대화를 통해서 나누는 것에 서툴렀다.

살이 많이 쪘을 때도 나는 내 외모를 이용해 친구들을 웃겨주는 것을 좋아했다. 그리고 친구들도 내 농담을 좋아했다. 술에 취하면 윗옷을 벗은 후 출렁거리는 배를 한껏 내민 채 바깥을 돌아다녔다. 일부러 배를 더 강조하기 위해, 위에 아무 것도 입지 않은 채 빨간색 벨벳 재킷만을 입은 적도 있다. 재킷 속에서 배가 출렁거리는 것을 보고 친구들은 웃었고, 나도 좋다고 따라 웃었다. 내 살찐 몸으로 친구들과 장난치는 일은 꽤 재미있었다.

하지만 같이 웃고 떠들면서도 친구 중에 웨이트 트레이닝을 통해 몸매가 제법 좋고, 맵시 있게 옷 입은 친구에게 힐끔힐끔 시선이 갈 때가 있었다. 여자 동기들은 그 친구의 몸을 보고 감탄하며 멋지다는 말을 계속 했다. 내 몸은 개그거리였고, 몸매가 좋은 친구의 몸은 감탄거리였다. 나는 친구들을 즐겁게 해주었지만, 결국 나는 내 몸을 이용한 자학 개그를 하고 있는 것이었다. 사실 내가 원하는 몸은 웃긴 몸이 아니라, 감탄을 자아내는 멋진 근육질의 몸이었다. 솔직히 그 친구의 몸매가 얼마나 부러웠는지 모른다. 나도 그 친구처럼 되고 싶었다. 하지만 나는 속마음을 숨긴 채 계속 나 자신을 나락으로 이끄는 자학 개그만을 했다.

먼저 마음이 변해야 몸도 변한다

많은 사람들이 다이어트 성공을 위해 가장 중요한 것으로 '식단'을 꼽는다. 식단은 신경 쓰지 않은 채 운동만으로 살을 빼겠다는 사람을 어리석다고 생각한다. 물론 틀린 말은 아니다. 운동을 열심히 하는 것과 식단 조절을 하는 것 중 어느 방법이 다이어트에 더 효과적이냐고 묻는다면 많은 다이어트 전문가들은 식단조절이라고 답할 것이다. 그렇지만 내 생각은 다르다.

나는 살을 빼기 위해 하루 이틀 정도이기는 하지만 누구보다 운동을 열심히 한 적이 있다. 다이어트를 위해 그 좋아하는 치킨이나 피자를 멀리 하고, 맛없는 닭가슴살만 먹은 적도 있다. 또 다이어트를 위해서 하루에 한 끼만 먹은 적도 많다. 하지만 번번이 다이어트에 실패했다. 왜 그랬을까?

나는 식단조절보다 더 중요한 한 가지를 간과했기 때문

이다. 아무리 좋은 운동 프로그램을 실행하더라도, 아무리 다이어트에 좋은 식품을 먹는다고 해도 이것 없이는 다이어트에 실패할 수밖에 없다.

그것은 바로 '마음'이다. 이는 의지나 의욕 혹은 갈망을 포함하는 것으로, 다이어트의 성공을 위해 가장 중요한 요소이다. 물론 다이어트를 하고 싶다는 마음만으로는 절대 다이어트에 성공할 수 없다. 자신의 몸을 움직이려는 노력을 더해야만 다이어트에 성공할 수 있는 것이다. 그리고 그 몸을 움직이는 것이 바로 마음이다. 다이어트를 할 마음이 부족하면 몸을 계속 움직이는 노력이 따르지 않게 된다. 노력을 계속 이어갈 수 있게 해주는 마음이 부족하다면 결국 다이어트는 실패할 수밖에 없다.

누구나 그렇듯 다이어트를 시작할 때 처음 하루 이틀은 다이어트를 하려는 의지가 아주 강하다. 하지만 마그마처럼 뜨겁게 불타오르던 의지는 금세 식어버리기 일쑤이다. 나 역시 다이어트는 늘 작심삼일이었다. 그럴 때마다 나는 내 성격을 탓했다. 하지만 나는 결국 다이어트에 성공하였고, 그 원동력은 바로 내 '마음'을 바꾸었기 때문이다. 이제 내가 다이어트에 대한 마음가짐을 어떻게 바꾸었는지에 대한 이야기를 들려줄 것이다.

내 마음을 변화시킨 결정적 계기

누구나 그렇듯 나 역시 어렸을 때는 꿈 많은 소년이었다. 되고 싶은 것도 많았고, 갖고 싶은 것도 많았다. 어느 날 나는 대학 졸업 후 진로를 생각하며 현재의 내 모습에 대해 생각하게 되었다. 한 마디로 끔찍했다. 어릴 적 그 꿈 많은 똘망똘망한 모습은 온데간데없고 나는 의욕제로 끝판왕에, 세상 모든 게 다 귀찮은 귀차니즘 종결자가 되어 있었다. 나는 그저 매일 술만 마셔댔고, 아무것도 하기 싫어했으며, 또 실제로 아무것도 하지 않은 채 하루하루를 보내고 있는 정말 보잘 것 없는 사람이었을 뿐이었다.

그 당시 나는 거의 매일 밤 친구들과 술을 마셨다. 그리고 집에 들어오면 바로 침대에 누웠다. 그러한 날이 반복되면서 살이 점점 찌자 움직이는 것 자체가 귀찮아졌다. 나는 마치 움직이면 죽는 병에라도 걸린 사람처럼 절대 움직이지 않았다. 한번은 컴퓨터를 하다가 침대에 누운 적이 있는데, 다시 일어나 컴퓨터 전원을 끄는 게 너무 귀찮았다. 그래서 침대 옆에 있던 핸드폰으로 옆 방 친구에게 전화를 걸어 내 방 컴퓨터 좀 꺼달라고 부탁을 한 적도 있다.

화장실 가는 것도 귀찮아 한참을 참고 참다가 한계에 이르러서야 화장실로 향하기도 했다. 이러한 게으른 생활은 하면 할수록 점점 더 빨려 들어가는 늪 같았다. 게으름에서 빠져나오는 것은 생각처럼 결코 쉽지 않았다.

주변 사람들은 내게 "너 나중에 뭐 될래?"라고 걱정하며 말했다. 그러면 나는 "서른 전에 로또하나 터지겠지."라고 대답했다. 사실 나에게 마땅한 꿈같은 건 없었다. 취업난의 높은 경쟁률에 나는 취업을 생각한 적도 없다. 말로는 사업을 하겠다고 했지만 사업을 할만한 아이템도, 돈도 전혀 없었다. 미래를 생각하면 막막했고, '로또'라는 농담은 잠깐이라도 내 마음을 편하게 해주었다.

난 로또가 되는 게 꿈이라고 했지만, 로또를 산적은 거의 없다. 로또를 사러 가는 것조차 귀찮았기 때문이다. 집 앞에 로또 2등이 당첨된 가게가 있었는데, 나는 그 가게를 늘 지나가며 아직도 2등 당첨 현수막 밖에 붙어있지 않은

것을 안도했다. 지금 생각해보면 말도 안 되는 한심한 안도였을 뿐이다.

로또를 구매하지도 않았지만, 가끔 나는 로또 1등에 당첨이 된 내 모습을 상상했다. 상상 속의 나는 당연히 돈이 많았고, 그 돈으로 큰 집을 사고, 좋은 차를 사고, 예쁜 여자와 함께 즐거운 시간을 보내는 모습이었다. 하다못해 내 돈을 노리고 접근하는 여자가 있을 수도 있다는 터무니없는 걱정까지 했다.

그러던 어느 날, 상상 속의 내가 아닌 현실의 내가 궁금했다. 나는 일어나서 거울을 보았다. 거울을 보면서 '도대체 내가 언제 이 정도까지의 돼지가 되었지?'라는 생각이 들었다. 이제는 아무리 두껍고 헐렁한 옷으로 몸을 가리려고 해도 뱃살을 감추는 것이 불가능했다. 손으로 뱃살을 쥐어 보려고 했지만, 살이 많아 손에 다 잡히지도 않았다. 순간 뱃살을 뜯어버리고 싶은 생각마저 들었다. 하지만 그 살들은 뜯어버리고 싶다고 뜯어지는 밀가루 반죽이 아닌, 내 몸 자체였다.

어렸을 땐 정말 운동을 좋아했는데, 그래서 다른 또래 아이들보다 몸매도 좋고 운동신경도 뛰어났는데, 그래서 여자아이들에게 인기도 제법 많았던 아이였는데…… 어느새 나는 한심하게 망가져 있었다.

도대체 내가 언제까지 이런 모습으로 살아야 하는 걸까? 갑자기 나의 현실이 두려웠다. 더 이상 이렇게 살 수 없었다. 로또 당첨이라는 허황된 꿈을 꾸기 전에, 나는 현재 가능한 일을 꿈꿔야 했다. 그러기 위해서 가장 필요한 건 다이어트였다. 사실 그 때 상황에서 다이어트가 내게는 가장 급한 일이었다. 그리고 다이어트야 말로 내가 스스

로 해내야만 하는 과제였다. 물론 돈을 들이고 타인의 트레이닝을 받아 살을 뺄 수도 있다. 하지만 아무리 많은 돈을 주고 개인 트레이닝을 받는다 하더라도 살을 빼고 몸을 만드는 일은 결국은 누구의 몸도 아닌 내 몸을 움직여야만 얻을 수 있는 것이다. 결코 다른 사람이 나 대신 움직여 내 살을 빼줄 수는 없다. 이것은 의심할 수 없는 아주 명백한 사실이다.

그렇게 나는 내가 진짜로 원하는 일을 찾았고, 오로지 내 노력을 통해 그것을 이룰 것을 마음먹었다. 드디어 귀찮음의 중심에서 몸짱을 외친 것이다.

'지금 안하면 안돼'에 숨겨진 놀라운 비밀

다이어트에 대한 마음을 새롭게 먹었지만, 이미 나에게는 여러 번의 다이어트 실패 경험이 있었다. 하지만 이번에는 예전처럼 실패하고 싶지 않았다.

나는 제일 먼저 마음을 바꾸었다. 예전의 나는 다이어트를 할 때마다 '다이어트 이까짓 거, 지금 안하면 어때?', '다이어트 안 해도 안 죽어', '술 좀 먹으면 어때', '치킨 먹는다고 금방 살 안 쪄' 등 의지박약 사고방식을 가지고 있었다. 하지만 이러한 생각들이 나를 망치는 일등 공신이었다. 그리고 순간순간 했던 별 것 아닌 생각들이 모여, 결국 아무 것도 할 수 없게 만들었다는 것을 깨달았다.

그래서 나는 생각을 바꾸었다. '다이어트 지금 안하면 어

때'에서 '다이어트 지금 안하면 안돼'로 생각을 바꾼 것이다. 이 몇 글자 되지도 않는 간단해 보이는 작은 생각의 차이가 주는 파급효과는 엄청났다. 이 간단하지만 결과는 정반대인 생각의 차이를 계속 유지하기 위해, 나는 마음속에 몇 가지 옵션을 더 걸었다. '다이어트 지금 안하면 안돼'에서 '지금 당장 다이어트를 안 하면 앞으로 나는 다른 어떤 것도 할 수 없어'라고 선포했다.

그 전까지 나에게 있어 다이어트는 하고는 싶지만 막상 시작하고 나면 도중에 그 필요성을 의심하고, 그러다보니 귀찮아하고, 그래서 쉽게 포기하는 존재였다. 하지만 '지금 다이어트 안 하면 어때?'라는 생각에서 '지금의 다이어트도 성공하지 못한다면 이 험한 세상 살면서 앞으로 그 어떤 일도 성공할 수 없다'고 마음가짐을 바꾸었다. 그렇게 나태해질 만큼 나태해진 나에게 드디어 스스로 채찍을 든 것이었다. 변신을 하기 위해, 그리고 건강해지기 위해 나쁜 습관을 버리기로 마음을 먹었다.

한번 굳어진 습관과 생활을 바꾸는 일은 어렵다. 하지만 일단 바꾸기만 하면 그 이후에는 바꾸기 힘들었던 만큼 쉽고 자연스럽게 이어진다. 그래서 나는 나 자신에게 엄격해지기로 했다.

결국 '다이어트 안하면 어때'라는 생각은 나 자신을 끝도 없이 망가뜨렸고, '다이어트 지금 안하면 안돼'라는 생각은 놀랍게도 내 몸의 변신을 이끌었다.

내가 진짜 원하는 것을 실제로 이루기

이제 나 자신을 아끼는 방법

나는 내가 원하는 스타일의 옷을 몸매 걱정 없이 입고 싶었다. 여름이면 해수욕장이나 야외 수영장에서 멋진 몸을 과시하며 여성들의 이목을 한 몸에 받고 싶었다. 미니 홈피에 멋진 몸매 사진을 올려 일촌들의 부러움을 사고 싶었다. 길거리를 걸어다니면 사람들이 내 몸매를 부러워하길 원했다. 이처럼 난 늘 멋진 몸매를 꿈꾸었다. 하지만 현실적으로 아무 것도 이루지 못했다. 아니, 못 이룬 정도가 아니라 아예 망가져 있었다.

어쩌면 나도 내가 원하는 세미 정장 스타일의 옷을 입고, 수영장에서 멋진 몸을 과시할 수 있었을지도 모른다. 하지만 그렇게 하지 못했던 가장 큰 이유는 항상 당시의 생활에 그럭저럭 만족했기 때문이다. 행복하기 위해서는 현재 상황에 만족하는 마음이 필수이다. 하지만 내게 있어 만족은 그저 게으름의 다른 이름일 뿐이었다.

다이어트를 결심한 지금, 더 이상 게으름을 가장한 행복에 속지 마라. 과연 그것이 당신을 행복하게 만들어줄까? 게으름을 아름답게 포장시킨 '생활에 대한 만족'이라는 말은 잘못된 습관들을 계속 만들어낸다. 만족이라는 이름으로 나 자신을 더욱 망가뜨리는 것이다. 당신은 이 세상 그 누구보다도 더 소중한 존재이다. 그러므로 소중한 나 자신을 더 아껴줄 수 있는 옳은 방법을 생각해 보자.

어쩌면 앞으로 바꿀 생활 방식이 실제로 불편할 수 있겠지만, 그것이 습관으로 자리 잡으면 편하게 느껴질 수 있을 것이다. 그러므로 자신에 대한 가능성을 열어보자. 아니라고, 힘들 거라고, 어려울 것 같다고, 귀찮다고, 미리 부정적으로 생각하지 말자. 까짓것 이번에 한번 해보자. 우리는 더 멋있게, 더 건강하게, 더 재밌게, 더 행복하게 이 세상을 누릴 자격과 기회, 능력을 모두 가지고 있다. 그러므로 이제 시도해야 한다. 그러면 당신은 실제로 원하는 것을 얻을 수 있다. 나처럼.

핑계 없는 무덤 없듯 이유 없는 돼지도 없다

앞서 머리말을 통해 나는 누구나 쉽게 외모를 변신할 수 있다고 말했다. 하지만 이것은 나도 당신처럼 많은 시행착오를 겪은 후에 얻은 결론이다. 그렇다면 처음에는 왜 쉽게 변신할 수 없었을까? 이유는 의외로 간단하다. 다이어트를 한다면서, 여전히 다이어트에 적이 되는 생활습관을 버리지 못했기 때문이다.

살을 뺄 수 없는 사람은 아무도 없다. 누구나 노력하면 자신의 체지방을 줄일 수 있다. 따라서 "아무리 다이어트를 해도 살이 안 빠져요."라고 말하기 전에, 자신의 행동부

일단 딱 일주일만 해보자.
일주일을 지내보면 당신은 알게 될 것이다.
앞으로 내가 할 다이어트란 것이 그렇게 힘든 일이 아니란 것을 말이다.

터 체크하기 바란다. 나 역시도 살이 빠지기 전에는 왜 살이 안 빠지는지 이유를 몰랐다. 운동이 끝나면 먹은 치킨과 술은 생각지도 않은 채, 운동이 소용없다는 엉뚱한 생각만 한 것이다.

내가 살이 쪘을 때 유일하게 나보다 뚱뚱했던 친구가 한 명 있었다. 그 친구는 모임에도 잘 나오지 않았는데, 그 이유는 바로 귀찮아서였다. 그 친구가 좋아하는 건 집에서 누워 텔레비전을 보는 일이었다. 그 친구는 일어나서 화장실 가는 것도 귀찮아 과자는 많이 먹어도 음료수는 적게 마실 정도였다.

본격적인 식단관리와 운동 프로그램에 들어가기 전, 자신의 잘못된 생활습관부터 돌아보라. 사소한 것 같지만 잘못된 습관 하나만 바꾸어도 당신은 변신할 수 있다. 이 말은 즉, 반대로 당신이 아무리 열심히 다이어트를 하더라도 잘못된 습관 하나를 바로 잡아내지 못하면 변신할 수 없다는 말이기도 하다.

변신을 위한 승부, 오늘부터 딱 일주일

우리는 대부분 관성의 법칙에 대해 알고 있다. 관성의 법칙이란 물체가 운동 상태를 유지하려는 물리적 법칙이다. 더 간단하게 설명하면, 움직이던 물체는 계속해서 움직이려고 하고, 움직이지 않는 물체는 계속해서 움직이지 않으려 하는 법칙을 말한다.

그런데 이 관성의 법칙이 몸에도 적용된다. 지금의 내 몸은 하루아침에 이루어진 것이 아니다. 따라서 하루아침에 변하지 않는 것도 당연하다. 물론 다이어트 전에는 이 법칙이 굉장히 원망스러울 수도 있다. 따라서 다이어트가 너무나도 힘들 수 있다. 하지만 변신 후에는 이 법칙이 유리하게 적용될 것이니 미리 실망할 필요는 없다.

그렇다면 다이어트에서 관성의 법칙은 어떻게 적용될까? 일단 변신 궤도에 진입하는 것이 제일 중요하다. 변신 궤도란 다이어트가 발전하는 본격적인 방향과 단계이다. 즉, 건강하게 지내는 일상생활 속에 진입한 후 스스로 살이 빠지도록 만드는 단계를 말한다. 일단 본격적으로 변신 궤도에 진입하게 되면 그 이후 변신까지 도달하는 것은 그리 어렵지 않다.

다이어트가 아무리 쉽고, 재밌고, 좋다고 강조해도 지금까지 계속 유지하던 생활을 하루아침에 바꾸려면 처음에는 불편하고 힘이 들게 된다. 그렇기 때문에 초반에는 더욱 의지를 불태우고 자기 자신을 강압적으로 대할 필요가 있다. 역시 가장 힘든 일은 출발하는 것이다. 어떤 일이든 출발 전까지는 귀찮다. 심지어 좋은 곳에 여행을 가거나 맛있는 음식을 먹으러 가기 위한 준비도 귀찮을 때가 있다. 하지만 버스나 기차, 비행기 또는 자동차에 탄 뒤에 그것을 포기하는 사람은 드물다. 차를 타고 가는 도중에 '도저히 안 되겠다. 다시 집에 가자.' 하고 포기하는 사람은 정말 드물기 때문이다. 즉, 시작이라는 반을 얻고 나면, 돌아가는 길이 더 아깝고 오히려 그게 더 귀찮아질 수 있다. 그렇기 때문에 변신을 위한 승부는 '첫 일주일'이 중요하다.

일단 딱 일주일만 해보자. 일주일을 지내보면 당신은 알게 될 것이다. 앞으로 내가 할 다이어트란 것이 그렇게 힘든 일이 아니란 것을 말이다. 그리고 다이어트는 절대 재미없기만 한 것이 아니라는 것도 알게 될 것이다. 힘들고 재미없어서 포기했던 예전의 다이어트와 지금부터 하게 될 다이어트는 다르다. 예전의 잘못된 방법들과 선입견에서 벗어나 앞으로의 성공을 예감하자. 첫 일주일을 보내고 나면 앞으로 이 생활을 계속 할 수 있다는 자신감을 갖게 될 것이다. 그리고 당신은 실제로 그렇게 해 나갈 것이다.

나는 다이어트 기간 중 첫 일주일간 가장 엄격했다. '이거 안 하면 안돼'의 '안돼'를 '죽어'로 바꾸었다. '지금 운동 안하면 죽어', '지금 치킨 시키면 죽어', '지금 술 마시러 나가면 죽어' 등 살벌한 생각까지 했다. 살이 찔 만큼 찐 나를 침대에서 일으키는 데에는 적어도 이 정도의 생각이 필요했다. 그리고 살벌한 생각들은 결국 나를 움직였다. 그런데 막상 다이어트를 해보니 다이어트를 하는 생활이 어렵지 않다는 것을 알게 되었다. 게다가 그 생활이 재미없는

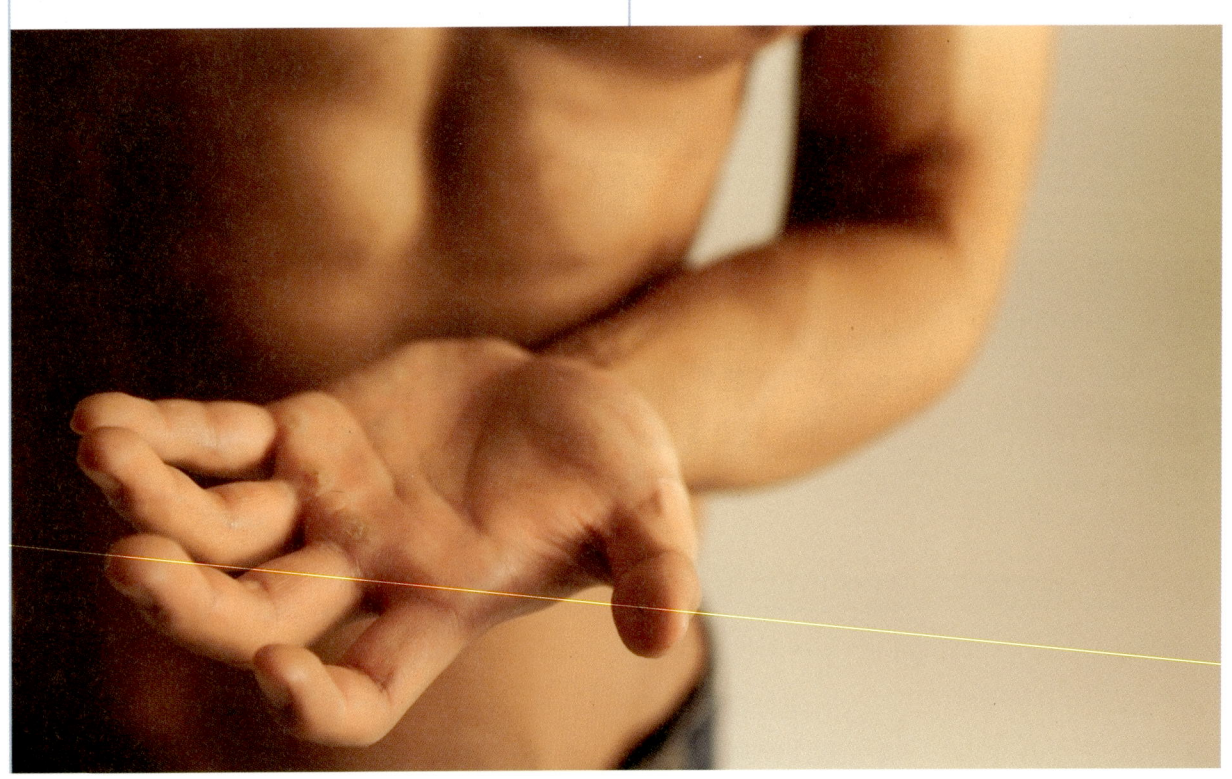

생활도 아니었다. 그렇게 나는 쉽고 재밌게 점점 다이어트 생활을 습관화할 수 있게 되었다.

이제 당신은 습관과 생활을 천천히 바꾸어 나가게 될 것이다. 변신을 위한 첫 일주일, 마음을 단단히 먹자.

지금 당장 시작해야 할 일

자, 이제 당신의 변신이 시작되었다. 그럼 가장 먼저 할 일은 무엇일까? 아마 대부분의 사람들은 다이어트에 대한 의지를 불태우면서, '그래! 내일부터 열심히 하자!', '내일부터 열심히 할 거니까 마지막으로 이것만 먹자!' 같은 생각을 한다. 하지만 이런 생각은 절대 해서는 안 된다. 절대로! 다이어트에 '내일부터'란 있을 수 없다. 내일부터라는 생각을 하는 순간 시작도 전에 그 다이어트의 결과는 안 봐도 뻔하다. 따라서 지금 당장 시작해야 한다. 그럼 지금 당장 무엇을 시작해야 할까?

이 책을 읽고 있는 당신이 지금 당장 할 수 있는 일이 있다. 지금 바로 운동을 하거나, 다이어트 식단의 음식을 먹으라는 이야기가 아니다. 내일로 미루지 않고 내가 지금 당장 할 수 있는 일 그리고 앞으로의 다이어트 과정에서 가장 중요한 역할을 해줄 수 있는 일, 그것은 바로 계획을 세우고 기록하는 일이다.

이제까지 당신은 계획을 세우는 일을 무시했을 수도 있다. '에이, 그까짓 게 뭐 중요해', '그게 당장 몸무게를 줄여주겠어?', '다이어트도 귀찮은데 메모까지 어떻게 해'라면서 말이다. 하지만 몸을 움직이고 식단을 관리할 수 있는 것은 오로지 눈으로는 볼 수 없는 마음에서 이루어진다. 그런 마음을 눈으로 보고, 확인하고, 매일 잡아주는 것이 바로 기록과 계획이다. 기록과 계획이 당신의 의욕을 불러일으키고, 변신을 하기 위한 생활을 유지할 수 있게 도와준다. 그래서 변신에 가장 큰 도움을 줄 수 있는 것 중 하나가 바로 계획을 세우고 기록을 하는 일이다.

어제 계획을 세우지 않았다면 오늘 고민에 빠지게 된다. '오늘 뭐 먹지?', '오늘 어떤 운동을 하지?' 등 이런 고민들은 다시 '오늘은 그냥 운동하지 말까?', '오늘 그냥 이거 먹을까?'라는 생각으로 이어질 수 있다. '뭐 할까?, 뭐 먹을까?'의 혼란은 다이어트에 있어서 매우 위험하다. 나는 내 자신이 정말 게으르고 귀찮은 사람임을 정확히 알고 있었다. 심지어 나는 술집에 가더라도 안주하나 고르지 못하는 선택장애까지 있을 정도였다. 하지만 다이어트에 관한 한 나는 한다면 하는 놈이라고 나 자신을 계속 세뇌시켰다.

나는 여러 가지 생각들 속에서 내 의지를 테스트하기보다는, 항상 내가 할 수 있는 환경을 만들어주는 편이 더 쉬웠다. 그리고 그런 환경을 만들어 주는 것이 바로 계획이었다. 내가 변신에 성공할 수 있었던 계획 세우는 방법은 간단했다. 계획 역시 복잡해지면 나중에는 계획을 세우는 행동 자체가 귀찮아질 수 있기 때문이다. 그래서 나는 그것을 최대한 간단하게 만들었다. 하지만 간단하게 만들면서도, 계획으로서의 역할을 할 수 있도록 몇 가지 규칙을 세웠다.

첫째, 나는 계획에 대해 펜을 이용해 손으로 직접 쓰면서 기록했다. 나는 평소 스마트폰의 일정 관리 기능이나 메모 기능을 많이 이용하는 편이다. 사용이 편리하기 때문이다. 하지만 스마트폰에 표시된 일정은 아무리 제목에 느낌표를 많이 써넣어도 가볍게 느껴질 수 있다. 디지털 기기의 쉽고 편리하다는 장점은 삭제의 기능 또한 쉽고 간단함을 내포하고 있다.

펜을 이용해서 손으로 직접 종이에 글을 쓴다는 것에는 강력한 의미가 부여될 수 있다. 컴퓨터로 타자를 쳐서 모니터로 보거나 그것을 문서 파일로 저장해서 인쇄하는 것과는 다르다. 손으로 직접 글씨를 써서 종이에 남긴다는 것은 평소에 손으로 글씨를 잘 쓰지 않는 사람일수록 디지털 기계의 어떤 것보다 의미가 더 크다. 자기 손으로 직접 메모장에 글씨를 써놓으면, 그 메모장을 버리지 않는 이상 지우거나 무시하기가 힘들다. 물론 지우개로 지울 수 있다고 생각할 수 있다. 그래서 나는 지울 수 없도록 볼펜을 사용했다. 각오를 다지고 의지를 불태우면서 직접 메모장에 손으로 써보자. 모든 것의 변신은 자기 자신의 몸에서 가장 먼저 시작된다. 내 몸의 일부인 손으로 써보면서 자신의 몸에게 먼저 알려주자.

둘째, 계획은 절대 복잡하거나 거창할 필요는 없다. 고급 다이어리나 고급 펜이 필요한 것은 더더욱 아니다. 나는 탁상용 달력을 이용했다. 매달 한 페이지씩 넘길 수 있는 탁상용 달력에는 하루의 일정을 메모할 수 있는 작은 네모 칸이 있다. 나는 그 네모 칸에 첫 기록을 시작했다. '시작'이라는 두 글자를 적는 것으로 내 계획은 시작되었다.

하루의 마무리는 탁상용 달력에 기록을 하는 것으로 끝내자. 이제부터 자기 전에 그날의 대한 기록과 내일 먹을 것, 운동할 것에 대한 계획을 짜자. 다시 한 번 강조하지만, 기록과 계획은 정말 중요한 행동이다. 처음에 나는 그날의 식단과 운동 부분을 나누어 먹은 음식과 한 운동에 대해 간략하게 기록했다. 하지만 나중에는 이것도 귀찮아져 그날

식단과 운동에 대해 전날 계획한 대로 성공한 날은 큰 동그라미를 치고, 식단이나 운동 중에 하나만 성공한 날에는 세모 표시를 했다. 그리고 일주일 중에 하루는 완전히 쉬었기 때문에, 운동을 쉬고 먹고 싶었던 음식을 먹은 날에는 엑스 표시를 했다. 시작이라고 기록한 날부터 그 탁상용 달력은 매주 X표 1~2개와 O표 5~6개로 채워지기 시작했다.

점점 내 달력에 동그라미들이 쌓여가는 것을 눈으로 확인할 수 있었다. 그날의 마무리를 달력에 동그라미를 표시하는 것으로 끝내는 일은 정말 기분 좋은 일이다. 어렸을 때 '참 잘했어요' 도장을 공책에 받는 기분, 달리기에서 일등을 하고 '1등'이라는 도장이 손등에 찍히는 기분, 치킨 쿠폰 10장을 모아 한 마리를 공짜로 먹었을 때의 기분 같다고나 할까. 하지만 다이어트 계획에서 얻은 O표는 그것보다 훨씬 더 가치 있고, 큰 성취감을 느끼게 해 다른 여느 것들과 절대 비교할 수 없었다.

앞으로 당신의 달력에 쌓이게 되는 동그라미는 이제껏 받았던 어떤 것들보다 더 높은 성취감을 느끼게 해줄 것이다. 동그라미가 쌓여갈수록, 당신의 모습은 점점 더 멋있어지기 시작할 것이기 때문이다.

정확한 목표를 설정하자

기록과 계획 안에는 그날에 대한 평가, 내일에 대한 계획과 더불어 '목표 설정'이 있어야 한다. 벌써 계획표에 시작을 기록한 사람도 있을 것이다. 그렇다면 이제 끝을 기록해보자. 시작이 있으면 끝도 있어야 한다. 명확한 목표 기간의 설정이 없으면 다이어트는 더 귀찮고, 힘든 일이 되어버리기 때문이다.

12주는 다이어트 성공으로 몸을 변신시키기에
가장 적합하고 충분한 기간이다. 기간을 너무 짧게 잡으면
지나친 강도로 인해 건강을 해칠 수 있다.
그래서 요요현상에 무방비로 노출될 가능성이 높아진다.

목표가 없다는 것은 눈 가리고 100미터 달리기를 달리는 것과 같다. 운 좋게 결승점을 통과할 수도 있지만, 가린 눈으로는 통과를 했는지 안했는지 알 수가 없다. 운이 나쁘면 반대 방향을 향해서 달릴 수도 있다.

제일 처음 세울 쉬운 목표 설정은 바로 다이어트 기간이다. 기간은 12주로 정하자. 12주가 길어 보이는가? 지나간 모든 세월을 받아들인 몸을 딱 12주 동안 바꾸는 것이다. 12주는 결코 긴 시간이 아니다.

12주는 다이어트 성공으로 몸을 변신시키기에 가장 적합하고 충분한 기간이다. 기간을 너무 짧게 잡으면 지나친 강도로 인해 건강을 해칠 수 있다. 그래서 요요현상에 무방비로 노출될 가능성이 높아진다. 반대로 이보다 더 기간이 길어지게 되면 하루하루를 가볍게 여길 수 있고, 그것은 정신적 해이로 이어져 다이어트에 실패할 수 있다. 이제 당신의 다이어트 기간을 계획표에 적어보자.

자, 이제 기간을 정했다. 끝이라고 당신이 기록한 날짜에 당신은 변신한 당신의 모습을 볼 수 있을 것이다. 그 모습을 매일 상상하며, 이제 시작과 끝 사이의 날짜칸에 O표시들을 채워나가자. 하루하루는 길지만 그 하루가 모여 금방 일주일이 될 것이다. 그리고 일주일 단위는 금방 한 달이 될 것이고, 한 달은 또 곧 12주가 될 것이다. 하루의 성공, 일주일의 성공, 그 이상들의 성공. 하루하루에 대한 작은 성공과 성취감들이 점점 더 큰 성공과 성취감이 되면서 어느덧 당신이 목표했던 변신한 모습에 점차 가까이 다가가고 있을 것이다.

어떤 사람들은 기간은 정하지 않고, 몸무게를 얼마나 감량했는가 만을 목표로 설정하기도 한다. 그러나 그것은 좋은 방법이 아니다. 감량 몸무게에만 집착하다 보면 다이어트의 과정이 무시되기 쉽다. 오로지 몸무게만 줄이면 된다는 생각에 체계적인 다이어트를 하지 않아 요요현상이 반드시 오게 된다. 몇 kg을 감량했다는 것에 초점을 맞추다 보면 단 기간에 많은 중량을 감량함으로써 겉으로 보이는 만족을 얻을 수는 있지만, 그 후에 대한 대책도 생각할 필요가 있다. 너무 적게 먹으면서 계속해서 무리하게 운동하거나, 무염분 식사나 수분 조절 같은 방법까지 동원해서 몸무게를 낮추는 일은 절대 성공적인 다이어트 방법이 될 수 없다. 물론 몸무게의 변화를 기록하는 것이 잘못된 방법은 아니다. 하지만 당신의 변신 목표는 몇 kg의 감량이 아닌, 건강하게 자신의 외형적 모습을 멋지고 아름답게 바꾸는 것이다.

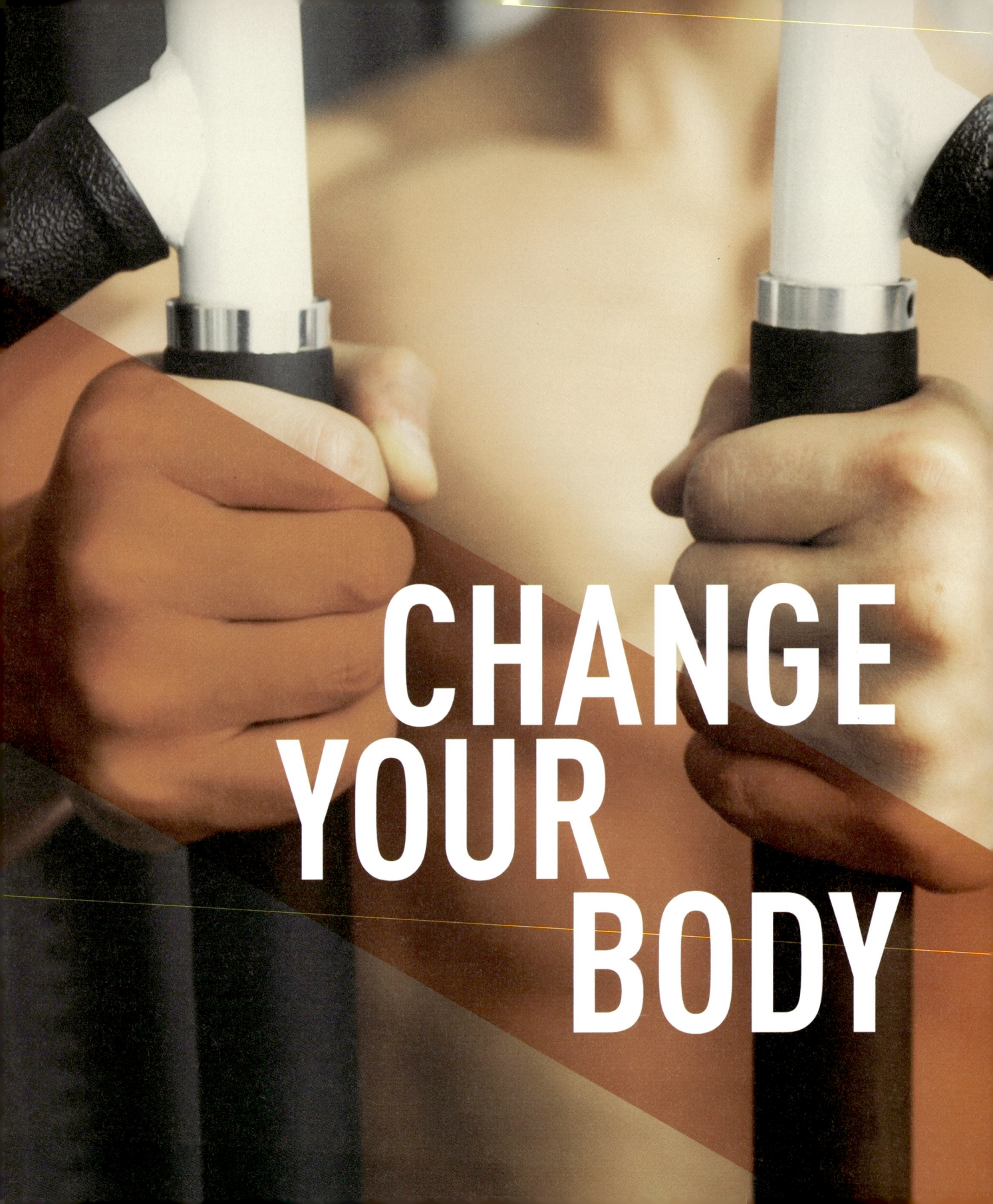

CHANGE
YOUR
BODY

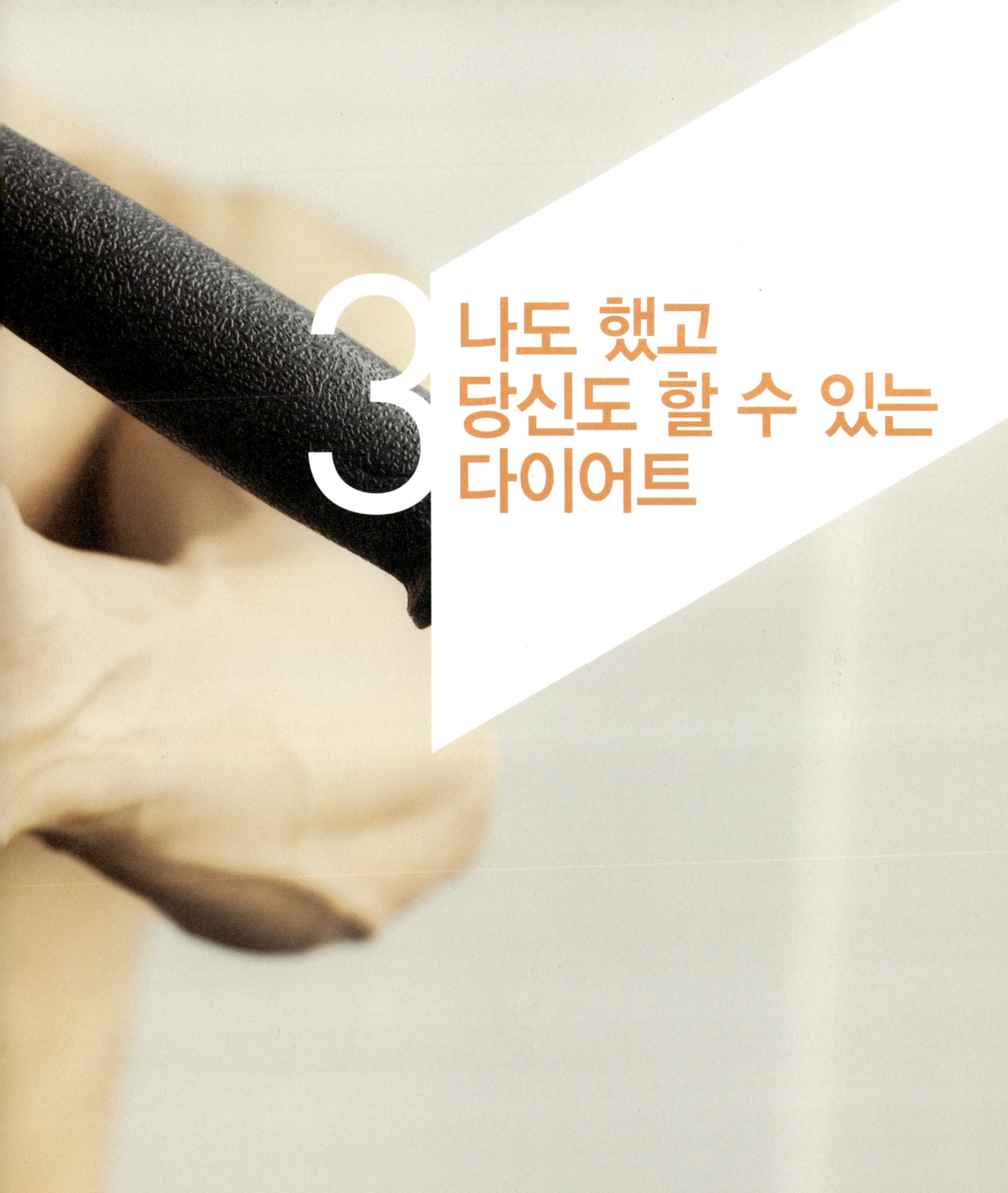

3 나도 했고 당신도 할 수 있는 다이어트

다이어트 시작에 앞서

계획표에 직접 쓴 '시작'이라는 두 글자가 보이는가? 그럼 이번에는 시작이라는 단어를 '믿음'이라고 읽어보자. 시작을 믿음이라고 읽는 이유는 이 책을 모두 다 읽고 나면 당신은 '나도 변신할 수 있다.'는 믿음을 얻을 수 있기 때문이다.

변신 전 나는 셀 수 없을 만큼 다이어트에 실패했다. 아마 유행하는 다이어트란 다이어트는 모조리 해본 것 같다. 하지만 잘못된 다이어트는 단기간에 몸무게를 줄어들게 해도 얼마 지나지 않아 요요현상을 일으켰고, 다이어트를 하기 전보다 오히려 살이 더 찌는 경우도 비일비재했다. 그렇게 요요현상으로 인해 살이 더 찔 때마다 다이어트에 대한 의욕도 눈 녹듯이 사라졌다.

다시 한 번 말하지만 나는 그저 평범하고, 먹을 거 좋아하고, 술자리 좋아하고, 게으른 살찐 대학생에 불과했다. 그리고 숱한 다이어트 실패 경험도 가지고 있다. 이 정도면 아마 살찐 사람들의 속성은 다 가지고 있지 않았을까 생각된다. 그런 내가 어떻게 다이어트에 성공할 수 있었을까?

그것은 바로 성공적인 다이어트의 비밀을 찾았기 때문이다. 단순해 보일 수도 있지만 이 3가지 비밀을 알게 되면 당신도 나처럼 다이어트에 성공할 수밖에 없다고 자신할 수 있다.

자, 이제 정신 바싹 차리고 집중하자. 나도 할 수 있었으니 누구나 할 수 있는, 그래서 다이어트에 성공할 수밖에 없는 아주 쉬운 비법을 공개하겠다.

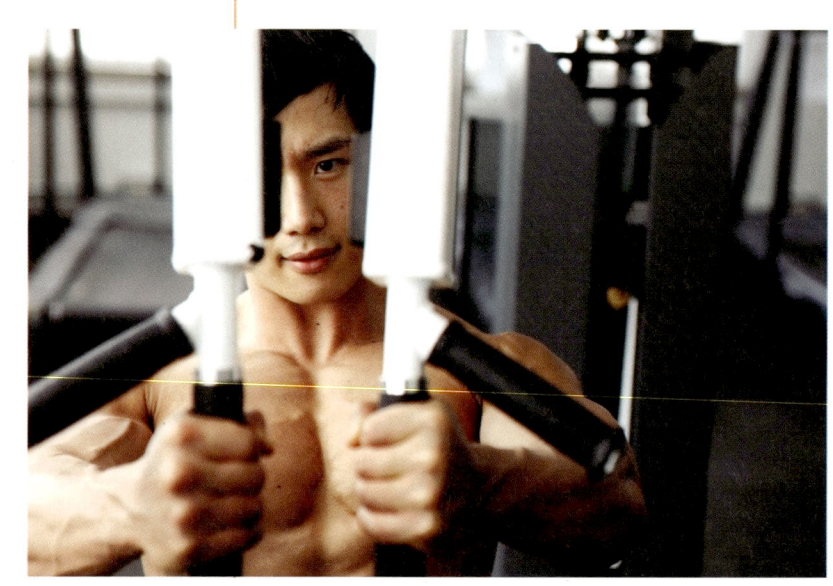

01 RULE
다이어트는 단순한 것부터 시작한다

누구나 할 수 있는 반식과 걷기

일상생활을 바꾸는 건 굉장히 어려운 일이다. 설령 지금보다 더 단순하고 쉬운 생활로 바꾸는 것조차도 쉬운 일은 아니다. 하물며 그 반대라면? 지금의 생활보다 더 힘들고, 더 복잡하고, 더 어려운 생활로의 변화는 상상만 해도 싫을 것이다. 나 역시 복잡하고 힘든 다이어트 계획으로 실패한 경험이 있다. 그렇기에 나는 최대한 간단한 것으로 시작했다. 다이어트를 위한 운동과 식단에 대해 복잡하게 생각하지 않았다.

첫 번째로, 식단에 있어서는 우선 양을 줄이는 것부터 시작했다. 그것이 가장 간단한 방법이다. 사실 다이어트를 하는 사람들 중 끼니를 굶은 경우가 다반사인데, 나는 절대 굶지 않았다. 사람의 몸은 단 한 끼만 굶어도 다음번에도 또 굶을 수 있다고 인식하기 때문에 음식물을 저장한다. 따라서 굶는 일은 결코 좋은 방법이 아니다. 만약 평생을 굶을 자신이 있는 사람이라면 굶어라. 하지만 그렇게 하면 다이어트를 성공하기 전에 먼저 죽을 것이다.

두 번째로, 나는 공복감을 느끼지 않도록 했다. 다이어트를 포기하게 되는 가장 큰 적은 참을 수 없는 공복감이 밀려올 때의 고통이다. 그렇기에 여기에서 음식의 양을 줄여도 포만감을 느낄 수 있는 여러 가지 방법들을 소개할 것이다.

나는 우선 평소 먹던 밥의 양을 반으로 줄였다. 반식은 생각보다 별로 어렵지 않다. 그리고 이 방법이 별 것 아닌 것 같지만, 다이어트에 대단히 효과적이다. 반식 다이어트를 더 쉽고, 더 효과적으로 할 수 있는 방법이 있다. 평소에 흰 쌀밥만 먹었다면 이제 잡곡밥이나 현미밥으로 바꾸어 보자. 적어도 다이어트 기간에는 일부러라도 그렇게 하자. '같은 밥인데 무슨 차이가 있겠어?'라는 생각은 버리자. 이 작은 변화의 차이는 실로 엄청나다. 흰 쌀밥과 잡곡밥 모두 탄수화물이지만, 흰 쌀밥은 단당류이고 현미나 잡곡밥은 다당류이다. 단당류는 흡수가 빠르고 다당류는 흡수가 느리다. 흡수가 느린 탄수화물을 섭취하는 것이 포만감도 더 크고, 흡수가 빠른 탄수화물을 먹는 것에 비해 살이 찔 확률도 훨씬 낮다. 따라서 잡곡밥이 살이 덜 찔 뿐만 아니라 건강에도 훨씬 좋다. 더 이상 당신이 다이어트 기간 동안 흰 쌀밥을 고집할 이유는 없다.

그런데 평소에 먹던 밥의 양을 갑자기 줄이게 되면 식사를 하고 나서 부족한 느낌이 들 수 있다. 다이어트 전 나는 항상 과식을 했고 식사 후 디저트는 필수였다. 그래서 처음에 반식 다이어트를 시작했을 때 한동안은 식사를 한 직후에도 식사를 한 것 같지 않은 허전한 기분이 들었다. 하

나도 했고 당신도 할 수 있는 다이어트

지만 나는 간단한 방법으로 포만감을 늘려 반식 다이어트를 생활화하는 데 성공했다. 다이어트 전에는 일반 사람들이 먹는 보통 크기의 밥그릇이 아닌 대접에 밥을 먹었다. 비빔밥을 먹을 때 사용하는 큰 대접같은 그릇에 먹는 것을 좋아했다. 맛있는 반찬을 먹을 때는 한 젓가락씩 여러 번 집어 먹는 것이 귀찮아 반찬을 전부 큰 대접에 넣어 숟가락으로 퍼먹었다.

하지만 반식 다이어트를 시작하면서, 나는 밥그릇을 큰 대접에서 새로 산 작은 밥그릇으로 바꾸었다. 처음에는 그릇 크기의 차이가 생각보다 크게 느껴졌다. 그런데 같은 양의 밥이라도 큰 그릇에 조금 담겨있는 것보다, 작은 그릇에 많이 담겨 있는 모습이 놀랍게도 포만감에까지 영향을 끼쳤다. 특히 나는 밥그릇을 고를 때 정갈한 분위기의 나무 그릇을 구매했다. 이것은 시각적으로 포만감뿐만 아니라 잡곡밥이나 현미밥을 담았을 때 좀 더 맛있는 분위기를 연출해 줄 것 같았기 때문이었다. 이렇게 사소하지만 쉽고 간단한 것들이 나를 점점 더 큰 변신으로 이끌어 주었다.

반식은 집에서뿐만 아니라 식당에서도 잊지 않았다. 예전에는 식당에 가면 주 메뉴를 다 먹고도 밥 한 공기를 더 시켜서 꼭 양념에 비벼 먹었다. 하지만 지금은 식당에 가면 밥을 한 공기 시켜서 친구와 반씩 나누어 먹는다.

운동도 마찬가지로 간단한 것부터 시작했다. 우선 나는 걷기부터 시작했다. 예전에 달리기로 다이어트를 했을 때 힘들어서 얼마 뛰지 못하고 포기했던 적이 있다. 하지만 걷기는 누구나 어디서든 할 수 있는 운동이다. 일단 달리기에 비해 숨도 덜 차고, 힘도 덜 들고, 더 오랫동안 할 수 있다. 그래서 쉽게 시작하기로 했다.

나는 333 파워 워킹을 했다. 3.3km를 30분 안에 걷는 것이었다. 이 전법은 거리나 시간, 강도 면에서 큰 무리없이 다이어트 효과가 매우 뛰어났다.

반식과 걷기, 이 둘은 별로 어려운 다이어트 방법이 아니다. 이전의 복잡하고 강도가 센 다이어트 방법은 나를 포기하게 만들었다. 하지만 그에 비해 걷기와 반식은 쉬운 일이기에 꾸준히 다이어트를 해나갈 수 있게 해주었다.

처음부터 무리하면 금방 포기한다

다이어트를 시작하면 처음에는 누구나 의욕부터 앞선다. 특히 첫날에는 뭐든지 할 수 있을 것 같은 기분이 든다. 그러다 보면 오버 페이스로 이어지기 쉬워진다. 그 기분을 나도 많이 경험해 보았기 때문에 충분히 이해할 수 있다.

하지만 처음부터 무리하게 운동하면 몸이 다칠 수 있다. 이 간단한 사실을 나는 수십 번의 실패를 통해 비로소 인정할 수 있었다. 큰 부상을 입었다고 해서 그것이 무조건 다이어트 실패를 뜻하는 것은 아니지만, 경미한 부상이 다이어트 포기의 강력한 핑계거리가 될 수는 있다.

또한 굳이 부상을 당하지 않더라도, 첫 날부터 무리하게 운동하면 본격적인 다이어트 궤도에 오르기 전에 포기할 확률이 높아진다. 나 역시 처음 며칠간은 무리하게 운동하다가 그 다음부터는 힘든 것을 핑계로 운동하지 않은 경험이 많다. 하지만 변신은 정신없이 빨리 뛰기만 하는 100미터 달리기가 아니다. 결승점에 도착할 때까지 페이스 조절을 꾸준히 해야 하는 마라톤과 같은 것이다. 하루 정도는 굶을 수도 있고, 평소보다 심하게 운동할 수도 있다. 하지만 이 같은 행동은 다이어트에 절대 도움을 주지 못한다.

나는 333 파워 워킹을 했다. 3.3km를 30분 안에 걷는 것이었다.
이 전법은 거리나 시간, 강도 면에서 큰 무리없이
다이어트 효과가 매우 뛰어났다.

그러므로 절대 무리하지 말자. 하루 정도야 하겠지만, 매일 굶을 수도 없는 노릇이고, 매일 무리해서 운동할 수도 없기 때문이다. 다시 한 번 강조하지만 다이어트는 꾸준함이 생명이다. 이것이 가장 느린 것 같지만 실제로는 가장 빠르고 오래가는 확실한 방법인 것이다.

그런데 무리한 운동은 피하라고 해서 강도가 너무 약해서도 곤란하다. 최소한 운동을 하면서 내가 살이 빠지고 있다는 것을 스스로 믿을 수 있을 정도의 강도는 필요하다. 지나치게 천천히 걷는 것은 운동 강도가 너무 약해 다이어트에 도움이 되지 않는다.

보통 전문가들이 추천하는 방식으로 운동 강도에 대해 목표 심박수를 설정하는 방법이 있다. 220에서 자기 나이를 뺀 최대심박수를 구하고, 안정 시 심박수와 함께 운동 강도를 %로 설정하는 방법이다. 하지만 난 이 방법을 사용하지 않았다. 다시 한 번 강조하지만 복잡한 방식은 다이어트의 포기를 이끌기 때문이다. 난 단순하게 했고, 그것이 가장 효과적이라 믿는다.

운동 강도를 가장 쉽게 확인할 수 있는 방법은 바로 호흡이다. 호흡이 가빠지면 체지방을 분해할 수 있을 만큼의 운동이 시작되었다고 생각하면 된다. 그리고 운동 시간은 기본적으로 30분을 기준으로 삼았다. 체지방 분해가 운동

시작 후 20분 이후부터 시작되기 때문이다.

나는 처음에 30분 동안 가쁜 호흡을 유지하면서 빨리 걷기와 천천히 걷기를 반복하면서 체지방 분해를 위한 유산소 운동을 시작했다. 이 간단한 운동으로 정해진 시간에 운동하는 습관을 생활화했다. 그리고 체력이 점점 늘어나는 것 같아질 때 시간과 강도를 늘려갔다. 걷기는 강도를 조절하는 것도 용이했다. 가쁜 호흡을 유지하기 위해 나는 좀 더 빨리 걷기 시작했고, 천천히 걷는 시간보다 빨리 걷는 시간을 늘려갔다. 로또를 사러 가는 몇 걸음 조차도 포기했던 내가 점점 가볍게 뛰는 것에 대한 재미를 느끼기 시작했다.

절대 처음부터 무리하면 안 된다. 식단도 마찬가지이다.

대단한 것을 하려 하지 말고 기본을 지켜라

변신 후 사람들이 내게 가장 많이 물어봤던 질문은 "어떤 음식 먹어야 해?"와 "어떤 운동 해야 해?"였다. 이제 그 질문에 대한 답을 해주겠다.

모든 다이어트에 절제와 고통만이 있는 것은 아니다. 다이어트에 도움이 되는 음식을 검색해보면 그 종류는 무척 다양하다. 그것을 모두 챙겨먹으면 오히려 살이 더 찌거나, 찾아먹기 귀찮아 다이어트를 포기할 정도이다. 운동도

다이어트 식단을 지키는 일이 일 년을 참는 것도, 한 달을 참는 것도 아니다.
보통 아무리 길어봤자 일주일을 참는 것뿐이다.
만약 이 일주일도 못 참는다면, 나는 앞으로 평생 아무것도 해낼 수 없다고 생각했다.

마찬가지이다. 복잡한 건 늘 포기를 부른다.

중요한 건 무엇을 먹고 어떤 운동을 하느냐가 아니다. 그렇다면 도대체 무엇이 중요한 걸까? 바로 기본을 지키는 것이다. 예를 들어, 치킨과 삼계탕이 있다. 둘 중 어떤 음식이 다이어트에 도움을 줄까? 이번에는 감자 칩과 구운 감자가 있다고 하자. 어떤 것을 먹어야 살이 덜 찔까? 이런 물음들은 끝도 없고, 끝도 없는 물음은 스트레스만 가중시킬 뿐이다.

내가 가장 좋아하는 음식이 치킨이다. 치킨 중에서도 특히 양념치킨의 껍질을 가장 좋아했다. 닭가슴살은 사람이 먹으면 죽기라도 하는 것처럼 절대 먹지 않았다. 고기를 구워먹어도 지방이 많이 붙어 있는 부위만 좋아했다. 반면에 야채는 거의 먹지 않았다. 평생을 이렇게 살아왔는데, 이런 나의 식단을 하루아침에 다이어트에 좋은 식단으로 바꾸는 것은 불가능했다. 물론 지금은 담백한 식사에 입맛이 길들여져 닭가슴살과 찐 고구마도 맛있게 먹는다. 하지만 처음부터 식단을 바꾸지는 않았다. 무리하게 식단을 변경했다면 분명 나는 또 다이어트에 실패했을 것이다.

그래서 내가 택한 방법은 다이어트에 도움을 주는 행동을 하기보다는 방해되는 행동을 하지 않는 것이었다. 그리고 첫 번째로 군것질을 자제했다. 예전에는 초콜릿과 과자, 아이스크림 같은 단 음식을 좋아해서 입에 달고 살 정도였다. 텔레비전을 보거나, 컴퓨터를 할 때, 책을 읽을 때 꼭 군것질을 했다. 군것질 없이 보낼 수 있는 시간은 잠자는 시간 외에는 없을 정도였다. 그리고 예전에는 배가 부르도록 식사를 한 후에도 디저트를 꼭 챙겨 먹었다. 말이 디저트지 내가 먹었던 디저트의 칼로리를 계산해보면, 보통 두 끼 식사를 합한 것보다 더 높은 칼로리였다.

다시 말하지만, 다이어트 기간이 항상 인내로 인한 고통만 있는 것은 아니다. 단 음식을 정말 좋아하는 나로서는 12주의 다이어트 기간 동안 군것질을 끊는 건 정말 어려운 일이었다. 군것질을 안 한다는 것은 상당한 스트레스가 될 수 있었다. 그리고 그 스트레스는 다이어트를 포기하게 만들 정도로 강력했다.

나는 이 문제를 극복하기 위해 음식을 철저하게 계획적으로 먹었다. 예전에는 군것질로 배를 채웠지만, 다이어트 기간에는 먼저 계획표를 일주일 단위로 짜고 식사를 규칙적으로 했다. 계획표에 없는 음식은 아무리 먹고 싶어도 절대 먹지 않고 참았다. 대신에 내가 원래 좋아하던 메뉴 한두 가지를 고르고 양을 정해서 일주일에 한두 번은 먹었다. 다이어트 기간이라고 해서 좋아하는 메뉴를 아예 끊으면 그것도 스트레스가 된다. 오히려 참기 힘들 때마다 오늘은 비록 먹지 못하지만 먹기로 계획한 날에 더 맛있게 먹을 수 있다는 설렘과 기대가 식단을 충실히 지킬 수 있는 원동력이 되었다. 이러한 약간의 보상이 다이어트를 지속할 수 있는 정신적 안정을 주었고, 나는 스트레스로부터 어느 정도 자유로울 수 있었다. 식사 후에는 디저트와 간식으로 방울토마토 같은 과일이나 견과류 등을 조금 먹는 것으로 대체했다. 물이나 차를 마시는 것도 포만감에 많은 도움을 주었다.

자, 생각해보자. 다이어트 식단을 지키는 일이 일 년을 참는 것도, 한 달을 참는 것도 아니다. 보통 아무리 길어봤자 일주일을 참는 것뿐이다. 만약 이 일주일도 못 참는다면, 나는 앞으로 평생 아무것도 해낼 수 없다고 생각했다. 이렇게 생각을 긍정적으로 바꾸니 적당한 절제는 내게 고통을 주는 것이 아니라, 이전의 생활에서는 느낄 수 없었던 더 큰 행복과 만족을 느끼게 해주는 원천이 되었다.

군것질과 함께 다이어트의 가장 큰 적은 바로 야식이다. 예전에는 술과 야식 없이 밤을 보낸 적이 없다. 술과 야식을 먹지 않으면 밤에 잠도 제대로 못잘 정도였다. 술과 야식이 없는 밤은 상상조차 해본 적이 없다. 심지어 야식으로 즐겨먹던 치킨은 각 브랜드별로, 브랜드 내에서는 메뉴별로 다양하게 먹었다. 만약 좋아하는 치킨 집이 문을 닫으면, 24시간 배달하는 곳에 전화를 걸어 다른 음식이라도 시켜 먹었다. 돈이 없는 날에는 동전들을 긁어모아 편의점에 가서 컵라면과 샌드위치, 핫도그 같은 것을 사먹기도 했다.

다이어트를 시작하면서 가장 참기 힘들 것이라고 걱정했던 문제가 바로 야식 없는 밤이었다. 그래서 나는 군것질

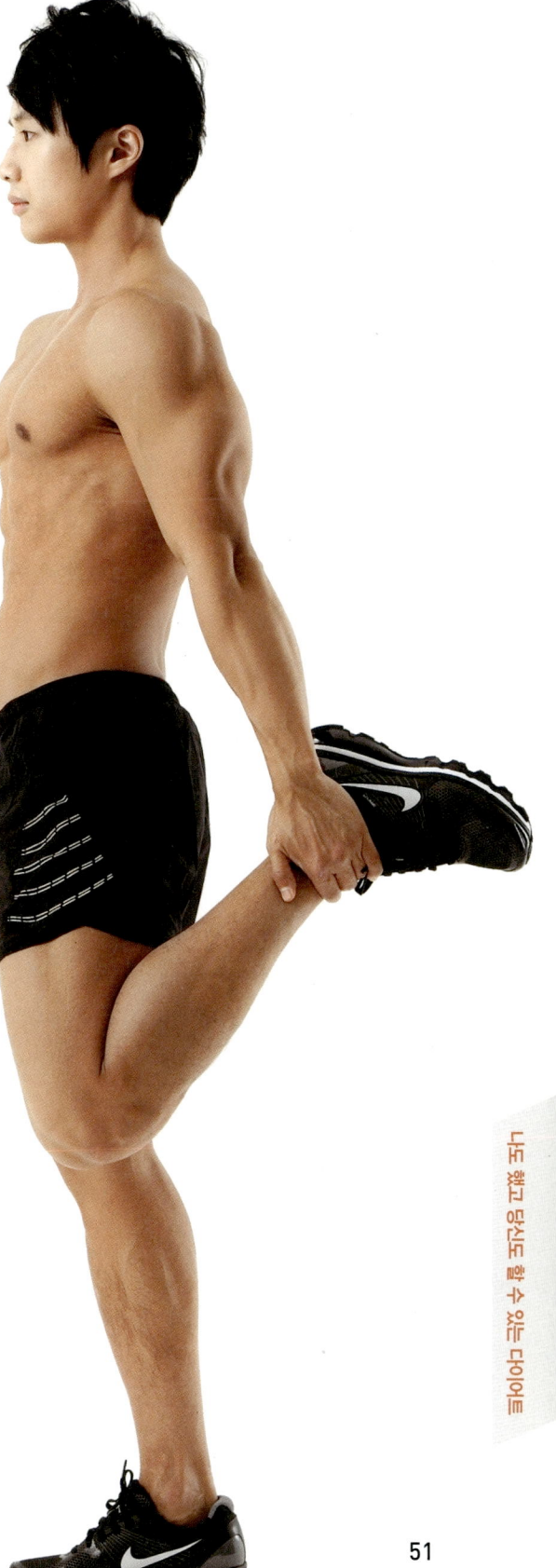

51

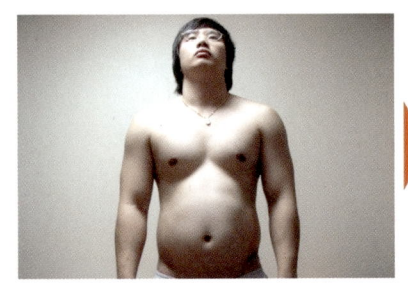 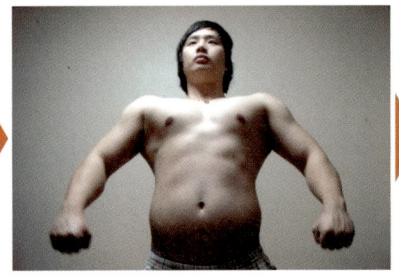 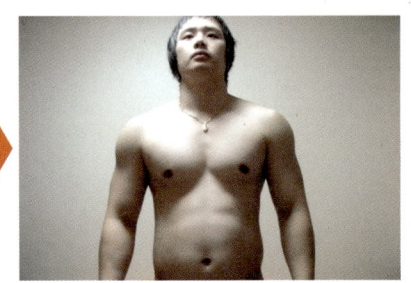

과 함께 야식도 끊었다. 하지만 걱정과는 달리 야식에 대한 문제는 자연스럽게 해결되었다. 갑자기 안하던 운동을 꼬박꼬박 하니, 밤이 되면 피곤이 몰려와 야식을 먹을 시간도 없이 잠들어 버렸다. 야식을 먹는 일보다 침대에 눕는 게 더 행복했다. 매일 밤 불면증에 시달렸던 나는, 운동을 시작한 후 처음으로 숙면을 취하게 되었다.

숙면에 도움을 준 것은 운동뿐만이 아니다. 자기 전에 그날의 기록을 하고 다음날의 계획을 세우는 것도 숙면에 도움을 주었다. 자기 전에 펜으로 기록을 하고 나면 굳이 컴퓨터를 해야겠다는 생각도 들지 않았다. 아무런 목적 없이 밤새 인터넷을 하는 일이 시간낭비라고 느껴졌다. 게다가 순간순간 계속해서 자극적인 장면을 보여주는 텔레비전이나 모니터의 화면을 보다가 잠을 자게 되면 잠도 잘 오지 않았다. 그래서 나는 기록이 끝나면 누워서 책을 읽다가 잠이 들었다. 낮에 운동을 하고, 밤에 손으로 글씨를 쓰고, 책을 읽다가 잠이 드는 생활습관은 항상 양질의 수면을 선물해주었다. 이처럼 규칙적인 생활을 하게 되자 하루가 더 길게 느껴졌고, 나는 이 길어진 하루하루를 더 유용하게 쓸 수 있게 되었다. 다이어트는 나의 겉모습만 바꾼 것이 아니었다. 내 몸뿐만이 아니라 마음도 점점 더 건강

해지는 것을 느낄 수 있었다.

오늘 하루만 잘 하자고 생각하자

노력의 결과물로 인한 성취감은 노력을 이어가는 데 큰 도움이 된다. 변신 역시 작은 변신의 성취감들이 모여 마지막 성공까지 이루게 되는 것이다. 예전의 나는 시작만으로 반을 얻으려는 욕심이 있었다. 겨우 하루 운동으로 또는 하루 이틀 야식이나 군것질을 먹지 않는 것으로 거울 앞에 서서 몸의 변화를 찾으려고 했다.

변신 전, 나는 매일 틈만 나면 몸무게를 쟀다. 늘었다 줄었다를 반복하는 몸무게에 기쁨과 실망이 반복됐다. 헬스클럽에 돈만 기부하던 시절, 나는 하루 열심히 운동하고 내일 바로 프로 운동선수처럼 되길 바랐다. 어제와 비교해 오늘 더 늘지 않는 운동실력에 실망했고, 탈의실에서 몸이 좋은 다른 사람을 보고 부러워만 했다. 일주일도 노력하지 않은 채 지금 당장 내 몸매가 좋아지지 않는 것을 원망했고, 다른 사람과 비교해서 뚱뚱한 내 모습을 부끄러워했다. 그런 마음 때문인지 헬스클럽은 더 이상 가기 싫은 곳이었다. 결국 나에 대한 실망감과 창피함은 다이어트를 포기함으로서 시원하게 해결되는 듯 했다. 미봉책을 해결책

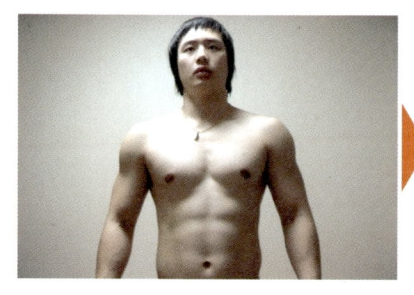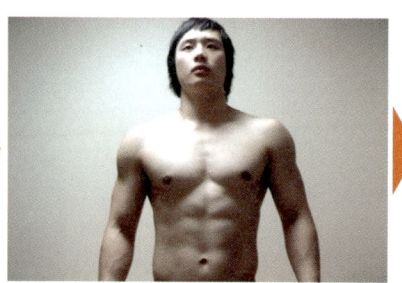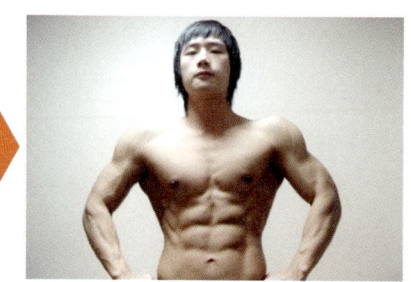

으로 여긴 것이다.

하지만 계획적인 다이어트를 시작한 후, 나의 비교 대상은 현재의 몸짱들이 아닌 어제의 나였다. 목표 대상과 비교 대상은 다른 것이다. 나는 매일 나의 몸을 사진으로 찍었다. 어제와 오늘의 비교는 미미했지만, 하루하루가 쌓여서 일주일, 한 달, 그 이상이 되자 변화는 뚜렷해졌다.

매일 같은 시간에 몸무게를 측정한 후 비교하는 것도 좋다. 하지만 몸무게 수치는 변신에 있어서 크게 중요하지 않다는 것을 알아야 한다. 줄어든 몸무게를 자랑하고 다니는 것은 큰 의미가 없다. 중요한 것은 겉으로 드러나는 변화이다. 몸무게를 줄이는 것이 중요한 게 아니라, 체지방을 줄이는 게 더 중요하다는 것이다.

다이어트 시작 초반, 나는 매일 밤 계획표에 그날그날의 몸무게도 기록했다. 몸무게는 하루 이틀 동안은 늘기도 하고 줄기도 했지만, 일주일 기간 안에는 반드시 줄어들었다. 줄어든 몸무게는 충분한 성취감을 느낄 수 있게 해주었다. 달력에 표시된 줄어든 1킬로그램, 2킬로그램의 무게는 작은 성취감을 느끼게 해주었다. 그리고 그것은 다이어트에 대한 의욕을 더욱 북돋아주었다.

초반에는 단지 잘못된 생활습관을 고치는 것만으로도 몸무게가 제법 힘들지 않게 줄었다. 그리고 점점 운동과 식단관리를 하니까 몸무게가 크게 줄어들었다. 하지만 중간에 잠시 운동 강도도 높이고 식단 조절을 더 엄격히 해도 몸무게 변화가 없는 정체기가 찾아 왔다. 하지만 몸무게는 중요한 것이 아니기 때문에, 변화되고 있는 사진을 보면서 몸무게의 정체를 신경 쓰지 않았다.

하루하루가 쌓여 어느새 12주가 흘렀다. 나는 그 12주 만에 103킬로그램에서 70킬로그램으로 총 33킬로그램을 감량할 수 있었다. 다이어트 성공 후 내가 힘들게 감량했다는 생각은 들지 않았다. 오히려 '이렇게 쉬웠나'하는 생각까지 들었다. 이렇게 쉬운 걸 내가 그동안 왜 하지 않았을까 싶었다. 변신 전 나는 제대로 노력하지 않았고, 스트레스만 받고, 그렇게 받은 스트레스를 술로 해소했다. 지금 생각해보면 참으로 한심한 과거였다.

12주의 다이어트 기간은 결코 짧지 않다. '12주씩이나 하라고?'하는 생각이 들지도 모른다. 하지만 당신의 남은 인생을 생각한다면 12주는 결코 긴 시간이 아니다. 불과 3달 전만 생각해도 12주가 얼마나 빨리 지나갔나. 그리고 12주라고 생각하지 말고 '오늘 하루'라고 생각하자. 오늘의 하루가 모이다보면 12주는 금방이다.

오늘 열심히 했다면 오늘의 나를 뿌듯하다며 인정해주자. 오늘 절대 내일의 O표시까지 미리 할 필요는 없다. 단지 오늘의 O표시는 반드시 내일의 O표시와 함께 자신을 자랑스럽게 만들어 줄 것이다. 하루하루에 대한 성공은 언젠가 반드시 큰 보상으로 이어진다.

오직 오늘을 인정해주고 내일을 준비하자. 머지않아 놀라운 외모 변신을 한 자신을 발견할 수 있을 것이다.

변신남 종건이의 다이어트 RULE 01

거창하게 시작하지 말고 기본부터 지켜 나간다
- 절대 굶지 말고 먹는 양을 줄인다.
- 밥그릇을 작은 것으로 바꾸고, 쌀밥 대신 포만감이 좋은 현미밥이나 잡곡밥을 먹는다.
- 유산소운동은 걷기부터 시작한다.
- 매일 시간을 정해서 그 시간에는 반드시 걷는다.
- 자신의 호흡을 기준으로 걷기의 강도를 늘려간다.
- 다이어트에 도움이 되는 운동과 식단을 찾기보다는 방해되는 것부터 하지 않는다.

군것질, 야식 등 피하기
- 군것질 거리로 방울토마토와 견과류, 생수, 차 종류를 활용한다.
- 다이어트 스트레스에서 벗어나기 위해 일주일에 한 두 번은 먹고 싶은 음식을 자신에게 선물한다.
- 자기 전 그날의 결과와 내일의 계획을 손으로 기록하는 습관을 갖는다.

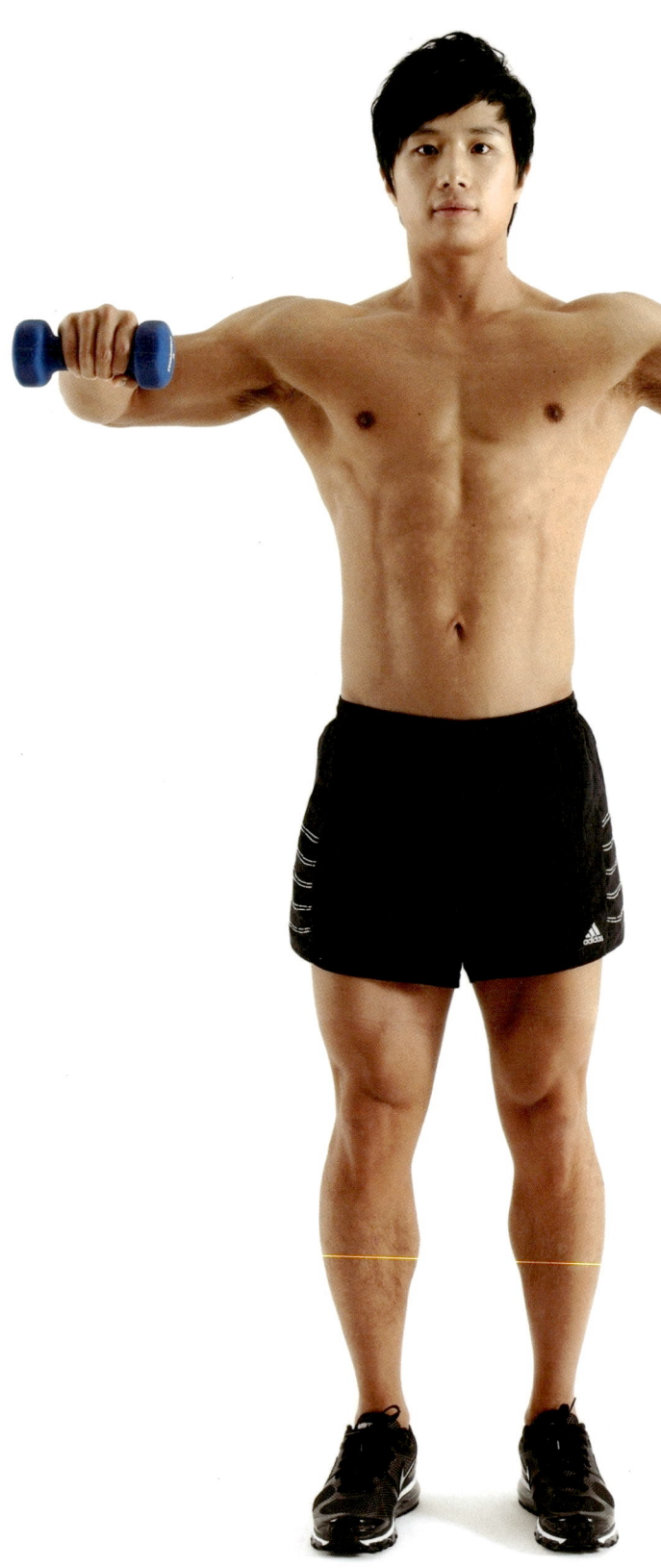

02 RULE
힘든 것을 쉬운 것으로 대체한다

내가 할 수 없는 것은 과감히 포기한다

예전에 다이어트에 실패했던 날들을 되돌아보면, 나는 힘든 운동이나 식단에만 도전했다. 운동도 더 힘든 것만, 식단도 더 적게 먹을 생각만 했다. 걷기처럼 쉬운 운동은 효과가 없을거라며 무조건 뛰려고 했다. 그렇게 무작정 뛰다가 힘들어서 하루 만에 포기한 적이 한두 번이 아니다. 그 당시 내 운동수행 능력으로는 힘들다는 것을 알면서도, 나는 항상 그것을 이해하지 못했다. 오히려 쉬워야만 해낼 수 있는 것인데, 나는 어려운 것만 욕심내다 실패해야만 했다.

나는 과감히 생각을 바꿨다. 힘들어 포기할 바에는 차라리 덜 힘들게 하되 포기하지 않는 편이 낫다고 생각한 것이다. 그리고 할 수 없을 것 같은 일은 철저히 하지 않았다. 몇 걸음 안에 고통스럽게 숨이 차는 달리기는 당연히 포기했다. 주위 사람들의 시선을 의식하며 자세에 신경 쓰지 않고 무거운 중량에만 욕심을 냈던 웨이트 트레이닝 방법도 바꿨다. 잘못된 방법으로 했던 웨이트 트레이닝에 대한 예전의 내 인식은 그냥 참을 수 없는 고통을 참아야 하는 재미없는 운동일 뿐이었다. 지금 생각해보면 잘못된 웨이트 트레이닝 방법으로 인해서 심각한 부상을 입기 전에 욕심을 버린 것이 오히려 내게 다행스러운 일인 것 같기도 하다.

아무리 좋은 운동 방법, 아무리 좋은 다이어트 식품이라도 내게 너무 힘들고, 그래서 내가 견딜 수 없다면 아무런 의미가 없다는 것을 깨달았다. 내가 할 수 없는 것을 억지로 해서 더 이상 실패하지 않고, 내가 할 수 있는 것을 하면서 성공하기로 했다. 변신 전 떨어질 때로 떨어진 내 체력과 운동 신경에 맞는 수준에 맞춰 시작하기로 한 것이다.

내가 할 수 있는 것부터 하나씩 이루어간다

운동을 할 때 힘든 것은 과감히 포기했다. 하지만 다 포기한다면 다이어트는 불가능하다. 나는 뛰는 것은 할 수 없었지만, 최소한 걷는 것은 할 수 있었다. 그렇다면 뛰지 말고 걸으면 된다. 살이 많이 찐 상태에선 평소 운동량도 전혀 없다보니, 처음에는 가볍게 걷는 것조차 힘들었다. 그렇기에 더 힘든 운동을 찾지 않아도, 걷는 것만으로도 충분한 운동 효과를 느낄 수 있었다. 그렇다고 해서 너무 편하게 하려고만 하지는 않았다. 걷다가 호흡이 너무 편해지지 않도록 걷기 속도를 높였다 줄였다 하면서 강도를 조절했다. 그리고 운동 시간도 서서히 늘려나갔다. 그렇게 하면서 체력이 늘다 보니 계속 뛸 수는 없어도, 뛰다가 걷기를 반복할 수 있게 되었다.

다이어트 중에는 과식을 하지 않았고, 정해진 양을 배고플 때 먹었기 때문에 모든 음식을 맛있게 즐길 수 있었다. 그러다 보니 예전에는 싫어했던 담백한 음식들까지 맛있어 졌다. 다이어트 식단이 내 건강까지 좋게 만들어 준 것이다. 규칙적인 식생활은 술과 정크푸드로 인해 생겼던 장염까지 치료해 주었다.

나는 웨이트 트레이닝도 조금씩 시작했다. 더 이상 무거운 중량에 욕심 부리지 않았다. 대신 정확한 자세에 신경을 쓰기 시작했다. 웨이트 트레이닝은 예전에 달리기와 함께 포기했던 운동이었다. 하지만 다이어트의 목표 중 하나가 몸 전체의 체지방을 감량하는 것과 내 몸을 더 멋지고 아름답게 변신시키는 것이었기 때문에 웨이트 트레이닝을 시작했다.

처음에는 자세도 잘 나오지 않았고, 안 나오는 자세 속에서 운동이 잘 되고 있는지 알 수도 없었다. 나는 헬스클럽이라는 개방된 공간에서 다른 사람들의 시선이 신경 쓰였고 다른 사람이 운동하는 중량과 비교해서 엉터리 자세로 운동하는 시행착오를 겪었다. 하지만 나와 같은 성격이 아니라면 트레이너나 친구 등 주변의 도움을 받는 것을 추천한다. 그래야 시행착오를 줄일 수 있다. 잘못된 자세로 웨이트 트레이닝을 지속하면 부상의 위험성이 있다. 변신 과정 중 부상을 입는다면 그것이야 말로 가장 큰 손해이다.

이제 책의 12주 운동 프로그램이 시작되면 처음부터 절대 무거운 중량을 들려고 하지 말자. 시작은 무조건 가장 가벼운 것 또는 맨손으로 할 수 있다면 맨손으로 시작해도 좋다. 예전의 나는 컬러풀한 가벼운 덤벨은 여성용이라고 쳐다보지도 않았다. 하지만 이 예쁜 색깔의 덤벨은 여자든 남자든 심지어 힘이 장사인 사람에게도 더 좋은 자세로 근육 자극을 이끌어 내기 위해서 처음 운동을 시작할 때는 필수이다.

12주 동안 책에 있는 자세를 정확히 익혀 좋은 자세로 웨이트 트레이닝을 해보자. 더 이상 무거운 중량에 허덕거리며 고통스러운 운동을 하지 말자. 대신 평소에 잘 쓰지 않는 근육에 정확이 가해지는 기분 좋은 자극을 느껴보자. 꿈쩍하기도 귀찮아했던 당신을 운동을 하지 않으면 몸이 근질근질해서 빨리 운동을 하고 싶어 하는 모습으로 변신시켜 줄 것이다.

식단도 하나씩 바꾸어 갔다. 하루아침에 삶은 닭가슴살만 먹는 것은 불가능한 일이었다. 그러나 다행히도 다이어트 식품은 다양했고, 그중에서 먹고 싶은 것을 찾아 먹으면 되었다. 다이어트에 대한 정보가 없었을 때는 오직 내가 싫어하는 음식만 다이어트 음식이라고 불평을 했다. 하지만 내가 좋아하는 음식 중에서도 다이어트에 도움이 되는 식품이 있었다. 결국 내가 얼마든지 좋아할 수 있고, 충분히 맛있게 먹을 수 있는 식품을 찾을 수 있었다.

나는 작은 밥그릇에 잡곡밥이나 현미밥으로 반식을 하

면서 반찬으로는 두부를 먹었다. 퍽퍽한 닭가슴살에는 거부감이 심했지만 두부는 부담이 없었다. 두부는 다양하게 즐길 수 있는데, 가장 즐겼던 메뉴는 삶은 두부를 달래간장과 함께 잡곡밥에 비벼서 먹는 것이었다. 운동을 하고 집에 돌아와 먹었던 그 담백한 맛은 이전에 먹었던 어떤 맛있는 음식과 비교해도 손색이 없었다. 또한 다이어트 식품은 든든함과 함께 포만감이 오래갔다.

다이어트 중에는 과식을 하지 않았고, 정해진 양을 배고플 때 먹었기 때문에 모든 음식을 맛있게 즐길 수 있었다. 그러다 보니 예전에는 싫어했던 담백한 음식들까지 맛있어졌다. 다이어트 식단이 내 건강까지 좋게 만들어 준 것이다. 규칙적인 식생활은 술과 정크푸드로 인해 생겼던 장염까지 치료해 주었다.

나는 중간에 쉰 적이 있긴 하지만, 절대 포기는 하지 않았다. 한 걸음 한 걸음씩 꾸준히 노력했더니, 어느 순간 나의 몸은 놀라울 정도로 변해 있었다.

변신남 종건이의 다이어트 RULE 02

어려운 것은 과감히 포기한다

- 따라 하기 어려운 식단이나 견디기 힘든 운동은 아예 포기한다.
- 어려운 것을 짧게 하는 것보다 쉬운 것을 오래 하는 것이 효과적이다.
- 반드시 헬스클럽에서 운동을 시작할 필요는 없다. 집에서도 충분하다.
- 다이어트 식품은 생각보다 매우 다양하여 먹을 것이 많다.

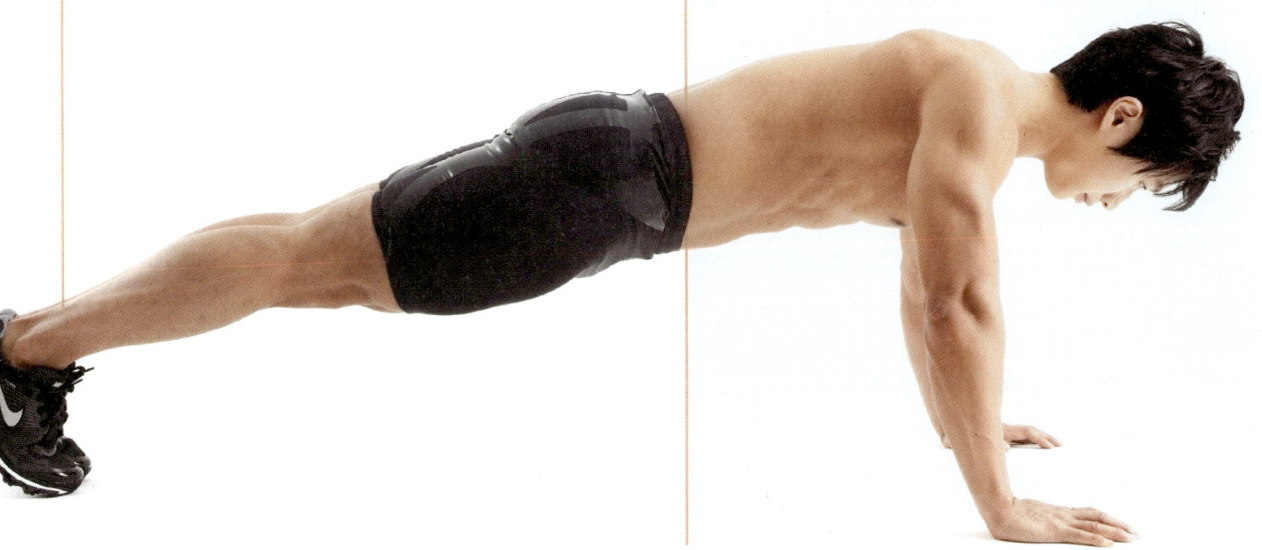

03 RULE
귀찮음을 재미로 극복한다

귀찮고 하기 싫은 운동 시간을 기다려지는 시간으로 바꾼다

예전의 나는 침대에 누운 상태에서 움직이는 것이 귀찮아서 허리가 아파도 참으면서 그대로 누워 있을 정도였다. 일어나는 것이 귀찮아 화장실 가는 것도 참고, 컴퓨터를 꺼달라고 옆 방 친구에게 메시지를 보내기도 했다. 그런 내가 어떻게 운동을 꾸준히 할 수 있었을까?

다이어트에 성공하기 위해 어렵고 힘든 것을 쉽고 간단한 것으로 대체한다고 하더라도, 이것이 다이어트를 안 하는 것보다는 결국 귀찮을 수밖에 없다. 아무리 쉽고 간단한 것부터 다이어트를 시작한다고 하더라도 결국 귀찮고 하기 싫으면 스트레스를 받게 된다. 그래서 다이어트를 귀찮게 느끼지 않으면서 내가 하고 싶도록 만들 수 있는 재미가 필요했다.

지금부터 운동을 재밌게 할 수 있었던 방법을 소개하겠다. 이 간단한 방법으로 나는 운동을 진심으로 즐길 수 있게 되었다.

다이어트를 하면서 막상 운동을 시작하고 보니 생각보다는 너무 어렵거나 힘들지 않았다. 오히려 운동을 하면 기분도 더 좋아지고, 활력도 생겨 운동하길 잘했다는 기분을 느낄 수 있었다. 하지만 문제는 항상 시작이었다. 살이 찐

나는 만성적인 귀찮음으로 인해 시작하는 게 가장 힘들었다. 사람들은 운동을 하면 일상의 스트레스가 해소된다고 말한다. 하지만 다이어트를 목적으로 운동하면, 평소 운동량이 전혀 없던 사람은 운동을 한다는 사실 자체만으로도 스트레스를 받게 된다. 막상 운동 후에는 개운함을 느낄 수 있지만 항상 시작하기 귀찮아하는 것이 문제였다.

그래서 나는 귀찮은 운동 시간을 기다려지는 시간으로 바꾸기 위해 음악을 선택했다. 헬스클럽에 등록하기 이전에 걷기 운동을 시작하면서, 가장 먼저 MP3 플레이어에 듣고 싶은 음악들을 가득 채워 넣었다. 내일에 대한 계획을 세울 때에 MP3 플레이어도 함께 업데이트 하였다. 이 간단한 행동이 운동을 기다려지게 만들어 주었다. 오랜만에 듣고 싶은 음악을 담는 순간부터 빨리 음악을 들으면서 이리저리 걷고 싶어졌다. 오늘 일을 기록하고 내일에 대한 계획을 세우면서 MP3 플레이어를 업데이트 하는 일은 내일에 대한 의욕과 함께 빨리 운동을 하고 싶다는 설레는 기분을 느끼게 해주었다.

걸으면서 음악을 들었더니, 다른 일을 하면서 건성으로 음악을 들을 때보다 훨씬 더 음악에 집중이 잘 되었다. 집중해서 음악을 들으니 노래의 가사 전달력도 높아졌다. 예전부터 좋아했던 발라드 음악 가사에 코가 시큰해지고, 신

나기만 했던 랩 가사는 내 간지러운 부분을 긁어주는 공감의 전율을 주었다. 걸으면서 듣는 음악은 체지방 감량과 함께 내게 감동까지 선사해 주었던 것이다. 신나는 음악에 맞추어 빨리 뛰기도 하고, 발라드에 잠시 천천히 걷기도 했다. 음악은 걷는 것의 강도 조절을 하는 데 도움을 주었다.

그렇게 걷기 운동을 하면서 음악을 들었더니, 걷기는 내가 좋아하는 취미로 굳어지기 시작했다. 또한 걷기 좋은 곳을 찾아서 동네의 이곳저곳을 다니다보니 평소에는 가보지 못했던 곳까지 가볼 수 있어 새로운 경험도 할 수 있었다. 걷기는 내게 다양한 즐거움을 주었다.

헬스클럽에서는 PMP를 이용해서 예능 프로그램을 즐겨 보았다. 이어폰 하나 챙기는 것으로도 지루한 운동 시간을 굉장히 즐겁게 보낼 수 있게 해주었다. 소리가 들리고 안 들리고의 차이는 굉장히 크다. 유선 방송을 통해 영화, 드라마, 음악 방송, 스포츠 방송, 각종 예능 프로그램 등에 빠져 있다 보면 운동 시간이 지겨운지를 잊게 되었다.

나는 예능 프로그램을 유난히 좋아하는데 예전에는 항상 무언가를 먹으면서 텔레비전을 봤다. 치킨을 먹으면서 무한도전을 보고, 아이스크림을 먹으면서 개그콘서트를 봤다. 하지만 나는 내가 제일 좋아하는 예능 프로그램을 운동을 하면서만 보기로 마음먹었다. 오히려 아무것도 먹지 않고 그것들을 보면 허전한 기분이 들었지만 헬스클럽에서 사이클을 타면서 그것을 보는 것은 운동에 대한 귀찮은 마음을 없애 주었다.

운동하는 시간을 재밌고 기다려지는 시간으로 바꾸자. 귀찮기만 하던 운동이 어느새 내 생활의 일부분이 되어 있

을 것이다.

괴로운 식단 조절을 즐거운 식단 조절로 바꾼다

다이어트를 하면서 가장 힘든 것이 무엇이냐고 물어보면, 대부분 식단 조절이었다고 대답할 것이다. 하지만 나는 다이어트 기간 중에 가장 재밌었던 부분이 식단 조절이라고 당당히 말할 수 있다. 물론 나도 예전에는 식단 조절이 가장 힘들고 부담스러웠다. 다이어트의 실패는 항상 식단 조절이 무너지면서 시작되기 때문이다. 술과 맛있는 음식을 먹으면 바로 다이어트 계획은 무산되었다.

사람들은 보통 다이어트를 하는 동안에는 자신이 좋아하는 음식을 먹으면 실패한다고 생각한다. 나도 그중 한명이었다. 하지만 나는 다이어트 중에 내가 좋아하는 음식을 변신 전보다 훨씬 더 맛있게 먹을 수가 있었다.

예전의 나는 좋아하는 음식을 먹으면서 '아 이거 다시는 안 먹어', '이 음식 생각만 해도 토할 것 같아'라는 소리가 나올 때까지 먹었다. 그런 식습관이 건강에 좋을지 나쁠지는 너무나 뻔하지만, 예전의 나에게는 판단력이 없었다. 나는 식사에 대한 계획이 없었고, 어떤 것을 먹어야 건강에 좋을지 생각하지도 않았다. 또한 내가 무엇을 어떻게 먹어야 진심으로 맛있는 기분을 느낄 수 있는지도 몰랐다.

좋아하는 음식을 먹지 못하고 참는 것은 무척 힘든 일이다. 배가 너무 고플 때 자신이 가장 좋아하는 음식이 눈앞에 있는데도 그것을 먹지 못하고 참아야 된다면 얼마나 큰 스트레스를 받겠는가. 매우 짜증날 것이다. 그래서 나는 다이어트 중에 내가 좋아하는 음식을 참지 않고 먹었

식사에 있어서는 원칙을 지켜 나갔다. 아침에는 저지방 치즈를 먹는 등
칼로리가 다소 높은 음식들을 먹었지만 오후를 지나 저녁으로 갈수록 칼로리가 낮고
야채 위주의 음식을 먹는 습관을 들였다.

다. 좋아하는 음식을 먹으면서 다이어트에 성공하는 방법이 있다면 누구든 쉽게 다이어트에 성공할 수 있다고 생각할 것이다. 어떻게 그럴 수 있느냐고? 이제부터 내가 좋아하는 음식을 먹으면서 다이어트에 성공하는 방법을 알려주겠다.

내가 좋아하는 음식은 피자나 치킨 같은 음식이나 아주 단 초콜릿이다. 나는 이 외에도 몸에 좋지 않은 고칼로리 음식들을 사랑했다. 예전에는 이런 음식들을 시도 때도 없이 항상 배불리 먹었다. 나는 배고플 때까지 참았다가 폭식을 했고, 항상 배고픔의 고통과 배부름에 고통 속에서 살았다. 그 고통 속에서 내가 좋은 기분을 느낄 때는 배고픔을 참고 참았다가 처음으로 음식을 베어 먹는 식사 초반의 짧은 시간뿐이었다.

다이어트 결심 전, 내가 생각했던 다이어트는 내가 좋아하는 음식을 내 인생에서 영영 빼앗아 버리고 싫어하는 야채만 계속 먹어야 되는 말도 안 되는 일이었다. 하지만 다이어트는 나를 괴롭혔던 좋지 않은 습관들을 고치는 것으로 시작되었다.

매일 밤 치킨을 시켜 먹으면 맛있을까? 그렇지 않았다. 아무리 좋아하는 음식이라도 매일 먹으면 결국 질린다. 나는 모든 치킨 브랜드의 메뉴를 다 먹었을 정도로 치킨 마

니아였다. 그러다 보니 식사 시간이 되면 다른 메뉴가 없을까 찾게 되었다. 잘못된 식생활에 대한 벌은 심각한 비만과 건강 악화뿐만이 아니었다. 맛있는 음식에 대한 만족도도 떨어뜨렸다. 다이어트를 시작하면서 이전의 식습관은 당연히 버려야 했다. 처음에는 무척 힘들 줄 알았는데, 막상 해보니 그렇지도 않았다. 살을 빼고 싶다는 마음이 강해지자 계획적이고 올바른 식습관의 변화가 자연스럽게 생겼다.

제일 먼저 배달 음식을 줄였다. 배달 음식을 먹지 않기로 계획을 세운 날에는 절대 시키지 않았다. 전날 무엇을 먹을지 계획을 세웠기 때문에 갑자기 찾아온 배고픔에도 무엇을 먹을지 고민하다가 이유 없이 배달 음식을 시키는 일이 자연스럽게 없어졌다. 배고픔에 정크푸드를 먹기 전, 난 그보다 먼저 계획된 식사를 했던 것이다. 그리고 배가 고파오기 전에 난 물이나 차라도 항상 미리 먹고 있었다. 이렇게 배달 음식을 줄이다 보니 살만 빠진 게 아니라 돈도 절약할 수 있었다.

새로 산 작은 나무 밥그릇에 평소 밥 양의 반을 잡곡밥으로 먹으면서, 이제는 질려버린 인스턴트식품이나 느끼한 고칼로리의 반찬보다 담백한 다른 것들로 눈길을 돌렸다. 생각 외로 담백한 다이어트 식단 중에서도 맛있는 음식들

이 많았다. 이렇게 달라진 생활로 인해 입맛이 항상 좋았지만, 그렇다고 해서 채식만 먹는 것은 여전히 어림도 없는 생각이었다. 고기는 여전히 포기할 수 없는 반찬이었다. 그래서 장조림 같은 지방이 적고 살코기가 많은 고기를 반찬으로 먹었다. 두부도 많이 먹었다. 두부는 다양한 메뉴에 적용 가능한 아주 유용한 식품이다. 된장찌개에 넣어 먹거나, 새우젓에 찍어 먹거나, 달래간장과 함께 먹어도 맛이 있었다.

나는 야채도 먹기 시작했다. 닭가슴살도 서서히 다양한 방법으로 먹기 시작했다. 그냥 먹을 때는 퍽퍽해서 먹지 못했지만 깻잎이나 마늘장아찌 등과 함께 먹으면 충분히 먹을만 했다. 그리고 칼로리가 낮은 다양한 소스를 활용하기도 했다. 또한 수업에 늦어도 바나나 한 개라도 꼭 챙겨 먹었다. 공복에 수업을 듣게 되면 배고픔에 꼭 고칼로리 음식이 당겼기 때문이다.

식사에 있어서는 원칙을 지켜 나갔다. 아침에는 저지방 치즈를 먹는 등 칼로리가 다소 높은 음식들을 먹었지만 오후를 지나 저녁으로 갈수록 칼로리가 낮고 야채 위주의 음식을 먹는 습관을 들였다. 여느 다이어트 책이나 기관에서 제시하는 따라 하기 힘든 식단을 무작정 따라 하기보다는 내가 하기 쉽고 부담 없는 원칙을 정하면서 하다 보니 살은 조금씩 빠져가고 있었다.

나는 평소에 담백한 식사를 주식으로 즐기면서, 먹고 싶은 음식에 대해서는 계획성 있게 먹었다. 그리고 일주일에 한번은 평소 좋아하는 음식을 먹었다. 그러자 아무 때나 먹고 싶은 음식을 먹을 때보다 더 높은 만족감과 행복을 선사해 주었다. 다이어트 기간의 식단 조절은 절대 먹고 싶

은 것을 먹지 못하는 스트레스의 기간이 아니었다. 먹고 싶은 것을 오히려 더 맛있게 먹을 수 있는 설렘의 기간이었다. 그리고 예전과는 달리 피자를 먹으러 가더라도 피자 한 판을 다 먹는 것이 아니라 샐러드바를 충분히 활용하고 피자는 2조각만 먹는 식으로 약간씩 조절을 하였다. 예전

다이어트 기간에 즐겨 먹던 식품들

- 머슬업 훈제, 소스들
- 잡채
- 호밀빵
- 두부
- 버섯
- 생선 구이
- 계란
- 깻잎, 고추, 마늘장아찌(닭 가슴살과 먹어도 환상 궁합)
- 멸치
- 김치 볶음밥(담백하게 올리브유 조금+김치 잡곡밥+브로 콜리)
- 북어국
- 콩나물국
- 된장국
- 브로콜리
- 콜리플라워
- 파프리카
- 곤약
- 훈제 연어
- 무지방 떠먹는 요구르트(아침에)
- 비빔밥 또는 육회비빔밥(피자 대신)
- 초밥(패밀리 레스토랑 대신)
- 한식 또는 일식(중식 대신)

같으면 이렇게 먹으면 먹은 티도 안났겠지만 다이어트 식단에 적응해가면서 오히려 자연스러운 나의 식생활로 자리 잡아가게 되었다.

심한 절제는 당연히 스트레스를 동반한다. 하지만 진짜 행복은 무절제에서 오는 것이 아니라, 작은 절제로부터 온다는 것을 명심하기 바란다.

게임도 규칙이 있어야 재미있다

아무 게임이나 한 가지를 떠올려 보자. 그리고 그 게임이 재밌는 이유에 대해 생각해 보자. 게임이 게임으로서 재밌는 이유는 규칙이 있기 때문이다. 가장 간단한 세계인의 게임, 가위 바위 보를 예로 들어보자. 내가 주먹을 냈는데 상대편이 낸 가위에 져서 딱밤을 맞는다면 기분이 어떻겠는가? 그런 가위 바위 보가 재밌을 수 있을까? 축구를 하는데 갑자기 상대편에게 이종격투기 암바를 당한다면? 그러면서 상대편이 자신이 이겼다고 우기면 그 게임이 재미가 있겠는가? 당연히 그럴 리가 없다. 게임에서 상대편이 규칙을 지키지 않고 억지를 부리면 그 게임은 재미있을 수가 없다. 반대로 내가 규칙을 지키지 않고 마음대로 행동해도 마찬가지이다. 내가 규칙을 지키지 않는다면, 게임에서 얻을 수 있는 재미는 없다.

생활도 마찬가지이다. 귀찮은 마음에 아무것도 하지 않거나, 반대로 자신이 하고 싶은 것만 하는 생활을 상상해보자. 그 생활이 과연 재미있을까?

운동을 하는 일이 마냥 귀찮고, 운동을 하지 않아도 살이 저절로 빠졌으면 좋겠다고 생각할 수 있다. 나도 항상 그런 생각을 했다. 하지만 운동을 전혀 안하는 일도 절대로 쉬운

게 아니었다. 하루 종일 억지로 침대에 계속 누워있어 보면 그것을 알 수 있을 것이다. 나는 겨울에 따뜻한 이불 속에서 나오기가 싫어, 실제로 하루 종일 누워있었던 적이 있다. 해가 지는 것을 보고 있으니 점점 나 자신이 한심하다는 생각이 들었다. 이런 저런 안 좋은 생각뿐만 아니라 허리가 아프고 온 몸이 쑤셔왔다. 계속 누워있는 것은 몸과 정신을 망치는 고문이라는 것을 알 수 있었다.

이번에는 자신이 가장 좋아하는 음식 한 가지만 매일 먹는다고 생각해 보자. 나는 부족하게 먹는 것을 정말 싫어하는 성격이기 때문에 좋아하는 음식으로 과식한 적이 많다. 그런데 몸에 해로운 것만 계속해서 과하게 먹는 것도 결코 쉬운 일이 아니다. 내 미련한 식탐은 결국 내가 제일 좋아하는 음식을 생각하는 것만으로도 구역질이 날 것 같은 기분이 들게 하였다.

나는 본격적으로 계획을 세우고, 그 계획에 맞추어 생활을 시작했을 때 비로소 내 생활의 진짜 재미를 느낄 수 있었다.

운동 후 집에 돌아와서 침대에 눕는 일은 이전의 게으른 생활에서는 절대 느낄 수 없는 편안함을 느낄 수 있게 해

나만의 식사 규칙

1 먹는 시간에 유념한다.
2 조미료보다 향신료에 친해진다.
3 조리법에 민감해진다.
4 영양소에 신경 쓴다(영양성분표 보는 습관을 들인다.).
5 사먹는 식품은 칼로리를 확인한다.
6 일주일에 한번은 먹고 싶은 것을 먹는다.

가령 컴퓨터를 켜기 전, 무조건 복근 운동 20번 하기 같은 규칙을 만들어 보자.
이 같은 규칙은 그냥 아무생각 없이 컴퓨터를 켰던
지난날의 행동에 더 가치 있고, 더 소중한 시간을 만들어 줄 것이다.

주었다. 먹고 싶은 음식만 계속 먹어 음식에 대한 만족감이 떨어질 대로 떨어져 있던 나는 계획성 있게 식단 관리를 하면서 몸에 좋은 음식들이 더 맛있다는 것을 알게 되었다. 약간의 제한은 내가 좋아하는 음식을 더 맛있게 먹을 수 있는 기회를 제공해 준 셈이었다.

규칙은 음식에 대해, 운동에 대해, 생활 습관에 대해 한 가지씩 점점 더 늘릴 수 있다. 앞에서 언급한 식단 조절에서, 일주일에 한번은 먹고 싶은 음식을 먹는다는 내용이 있었다. 이것을 실행할 때 그 양에 대해서, 메뉴에 대해서 점점 더 조절할 수 있다. 조리법과 양념도 정해진 규칙을 따라 다양하게 바꾼다면 음식을 더 맛있게 먹을 수 있다. 운동도 오늘 꼭 운동한다는 규칙이 아닌, 더 재밌는 규칙을 많이 만들어 낼 수 있다. 가령 컴퓨터를 켜기 전, 무조건 복근 운동 20번 하기 같은 규칙을 만들어 보자. 이 같은 규칙은 그냥 아무생각 없이 컴퓨터를 켰던 지난날의 행동에 더 가치 있고, 더 소중한 시간을 만들어 줄 것이다.

예전의 나는 내 생활의 모든 규칙을 어겼다. 아니, 규칙 자체가 없었다는 것이 옳은 표현이다. 그래서 그것에 대한 벌로 외모와 건강을 모두 잃었다. 규칙을 몰랐다는 핑계는 심판도 없고, 상대편도 없는 게임에서 통하지 않았다. 나는 벌만 받았다. 그러나 내가 하나 둘 규칙을 지키기 시작

하니, 비로소 내 인생을 진심으로 재밌게 즐길 수 있게 되었다. 나는 그 어떤 게임보다도 더 재밌는 게임을 하고 있는 중이었는데 그것을 깨닫지 못하고 있던 것이다.

그러므로 자기 인생을 진심으로 재밌게 즐길 수 있는 규칙을 만들자. 지금 당장 한 가지씩 지키기 시작해 보자. 재밌어서 지키는 규칙을 통해 많은 것을 얻을 수 있다. 재미, 외모 변신, 건강 그리고 또 당신이 바라는 것들 모두를 말이다.

변신남 종건이의 다이어트 RULE 03

다이어트도 재미가 있어야 나도 모르게 살이 빠진다

- 그냥 운동하기가 지루하면 MP3 플레이어나 PMP 등 휴대용 기기를 이용하여 눈과 귀를 즐겁게 하며 운동한다.
- 배달 음식은 가급적 피한다.
- 고기가 먹고 싶다면 장조림을, 닭가슴살이 그냥 먹기 싫다면 마늘장아찌를 곁들이는 등 먹는 방법을 내 기호에 맞추면 효과적이다.
- 다이어트 전에 좋아하던 음식을 영원히 끊기보다는 일주일에 한 번은 먹는다.
- 의미 없는 일상 행동에 나름대로의 규칙을 부여하면 운동 효과가 배가 된다.

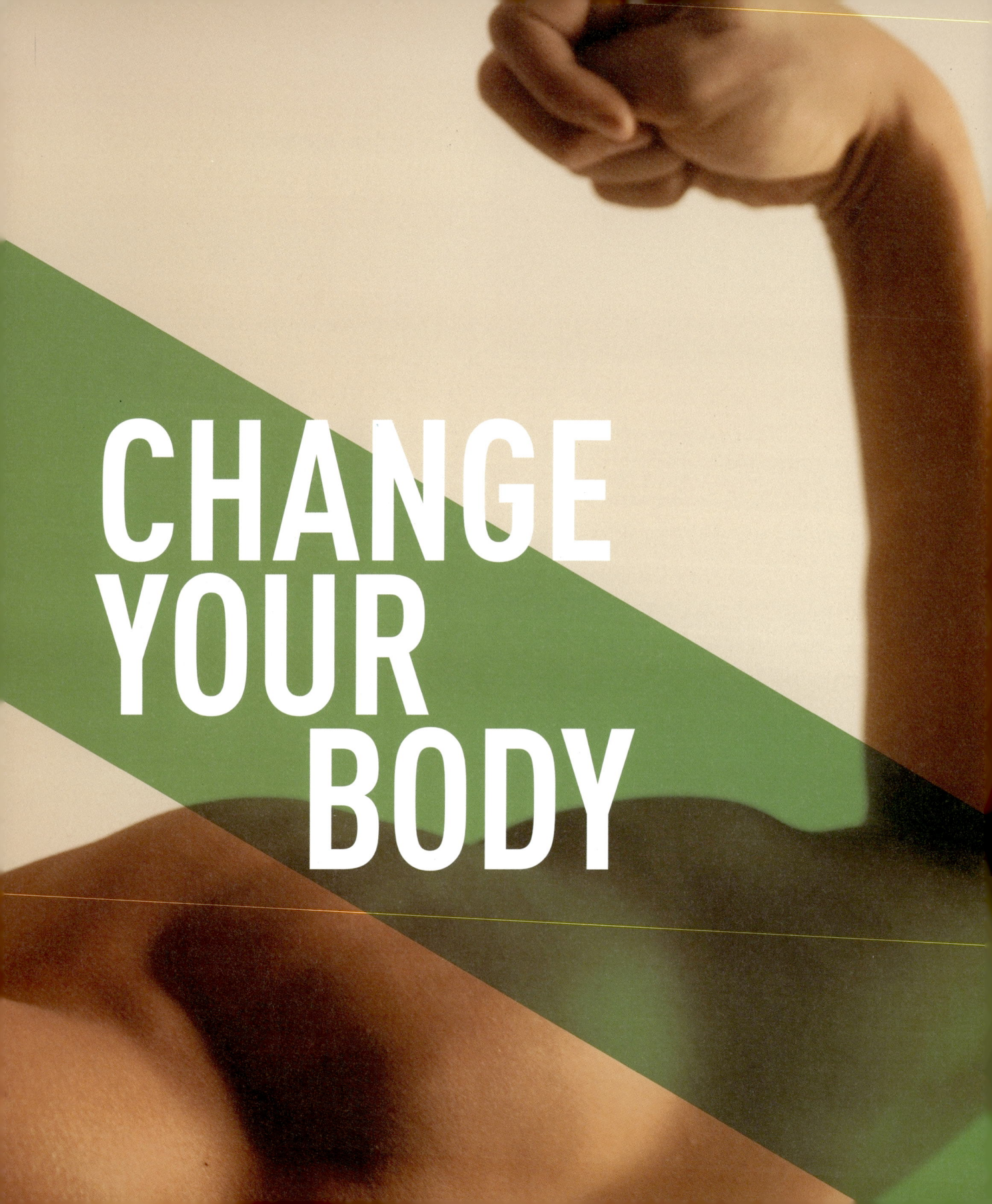

CHANGE YOUR BODY

4

12주 만에 33kg을 감량할수 있었던 26가지 비법

1 하루의 시작에 따라 그날의 다이어트 성패가 갈린다

2 하루의 마무리에 따라 다음날의 다이어트 성패가 갈린다

당신은 하루의 시작을 무엇으로 하는가? 핸드폰 알람을 끄는 일? 기지개 켜기? 더 누워있기? 이제 아침에 일어나서 반드시 해야 할 일이 있다. 바로 아침 식사를 하는 것이다. 아침 식사의 장점에 대해서는 다양하고 많은 국내외 연구 결과들이 있다.

아침 식사를 통해 비만을 비롯해서 고혈압, 당뇨병, 심장병 등을 예방할 수 있다. 그리고 아침 식사를 하는 사람은 그렇지 않은 사람에 비해 비타민, 미네랄 등 건강에 꼭 필요한 필수 영양소를 더 많이 섭취하고, 몸에 해로운 지방이나 콜레스테롤에 대한 섭취 비율을 낮춘다는 연구 결과도 있다. 게다가 아침 식사는 집중력, 학습 능력, 창의력, 눈과 손의 협응력을 높인다. 이것 외에도 아침 식사는 셀 수 없이 많은 장점들이 있다.

나는 아침을 먹지 않으면 갑자기 정크푸드가 먹고 싶어져 참을 수가 없었다. 하지만 일단 아침 식사를 든든하게 먹으면, 어젯밤 미리 계획했던 식단을 모두 지키는 일에 큰 어려움이 없었다(73페이지에서 5분 만에 준비할 수 있는 초간단 다이어트식에 대해 소개할 것이다. 심지어 준비 없이 바로 먹을 수 있는 것들도 있다.). 앞으로는 변신 중에도, 변신 후에도 아침은 어떤 이유에서든 거르지 말자. 건강을 위해 아침 식사는 선택이 아닌 필수이다.

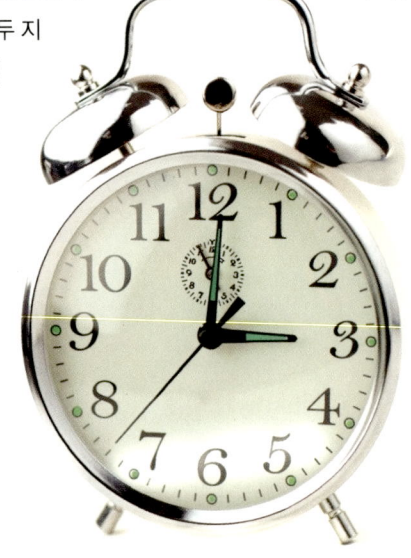

아침 식사를 하는 것으로 그날의 다이어트가 판가름 난다면, 다음날 다이어트의 성공 여부는 전날 밤에 결정된다. 앞서 말한 잠들기 전 세우는 다이어트 계획의 중요성은 몇 번을 강조해도 지나치지 않는다.

나는 계획 없이 무턱대고 했던 식사와 운동으로 많은 실패를 겪었다. 하지만 작고 가벼운 행동처럼 보일 수도 있는 '계획표 작성'은 변신에 매우 큰 도움을 주었다. 아침에 일어나자마자 '뭐 먹을까?'하고 생각하는 것보다, 눈을 뜨자마자 어제 먹으려고 계획했던 음식을 먹는 것은 다이어트에 대단히 유리하다. 만약 다음날 아침 바쁜 일이 있다면, 전날 밤에 미리 다음 날 아침으로 먹을 음식을 준비하는 것도 좋다. 변신 전 나는 어떤 일을 하기 위해 미리 계획하고, 계획한 대로 실행하는 것에 대해 매우 부정적이었다. 정이 없다는 등, 삭막하다는 등 있는 이유 없는 이유 다 만들어가며 계획 세우는 일을 싫어했다. 하지만 사실은 단지 계획 짜는 일 자체가 귀찮았을 뿐이다.

그날 먹은 음식과 운동한 것에 대한 평가나 기록과 함께 다음 날 먹을 음식과 생활, 운동계획을 짜는 것 등 자기 전 잠깐의 투자로 당신은 변신을 이룰 수 있게 될 것이다.

3 실수가 실패는 아니다

변신 전에 했던 다이어트는 항상 술이나 맛있는 음식을 먹는 순간 실패로 끝이 났다. 평소 완벽주의자도 아니면서 다이어트에 대해서만은 완벽하고 철저하게 나 자신을 통제하여 한 번의 실수도 용납하지 않았다. 이건 내가 완벽해서가 아니라, 사실은 빨리 실패한 후 다이어트를 그만두려는 마음 때문이었는지도 모른다.

갑자기 생긴 약속 때문에 어쩔 수 없이 맛있는 음식을 먹었다고 하자. 그럼 그 뒤에 해야 할 행동은 1초라도 빨리 다시 계획된 생활로 돌아가는 것이다. 한 번의 실수가 전체의 실패를 의미하는 것은 아니다. 한두 번의 실수는 얼마든지 만회할 수 있는 기회가 있다. 운동을 갑자기 하루 못나가게 되면 운동을 쉬는 주말에 가볍게 운동함으로써 만회할 수 있다. 갑자기 계획하지 않았던 음식을 먹게 되었다면, 그에 대한 벌로 이번 주에 먹기로 계획했던 음식을 먹지 않고 원래의 다이어트식으로 가면 된다. 한 번의 실수는 얼마든지 만회가 가능하다. 일주일에 운동이나 식단에 대한 X표시가 두 개인 날이 절대 다이어트의 실패를 의미하는 것은 아니다. 실수를 했으면 그만큼 더 열심히 하면 되는 것이다.

내가 번번이 다이어트에 실패할 당시에는 계획하지 않았던 음식을 먹을 경우, "이번 다이어트도 실패다."라고 다른 사람들에게 신나게 말했다. 그리고 바로 다이어트 실패에 대한 스트레스를 푼다며 군것질을 더 해댔다. 이것은 내가 가지고 있던 잘못된 지식으로, 다이어트 내내 식단과 운동에 대해 너무 엄격하게 행동했기 때문이었다. 나는 한 번 실수하면 그 실수를 만회하기보다, 오히려 잘되었다는 듯 더 큰 실수를 하려 들었다.

당신은 실수를 성공의 발판으로 삼는 사람인가? 아니면 실수를

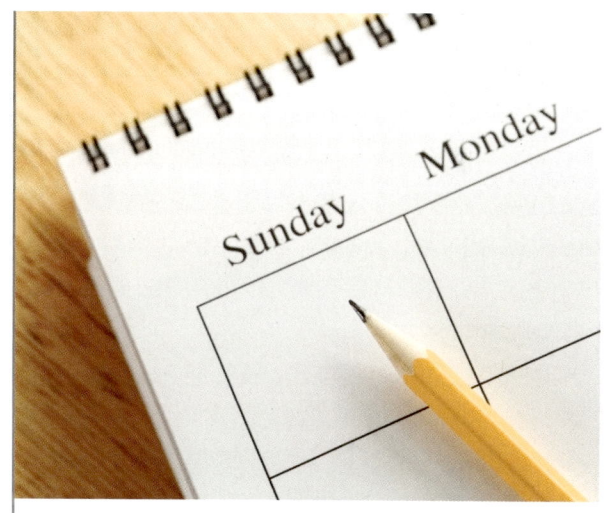

통해 더 큰 실수를 하고 결국 모든 일에 실패하는 사람인가? 나는 이제 넘어지더라도 빈손으로 일어나지 않는다. 당신의 실수는 절대 실패가 아니다. 성공에는 상을, 실수에는 벌을 주자. 그렇게 실수를 극복하고 실수 때문에 포기하지 않는다면 결국 성공할 수 있다.

4 힘든 다이어트는 반드시 요요현상을 부른다

나는 변신 전 다이어트 기간에 '너무'라는 단어를 많이 떠올렸다. 운동을 할 때는 너무 힘이 든다고 했고, 다이어트 음식을 먹는 것은 너무 맛없다고 생각했다. 그리고 이것들의 결과는 '너무' 열심히 한 만큼의 놀라운 성공은 아니었다. 아니 실패였다. 하지만 바로 실패했다기보다는 며칠 동안의 성공 후 그 성공이 무색해질 정도의 요요현상이 왔다. 차라리 아무것도 안했으면 최소한 살이 더 찌는 일은 없었을 것이라는 생각이 들 정도로 요요현상은 빠르고, 더 강력하게 찾아왔다.

다이어트를 위해서 보디빌더들이 시합을 준비할 때 먹는 무염분 닭가슴살과 고구마만 먹어야 하는 것은 아니다. 또한 운동도 처음부터 너무 힘들게 할 필요는 없다. 앞의 내용처럼 천천히 내가 할 수 있는 것들을 하면서 한 계단 한 계단 변신해 나가는 것이 중요하다. 변신은 절대 하루아침에 이루어지지 않는다. 그리고 쉽게 이루어진 변신은 그만큼 쉽게 사라진다.

명심하자. 다이어트는 100미터 달리기가 아니라 마라톤이다. 초반에 전력 질주를 했다가는 끝까지 완주할 수 없다.

5 지치지 않도록 당근도 주자

다이어트를 열심히 하는 것도 좋지만, 열심히 할 수 있도록 바른 보상을 하는 것 또한 중요하다. 아무리 독하게 마음을 먹더라도 계속해서 강행군을 이어갈 수는 없다. 따라서 적절한 보상은 다이어트를 유지하는 데 꼭 필요하다.

일주일에 한 번은 맛있는 음식을 먹는 것뿐만 아니라, 운동도 일주일에 하루는 무조건 쉬어야 한다. 보상은 맛있는 것을 먹는 것, 운동을 쉬는 것뿐만 아니라, 다양한 방법으로 해줄 수 있다. 열심히 생활했다면 친구들과 만나 재밌는 시간을 보내는 것도 좋다. 가지고 싶었던 것을 사는 것도 좋다. 그것이 다이어트와 관련이 있는 것이면 더욱 좋을 것이다.

쉬는 날에도 계속 열심히만 하려고 하는 것은 어리석은 행동이다. 우리 몸은 항상 최선을 다할 수는 있지만, 항상 최상의 상태를 계속 유지할 수는 없다. 따라서 회복할 수 있는 시간도 필요하다. 무리한 행동은 건강을 해치기도 하지만 요요현상에도 쉽게 노출된다. 할 때 열심히 하고, 쉴 때 편하게 쉬도록 하자.

다이어트는 누가 시켜서 하거나 누가 하지 말라고 해서 그만 두는 것이 아니다. 자신에 대한 적절한 조율은 오직 자신만이 할 수 있다. 항상 자기 자신에게 지지 않고, 자신을 채찍질하고, 또 고생한 만큼 보답해주자. 최선의 상황과 최고의 결과를 만들 수 있는 것은 오직 자기 자신이다.

6 무신경이 최선은 아니다

7 물만 잘 챙겨 먹어도 다이어트에 효과적이다

다이어트 기간에는 다이어트 중이라는 자각이 필요하다. 나는 변신 전에는 조금이라도 신경 쓰이는 일들은 모두 외면해 버렸다. 내가 무엇을 먹는지, 칼로리나 영양성분은 어떤지, 건강에 좋은지 나쁜지 등 어느 것 하나 신경 쓰지 않았다. 그러다보니 나중에는 내가 먹는 음식이 진짜 맛있는지도 느끼지 못하게 되었다. 내가 무엇을 얼마나 먹고 있는지도 모른 채 마구 먹었던 것 같다. 이처럼 신경 쓰는 삶 자체를 피곤한 삶이라고 여겼다. 하지만 다이어트를 하면서는 신경 쓰기에 어렵지 않은 사소한 것들이 내 생활을 더 재밌게 만들었고, 기분 좋은 긴장감도 주었다. 그리고 그런 적절한 긴장감이 결국 내가 변신할 수 있도록 이끌어 주었다.

변신 후에도 마찬가지이다. 다이어트 과정에서 먹는 양이나 종류에 대해서 신경을 썼던 일이 나중에는 습관이 될 것이다. 음식을 선택할 때 자동으로 이 음식이 살이 찌는 음식인지 안찌는 음식인지, 또 건강에 좋은지 나쁜지를 구분하게 될 것이다. 나 역시 변신 후에는 어떤 식품을 살 때 영양성분표를 챙겨보면서, 그것에 들어있는 성분을 따지게 되었는데 이것은 여러 모로 유익하다.

스트레스를 받지 않고 마음을 편하게 갖는 것은 건강과 행복에 중요한 일이다. 하지만 아무것도 신경 쓰지 않는 무신경은 오히려 해가 될 수도 있다. 그러므로 적어도 앞으로는 내가 무엇을 얼마나 먹는지는 신경을 쓰도록 하자. 꼼꼼히 따져도 보자. 단지 그것만으로도 당신은 더 건강히, 더 멋있게, 더 예쁘게, 그리고 더 재밌게 변신할 수 있다.

동의보감에 따르면 살이 찌고 마르는 것, 수명이 길고 짧은 것은 마시는 물에 영향을 받을 수 있다고 한다. 인체는 70%가 물로 구성되어 있는데, 뇌, 심장, 근육은 75%, 혈액, 심장, 폐와 간장은 80%, 뼈는 35~45%의 물을 가지고 있다.

물은 인체 내에서 다양한 역할을 한다. 우선 신체 각 기관의 균형 및 항상성을 유지해준다. 또한 혈액과 조직액의 순환을 돕고, 위장운동의 촉진과 조절 작용을 해준다. 그 밖에 체액산소와 흡수된 영양소를 조직에 운반해주며, 체온조절을 유지시켜 주고, 노폐물을 배설해준다.

물의 부족이 인체에 미치는 영향 또한 크다. 물이 부족하면 두뇌활동이 둔화되고, 피부의 탄력이 약해지며, 피부색이 나빠진다. 또한 결석을 유발하고, 세균감염이 증가하며, 소변의 양이 적어지고, 색깔이 짙어진다(신장질병 유발 조짐). 그 밖에 변비가 생기며, 발열 증상도 나타난다.

나는 변신 전에 물을 거의 마시지 않았다. 식사 후에도 물을 마시지 않고 바로 디저트를 먹었다. 여름에 목이 마르면 음료수를 마셨다. 물만 빼고 이것저것 다른 종류의 음료수들을 번갈아 마셨다.

하지만 변신을 위해서 물을 많이 마시기 시작했다. 물을 챙겨 마시는 것 하나만으로도 다이어트에 굉장한 도움이 된다. 식사 전 후 물 한잔, 평소에 수시로 먹는 물 한 잔 한 잔이 이전에 내가 먹었던 엄청난 칼로리의 디저트와 음료수들을 대체해 주었다. 그뿐만이 아니다. 평소 먹던 식사량을 줄이면서 느끼게 되는 허전함도 물이 간단히 해결해 줄 수 있었다. 살을 빼면서도 마음껏 먹어도 되는 것이 바로 물이다. '물이 최고다!'라는 말은 변신 과정 속에서 유효하다.

12주 만에 33kg을 감량할수 있었던 26가지 비밀

69

8 다이어트를 위해 단백질 똑바로 먹는 법

9 다이어트를 위해 탄수화물 똑바로 먹는 법

탄수화물과 단백질, 지방은 우리 몸에 가장 중요한 3대 영양소이다. 하지만 이 3가지 영양소를 잘못된 방법으로 섭취하면 다이어트 실패와 함께 건강을 해칠 수 있다.

단백질에 대한 선입견 중 하나가 근육을 키우려는 남자를 위한 영양소라는 것이다. 하지만 단백질은 다이어트를 위해, 또 건강을 위해 남녀노소 구분 없이 가장 중요한 영양소라고 할 수 있다.

고단백 식사는 다이어트에 도움을 준다. 포만감을 느끼게 해줄 뿐만 아니라, 근비대와 지방감량을 촉진시키기 때문이다. 내가 다이어트를 하면서 가장 신경 써서 먹었던 영양소가 바로 단백질이다. 다이어트를 위해 단 한 끼라도 야채만 먹어야 했다면 나는 다이어트에 실패했을지 모른다. 다만 주의해야 할 점은 단백질을 많이 섭취하기 위해서 지방이나 탄수화물도 함께 많이 섭취해서는 안 된다는 것이다.

담백한 다이어트식의 기본은 고단백, 저지방, 저탄수화물 식사이다. 그렇다고 해서 닭가슴살만 먹으라는 것은 아니다. 닭가슴살 외에도 두부나 달걀의 흰자도 좋다. 그리고 돼지고기나 소고기를 먹을 때는 지방이 적은 부위를 선택해서 먹으면 된다. 그러므로 고기를 고를 때 최대한 붉은 살로만 이루어진 고기를 고르자. 마블링이 예쁜, 흰색 부분이 많으면 많을수록 다이어트에는 좋지 않다는 것을 유념하자.

단, 단백질 역시 지나치게 많이 먹으면 간장에서 지방으로 바뀐 뒤 지방세포가 될 수 있다는 것을 명심하자.

다이어트를 할 때 지방 다음으로 두려워하는 것이 탄수화물이다. 탄수화물은 무조건 적게 먹을수록 다이어트에 도움이 된다고 생각하는 사람들이 많다. 하지만 탄수화물은 무조건 적게 먹는 것보다 어떤 것을 먹느냐가 더 중요하다. 탄수화물에는 소화가 느린 복합탄수화물과 소화가 빠른 단순탄수화물이 있다. 그리고 탄수화물 식품을 먹을 때에는 음식물을 섭취한 후 혈당이 상승되는 정도를 나타내는 GI 지수(탄수화물 등급을 1~100으로 나눈 것으로 음식물을 섭취한 후 혈당이 상승되는 정도를 나타낸 지수)도 신경 써서 먹어야 한다. 소화가 빠르고, 빠른 속도로 포도당으로 변해 혈당을 상승시키는 탄수화물을 먹으면, 그것들이 지방으로 바뀌어 저장될 확률이 높다.

따라서 우리는 다이어트를 위해서 소화가 느린 복합탄수화물과 GI 지수가 낮은 음식(보통 55 기준)들을 섭취해야만 한다. 이 둘을 나누어서 말했지만 보통 흡수가 느린 복합탄수화물이 GI 지수가 낮은 음식이라고 생각하면 된다. 설탕 같이 당이 많은 정제된 가공식품은 보통 GI 지수가 높다. 반면 고구마, 현미, 잡곡밥, 오트밀, 호밀, 통밀 같이 정제되지 않은 자연식품은 GI 지수가 낮아 다이어트와 건강에 좋은 탄수화물 식품들이다. GI 지수를 따지는 일은 별로 어렵지 않다. GI 지수표는 인터넷에서 쉽게 찾아볼 수 있으며, 큰 노력 없이 GI 지수만 신경 써서 먹어도 큰 결과를 얻을 수 있다.

10 다이어트를 위해 지방 똑바로 먹는 법

지방하면 가장 먼저 떠오르는 것은 다이어트를 위해 당장 제거해야 할 뱃살과 허벅지, 팔뚝에 늘어져 붙어 있는 체지방일 것이다. 하지만 체지방을 제거하는 방법이 음식에서 지방을 완전히 빼버리는 것은 아니다. 오히려 좋은 지방을 섭취하는 것은 체지방을 제거하는 데 도움을 준다. 지방은 사람의 몸에 꼭 필요한 3대 영양소로, 당신의 건강과 다이어트를 위해서 반드시 섭취해야 한다.

오메가3라는 말을 한 번쯤은 들어봤을 것이다. 오메가3는 불포화지방산의 한 종류로 사람이 섭취해야 하는 좋은 지방인데, 이것을 섭취함으로써 혈관의 면역 기능이 좋아지고 노화의 속도도 늦출 수 있다. 그리고 당신이 가장 관심가질 만한 사실은 지방 감량에도 도움을 준다는 점이다.

지방을 섭취하는 가장 간단한 방법은 간식으로 견과류를 먹는 것이다. 음식을 조리할 때 올리브 오일을 넣는 것도 좋고, 일주일에 한두 번 정도 등 푸른 생선을 먹는 것도 좋다. 다만 주의해야 할 점은 지방은 칼로리가 높은 만큼 섭취량에 각별히 주의해야 한다는 것이다.

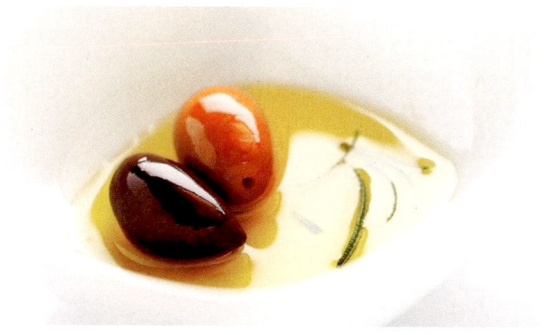

11 다이어트와 함께 피부미인 되는 법

나는 어렸을 때부터 피부가 좋은 편이었다. 하지만 대학입학 후 자취생활을 하면서 살이 찜과 동시에 피부가 많이 안 좋아졌다. 그러나 다이어트를 통해서 건강한 식단을 유지하자 살이 빠지면서 예전의 피부를 되찾게 되었다. 술을 줄이고 물을 많이 마신 것이 도움이 되었다. 그리고 또 한 가지 피부가 좋아진 이유가 있다.

다이어트를 시작하면서 나는 야채와 과일을 챙겨 먹었다. 눈으로 쉽게 변화를 확인할 수 있을 만큼 야채와 과일의 섭취는 피부에 큰 영향을 주었다.

과일은 제철과일을 먹는 것이 가장 좋다. 다이어트에 좋다고 해서 특정 과일만 고집하지 않아도 된다. 다만 주의해야 할 점은 야채에 대해서는 어느 정도 편하게 먹어도 되지만, 과일에 대해서는 칼로리를 신경 써야 한다는 것이다. 다만 단순히 칼로리가 높다고 해서 과일도 다른 군것질처럼 취급하라는 것은 아니다. 하지만 당을 많이 함유하고 있는 과일을 자기 전에 다량 섭취하는 것은 분명 다이어트에 방해가 된다. 과일은 적당량을 아침 시간에 꼭 먹도록 하자. 아침에 눈을 뜨자마자 과일부터 먹는 습관도 좋다. 조리 시간이 걸리는 것도 아니기 때문에 아무리 바빠도 아침에 과일을 챙겨먹는 일은 어렵지 않을 것이다.

어느 누구도 야채의 유익함을 부정할 수는 없을 것이다. 야채를 누구보다 싫어했던 나도 야채를 다른 음식과 곁들여 먹을 때 그 음식을 더 맛있게 만들어 주는 것에 대해서는 결국 인정하고 말았다. 그렇다고 채식주의자가 되라는 말은 아니다. 하지만 야채를 진심으로 사랑하고 좋아하게 된다면, 당신은 건강하고 멋진 몸매를 예약한 것이나 마찬가지이다.

12 야채의 무한 매력

변신 중에 내가 빼먹지 않고 매일 먹는 야채가 있다. 바로 고추, 양파, 마늘이다. 처음에는 다이어트를 위해 야채를 먹기 시작했지만 지금은 그 맛 때문에 계속해서 즐겨 먹는다.

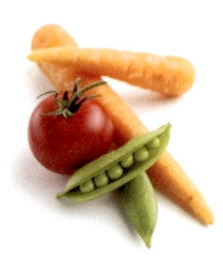

고추의 캡사이신 성분은 체지방량을 감소시키는 효과가 있어 할리우드 스타들도 애용하고 있는 다이어트 식품이다. 그리고 양파는 다른 많은 야채들과 궁합이 잘 맞는다. 올리브유에 살짝 볶은 양파와 야채는 어떤 고칼로리의 드레싱을 뿌려 먹는 샐러드보다 맛에서 절대 뒤지지 않는다. 마지막으로 통마늘도 변신을 위한 담백한 식사에 항상 함께 했다. 노릇노릇하게 구운 통마늘은 그 어떤 정크푸드보다 맛이 좋았다. 마늘을 굽는 것이 귀찮다면 전자레인지에 돌리면 된다. 그렇게만 해도 생마늘의 거칠고 매운 맛은 없애고 알싸한 맛을 살릴 수 있다. 이 3가지 야채는 변신 전 자극적인 음식에 길들여져 있던 내 입맛을 바꾸는 데 큰 도움이 되었다. **고추의 매콤한 맛, 양파의 달짝지근한 맛, 마늘의 알싸한 맛이 다이어트를 위한 음식은 맛이 없다는 편견을 깨뜨렸다.**

이렇게 야채에 대한 부정적인 이미지를 깨고 난 후, 나는 생야채도 즐길 수 있게 되었다. 지금도 편하게 즐길 수 있는 브로콜리와 파프리카가 그것이다. 이것들은 냉장고에 넣어 두고 언제든지 바로 꺼내 먹을 수 있어서 편하고, 다른 음식들과 곁들여 먹을 때 맛의 풍미를 더해 준다.

이들 야채를 즐기는 것은 음식을 더 맛있게 해주고, 포만감도 늘려주어 다이어트에 많은 도움이 된다.

13 차(茶)로 체지방을 분해하고 건강을 마시자

세계적으로 가장 많이 소비되는 3가지 차는 커피, 녹차, 마테 차이다. 그래서 이 3가지를 세계 3대 차라고 말한다. 이들 3대 차의 효능들을 알게 되면 이것이야말로 불로초가 아닐까 하는 생각이 들 정도이다. 이 3가지 차는 모두 다이어트에 효과가 있다. **나는 다이어트를 하면서 3대 차의 효과를 톡톡히 보았다.**

항상 입에 달고 살았던 군것질을 하루아침에 끊게 되면, 허기보다는 허전함 때문에 더 견디기 힘들다. 또한 항상 폭식을 일삼다가 정해진 양의 식사를 하는 식단으로 바꾸는 것도 어려웠다. 그렇게 바뀐 양이 원래 내게 맞는 양이라 하더라도 허전한 느낌을 지울 수는 없었다.

이 허전함을 해결해 준 것이 바로 3대 차이다. 물도 좋지만 예전의 나는 무색의 음료는 술밖에 몰랐다. 그러다보니 물만 마시는 것은 왠지 거부감이 들었다. 그래서 차를 마시기 시작했고, 차는 허전함과 허기를 모두 잡아주었다.

다이어트 기간 중에는 차를 마시는 것이 도움이 될 뿐만 아니라, 나아가 마시지 않으면 손해이다. 친구와 만나 무언가를 마셔야 한다면 술집이 아닌 카페로 가라. 이러한 습관만 바꾸더라도 당신이 다이어트에 성공할 확률은 훨씬 높아질 것이다.

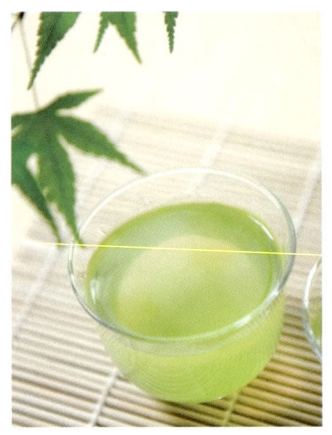

14 마법 같은 제로 칼로리 소스들

15 초간단 다이어트 음식 만들기

맛있는 양념은 대개 다이어트에 도움이 되지 않는다. 그렇다고 다이어트 음식을 양념 없이 먹을 수는 없었다. 그래서 칼로리의 향신료들과 소스들 그리고 일반 소스들보다 훨씬 적은 칼로리의 소스들을 이용해 맛있는 다이어트 음식을 만들어 먹기 시작했다.

닭가슴살 요리를 할 때 고추, 마늘, 양파를 이용하면 훨씬 맛이 좋다. 하지만 여기에 향신료 하나만 더 추가하면 더 맛있는 닭가슴살을 먹을 수 있다. 향신료 중에 '바질'을 넣으면 작은 검정 알갱이가 눈에 보여 식감에 영향을 주기도 하고, 실제로 그 향이 고기맛을 더 살려 준다. 양파를 볶을 때 이용해도 좋다. 바질은 후추와 비슷해서 둘 중 취향에 맞는 것을 선택해서 사용하면 된다. 그리고 카레를 좋아한다면 강황 가루를 요리에 이용하는 것도 좋다. 향신료는 종류가 매우 다양해서 자신에게 맞는 것을 찾아 먹는 것도 다이어트의 재미가 될 수 있다.

케첩과 함께 사람들이 좋아하는 소스로 머스터드 소스를 들 수 있다. 머스터드 소스는 칼로리가 제법 높지만 나는 다이어트 중에 머스터드 소스를 자주 즐겨 먹었다. 머스터드 소스 중에 제로 칼로리 옐로우 머스터드 소스가 있기 때문이다. 머스터드 소스하면 흔히 단맛이 나는 허니 머스터드 소스를 떠올릴 것이다. 하지만 다이어트 중에 먹을 소스는 단맛이 나는 허니 머스터드 소스가 아니다. 이름에서 허니가 빠졌기 때문에 단맛이 나지는 않지만, 제로 칼로리 소스 치고는 맛이 꽤 괜찮다.

내가 가장 즐겨먹는 닭가슴살 가공식품 중에 '머슬업'이라는 것이 있다. 닭가슴살로 만든 동그란 완자인데, 간이 안 되어 있어 다양한 제로 칼로리 향신료나 소스와 함께 노릇노릇하게 구워 먹으면 맛있게 먹을 수 있다. 그리고 다양한 훈제 닭가슴살 식품들도 쉽게 구할 수 있다. 단, 그 중에 너무 짠 종류들이 있어 나트륨 함량이 가장 적은 것을 골라서 먹었다. 만약 짭짤한 맛을 좋아한다면 훈제 닭가슴살도 좋다. 그리고 최근에는 소고기로 만든 '머슬 비프'라는 머슬업과 비슷한 소고기로 된 완자 제품도 나왔다. 이것 역시 맛이 좋다. 영양성분표를 보면 알 수 있겠지만, 이것들은 고단백 저지방 저탄수화물 식사를 하기에 더할 나위 없이 좋은 식품이다.

다이어트를 위한 탄수화물 식품으로는 구운 고구마를 가장 즐겨 먹었다. 밤고구마보다는 맛이 더 좋은 호박고구마를 먹었는데, 배고플 때 먹는 잘 구워진 호박고구마는 감히 천하일미라 할 수 있을 정도이다. 만약 굽는 것이 귀찮다면 전자레인지를 이용해도 좋다.

고구마 외에도 전자레인지를 이용해서 데워 먹을 수 있는 현미밥이나 잡곡밥 제품들은 간편할 뿐 아니라 맛도 뛰어나다. 그리고 오트밀은 뜨거운 물만 부으면 바로 먹을 수 있어서 간편하다.

바쁜 아침 시간에는 머슬업을 전자레인지에 돌려 옐로우 머스터드 소스에 찍어 먹거나 바나나나 전날 구워 놓은 고구마도 함께 먹었다. 준비 시간은 5분도 채 되지 않는다. 5분을 투자하여 아침을 먹으면 최소한 정크푸드 생각은 나지 않았다.

나는 아침뿐만 아니라 평소 귀찮을 때에도 이렇게 먹었다. 5분이면 간단하게 뚝딱 만들 수 있기 때문이다. 더 이상 시간이 많이 걸려 다이어트 음식을 만들어 먹을 수 없다는 핑계는 통하지 않았다.

16

12주 만에 33kg을 감량할 수 있었던 피라미드 식사법!

'아침은 황제처럼, 점심은 왕자처럼, 저녁은 거지처럼 먹어라'라는 말이 있다. 또한 '아침 식사는 키로 가고, 점식 식사는 피로 가고, 저녁 식사는 살로 간다'는 말도 있다. 이처럼 아침 식사를 강조하고 저녁 식사를 줄이라는 말들은 변신을 위한 다이어트 식단에서 매우 중요하다.

피라미드 식사법은 아침을 든든히 먹고 저녁으로 갈수록 점점 음식의 종류와 양을 줄이는 식사법이다. 또한 취침 전 4시간의 공복 시간을 갖는 것은 그날 먹은 음식에 대해서 0.1%의 체지방 축적 확률도 용납하지 않고 모두 소모

할 수 있도록 하기 위함이다. 앞으로 피라미드 식사법에 따라서 낮에 섭취한 칼로리를 일생생활에서 모두 소비하고, 운동을 하면서 체지방을 집중적으로 제거하게 될 것이다. 물론 이것을 지키는 일이 힘들 것이라고 걱정할 수도 있다. 그래서 피라미드 식사법을 포기하지 않고 따라할 수 있는 방법들도 소개하고 있으니 걱정할 것 없다.

이제 담백하고 맛있는 그리고 오직 건강과 다이어트를 위한 식품들로만 시간대별로 구성된 피라미드 식사법은 12주 동안 당신의 체지방을 날려줄 것이다.

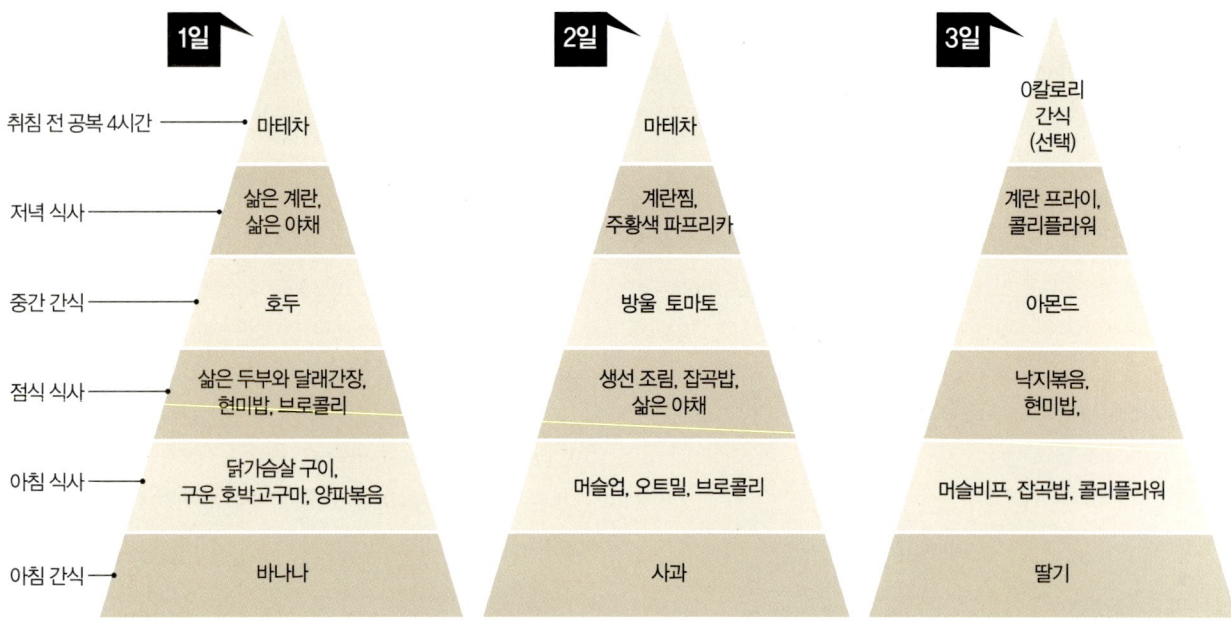

74

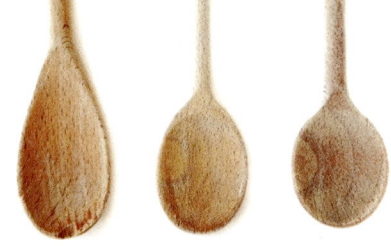

4일

0칼로리
보충제
(선택)

잡채

녹차

소고기무국,
잡곡밥

훈제 닭가슴살,
호밀빵, 빨강색 파프리카

포도

5일

마테차

삶은 계란,
양파볶음

커피

두부조림, 삶은 야채

훈제 연어, 통밀빵,
노란색 파프리카

자몽

6일

마테차

방울
토마토

호두

구운 고구마 조금,
야채

자신에 대한 보상

오렌지

7일

마테차

계란 프라이,
브로콜리

방울토마토

두부 된장국, 현미밥,
양파볶음

비빔밥

무지방 유제품

피라미드 식단 활용법

*보통 식단표와는 반대로 아래에서 위로 진행되는 것에 유의한다.

*음식의 종류가 매일 다양하게 제시된 것은 선택의 자유를 높인 것이지, 강압적으로 지켜야 할 사항은 아니다. 비슷한 종류의 음식으로 대체해도 좋다.

*아침 간식은 자신의 취향에 맞게 제철과일을 선택해서 먹으면 된다. 무지방 우유나 무지방 요구르트를 마셔도 좋다. 눈을 뜨자마자 가장 먼저 하는 행동은 이제 아침 간식을 먹는 것이다. 밤새 공복 시간을 상큼한 과일로 깨워 활기찬 하루를 시작한다. 양은 자신의 주먹 크기를 벗어나지 않게 먹는다.

*식사 메뉴를 보면 단백질 메뉴와 탄수화물 메뉴가 각각 나누어져 있다는 것을 알 수 있을 것이다. 아침 식사량은 성인 남성 기준으로 각각 자신의 주먹 크기를 기본 양으로 정하고, 점심 식사는 아침 식사에 비해서 더 적게 먹는다. 저녁 식사는 아침 식사량의 절반 이하로 줄인다.

*조리법으로는 기름을 많이 사용하는 튀기는 방법은 절대 사용하지 않는다. 삶는 조리법이 좋고, 볶음 요리나 구이 요리를 할 때 올리브유를 조금만 사용한다.

*모든 메뉴에 대해 73페이지에 소개된 0칼로리 소스와 향신료를 자신의 취향대로 적극 활용한다.

*취침 전 공복 시간에는 수면에 방해가 되지 않도록 카페인이 없는 마테차를 주로 마시고, 공복 시간이 너무 힘들 때에는 책 안에서의 방법들을 사용한다.

*먹고 싶은 음식을 먹는 보은의 날을 제외하고, 식단표는 자신의 취향에 맞춰 같은 메뉴를 여러 날 먹는다든지 식단별 가로 이동은 가능하다. 그러나 피라미드 모양을 역행하는 세로 이동은 안 된다.

*이 식단표를 기본으로 책의 내용대로 정해진 규칙을 지키고, 이것에 주의하면서 식사한다. 식단표 안에서 스트레스를 받을 정도로 너무 고지식하고 빡빡하게 먹기보다는, 자신의 취향에 맞는 식단 조합으로 식사한다. 일주일에 한번 예전에는 느낄 수 없었던 음식의 참맛을 진심으로 즐길 수 있게 되면서 재밌게 변신할 수 있을 것이다.

12주 만에 33kg을 감량했다 8년이 지났어도 26가지 비법

17 피자와 치킨을 무찔러줄 간식

평소 담백한 식단을 계속 유지하다 보면 그것에 맛을 느끼고 적응이 되지만, 정크푸드가 갑자기 심하게 생각나는 날이 분명히 있다. 정 먹고 싶으면 주말까지 참았다가 먹으면 될 테지만, 도저히 참을 수 없을 만큼 먹고 싶은 날도 있었다. 물이나 오이, 3대 차로로도 도저히 극복하기 힘든 경우가 있는데, 그럴 때를 위한 아이템이 있다. 바로 제로 칼로리 간식들이 바로 그것이다.

한밤 중 단맛이 너무 당길 때에는 제로 칼로리 콜라를 마셨다. 시원한 제로 칼로리 콜라는 충분히 달아서 한잔이면 다른 단맛이 더 필요하지 않았다. 하지만 꼭 씹어 먹는 것을 먹어야 성이 풀릴 때도 있었다. 오이나 방울토마토 몇 개로는 해결이 되지 않을 때에는 제로 칼로리의 씹어 먹는 비타민제를 먹었다. 제로 칼로리 제품에는 다양한 마실 거리와 함께 사탕이나 껌, 심지어는 제로 칼로리 젤리도 있다.

비록 이들 제품에 맛을 내기 위해 사용하는 성분이 몸에 좋지도 않고, 고칼로리 제품에 비해 맛도 떨어진다. 하지만 늦은 밤 도저히 참을 수 없을 때 이것들을 먹으면 치킨이나 피자를 먹고 싶은 유혹을 참을 수 있었다. 치킨이나 피자에 비한다면 차라리 제로 칼로리 콜라나 사탕이 더 낫다.

자기 전 공복 시간에 제로 칼로리 보충제를 먹는 것도 좋은 방법이다. 많은 사람들이 근육을 늘리기 위해 웨이트 트레이닝을 하면서 단백질 파우더를 먹는데, 칼로리가 높기 때문에 단순 다이어트용으로는 맞지 않을 수 있다. 따라서 단백질 파우더 제품보다는 제로 칼로리에 맛과 효과가 다이어트에 더 도움이 되는 BCAA제품을 추천한다. BCAA는 간단하게 근육 세포가 분해되는 것을 막아주는 역할을 하는 Leucine(류신), Valine(발린), Isoleucine(아이소루신) 등 3가지 아미노산의 종류를 칭하는 말이다.

종류별로는 오렌지, 포도, 레몬라임 맛이 있으며, 물에 타서 먹으면 주스 맛이 난다. 늦은 밤 공복 시간이나 운동을 할 때 이화작용 중에 지방 세포의 분해와 함께 근육 세포의 분해도 이루어지는데, BCAA는 근육 세포를 보호해주는 역할을 해준다. 그러니 자기 전 뿐만 아니라 아침에 일어나자마자 혹은 운동 전후 모두 챙겨 먹어도 좋다.

매일 밤 공복 시간이 지옥 같을 것이라고 미리 걱정할 수도 있다. 하지만 여러 가지 다양한 장치들이 있다면 그런 일은 많지 않을 것이다. 자기 전 공복 시간의 고통은 보통 다이어트 초반에 잠깐 일어난다. 따라서 다이어트 초반의 어려움이 다이어트 기간 중 가장 큰 어려움이다. 하지만 제로 칼로리 간식들로 이겨낸 초반의 며칠은, 결국 내가 변신 궤도에 올라갈 수 있는 데 큰 도움을 주었다.

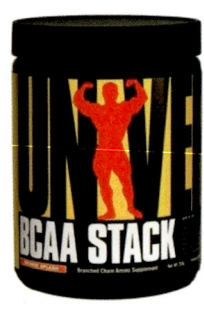

18 도저히 참을 수 없을 땐 이것만 지키자

다이어트 기간에는 피라미드 식단에 따라서 자기 전에는 반드시 공복 시간을 가져야 한다. 자기 전 야식을 먹고 바로 자는 일은 더 이상 없어야 한다.

하지만 도저히 참을 수 없이 무언가 너무 먹고 싶은 생각이 들 때, 나는 한 가지만 지켰다. 바로 다음 날 아침에 먹는 것이다. 계획했던 날이 아니어도 참을 수 없는 날에는 최소한 아침 시간에 먹었다. 다음 날 아침까지는 참았으니, 아침에 먹을 때는 스트레스를 받지 않고 맛있게 먹었다. 그러면 나는 더 의욕 있게 생활할 수 있었다. 대신 이번 주말에 나에 대한 보상을 다음 주로 넘기면 그만이었다. 다만 반드시 지킨 것은 자기 전 공복 시간에 꼭 참는 일이었다.

만약 밤에 라면이 너무 먹고 싶다면, 차라리 공복 시간 4시간을 채우지 말고 자는 게 좋다. 일주일만 참으면 그 다음부터는 참는 일이 별로 어렵지 않다. 그러니 최소한 오늘 밤이라도 참자. 오늘 밤만 참으면 당신은 변신에 성공할 수 있다.

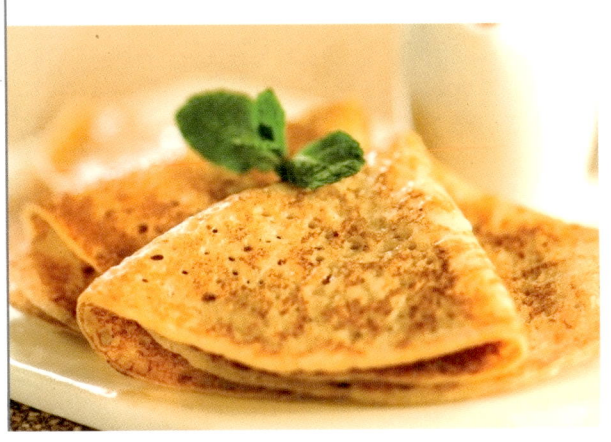

19 살이 저절로 빠지도록 만드는 비법

한번쯤 '살이 저절로 빠진다면 얼마나 좋을까?'하고 생각했을 것이다. 그런데 놀라지 마라. 여기 그 방법들이 있다. 나는 일상생활에서 섭취한 칼로리를 모두 소모한다는 생각으로 행동했다. 그리고 운동을 할 때는 체지방 제거를 집중 공략했다. 예전의 나는 조금이라도 덜 움직이기 위해서 많은 불편함을 감수했다. 하지만 덜 움직일수록 생활은 늘어졌고, 더 많이 움직일수록 생활은 활력이 솟았다.

먼저 같은 자세를 오래 유지하지 말자. 잠깐 잠깐의 스트레칭은 몸과 함께 정신을 깨워준다. 또한 어떤 일을 하든지 능률을 더 높여 줄 것이다. 가령, 변신 전의 나는 강의 후 쉬는 시간에는 엎드려 쉬었다. 그런데 그렇게 쉬면 강의가 다시 시작되어도 계속 졸음이 오고, 점점 더 늘어지기만 했다. 하지만 지금은 잠깐이라도 꼭 스트레칭을 하고, 잠깐이라도 짬이 생기면 일어나서 움직인다. 화장실에 가거나, 물이라도 한잔 먹고 오면 정신이 맑아지기 때문이다.

예전의 나는 대중교통을 이용할 때 자리에 앉기 위해 아주머니와 경쟁했다. 하지만 변신을 위해 마음을 바꾼 후 앉는 것보다 일어나 있을 때, 가만히 있는 것보다 움직일 때 더 기분이 좋았다. 그만큼 칼로리 소비가 더 될 것이고, 내가 더 멋있어진다는 생각이 들었기 때문이다. 나아가 짧은 거리는 걸어 다니기 시작했다. 전철역에서 집에 오려면 예전에는 마을버스를 탔지만 요즘에는 타지 않는다. 걷기 시작하면서 걷는 일에 익숙해졌고 재미를 붙였다. 어떤 날에는 일부러 더 돌아서까지 걸으면서 집으로 돌아오게 되었다.

12주 만에 33kg을 감량할수 있었던 267가지 비법

평소 활동량을 늘리는 일은 다이어트에만 좋은 게 아니었다. 활동량을 늘리다 보니, 나는 자연스레 주위 사람들에게 더 사랑받게 되었다. 자기 일을 남에게 미루지 않고, 공동의 일에 대해서 더 적극적으로 행동하고, 나아가서 사소한 것이라도 남의 일을 해주는 사람의 모습은 아름답다. 변신 전 나는 더 움직일수록 손해라고 생각했지만, 실은 더 많이 움직이는 것이 더 이익이었던 것이다. 내가 더 움직여서 남의 움직임을 덜어줄수록 내가 남에게 사랑받는다는 것을 알게 되었다.

선배라고 해서 모두 후배에게 일을 시키기보다는, 움직이지 않아도 되는 위치에서 더 움직이는 선배가 더 멋있어 보인다. 예전의 나는 뭐든지 귀찮아 잘 움직이지 않으면서 잘 움직이는 사람들에게 뭘 그렇게 바쁘게 움직이냐고 타박을 했다. 하지만 주위에 살이 찌지 않는 사람들의 행동을 자세히 관찰해 보자. 어디서나 분주하게 움직이고 있는 모습을 볼 수 있을 것이다. 더 이상 그들에게 뒤처지고 손해 보지 말자. 내가 더 움직여서 칼로리 소비도 하고, 다른 사람의 사랑도 더 많이 받아 보자.

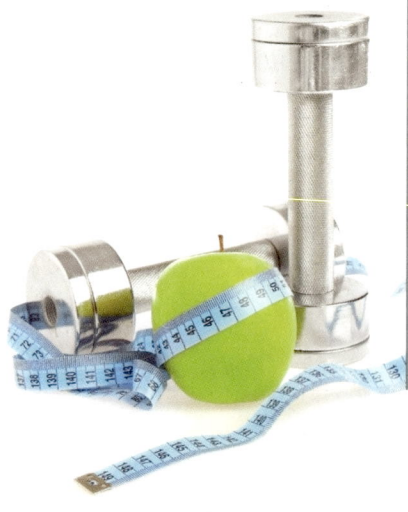

집안일을 하면 칼로리 소모를 할 수 있다는 것을 알면서도 집안일을 하는 게 귀찮아 잘 하지 않게 된다. 하지만 하기 싫은 일을 지방 감량 운동으로 바꾸는 방법이 있다. 일종의 플라시보 효과라고 할 수 있는데, 앞으로 플라시보 효과는 다이어트에 다양하게 이용하게 될 것이니 기억해두자.

우리가 일상적으로 하는 일도 마음속으로 운동이라고 생각하면, 실제 운동 여부와 상관없이 살이 빠진다는 연구 결과가 미국의 과학 웹사이트 라이브 사이언스닷컴에서 보도되었다. 하버드대의 심리학자 엘렌 랑거는 별도로 운동을 하지 않지만 하루 평균 15개의 방을 청소하는 호텔 미화원 84명을 대상으로 연구한 결과를 미 심리학저널 2월호에 발표했다. 연구팀은 4개 호텔에서 일하는 44명(A집단)에게 '당신들이 늘 하는 일이 건강을 위해 매일 30분씩 운동하는 것과 맞먹는다'고 알려줬다. 침대 시트를 갈거나 진공청소기를 돌리고, 화장실을 청소하는 일을 15분씩 하면 각각 40, 50, 60칼로리를 소모하게 된다는 것이다. 반면 다른 3개 호텔에서 일하는 40명(B집단)에게는 아무런 정보도 주지 않았다. 4주 뒤 두 집단을 비교했더니, 체중에서 상당한 차이가 나타났다. 자신이 하는 일이 운동이라고 인식하게 된 A집단의 여성들은 평균 0.9킬로그램의 체중이 빠지고 체지방이 줄었으며 혈압도 10% 떨어졌다. 그러나 아무런 정보를 받지 못한 B집단에선 큰 변화가 없었다.

22 계단에서 이루어지는 칼로리 소모를 무시하지 말자

23 확실한 체중 감량에는 워킹과 트레킹이 최고이다

이 것 역시 섭취한 칼로리를 생활 습관으로 모두 소모하는 방법 중 하나이다. 변신 전에 나는 계단을 정말 싫어했다. 나는 한 층이라도 계단을 올라갈 일이 있으면 꼭 엘리베이터를 이용했다. 혹시라도 엘리베이터가 2층에 서지 않는 건물이라면 엘리베이터를 타고 3층으로 올라가서 한 층을 내려가는 방법을 선택했다. 최소한의 계단을 올라가는 것조차도 피했던 것이다. 그래서 엘리베이터가 없는 건물을 오를 일이 생기면 나는 그 일을 포기했다. 계단과 에스컬레이터가 있으면, 난 당연히 에스컬레이터를 타기 위해 긴 줄을 섰다. 하지만 건물 계단만큼 평소에 쉽고 간단하게 운동할 수 있는 장소도 드물 것이다.

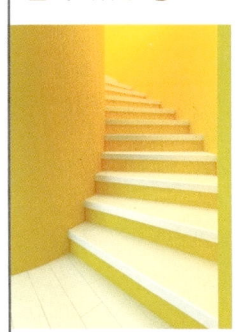

정상적인 성행위 시에는 2층 계단을 15~30초 이내에 걸어 올라갈 때와 같은 정도의 부담이 심장에 가해진다고 한다. 반대로 말하면 2층 높이를 못 걸어 올라갈 정도라면 성생활도 위험할 수 있다는 것을 의미한다.

나는 실제로 다이어트 초기에는 2층 계단을 오르는 것도 숨이 차고 심장 박동이 요동쳤다. 위험할 정도로 건강과 운동신경이 떨어져 있었다. 그래서 체력과 건강 상태를 하루 빨리 끌어 올려야 했다. 최소한 2층 높이를 15초 이내에 올라가는 것 정도는 전혀 문제가 없도록 말이다. 계단이라면 질색했던 내가 무엇에 쫓기기라도 한 사람처럼 계단을 일부러 더 많이 이용했다. 그렇게 계단을 자주 이용하고 계단을 올라가는 것에 더 이상 쉽게 지치지 않을 때, 나는 질색하던 계단을 운동을 하는 장소로 이용할 수 있게 되었다.

불 필요한 지방제거 및 유산소운동을 위해 걷기를 하지만, 우리가 간과해서는 안 되는 부분이 있다. 대부분의 걷기는 평지에서 이루어지지만, 산에서 이루어지는 트레킹은 언덕을 오르고 내린다는 것을 명심해야 한다.

요즘 사람들은 특히 힙업에 관심이 많은데, 나 또한 탄력 있는 엉덩이를 갖기 위해 부단히 노력했다. 평지를 걸으면 다리에 많은 자극이 가지만, 산과 같은 언덕을 오르면 엉덩이에 많은 자극이 간다. 따라서 시간과 장소만 허락된다면 가급적 산에 자주 가는 것이 좋다. 산을 오르면 높은 칼로리 소모와 엉덩이 자극, 심장기능의 향상과 자연과의 친밀감이라는 효과를 얻을 수 있다. 트레킹은 이신언 교수님이 나에게 추천한 운동이고 나 또한 높은 효과를 보았다.

이신언 교수님의 이론에 따른 올바른 트레킹 방법은 첫째, 산을 오를 때는 빠르게, 내려갈 때는 천천히 해야 한다는 것이다. 언덕을 내려갈 때는 부상의 위험이 크기 때문에 천천히 내려가야 하고, 언덕을 오를 때는 운동의 효과를 높이기 위해 빠르게 걸어야 한다는 것이다. 둘째, 오른발과 왼발의 기능을 바꾸라는 것인데, 이론은 이렇다. 사람들은 대부분 무의식적으로 걷는데 걷기에서 실제 상황은 자신의 주축발(오른발잡이는 오른발이 주축발이다.)로 추진력을 얻어서 밀고 비주축발은 지지하는 다리라고 한다. 따라서 산을 오르내릴 때 평소와는 다르게 지지다리와 미는 다리를 바꾸라는 것이다. 그러면 양쪽 다리가 균형 있게 발달하고 골반을 안정화시켜서 허리가 강화된다. 나도 비만일 때 허리통증으로 고생했는데 운동 후에는 허리통증이 사라졌고, 특히 산에 오르면서 더욱 더 큰 효과를 볼 수 있었다. 트레킹은 1시간 정도가 적당한데 일주일이 최소한 한번 정도는 산에 오르도록 한다.

24 자신에 대한 현명한 투자와 행동 규칙

25 죽어도 술자리는 포기할 수 없는 당신을 위한 팁

나는 변신 후 오랜만에 모임에 가기 위해 생애 첫 명품 티를 구입했다. 변신 전에는 있는 돈 없는 돈 모두 배달 음식과 술을 먹는 데 사용했기 때문에 돈이 항상 없었다. 하지만 내 생활에 계획과 규칙들이 생기자 돈도 예전보다 더 바르게 사용하게 되었다.

다이어트도 하고 돈도 모을 수 있는 방법으로 '먹었다 치자' 방법이 있다. 말 그대로 지금 먹으려는 음식을 먹었다고 친 후 실제로 먹지 않고 그 돈을 모으는 것이다. 이렇게 먹었다 친 피자와 치킨이 아래 사진의 티셔츠가 되었다.

다이어트를 위한 투자는 그만큼의 효과를 가져다준다. 그렇다고 비싼 운동기구를 구입하거나 퍼스널 트레이닝을 받으라는 이야기가 아니다. 적은 투자로도 큰 효과를 낼 수 있다. 예쁜 운동화나 트레이닝복을 구입하면, 이것만으로도 평소 걸어 다니는 생활에 넘치는 의욕을 불러일으킬 수 있다.

집에서 복근 운동을 할 때에도 마찬가지이다. 처음에 나는 맨 바닥에서 했는데 허리가 아파 이불을 깔고 했다. 그러다가 요가매트를 구입했다. 요가매트를 깔고 운동하니 왠지 제대로 운동하고 있다는 생각이 들어 더 열심히 하게 되었다.

먹고 싶은 음식을 먹었다 치고 돈을 모아도 좋고, 그 돈으로 다이어트 의욕을 불러일으키는 것을 구매해도 좋다. 내 몸과 마음을 움직이는 데 돈을 이용하는 것은 낭비가 아닌 투자라고 생각하자.

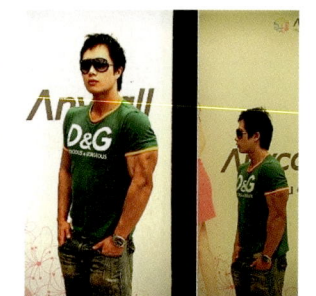

변신 후 처음으로
구입한 명품 옷

다이어트 기간 중 나는 당연히 술 마시는 일을 줄였다. 하지만 아예 마시지 않을 수는 없었고, 술자리에서도 다이어트는 계속 되었다.

나는 다이어트에 방해가 덜 가도록 하기 위해 안주를 먹을 때는 야채나 과일, 해산물, 맑은 국물 등 최대한 저칼로리 음식들을 먹었다. 예전의 나는 술자리에서 고칼로리 안주를 더 먹기 위해 혈안이 되어 있었지만 다이어트 중에는 주 메뉴는 거의 건드리지 않고 주변의 야채들을 먹었다.

사실 12주 동안만이라도 술자리는 피하는 것이 가장 좋을 것이다. 하지만 만약에 술자리에 가게 되더라도, 그날이 이번 다이어트에 실패하는 날을 의미하는 것이 절대 아니라는 것을 기억하자. 술자리에서도 다이어트를 하고 있다는 사실을 잊지 말고, 그 노력은 다이어트 성공이라는 결과로 당신에게 보답할 것이다.

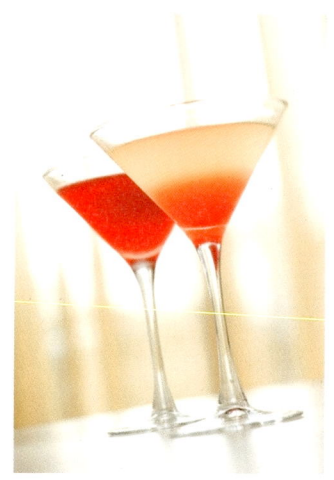

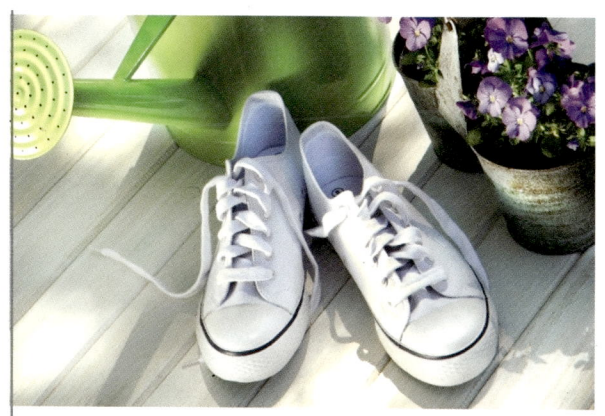

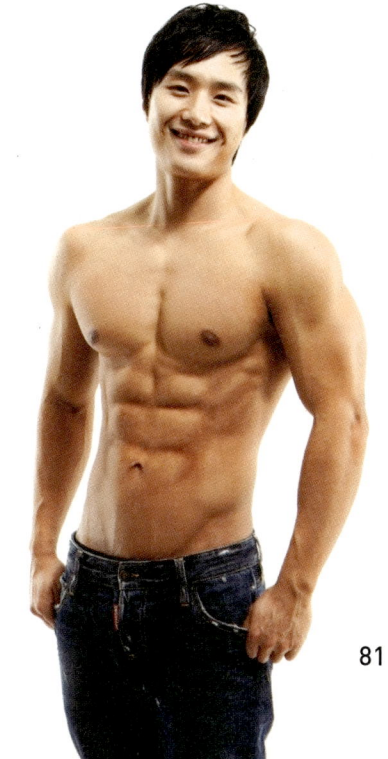

가장 운동하기 귀찮은 날이 언제일까? 바로 오늘이다. 어제도, 내일도 아닌 언제나 오늘이다. 바쁜 생활 속에서도 계획을 짜고 짬을 내서 운동을 하면 다이어트에 성공할 수 있다. 하지만 오히려 시간이 많고 여유가 있을 때 다이어트 하기가 더 힘들다. 나 역시도 바쁜 평일보다는 시간이 많은 휴일에 운동하는 게 더 힘들었다.

나는 운동을 하기가 너무 귀찮을 때마다 다른 사람에게 의견을 물어봤다. 이것저것 핑계를 대면서 오늘은 안 하고 쉬는 게 더 나을 것 같다는 대답을 원하는 물음이었다. 그 물음 속에는 불안감이나 죄책감, 양심 같은 것이 섞여 있어서, 끝내 '안 해!'라고 차마 혼자 결정하지 못해 나온 물음이었다. 그렇게 다른 사람의 '하지마!'라는 말을 들어야 비로소 무언가에서 조금 해방된 것 같은 기분을 얻을 수 있었다.

하지만 핑계는 잘못한 일에 대해 이리저리 돌려 말하는 구차한 변명일 뿐이다. 그렇게 다른 사람에게 안 해도 된다는 답을 받거나,

나 스스로의 핑계를 합리화 시켜서 운동을 쉰 날에는 마음이 불편해서 몸도 편하게 쉬지 못했다. 다른 사람 모두를 속일 수는 있지만 자신은 속일 수 없기 때문이다.

이제 자신에게 도움이 되는 쪽으로 스스로를 설득해 보자. 물론 실제로 하기 힘든 상황이 생길 수도 있다. 그럴 때면 '오늘은 이래서 할 수 없어' 보다 '오늘은 이렇지만 최소한 이거라도 하자'로 바꿔 보자. 운동을 못할 것 같은 날도 막상 시작하고 나면 열심히 잘 했던 날이 많았다. 그렇게 하루하루가 모여 결국 나를 변신시켜 주었다.

내가 할 수 있게 폭풍 의욕 증진 주문을 외우자. 그리고 나 자신을 설득하자. "난 항상 오늘 할 수 있다!"

내 몸을 변신시킨
12주 운동법

5

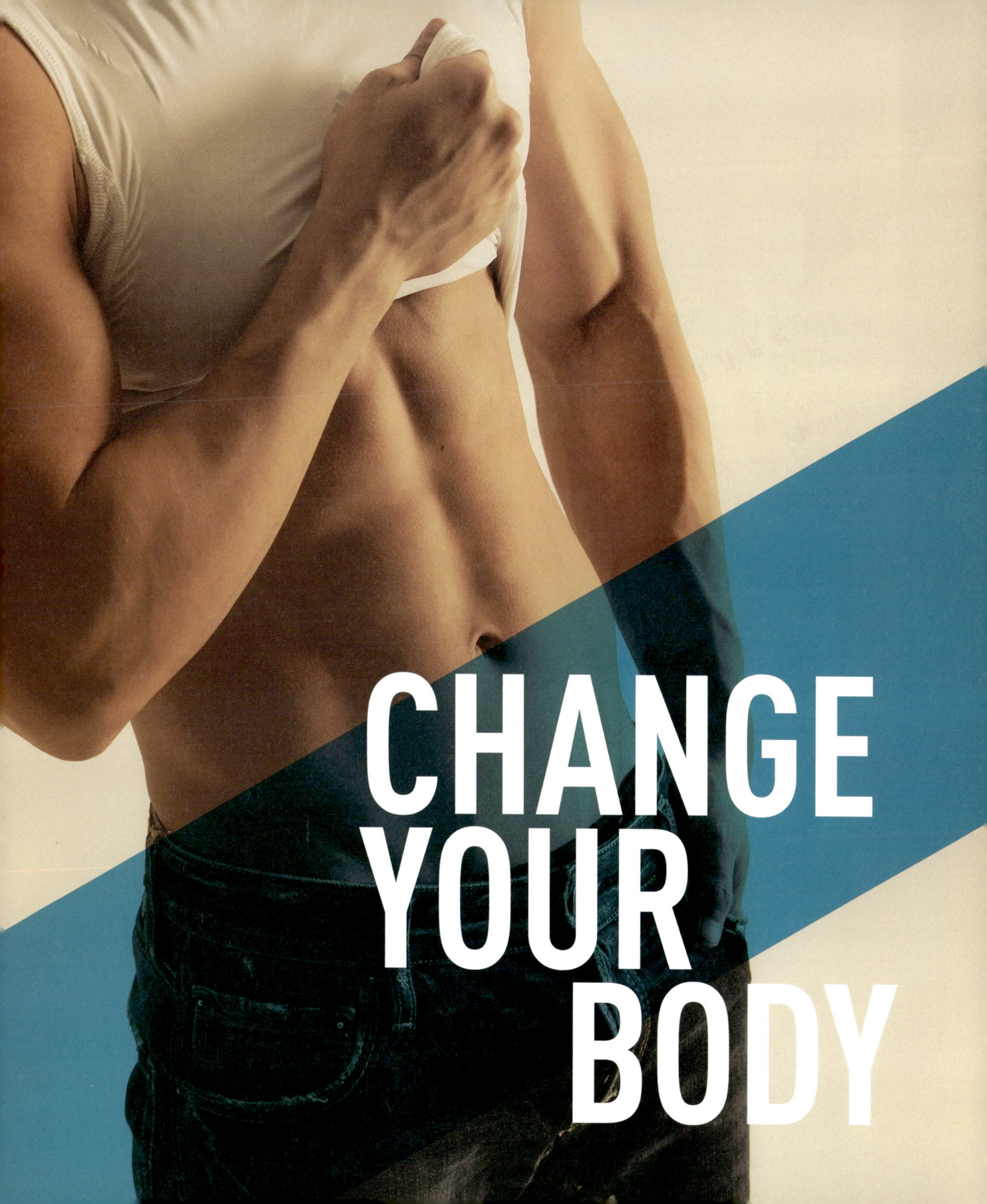

CHANGE YOUR BODY

웨이트 트레이닝에 앞서

나는 다이어트와 걷기 운동을 하면서 체중을 빼고 건강을 어느 정도 개선시킬 수 있었지만, 진정한 몸짱이 되기에는 부족하다는 것을 깨달았다. 결국 몸이 섹시한 근육질로 바뀌어야 하는데, 그와 같은 문제를 해결하기 위해서는 웨이트 트레이닝이 해결책이었다. 그런데 문제는 더 이상 헬스클럽에 돈을 기부하기 싫다는 것이었다. 헬스클럽의 몸짱 트레이너가 가이드를 해주는 것도 부담스러웠고, 자신의 근육을 마음껏 과시하느라 여념 없는 근육남들도 부담스러웠다. 결국 나는 가급적 집에서도 할 수 있는 웨이트 트레이닝을 선택하게 되었고 다양한 방법들을 생각했다.

하지만 웨이트 트레이닝을 본격적으로 시작할 당시 나는 전문가의 조언이 필요했고, 경희대학교 이신언 교수님을 만나게 될 기회가 생겼다. 교수님은 간단하게 몸짱이 되는 방법을 설명해 주셨는데, 결론은 웨이트 트레이닝에서 웨이트란 '무게'라는 의미이고 눈에 보이는 모든 무게들을 근육의 움직임에 입각해서 닥치는 대로 사용하라는 것이었다. 또한 지치도록 힘들게 운동한다고 효과가 있는 것이 아니라 정확한 방법으로 적당히 운동해야 한다는 것이었다. 결국 지옥훈련과 같은 힘든 훈련들은 부상과 좌절감을 가져온다는 것이다.

나는 지옥훈련 대신 과학적인 방법들을 고안했고 가장 기본적인 훈련인 체중과 중력을 이용한 웨이트 트레이닝을 시작하게 되었다.

다음에 제시하는 운동방법들은 여러분이 집과 헬스클럽에서 부담 없이 훈련할 수 있는 방법으로 12주 후에는 놀라운 근육의 변화를 경험하게 될 것이다. 나 역시 경험했으니까!

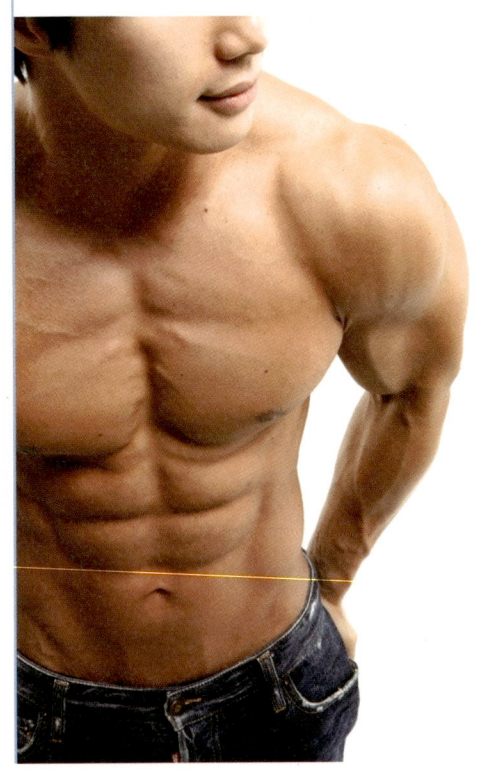

변신남 프로젝트 12주 프로그램

프로그램 사용 설명

- 먼저 파워 워킹으로 유산소운동을 실시한 후 웨이트 트레이닝을 실시한다.
- 웨이트 트레이닝을 하기 전에는 반드시 스트레칭(p.98)을 실시한다.
- 주말 중 하루는 트레킹(p.274)을 실시한다.
- 집에서 운동하는 사람은 헬스 기구를 이용한 운동을 제외한 운동 중에서 선택해서 하면 된다(매트나 덤벨을 이용한 운동 등).
- 헬스클럽을 다니는 사람은 기구 운동 위주로 대체해서 선택해도 좋다.
- 같은 부위의 운동은 자신의 능력에 따라 프로그램에 지정된 운동 외에 책에 소개된 다른 운동 중에서 골라서 실시해도 무방하다.
- '미니 스쿼트'와 '하프 스쿼트'는 처음에는 맨손으로 실시하고 숙련된 후에 바벨을 이용하여 실시한다.
- 서킷 트레이닝은 파워 워킹을 제외한 전 과정을 반복하는 것으로 각 운동을 휴식 없이 10초간 실시한다. 서킷 트레이닝을 2회 이상 실시할 경우 각 회가 끝난 후 15초간 휴식 후 다시 실시한다.

WEEK 1 》 파워 워킹 & 웨이트 트레이닝 3일 + 트레킹 1일

1일

운동	파워 워킹 p.273	푸시업 p.107	벤트-니 푸시업 p.109	인클라인 푸시업 p.112	맨손 스쿼트 p.231	맨손 스플리트 스쿼트 p.239	미니 스쿼트 p.233	런지 & 로테이션 p.246	크런치 p.213
부위	전신 살빼기	가슴	가슴	가슴	하체	하체	하체	하체	복근
세트		3	3	2	3	3	1	3	3
반복		10	10	10	10	10	15	10	10, 11, 12
휴식	없음	1분 30초	1분 30초	1분 30초	1분 30초	1분 30초	1분 30초	1분 30초	1분 30초
속도	빠르게	천천히	천천히	천천히	천천히	천천히	천천히	천천히	천천히
설명	30분	서킷 트레이닝 1회로 마무리							

2일

운동	파워 워킹 p.273	푸시업 p.107	벤트-니 푸시업 p.109	인클라인 푸시업 p.112	맨손 스쿼트 p.231	맨손 스플리트 스쿼트 p.239	미니 스쿼트 p.233	런지 & 로테이션 p.246	크런치 p.213
부위	전신 살빼기	가슴	가슴	가슴	하체	하체	하체	하체	복근
세트		3	4	2	3	3	2	3	4
반복		10	10	10	10	10	15	10	10, 11, 12, 12
휴식	없음	1분 30초	1분 30초	1분 30초	1분 30초	1분 30초	1분 30초	1분 30초	1분 30초
속도	빠르게	천천히	천천히	천천히	천천히	천천히	천천히	천천히	천천히
설명	30분	서킷 트레이닝 1회로 마무리							

3일

운동	파워 워킹 p.273	푸시업 p.107	벤트-니 푸시업 p.109	인클라인 푸시업 p.112	맨손 스쿼트 p.231	맨손 스플리트 스쿼트 p.239	미니 스쿼트 p.233	런지 & 로테이션 p.246	크런치 p.213
부위	전신 살빼기	가슴	가슴	가슴	하체	하체	하체	하체	복근
세트		3	4	2	3	3	3	3	4
반복		10	10	10	10	10	15	10	10, 12, 12, 12
휴식	없음	1분 30초	1분 30초	1분 30초	1분 30초	1분 30초	1분 30초	1분 30초	1분 30초
속도	빠르게	천천히	천천히	천천히	천천히	천천히	천천히	천천히	천천히
설명	30분	서킷 트레이닝 1회로 마무리							

WEEK 2 》 파워 워킹 & 웨이트 트레이닝 4일 + 트레킹 1일

1일

운동	파워 워킹 p.273	클로즈-핸드 푸시업 p.108	아이소메트릭 푸시업 p.110	디클라인 푸시업 p.113	맨손 스쿼트 p.231	싱글-레그 스쿼트 p.235	덤벨 스쿼트 p.236	크런치 p.213	리버스 크런치 p.214
부위	전신 살빼기	가슴	가슴	가슴	하체	하체	하체	복근	복근
세트		3	3	3	1	3	3	4	3
반복		15	15	12	10	10	15	15	10
휴식	없음	1분 30초	1분 30초	1분 30초	1분 30초	1분 30초	1분 30초	1분 30초	1분 30초
속도	빠르게	천천히	천천히	천천히	천천히	천천히	천천히	천천히	천천히
설명	30분	서킷 트레이닝 1회로 마무리							

2일

운동	파워 워킹 p.273	클로즈-핸드 푸시업 p.108	아이소메트릭 푸시업 p.110	디클라인 푸시업 p.113	맨손 스쿼트 p.231	싱글-레그 스쿼트 p.235	덤벨 스쿼트 p.236	크런치 p.213	리버스 크런치 p.214
부위	전신 살빼기	가슴	가슴	가슴	하체	하체	하체	복근	복근
세트		3	3	3	2	3	3	4	3
반복		15	15	12	10	10	15	15	10
휴식	없음	1분 30초	1분 30초	1분 30초	1분 30초	1분 30초	1분 30초	1분 30초	1분 30초
속도	빠르게	천천히	천천히	천천히	천천히	천천히	천천히	천천히	천천히
설명	30분	서킷 트레이닝 1회로 마무리							

3일

운동	파워 워킹 p.273	클로즈-핸드 푸시업 p.108	아이소메트릭 푸시업 p.110	디클라인 푸시업 p.113	맨손 스쿼트 p.231	싱글-레그 스쿼트 p.235	덤벨 스쿼트 p.236	크런치 p.213	리버스 크런치 p.214
부위	전신 살빼기	가슴	가슴	가슴	하체	하체	하체	복근	복근
세트		3	3	3	2	3	4	4	3
반복		15	15	15	15	10	15	15	10
휴식	없음	1분 30초	1분 30초	1분 30초	1분 30초	1분 30초	1분 30초	1분 30초	1분 30초
속도	빠르게	천천히	천천히	천천히	천천히	천천히	천천히	천천히	천천히
설명	30분	서킷 트레이닝 1회로 마무리							

4일

운동	파워 워킹 p.273	클로즈-핸드 푸시업 p.108	아이소메트릭 푸시업 p.110	디클라인 푸시업 p.113	맨손 스쿼트 p.231	싱글-레그 스쿼트 p.235	덤벨 스쿼트 p.236	크런치 p.213	리버스 크런치 p.214
부위	전신 살빼기	가슴	가슴	가슴	하체	하체	하체	복근	복근
세트		3	4	3	2	3	4	4	3
반복		15	15	15	15	10	15	15	15
휴식	없음	1분 30초	1분 30초	1분 30초	1분 30초	1분 30초	1분 30초	1분 30초	1분 30초
속도	빠르게	천천히	천천히	천천히	천천히	천천히	천천히	천천히	천천히
설명	30분	서킷 트레이닝 1회로 마무리							

WEEK 3 》 파워 워킹 & 웨이트 트레이닝 4일 + 트레킹 1일

1일

운동	파워 워킹 p.273	아이소메트릭 푸시업 p.110	T-푸시업 p.115	덤벨 벤치 프레스 p.122	맨손 스쿼트 p.231	하프 스쿼트 p.234	힙 레이즈 p.249	V-업 p.216	사이드 크런치 p.218
부위	전신 살빼기	가슴	가슴	가슴	하체	하체	하체	복근	복근
세트		3	3	3	3	3	3	3	3
반복		15	15	15	15	15	15	10	10
휴식	없음	1분 30초	1분 30초	1분 30초	1분 30초	1분 30초	1분 30초	1분 30초	1분 30초
속도	빠르게	천천히	천천히	천천히	천천히	천천히	천천히	천천히	천천히
설명	30분 이상	서킷 트레이닝 1회로 마무리							

2일

운동	파워 워킹 p.273	아이소메트릭 푸시업 p.110	T-푸시업 p.115	덤벨 벤치 프레스 p.122	맨손 스쿼트 p.231	하프 스쿼트 p.234	힙 레이즈 p.249	V-업 p.216	사이드 크런치 p.218
부위	전신 살빼기	가슴	가슴	가슴	하체	하체	하체	복근	복근
세트		3	3	3	3	3	3	3	3
반복		15	15	15	15	15	15	10	10
휴식	없음	1분 30초	1분 30초	1분 30초	1분 30초	1분 30초	1분 30초	1분 30초	1분 30초
속도	빠르게	천천히	천천히	천천히	천천히	천천히	천천히	천천히	천천히
설명	30분 이상	서킷 트레이닝 1회로 마무리							

3일

운동	파워 워킹 p.273	아이소메트릭 푸시업 p.110	T-푸시업 p.115	덤벨 벤치 프레스 p.122	맨손 스쿼트 p.231	하프 스쿼트 p.234	힙 레이즈 p.249	V-업 p.216	사이드 크런치 p.218
부위	전신 살빼기	가슴	가슴	가슴	하체	하체	하체	복근	복근
세트		3	3	4	3	4	3	4	3
반복		15	15	15	15	15	15	12	12
휴식	없음	1분	1분 30초	1분	1분 30초	1분	1분	1분	1분
속도	빠르게	천천히	천천히	천천히	천천히	천천히	천천히	천천히	천천히
설명	30분 이상	서킷 트레이닝 1회로 마무리							

4일

운동	파워 워킹 p.273	아이소메트릭 푸시업 p.110	T-푸시업 p.115	덤벨 벤치 프레스 p.122	맨손 스쿼트 p.231	하프 스쿼트 p.234	힙 레이즈 p.249	V-업 p.216	사이드 크런치 p.218
부위	전신 살빼기	가슴	가슴	가슴	하체	하체	하체	복근	복근
세트		3	3	4	4	4	3	4	3
반복		15	15	15	15	15	15	12	12
휴식	없음	1분	1분 30초	1분	1분 30초	1분	1분	1분	1분
속도	빠르게	천천히	천천히	천천히	천천히	천천히	천천히	천천히	천천히
설명	30분 이상	서킷 트레이닝 1회로 마무리							

1일

운동	파워 워킹 p.273	푸시업 p.107	아이소메트릭 푸시업 3단계 p.111	디클라인 푸시업 p.113	덤벨 플라이 p.127	점프 스쿼트 p.238	프론트 스쿼트 & 프레스 p.262	백 킥 p.250	플랭크 p.223	짐볼 V-업 p.217
부위	전신 살빼기	가슴	가슴	가슴	가슴	하체	하체	하체	복근	복근
세트		3	2	2	4	2	3	3	3	3
반복		10	10	12	10	8	15	15	30초	8
휴식	없음	1분	1분 30초	1분 30초	1분	1분 30초	1분	1분	1분	1분
속도	빠르게	빠르게	천천히	천천히	천천히	빠르게	천천히	천천히	천천히	천천히
설명	30분 이상	서킷 트레이닝 1회로 마무리								

2일

운동	파워 워킹 p.273	푸시업 p.107	아이소메트릭 푸시업 3단계 p.111	디클라인 푸시업 p.113	덤벨 플라이 p.127	점프 스쿼트 p.238	프론트 스쿼트 & 프레스 p.262	백 킥 p.250	플랭크 p.223	짐볼 V-업 p.217
부위	전신 살빼기	가슴	가슴	가슴	가슴	하체	하체	하체	복근	복근
세트		3	2	2	4	2	3	3	3	3
반복		10	10	12	10	8	15	15	30초	8
휴식	없음	1분 30초	1분 30초	1분 30초	1분	1분 30초	1분	1분	1분	1분
속도	빠르게	빠르게	천천히	천천히	천천히	빠르게	천천히	천천히	천천히	천천히
설명	30분 이상	서킷 트레이닝 1회로 마무리								

3일

운동	파워 워킹 p.273	푸시업 p.107	아이소메트릭 푸시업 3단계 p.111	디클라인 푸시업 p.113	덤벨 플라이 p.127	점프 스쿼트 p.238	프론트 스쿼트 & 프레스 p.262	백 킥 p.250	플랭크 p.223	짐볼 V-업 p.217
부위	전신 살빼기	가슴	가슴	가슴	가슴	하체	하체	하체	복근	복근
세트		3	3	3	4	2	3	3	3	3
반복		12	12	15	10	8	15	15	45초	10
휴식	없음	1분 30초	1분 30초	1분 30초	1분	1분 30초	1분	1분	1분	1분
속도	빠르게	빠르게	천천히	천천히	천천히	빠르게	천천히	천천히	천천히	천천히
설명	30분 이상	서킷 트레이닝 1회로 마무리								

4일

운동	파워 워킹 p.273	푸시업 p.107	아이소메트릭 푸시업 3단계 p.111	디클라인 푸시업 p.113	덤벨 플라이 p.127	점프 스쿼트 p.238	프론트 스쿼트 & 프레스 p.262	백 킥 p.250	플랭크 p.223	짐볼 V-업 p.217
부위	전신 살빼기	가슴	가슴	가슴	가슴	하체	하체	하체	복근	복근
세트		3	3	3	4	2	3	3	3	3
반복		12	12	15	10	8	15	15	45초	10
휴식	없음	1분 30초	1분 30초	1분 30초	1분	1분 30초	1분	1분	1분	1분
속도	빠르게	빠르게	천천히	천천히	천천히	빠르게	천천히	천천히	천천히	천천히
설명	30분 이상	서킷 트레이닝 1회로 마무리								

WEEK 5 》 파워 워킹 & 웨이트 트레이닝 4일 + 트레킹 1일

1일

운동	파워 워킹 p.273	덤벨 벤치 프레스 p.122	인클라인 덤벨 벤치 프레스 p.123	덤벨 스플리트 스쿼트 p.241	덤벨 로우 p.137	원-암 덤벨 로우 p.138	덤벨 사이드 래터럴 레이즈 p.160	스탠딩 덤벨 컬 p.176	짐볼 V-업 p.217	사이드 스텝 p.268
부위	전신 살빼기	가슴	가슴	하체	등	등	어깨	이두	복근	전신
세트		2	2	3	3	3	4	4	3	3
반복		10	10	15	15	10	15	10	10	12
휴식	없음	1분	1분	1분	1분	1분	1분	1분	1분	1분
속도	빠르게	천천히	천천히	천천히	천천히	천천히	천천히	천천히	천천히	최대
설명	30분 이상	서킷 트레이닝 1회로 마무리								

2일

운동	파워 워킹 p.273	덤벨 벤치 프레스 p.122	인클라인 덤벨 벤치 프레스 p.123	덤벨 스플리트 스쿼트 p.241	덤벨 로우 p.137	원-암 덤벨 로우 p.138	덤벨 사이드 래터럴 레이즈 p.160	스탠딩 덤벨 컬 p.176	짐볼 V-업 p.217	사이드 스텝 p.268
부위	전신 살빼기	가슴	가슴	하체	등	등	어깨	이두	복근	전신
세트		2	2	4	4	3	4	4	3	3
반복		10	10	15	15	10	15	10	10	12
휴식	없음	1분	1분	1분	1분	1분	1분	1분	1분	1분
속도	빠르게	천천히	천천히	천천히	천천히	천천히	천천히	천천히	천천히	최대
설명	30분 이상	서킷 트레이닝 1회로 마무리								

3일

운동	파워 워킹 p.273	덤벨 벤치 프레스 p.122	인클라인 덤벨 벤치 프레스 p.123	덤벨 스플리트 스쿼트 p.241	덤벨 로우 p.137	원-암 덤벨 로우 p.138	덤벨 사이드 래터럴 레이즈 p.160	스탠딩 원-암 덤벨 트라이셉스 익스텐션 p.201	짐볼 V-업 p.217	사이드 스텝 p.268
부위	전신 살빼기	가슴	가슴	하체	등	등	어깨	삼두	복근	전신
세트		3	3	4	4	3	4	4	3	3
반복		10	10	15	15	10	15	10	12	12
휴식	없음	1분	1분	1분	1분	1분	1분	1분	1분	1분
속도	빠르게	천천히	천천히	천천히	천천히	천천히	천천히	천천히	천천히	최대
설명	30분 이상	서킷 트레이닝 1회로 마무리								

4일

운동	파워 워킹 p.273	덤벨 벤치 프레스 p.122	인클라인 덤벨 벤치 프레스 p.123	덤벨 스플리트 스쿼트 p.241	덤벨 로우 p.137	원-암 덤벨 로우 p.138	덤벨 사이드 래터럴 레이즈 p.160	스탠딩 원-암 덤벨 트라이셉스 익스텐션 p.201	짐볼 V-업 p.217	사이드 스텝 p.268
부위	전신 살빼기	가슴	가슴	하체	등	등	어깨	삼두	복근	전신
세트		3	3	4	4	3	4	4	3	3
반복		10	10	15	15	10	15	10	12	12
휴식	없음	1분	1분	1분	1분	1분	1분	1분	1분	1분
속도	빠르게	천천히	천천히	천천히	천천히	천천히	천천히	천천히	천천히	최대
설명	30분 이상	서킷 트레이닝 1회로 마무리								

WEEK 6 》 파워 워킹 & 웨이트 트레이닝 4일 + 트레킹 1일

1일

운동	파워 워킹 p.273	덤벨 플로어 프레스 p.125	스파이더 푸시업 p.116	플로어 덤벨 플라이 p.128	런지 & 로테이션 p.246	언더핸드-그립 원-암 덤벨 로우 p.139	시티드 덤벨 컬 p.180	행잉 레그 레이즈 p.226	짐볼 롤아웃 p.222	하버 스텝 p.270	버피 테스트 & 푸시업 p.265
부위	전신 살빼기	가슴	가슴	가슴	하체	등	이두	복근	복근	전신	전신
세트		3	2	4	3	3	4	2	2	2	2
반복		10	10	15	12	10	15	15	10	10	10
휴식	없음	1분	1분	1분	1분	1분	1분	1분	1분	45초	45초
속도	빠르게	천천히	천천히	천천히	천천히	천천히	천천히	천천히	천천히	최대	최대
설명	30분 이상	서킷 트레이닝 1회로 마무리									

2일

운동	파워 워킹 p.273	덤벨 플로어 프레스 p.125	스파이더 푸시업 p.116	플로어 덤벨 플라이 p.128	런지 & 로테이션 p.246	언더핸드-그립 원-암 덤벨 로우 p.139	시티드 덤벨 컬 p.180	행잉 레그 레이즈 p.226	짐볼 롤아웃 p.222	하버 스텝 p.270	버피 테스트 & 푸시업 p.265
부위	전신 살빼기	가슴	가슴	가슴	하체	등	이두	복근	복근	전신	전신
세트		3	2	4	3	3	4	2	2	3	3
반복		12	10	15	15	10	15	15	10	10	10
휴식	없음	1분	1분	1분	1분	1분	1분	1분	1분	45초	45초
속도	빠르게	천천히	천천히	천천히	천천히	천천히	천천히	천천히	천천히	최대	최대
설명	30분 이상	서킷 트레이닝 1회로 마무리									

3일

운동	파워 워킹 p.273	덤벨 플로어 프레스 p.125	스파이더 푸시업 p.116	플로어 덤벨 플라이 p.128	런지 & 로테이션 p.246	언더핸드-그립 원-암 덤벨 로우 p.139	시티드 덤벨 컬 p.180	행잉 레그 레이즈 p.226	짐볼 롤아웃 p.222	하버 스텝 p.270	버피 테스트 & 푸시업 p.265
부위	전신 살빼기	가슴	가슴	가슴	하체	등	이두	복근	복근	전신	전신
세트		3	3	4	4	3	4	2	2	3	4
반복		15	10	15	15	10	15	15	12	12	12
휴식	없음	1분	1분	1분	1분	1분	1분	1분	1분	45초	45초
속도	빠르게	천천히	천천히	천천히	천천히	천천히	천천히	천천히	천천히	최대	최대
설명	30분 이상	서킷 트레이닝 1회로 마무리									

4일

운동	파워 워킹 p.273	덤벨 플로어 프레스 p.125	스파이더 푸시업 p.116	플로어 덤벨 플라이 p.128	런지 & 로테이션 p.246	언더핸드-그립 원-암 덤벨 로우 p.139	시티드 덤벨 컬 p.180	행잉 레그 레이즈 p.226	짐볼 롤아웃 p.222	하버 스텝 p.270	버피 테스트 & 푸시업 p.265
부위	전신 살빼기	가슴	가슴	가슴	하체	등	이두	복근	복근	전신	전신
세트		3	3	4	4	3	4	2	2	3	4
반복		15	10	15	15	10	15	15	12	12	12
휴식	없음	1분	1분	1분	1분	1분	1분	1분	1분	45초	45초
속도	빠르게	천천히	천천히	천천히	천천히	천천히	천천히	천천히	천천히	최대	최대
설명	30분 이상	서킷 트레이닝 1회로 마무리									

WEEK 7 》 파워 워킹 & 웨이트 트레이닝 4일 + 트레킹 1일

1일

운동	파워 워킹 p.273	푸시업 p.107	덤벨 플로어 프레스 p.125	스플리트 스쿼트 & 컬 p.260	하프 스쿼트 암 컬 & 프레스 p.258	덤벨 사이드 래터럴 레이즈 p.160	스탠딩 덤벨 컬 p.176	원–암 덤벨 킥백 p.203	크런치 p.213	리버스 크런치 p.214	버피 점프 p.267
부위	전신 살빼기	가슴	가슴	하체	하체	어깨	이두	삼두	복근	복근	전신
세트		2	3	3	3	3	3	3	3	3	2
반복		10	10	12	15	10	10	10	20, 20, 25	20	10
휴식	없음	1분	1분	1분	1분	1분	1분	1분	1분 이내	1분 이내	30초
속도	빠르게	빠르게	천천히	천천히	천천히	천천히	천천히	천천히	천천히	천천히	최대
설명	30분 이상	서킷 트레이닝 1회로 마무리									

2일

운동	파워 워킹 p.273	손벽 치기 푸시업 p.117	덤벨 플로어 프레스 p.125	스플리트 스쿼트 & 컬 p.260	하프 스쿼트 암 컬 & 프레스 p.258	덤벨 사이드 래터럴 레이즈 p.160	스탠딩 덤벨 컬 p.176	원–암 덤벨 킥백 p.203	크런치 p.213	리버스 크런치 p.214	버피 점프 p.267
부위	전신 살빼기	가슴	가슴	하체	하체	어깨	이두	삼두	복근	복근	전신
세트		2	3	3	3	3	3	3	3	3	2
반복		5	10	12	15	10	10	10	20, 20, 25	20	10
휴식	없음	1분	1분	1분	1분	1분	1분	1분	1분 이내	1분 이내	30초
속도	빠르게	빠르게	천천히	천천히	천천히	천천히	천천히	천천히	천천히	천천히	최대
설명	30분 이상	서킷 트레이닝 1회로 마무리									

3일

운동	파워 워킹 p.273	손벽 치기 푸시업 p.117	덤벨 플로어 프레스 p.125	스플리트 스쿼트 & 컬 p.260	하프 스쿼트 암 컬 & 프레스 p.258	덤벨 사이드 래터럴 레이즈 p.160	스탠딩 덤벨 컬 p.176	원–암 덤벨 킥백 p.203	크런치 p.213	리버스 크런치 p.214	버피 점프 p.267
부위	전신 살빼기	가슴	가슴	하체	하체	어깨	이두	삼두	복근	복근	전신
세트		2	3	3	3	3	3	3	3	3	3
반복		5	10	10	15	10	10	10	20, 20, 25	20	10
휴식	없음	1분	1분	1분	1분	1분	1분	1분	1분 이내	1분 이내	30초
속도	빠르게	빠르게	천천히	천천히	천천히	천천히	천천히	천천히	천천히	천천히	최대
설명	30분 이상	서킷 트레이닝 1회로 마무리									

4일

운동	파워 워킹 p.273	푸시업 p.107	덤벨 플로어 프레스 p.125	스플리트 스쿼트 & 컬 p.260	하프 스쿼트 암 컬 & 프레스 p.258	덤벨 사이드 래터럴 레이즈 p.160	스탠딩 덤벨 컬 p.176	원–암 덤벨 킥백 p.203	크런치 p.213	리버스 크런치 p.214	버피 점프 p.267
부위	전신 살빼기	가슴	가슴	하체	하체	어깨	이두	삼두	복근	복근	전신
세트		2	3	3	3	3	3	3	3	3	2
반복		10	10	10	15	10	10	10	20, 20, 25	20	10
휴식	없음	1분	1분	1분	1분	1분	1분	1분	1분 이내	1분 이내	30초
속도	빠르게	빠르게	천천히	천천히	천천히	천천히	천천히	천천히	천천히	천천히	최대
설명	30분 이상	서킷 트레이닝 1회로 마무리									

내 몸을 변신시키는 12주 운동법

WEEK 8 》 파워 워킹 & 웨이트 트레이닝 4일 + 트레킹 1일

1일

운동	파워 워킹 p.273	푸시업 p.107	스파이더 푸시업 p.116	맨손 스쿼트 p.231	데드리프트 p.257	덤벨 굿모닝 p.146	리어 래터럴 레이즈 p.166	짐볼 Y 레이즈 p.167	시티드 원–암 덤벨 트라이셉스 익스텐션 p.202	크런치 p.213	사이드 크런치 p.218
부위	전신 살빼기	가슴	가슴	하체	하체	등	어깨	어깨	삼두	복근	복근
세트		3	3	4	2	2	3	2	3	3	3
반복		10	10	15	12	12	10	10	10	30, 30, 35	20
휴식	없음	1분	1분	1분	1분	1분	1분	1분	1분	1분 이내	1분 이내
속도	빠르게	빠르게	천천히	천천히	천천히	천천히	천천히	천천히	천천히	천천히	천천히
설명	40분 이상	서킷 트레이닝 2회로 마무리									

2일

운동	파워 워킹 p.273	푸시업 p.107	스파이더 푸시업 p.116	맨손 스쿼트 p.231	데드리프트 p.257	덤벨 굿모닝 p.146	리어 래터럴 레이즈 p.166	짐볼 Y 레이즈 p.167	시티드 원–암 덤벨 트라이셉스 익스텐션 p.202	크런치 p.213	사이드 크런치 p.218
부위	전신 살빼기	가슴	가슴	하체	하체	등	어깨	어깨	삼두	복근	복근
세트		3	3	4	2	2	3	3	3	3	3
반복		10	10	15	12	12	10	10	10	30, 30, 35	20
휴식	없음	1분	1분	1분	1분	1분	1분	1분	1분	1분 이내	1분 이내
속도	빠르게	빠르게	천천히	천천히	천천히	천천히	천천히	천천히	천천히	천천히	천천히
설명	40분 이상	서킷 트레이닝 2회로 마무리									

3일

운동	파워 워킹 p.273	푸시업 p.107	스파이더 푸시업 p.116	맨손 스쿼트 p.231	데드리프트 p.257	덤벨 굿모닝 p.146	리어 래터럴 레이즈 p.166	짐볼 Y 레이즈 p.167	시티드 원–암 덤벨 트라이셉스 익스텐션 p.202	크런치 p.213	사이드 크런치 p.218
부위	전신 살빼기	가슴	가슴	하체	하체	등	어깨	어깨	삼두	복근	복근
세트		3	3	4	2	2	3	2	3	3	3
반복		10	10	15	12	12	10	10	10	30, 30, 35	20
휴식	없음	1분	1분	1분	1분	1분	1분	1분	1분	1분 이내	1분 이내
속도	빠르게	빠르게	천천히	천천히	천천히	천천히	천천히	천천히	천천히	천천히	천천히
설명	40분 이상	서킷 트레이닝 2회로 마무리									

4일

운동	파워 워킹 p.273	푸시업 p.107	스파이더 푸시업 p.116	맨손 스쿼트 p.231	데드리프트 p.257	덤벨 굿모닝 p.146	리어 래터럴 레이즈 p.166	짐볼 Y 레이즈 p.167	시티드 원–암 덤벨 트라이셉스 익스텐션 p.202	크런치 p.213	사이드 크런치 p.218
부위	전신 살빼기	가슴	가슴	하체	하체	등	어깨	어깨	삼두	복근	복근
세트		4	3	4	2	2	3	2	3	3	3
반복		10	10	15	12	12	10	10	10	30, 30, 35	20
휴식	없음	1분	1분	1분	1분	1분	1분	1분	1분	1분 이내	1분 이내
속도	빠르게	빠르게	천천히	천천히	천천히	천천히	천천히	천천히	천천히	천천히	천천히
설명	40분 이상	서킷 트레이닝 2회로 마무리									

1일

운동	파워 워킹 p.273	T-푸시업 p.115	점프 스쿼트 p.238	덤벨 스쿼트 p.236	덤벨 로우 p.137	시티드 덤벨 솔더 프레스 p.156	짐볼 Y 레이즈 p.167	스탠딩 원-암 덤벨 트라이셉스 익스텐션 p.201	크런치 p.213	사이드 크런치 p.218	플랭크 p.223
부위	전신 살빼기	가슴	하체	하체	등	어깨	어깨	삼두	복근	복근	복근
세트		3	4	3	3	3	2	3	3	3	2
반복		10	10	12	12	10	10	10	30, 30, 35	20	15초
휴식	없음	1분	1분	1분	1분	1분	1분	1분	1분 이내	1분 이내	1분
속도	빠르게	천천히	빠르게	천천히	천천히	천천히	천천히	천천히	천천히	천천히	천천히
설명	45분 이상	서킷 트레이닝 2회로 마무리									

2일

운동	파워 워킹 p.273	T-푸시업 p.115	점프 스쿼트 p.238	덤벨 스쿼트 p.236	덤벨 로우 p.137	시티드 덤벨 솔더 프레스 p.156	짐볼 Y 레이즈 p.167	스탠딩 원-암 덤벨 트라이셉스 익스텐션 p.201	크런치 p.213	사이드 크런치 p.218	플랭크 p.223
부위	전신 살빼기	가슴	하체	하체	등	어깨	어깨	삼두	복근	복근	복근
세트		3	4	3	3	3	2	3	3	3	2
반복		10	10	12	12	10	10	10	30, 30, 35	20	15초
휴식	없음	1분	1분	1분	1분	1분	1분	1분	1분 이내	1분 이내	1분
속도	빠르게	천천히	빠르게	천천히	천천히	천천히	천천히	천천히	천천히	천천히	천천히
설명	45분 이상	서킷 트레이닝 2회로 마무리									

3일

운동	파워 워킹 p.273	T-푸시업 p.115	점프 스쿼트 p.238	덤벨 스쿼트 p.236	덤벨 로우 p.137	시티드 덤벨 솔더 프레스 p.156	짐볼 Y 레이즈 p.167	스탠딩 원-암 덤벨 트라이셉스 익스텐션 p.201	크런치 p.213	사이드 크런치 p.218	플랭크 p.223
부위	전신 살빼기	가슴	하체	하체	등	어깨	어깨	삼두	복근	복근	복근
세트		3	4	3	3	3	3	3	4	3	2
반복		10	10	12	12	10	10	10	30, 30, 35, 35	20	20초
휴식	없음	1분	1분	1분	1분	1분	1분	1분	1분 이내	1분 이내	1분
속도	빠르게	천천히	빠르게	천천히	천천히	천천히	천천히	천천히	천천히	천천히	천천히
설명	45분 이상	서킷 트레이닝 2회로 마무리									

4일

운동	파워 워킹 p.273	T-푸시업 p.115	점프 스쿼트 p.238	덤벨 스쿼트 p.236	덤벨 로우 p.137	시티드 덤벨 솔더 프레스 p.156	짐볼 Y 레이즈 p.167	스탠딩 원-암 덤벨 트라이셉스 익스텐션 p.201	크런치 p.213	사이드 크런치 p.218	플랭크 p.223
부위	전신 살빼기	가슴	하체	하체	등	어깨	어깨	삼두	복근	복근	복근
세트		3	4	3	3	3	3	3	4	3	2
반복		10	10	12	12	10	10	10	30, 30, 35, 35	20	20초
휴식	없음	1분	1분	1분	1분	1분	1분	1분	1분 이내	1분 이내	1분
속도	빠르게	천천히	천천히	천천히	천천히	천천히	천천히	천천히	천천히	천천히	천천히
설명	45분 이상	서킷 트레이닝 2회로 마무리									

내 몸을 변신시키기 12주 운동법

WEEK 10 》 파워 워킹 & 웨이트 트레이닝 4일 + 트레킹 1일

1일

운동	파워 워킹 p.273	인클라인 푸시업 p.112	스파이더 푸시업 p.116	인클라인 짐볼 덤벨 프레스 p.126	언더핸드-그립 원-암 덤벨 로우 p.139	스탠딩 덤벨 컬 p.176	덤벨 리스트 컬 p.191	투-암 덤벨 킥백 p.204	덤벨 스플리트 스쿼트 p.241	런지 & 로테이션 p.246	힙 크로스오버 p.220	하버 스텝 p.270
부위	전신 살빼기	가슴	가슴	가슴	등	이두	전완	삼두	하체	하체	복근	전신
세트		2	3	4	3	3	3	3	2	3	3	2
반복		15	12	10	12	12	10	12	10	10	15	10
휴식	없음	1분	1분	1분	1분	30초	1분	1분	1분	1분	1분	30초
속도	빠르게	빠르게	천천히	천천히	천천히	천천히	천천히	천천히	천천히	천천히	천천히	최대
설명	45분 이상	서킷 트레이닝 3회로 마무리										

2일

운동	파워 워킹 p.273	인클라인 푸시업 p.112	스파이더 푸시업 p.116	인클라인 짐볼 덤벨 프레스 p.126	언더핸드-그립 원-암 덤벨 로우 p.139	스탠딩 덤벨 컬 p.176	덤벨 리스트 컬 p.191	투-암 덤벨 킥백 p.204	덤벨 스플리트 스쿼트 p.241	런지 & 로테이션 p.246	힙 크로스오버 p.220	하버 스텝 p.270
부위	전신 살빼기	가슴	가슴	가슴	등	이두	전완	삼두	하체	하체	복근	전신
세트		2	3	4	3	3	3	3	2	3	3	2
반복		15	12	10	12	12	10	12	10	10	15	10
휴식	없음	1분	1분	1분	1분	30초	1분	1분	1분	1분	1분	30초
속도	빠르게	빠르게	천천히	천천히	천천히	천천히	천천히	천천히	천천히	천천히	천천히	최대
설명	45분 이상	서킷 트레이닝 3회로 마무리										

3일

운동	파워 워킹 p.273	인클라인 푸시업 p.112	스파이더 푸시업 p.116	인클라인 짐볼 덤벨 프레스 p.126	언더핸드-그립 원-암 덤벨 로우 p.139	스탠딩 덤벨 컬 p.176	덤벨 리스트 컬 p.191	투-암 덤벨 킥백 p.204	덤벨 스플리트 스쿼트 p.241	런지 & 로테이션 p.246	힙 크로스오버 p.220	하버 스텝 p.270
부위	전신 살빼기	가슴	가슴	가슴	등	이두	전완	삼두	하체	하체	복근	전신
세트		2	3	4	2	3	3	3	2	3	3	3
반복		20	15	10	12	12	10	12	10	12	15	12
휴식	없음	1분	1분	1분	1분	30초	1분	1분	1분	1분	1분	30초
속도	빠르게	빠르게	천천히	천천히	천천히	천천히	천천히	천천히	천천히	천천히	천천히	최대
설명	45분 이상	서킷 트레이닝 3회로 마무리										

4일

운동	파워 워킹 p.273	인클라인 푸시업 p.112	스파이더 푸시업 p.116	인클라인 짐볼 덤벨 프레스 p.126	언더핸드-그립 원-암 덤벨 로우 p.139	스탠딩 덤벨 컬 p.176	덤벨 리스트 컬 p.191	투-암 덤벨 킥백 p.204	덤벨 스플리트 스쿼트 p.241	런지 & 로테이션 p.246	힙 크로스오버 p.220	하버 스텝 p.270
부위	전신 살빼기	가슴	가슴	가슴	등	이두	전완	삼두	하체	하체	복근	전신
세트		2	3	4	2	3	3	3	2	3	3	3
반복		20	15	10	12	12	10	12	10	12	15	12
휴식	없음	1분	1분	1분	1분	30초	1분	1분	1분	1분	1분	30초
속도	빠르게	빠르게	천천히	천천히	천천히	천천히	천천히	천천히	천천히	천천히	천천히	최대
설명	45분 이상	서킷 트레이닝 3회로 마무리										

WEEK 11 》 파워 워킹 & 웨이트 트레이닝 4일 + 트레킹 1일

1일

운동	파워 워킹 p.273	스탠딩 덤벨 카프 레이즈 p.248	하프 스쿼트 암 컬 & 프레스 p.258	시티드 덤벨 프론트 레이즈 p.159	뉴트럴-그립 시티드 덤벨 숄더 프레스 p.157	짐볼 T 레이즈 p.168	하이퍼 익스텐션 p.144	뉴트럴-그립 덤벨 리스트 컬 p.193	컨센트 레이션 컬 p.190	투-암 덤벨 킥백 p.204	V-업 p.216	사이드 스텝 p.268
부위	전신 살빼기	하체	하체	어깨	어깨	어깨	어깨	이두	이두	삼두	복근	전신
세트		2	3	3	3	3	3	3	3	2	3	3
반복		15	12	10	12	12	10	10	10	12	12	10
휴식	없음	1분	1분	1분	1분	1분	1분	1분	1분	30초	1분	30초
속도	빠르게	천천히	천천히	천천히	천천히	천천히	천천히	천천히	천천히	천천히	천천히	최대
설명	55분 이상	서킷 트레이닝 3회로 마무리										

2일

운동	파워 워킹 p.273	스탠딩 덤벨 카프 레이즈 p.248	하프 스쿼트 암 컬 & 프레스 p.258	시티드 덤벨 프론트 레이즈 p.159	뉴트럴-그립 시티드 덤벨 숄더 프레스 p.157	짐볼 T 레이즈 p.168	하이퍼 익스텐션 p.144	뉴트럴-그립 덤벨 리스트 컬 p.193	컨센트 레이션 컬 p.190	투-암 덤벨 킥백 p.204	V-업 p.216	사이드 스텝 p.268
부위	전신 살빼기	하체	하체	어깨	어깨	어깨	어깨	이두	이두	삼두	복근	전신
세트		2	3	3	3	3	3	3	3	2	3	3
반복		15	12	10	12	12	10	10	10	12	12	10
휴식	없음	1분	1분	1분	1분	1분	1분	1분	1분	30초	1분	30초
속도	빠르게	천천히	천천히	천천히	천천히	천천히	천천히	천천히	천천히	천천히	천천히	최대
설명	55분 이상	서킷 트레이닝 3회로 마무리										

3일

운동	파워 워킹 p.273	스탠딩 덤벨 카프 레이즈 p.248	하프 스쿼트 암 컬 & 프레스 p.258	시티드 덤벨 프론트 레이즈 p.159	뉴트럴-그립 시티드 덤벨 숄더 프레스 p.157	짐볼 T 레이즈 p.168	하이퍼 익스텐션 p.144	뉴트럴-그립 덤벨 리스트 컬 p.193	컨센트 레이션 컬 p.190	투-암 덤벨 킥백 p.204	V-업 p.216	사이드 스텝 p.268
부위	전신 살빼기	하체	하체	어깨	어깨	어깨	어깨	이두	이두	삼두	복근	전신
세트		3	3	4	2	3	3	3	4	3	3	4
반복		15	12	10	12	12	15	10	10	12	15	15
휴식	없음	1분	1분	1분	1분	1분	1분	1분	1분	30초	1분	30초
속도	빠르게	천천히	천천히	천천히	천천히	천천히	천천히	천천히	천천히	천천히	천천히	최대
설명	55분 이상	서킷 트레이닝 3회로 마무리										

4일

운동	파워 워킹 p.273	스탠딩 덤벨 카프 레이즈 p.248	하프 스쿼트 암 컬 & 프레스 p.258	시티드 덤벨 프론트 레이즈 p.159	뉴트럴-그립 시티드 덤벨 숄더 프레스 p.157	짐볼 T 레이즈 p.168	하이퍼 익스텐션 p.144	뉴트럴-그립 덤벨 리스트 컬 p.193	컨센트 레이션 컬 p.190	투-암 덤벨 킥백 p.204	V-업 p.216	사이드 스텝 p.268
부위	전신 살빼기	하체	하체	어깨	어깨	어깨	어깨	이두	이두	삼두	복근	전신
세트		3	3	4	2	3	3	3	4	3	3	4
반복		15	12	10	12	12	15	10	10	12	15	15
휴식	없음	1분	1분	1분	1분	1분	1분	1분	1분	30초	1분	30초
속도	빠르게	천천히	천천히	천천히	천천히	천천히	천천히	천천히	천천히	천천히	천천히	최대
설명	55분 이상	서킷 트레이닝 3회로 마무리										

1일

운동	파워 워킹 p.273	손뼉 치기 푸시업 p.117	미니 스쿼트 & 엘보 래터럴 레이즈 p.261	덤벨 스쿼트 p.236	벤트 암 래터럴 레이즈 & 익스터럴 로테이션 p.163	덤벨 업라이트 로우 p.172	리버스- 그립 스탠딩 덤벨 컬 p.177	투-암 덤벨 킥백 p.204	벤치 딥 p.211	짐볼 덤벨 라잉 트라이셉스 익스텐션 p.210	짐볼 V-업 p.217	버피 점프 p.267
부위	전신 살빼기	가슴	하체	하체	어깨	어깨	이두	삼두	삼두	삼두	복근	전신
세트		3	3	3	4	3	3	3	3	3	3	3
반복		12	10	10	10	12	10	12	12	15	15	12
휴식	없음	1분	1분	1분	1분	1분	1분	30초	1분	1분	1분	30초
속도	빠르게	빠르게	천천히	천천히	천천히	천천히	천천히	천천히	천천히	천천히	천천히	최대
설명	55분 이상	서킷 트레이닝 3회로 마무리										

2일

운동	파워 워킹 p.273	손뼉 치기 푸시업 p.117	미니 스쿼트 & 엘보 래터럴 레이즈 p.261	덤벨 스쿼트 p.236	벤트 암 래터럴 레이즈 & 익스터럴 로테이션 p.163	덤벨 업라이트 로우 p.172	리버스- 그립 스탠딩 덤벨 컬 p.177	투-암 덤벨 킥백 p.204	벤치 딥 p.211	짐볼 덤벨 라잉 트라이셉스 익스텐션 p.210	짐볼 V-업 p.217	버피 점프 p.267
부위	전신 살빼기	가슴	하체	하체	어깨	어깨	이두	삼두	삼두	삼두	복근	전신
세트		3	3	3	4	3	3	3	3	3	3	3
반복		12	10	10	10	12	10	12	12	15	15	12
휴식	없음	1분	1분	1분	1분	1분	1분	30초	1분	1분	1분	30초
속도	빠르게	빠르게	천천히	천천히	천천히	천천히	천천히	천천히	천천히	천천히	천천히	최대
설명	55분 이상	서킷 트레이닝 3회로 마무리										

3일		손뼉 치기 푸시업 p.117	미니 스쿼트 & 엘보 래터럴 레이즈 p.261	덤벨 스쿼트 p.236	벤트 암 래터럴 레이즈 & 익스터럴 로테이션 p.163	덤벨 업라이트 로우 p.172	리버스- 그립 스탠딩 덤벨 컬 p.177	투-암 덤벨 킥백 p.204	벤치 딥 p.211	짐볼 덤벨 라잉 트라이셉스 익스텐션 p.210	짐볼 V-업 p.217	버피 점프 p.267
운동	파워 워킹 p.273											
부위	전신 살빼기	가슴	하체	하체	어깨	어깨	이두	삼두	삼두	삼두	복근	전신
세트		3	4	4	4	3	3	3	3	3	3	3
반복		12	10	10	10	12	10	12	12	15	15	15
휴식	없음	1분	1분	1분	1분	1분	1분	30초	1분	1분	1분	30초
속도	빠르게	빠르게	천천히	천천히	천천히	천천히	천천히	천천히	천천히	천천히	천천히	최대
설명	55분 이상	서킷 트레이닝 3회로 마무리										

4일		손뼉 치기 푸시업 p.117	미니 스쿼트 & 엘보 래터럴 레이즈 p.261	덤벨 스쿼트 p.236	벤트 암 래터럴 레이즈 & 익스터럴 로테이션 p.163	덤벨 업라이트 로우 p.172	리버스- 그립 스탠딩 덤벨 컬 p.177	투-암 덤벨 킥백 p.204	벤치 딥 p.211	짐볼 덤벨 라잉 트라이셉스 익스텐션 p.210	짐볼 V-업 p.217	버피 점프 p.267
운동	파워 워킹 p.273											
부위	전신 살빼기	가슴	하체	하체	어깨	어깨	이두	삼두	삼두	삼두	복근	전신
세트		3	4	4	4	3	3	3	3	3	3	3
반복		12	10	10	10	12	10	12	12	15	15	15
휴식	없음	1분	1분	1분	1분	1분	1분	30초	1분	1분	1분	30초
속도	빠르게	빠르게	천천히	천천히	천천히	천천히	천천히	천천히	천천히	천천히	천천히	최대
설명	55분 이상	서킷 트레이닝 3회로 마무리										

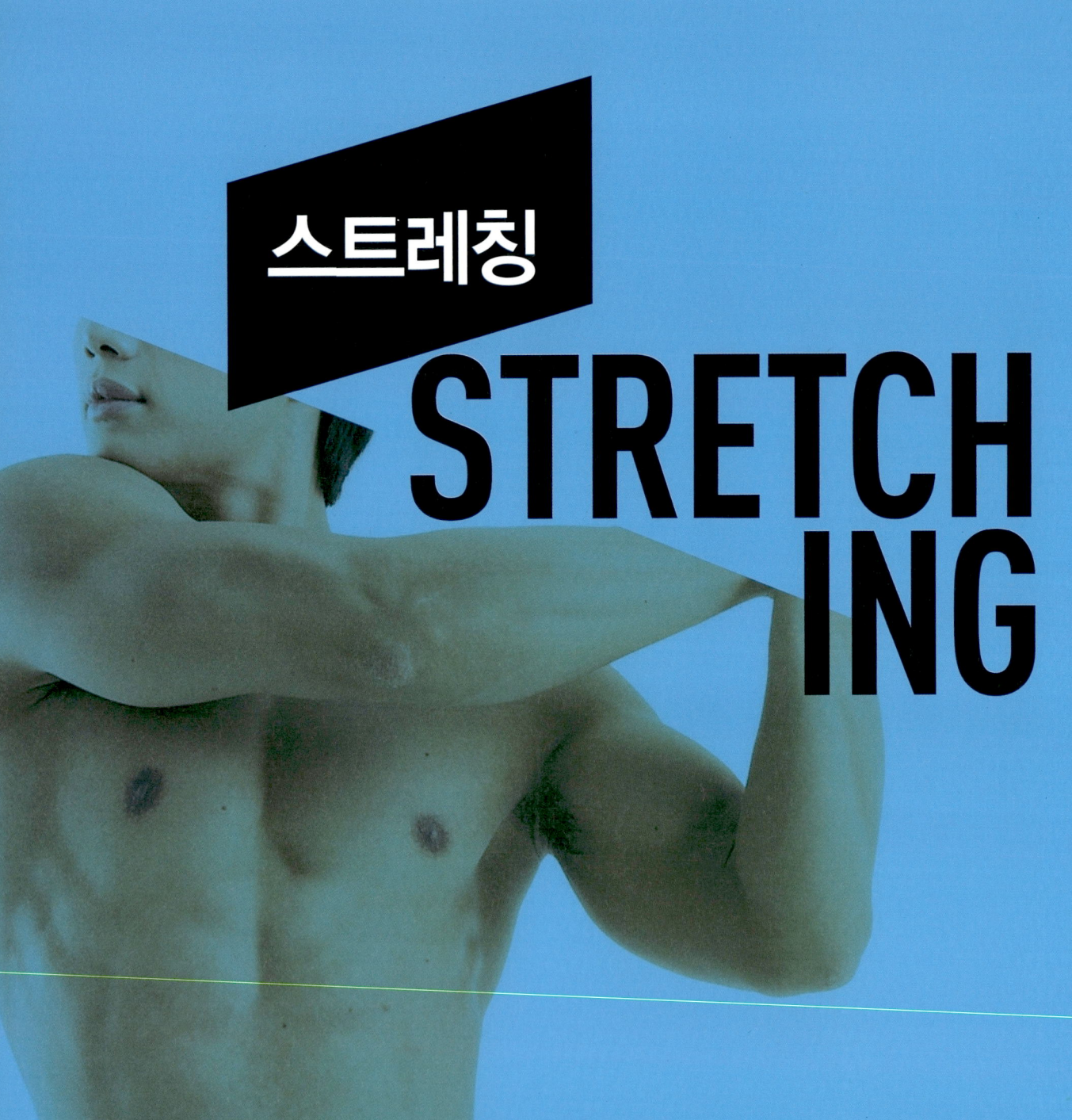

스트레칭

STRETCH
ING

목 스트레칭

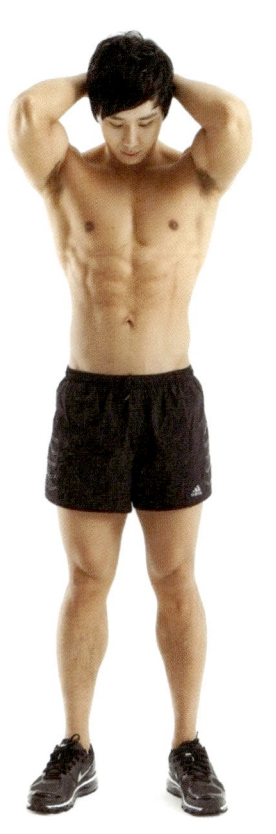 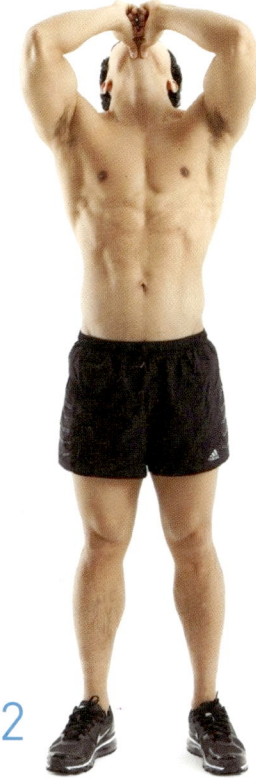

1 고개를 숙인 채 두 손을 깍지 끼고 뒷머리를 잡아 지그시 누른다.

2 턱을 위로 올리고 양손을 모아 엄지손가락으로 턱을 위로 지그시 올린다.

1 고개를 왼쪽으로 숙이고 왼손으로 오른쪽 귀를 잡고 지그시 누른다.

2 고개를 오른쪽으로 숙이고 오른손으로 왼쪽 귀를 잡고 지그시 누른다.

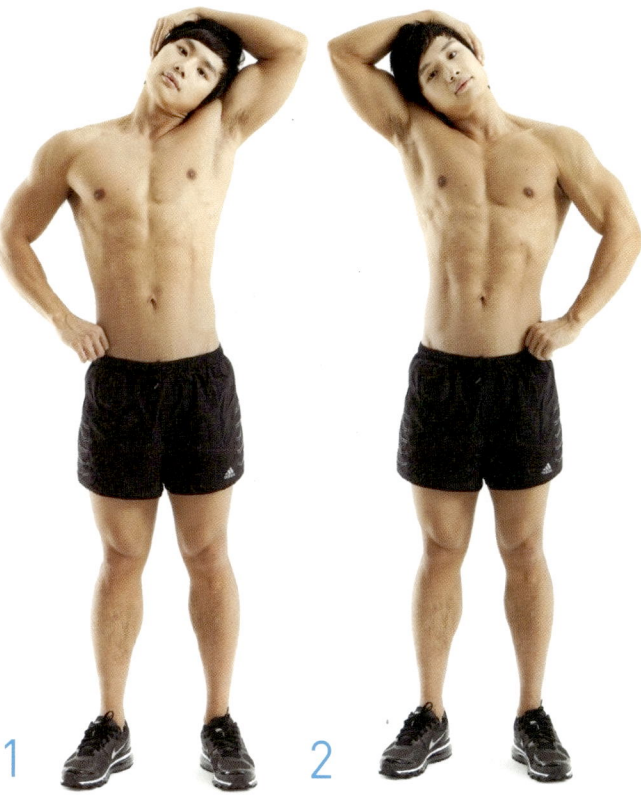

어깨 스트레칭

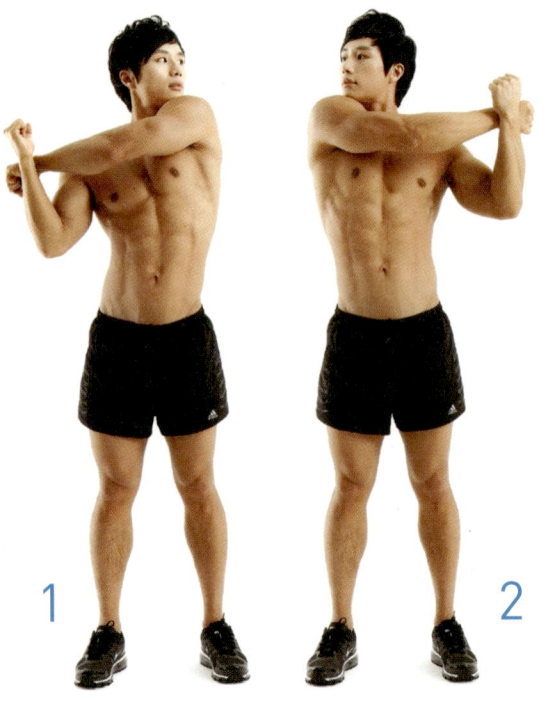

왼팔을 쭉 펴서 오른쪽으로 향하고, 오른팔로 왼팔을 감아 지그시 당긴다. 반대쪽도 반복한다.

1

2

왼팔을 머리 뒤로 넘겨 구부리고 팔꿈치를 머리 뒤쪽에 최대한 붙인다. 그 다음 오른팔로 왼쪽 팔꿈치를 지그시 누른다. 반대쪽도 반복한다.

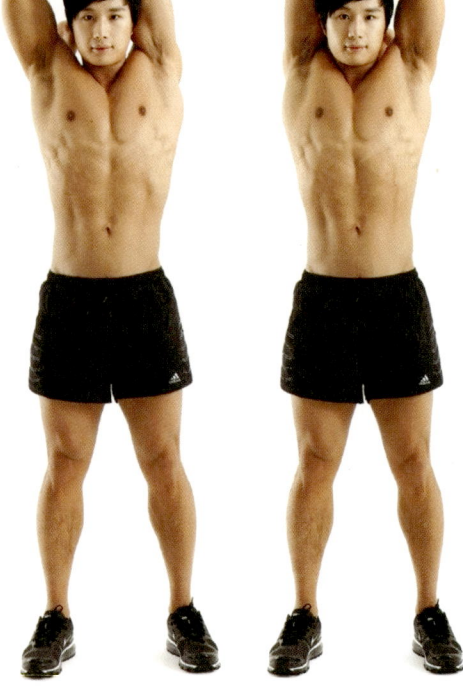

1

2

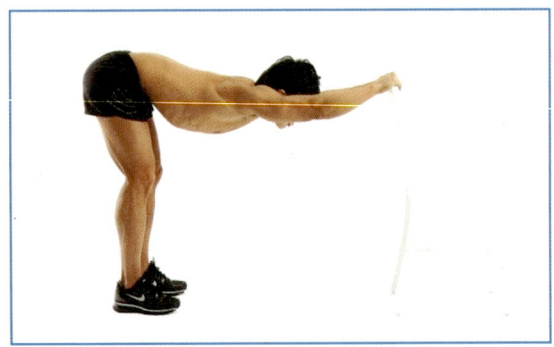

양손을 곧게 뻗어 의자에 올려놓고 인사하듯 상체를 지그시 숙인다.

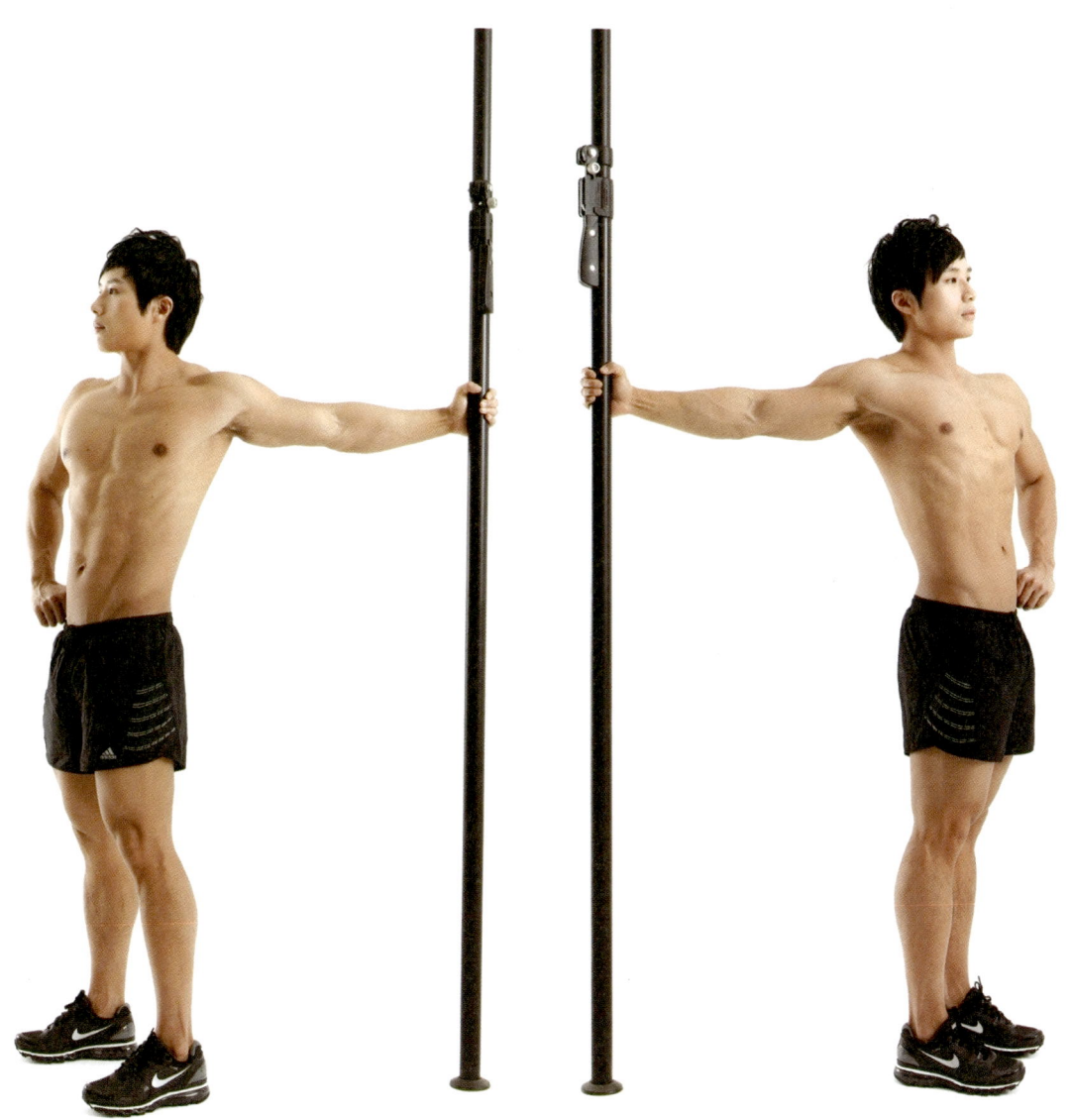

왼팔을 쭉 펴서 기둥을 잡고 가슴을 지그시 늘려 준다. 반대쪽도 반복한다.

손목 스트레칭

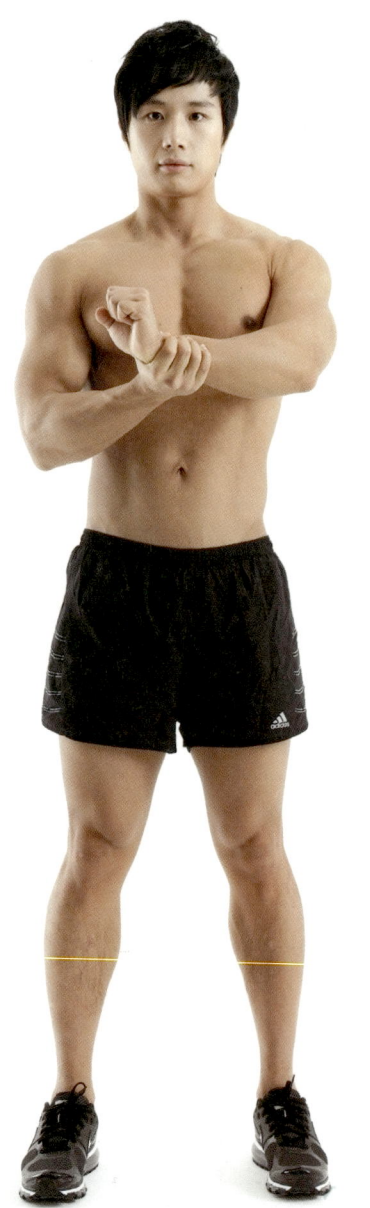
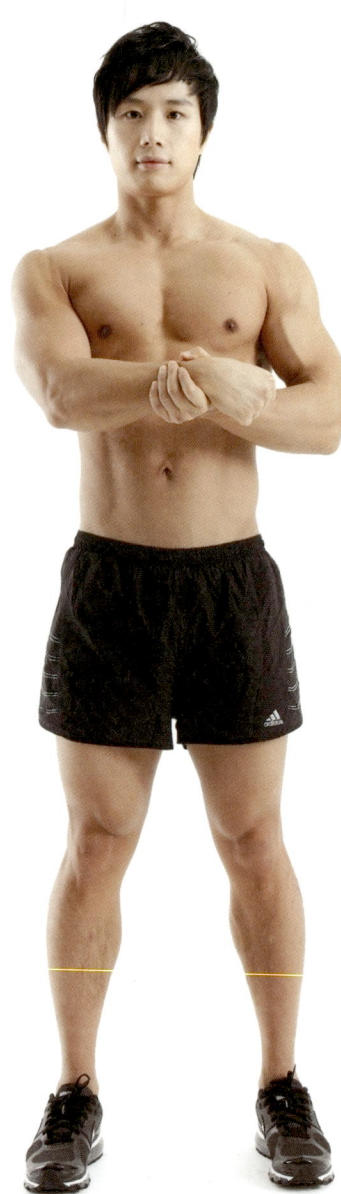

왼쪽 손목을 오른손으로 감싸 쥐고 왼쪽 손목을 천천히 돌린다. 반대쪽도 반복한다.

발목 스트레칭

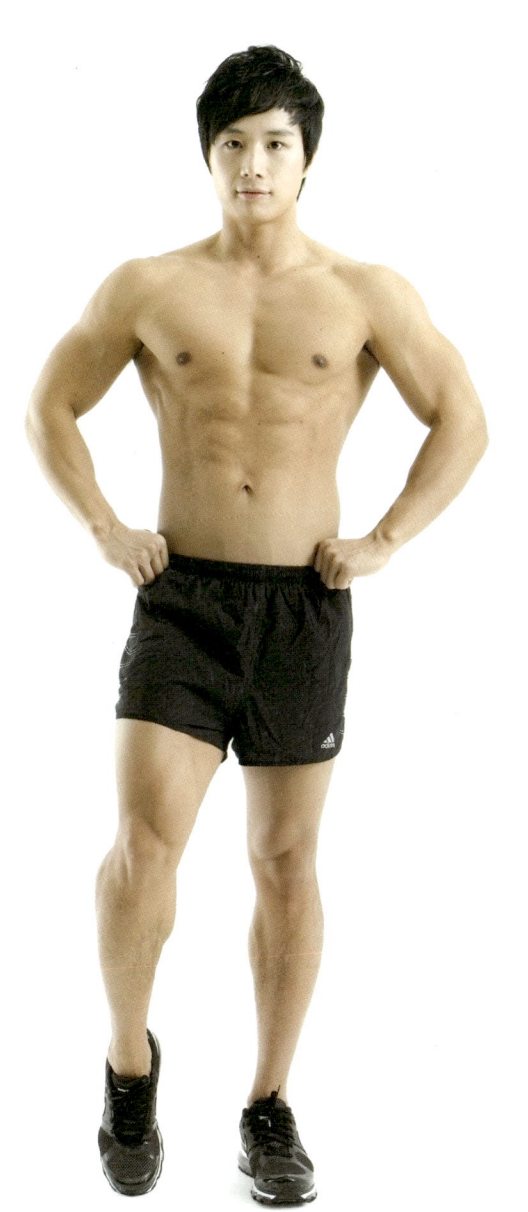
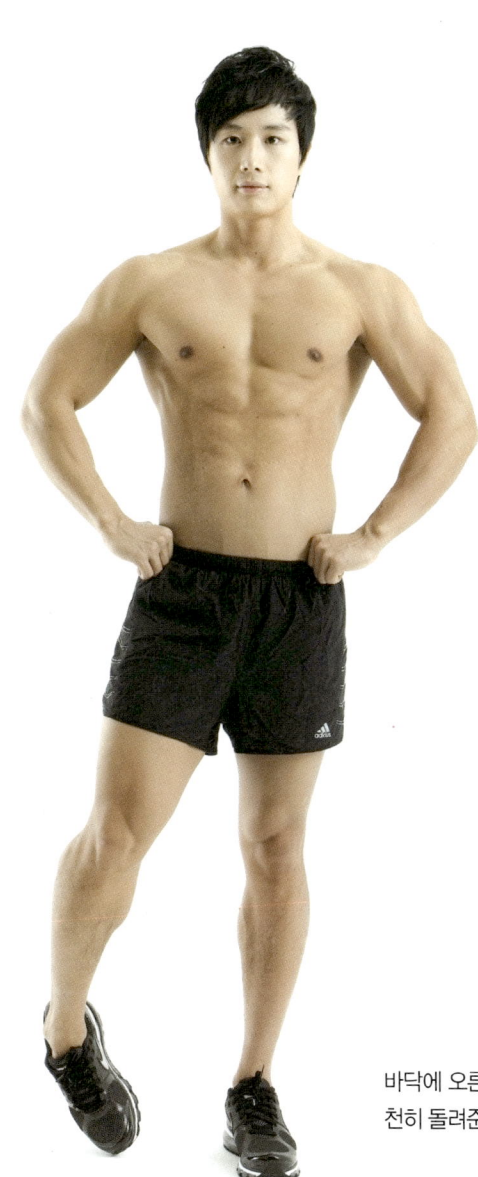

바닥에 오른쪽 발끝을 대고 발목을 천천히 돌려준다. 반대쪽도 반복한다.

내 몸을 변신시킨 12주 운동법

103

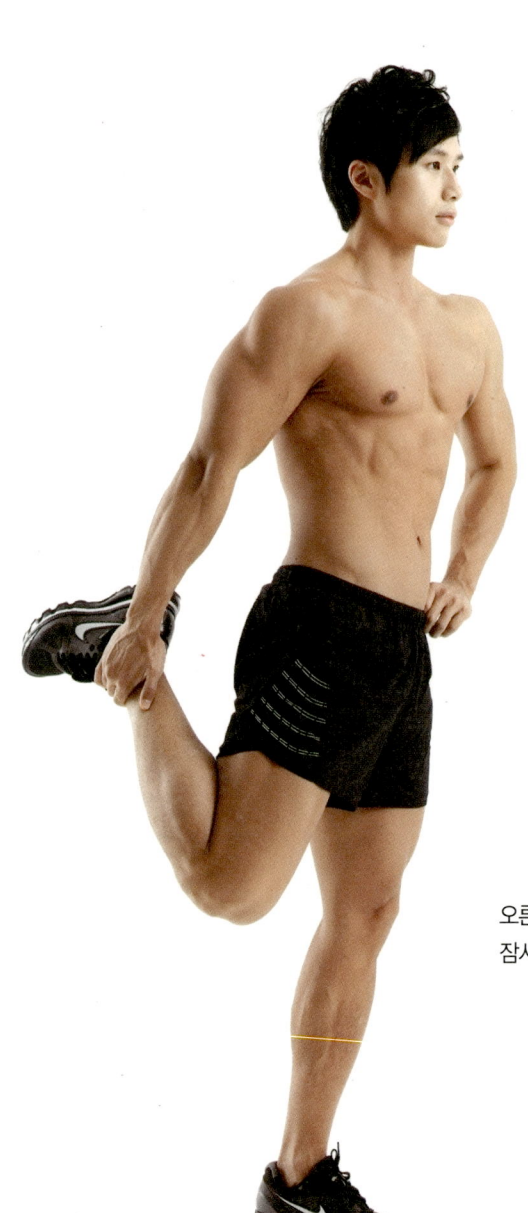

오른발을 뒤로 올려 오른손으로 발목을 잡고 잡아당긴 후
잠시 자세를 유지한다. 반대쪽도 반복한다.

허리 스트레칭

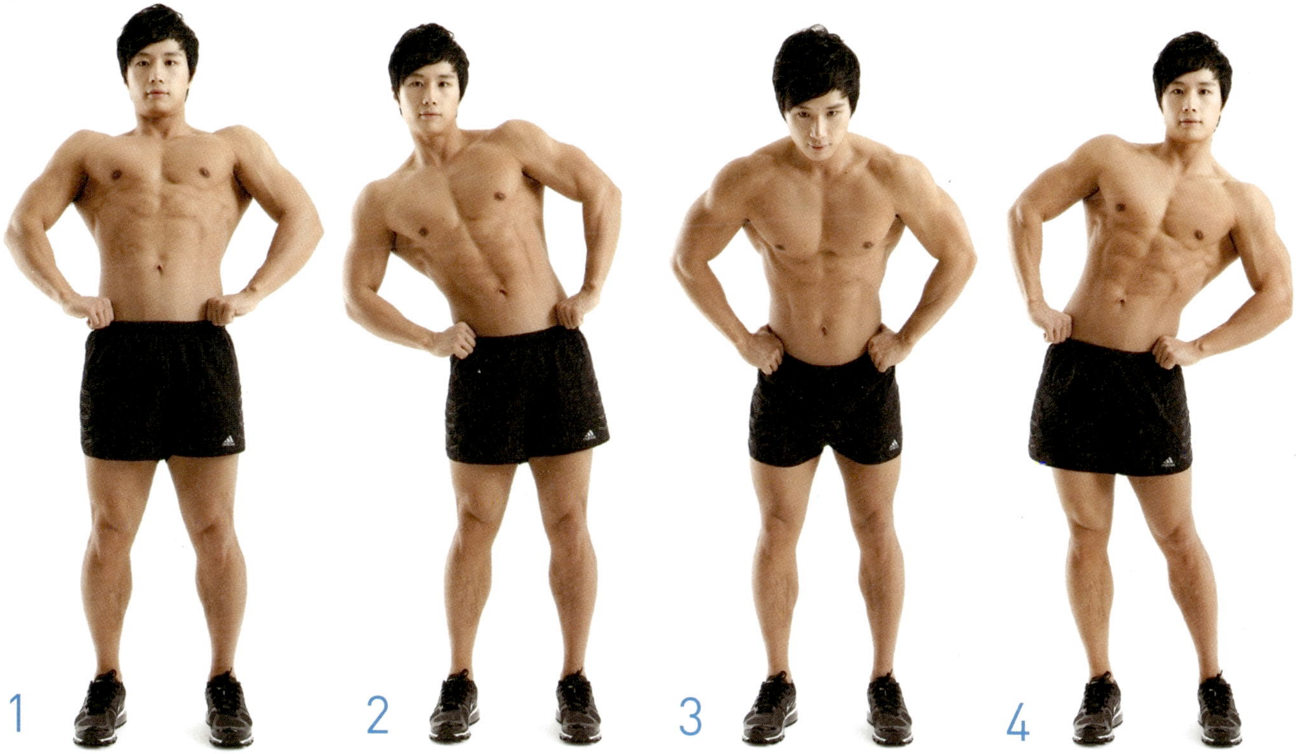

1　　2　　3　　4

양발을 어깨너비로 벌리고 발바닥을 바닥에 고정
시킨 다음 왼쪽에서 오른쪽으로 허리를 천천히
돌려준다. 반대쪽도 반복한다.

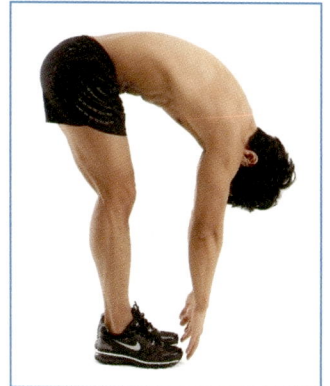

양발을 어깨너비로 벌리고 발바닥을
바닥에 고정시킨 다음 양손 끝이 앞
꿈치에 닿도록 허리를 천천히 숙인다.

내 몸을 변신시킨 12주 운동법

105

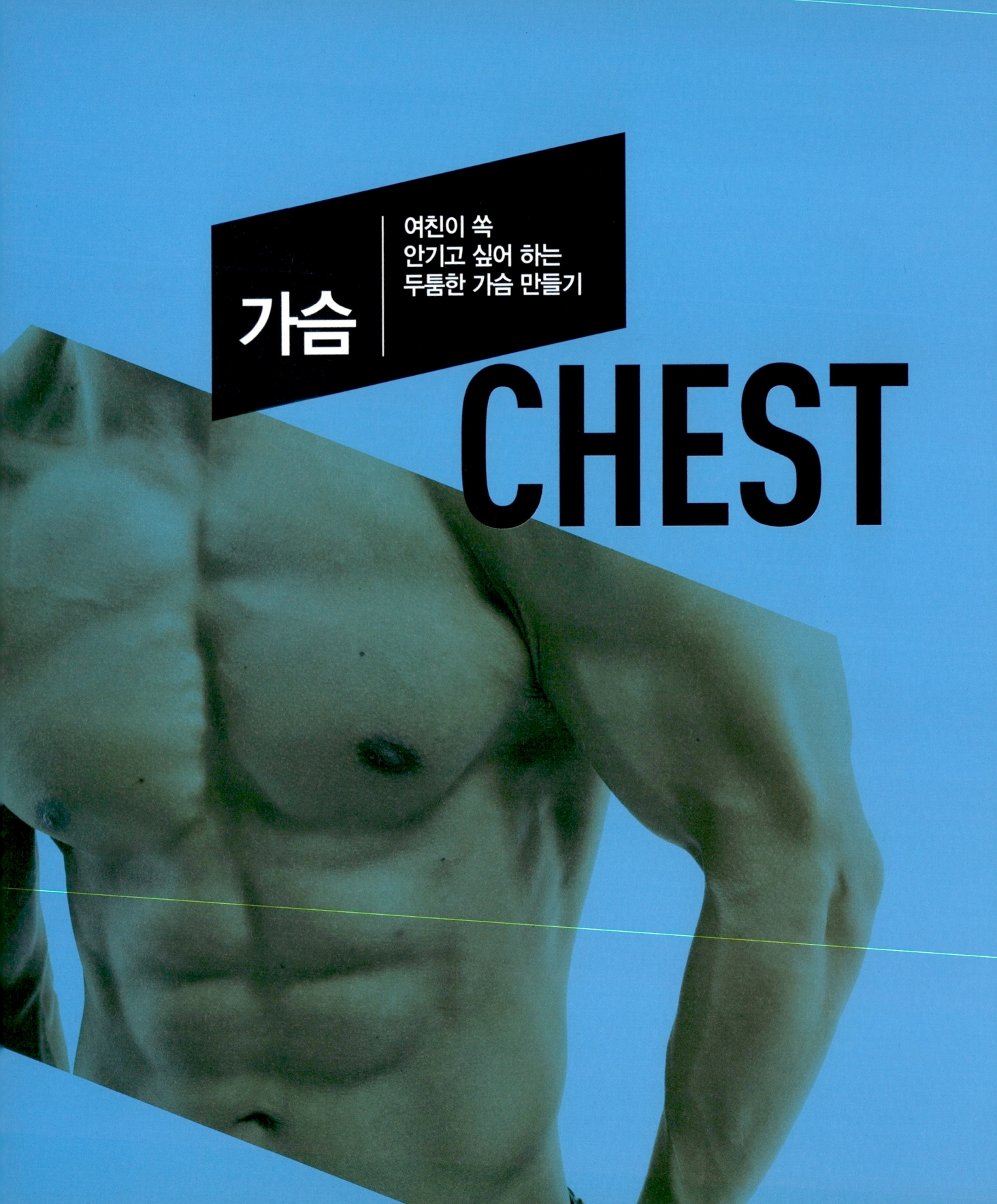

가슴 | 여친이 쏙
안기고 싶어 하는
두툼한 가슴 만들기

CHEST

푸시업

푸시업은 누구나 한번 이상은 해보았을 것이다. 그런데 문제는 푸시업을 정확히 할 줄 아는 사람은 드물다는 것이다. 푸시업은 팔과 가슴 운동뿐만 아니라 몸통과 하체까지 강화시킬 수 있다. 앞으로 배우게 될 다양한 푸시업 응용동작을 통하여 전신을 골고루 발달시킬 수 있다.

1

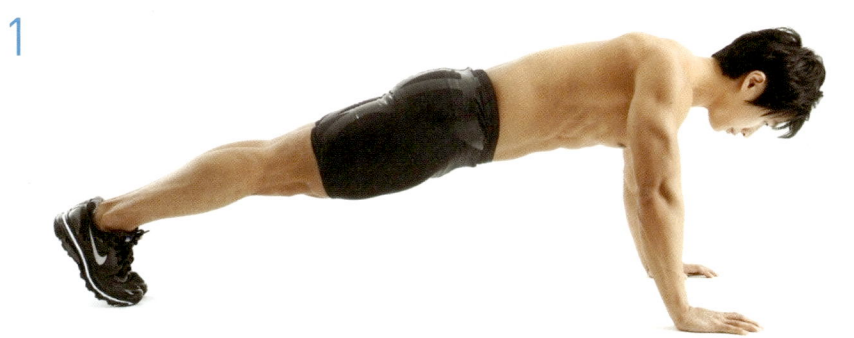

2

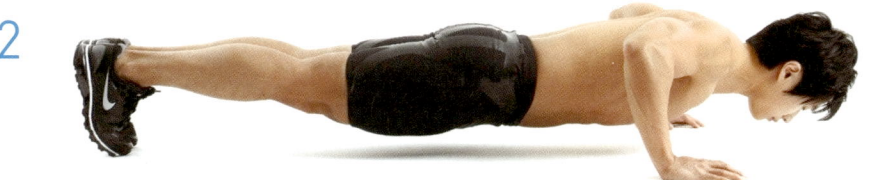

1 양손을 어깨너비보다 넓게 벌려서 상체를 지탱한다. 이때 엉덩이가 땅에 닿거나 몸통 위로 올라오지 않도록 일직선을 유지한다.

2 가슴 근육에 집중하면서 팔꿈치를 구부려 가슴이 바닥에 거의 닿을 때까지 몸을 내린다. 최저 지점에서 잠시 멈춘 후 팔꿈치를 펴면서 시작자세로 돌아간다.

WARNING!
우리가 푸시업을 실시할 때 제일 많이 하는 실수는 엉덩이를 내리거나 지나치게 들어 올리는 동작이다. 푸시업은 엉덩이와 복근에 힘을 주고 상체를 곧게 유지한 상태에서 실시해야 한다.

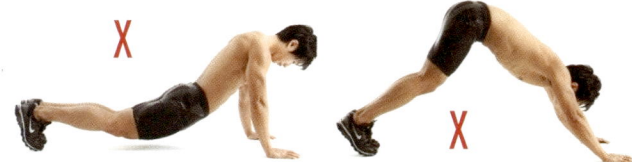

내 몸을 변신시킨 12주 운동법

클로즈-핸드 푸시업

양손의 너비를 좁게 하고 푸시업을 하면 일반 푸시업보다 손쉽게 할 수 있고 여러 회수를 반복할 수 있다. 따라서 운동 초기 단계에서 하기에는 좋은 방법이다. 앞서 소개했듯이 푸시업은 가슴만 단련하는 운동이 아니라 상체를 고루 발달시킬 수 있는 운동이다. 특히 양손의 너비를 좁게 하고 하는 푸시업 동작은 삼두근에 집중이 많이 되므로 삼두근 운동으로도 좋다.

1

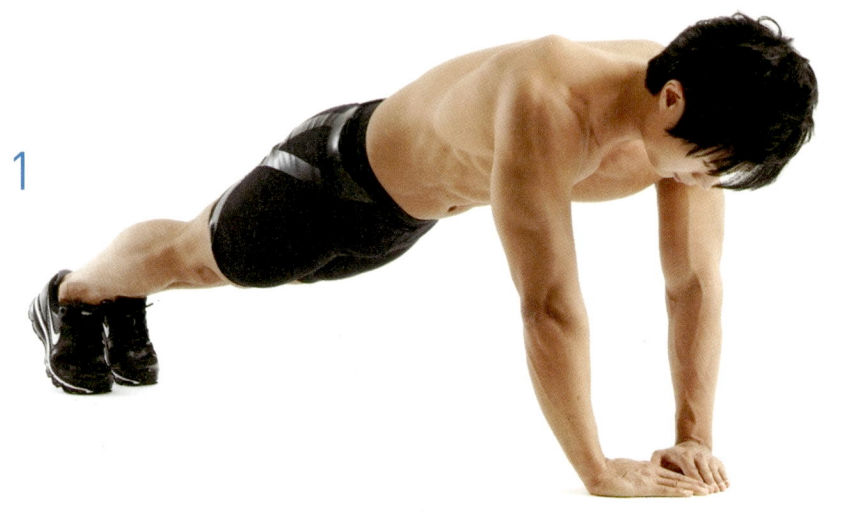

1 양손을 가까이 모으고 엄지와 검지로 삼각형 모양을 만든다.

2 가슴과 삼두근에 집중하면서 팔꿈치를 구부린다. 일반 푸시업 자세와 동일하게 엉덩이가 땅에 닿거나 몸통 위로 올라오지 않도록 평행을 유지한다. 그 다음 가슴과 삼두근에 긴장감을 유지하면서 시작자세로 돌아간다.

2

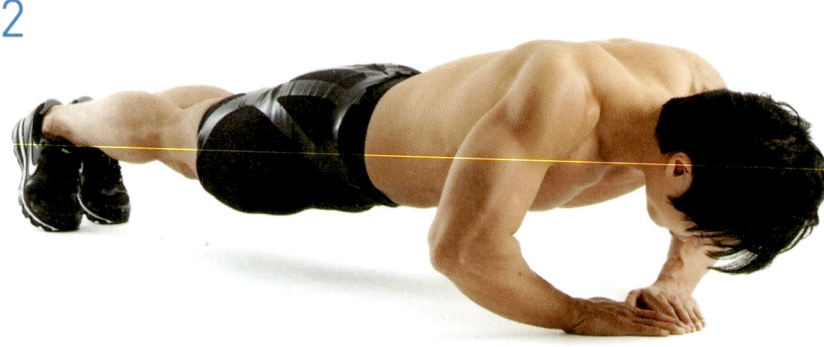

108

벤트-니 푸시업

클로즈-핸드 푸시업 조차도 힘들다면 무릎을 구부리고 하는 벤트-니 푸시업을 하면 푸시업을 조금 더 쉽게 할 수 있다.

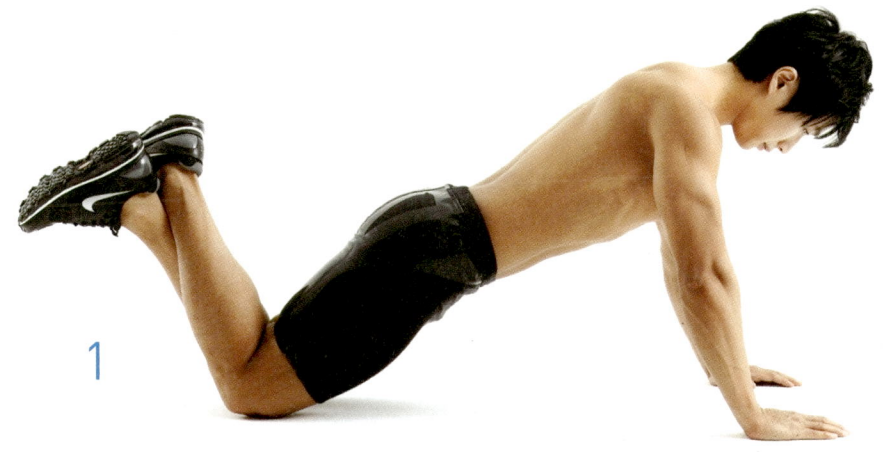

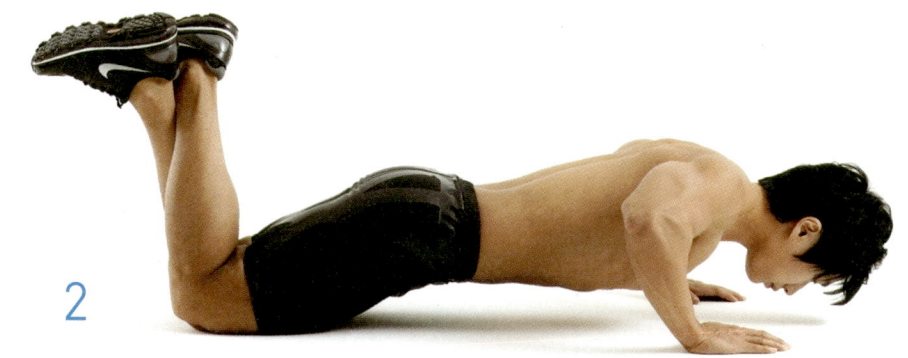

1 무릎을 구부려 바닥에 대고 발목을 교차시킨다. 이때 무릎부터 상체는 평행을 유지해야 한다.

2 가슴 근육에 집중하면서 팔꿈치를 구부려 몸을 내린다. 이때 엉덩이가 아래로 처지면 안 된다. 그 다음 가슴에 긴장감을 유지하면서 천천히 시작자세로 돌아간다.

아이소메트릭 푸시업

아이소메트릭이란 정적 수축의 의미로 움직임이 없는 상태에서 힘을 주고 있는 것을 말한다. 즉, 푸시업을 할 때 여러 각도에서 2~3초 정도 멈추는 동작을 여러 번 한다면 푸시업을 하는 동안 운동은 더욱 힘들어지고 더 높은 칼로리를 소모할 수 있다.

1

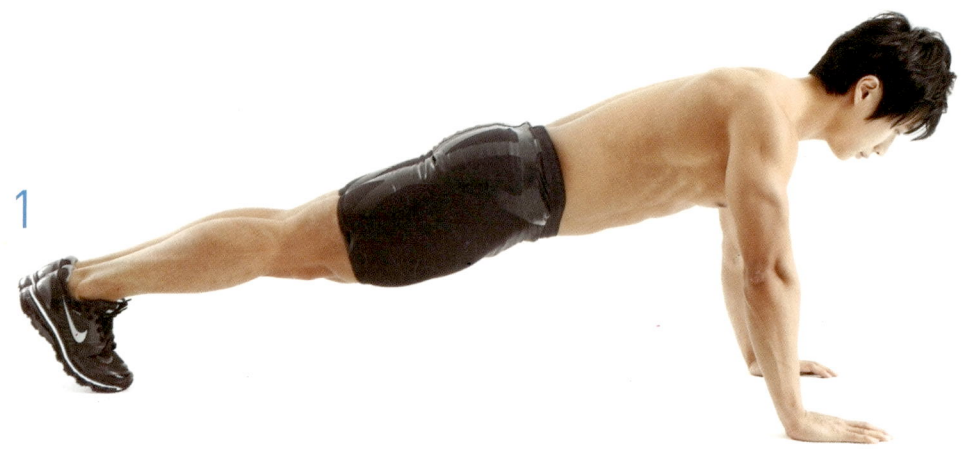

2

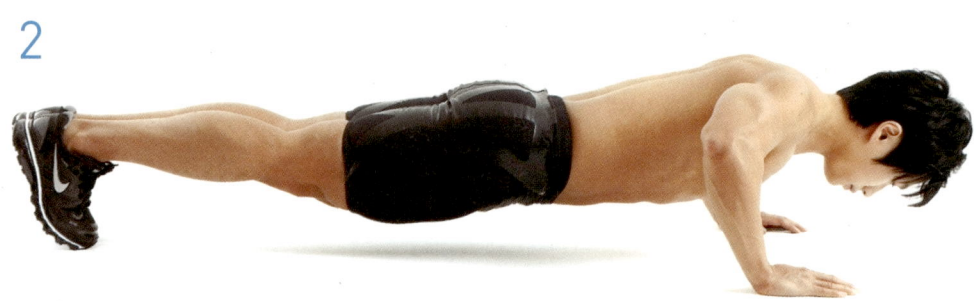

1 양손을 어깨너비보다 넓게 벌려서 상체를 지탱한다. 이때 엉덩이가 땅에 닿거나 몸통 위로 올라오지 않도록 일직선을 유지한다.

2 기본 푸시업 동작에서 상체를 낮춘 자세에서 2~3초간 버틴다. 그 다음 다시 폭발적으로 상체를 들어 올린다.

아이소메트릭 푸시업 3단계/5단계

1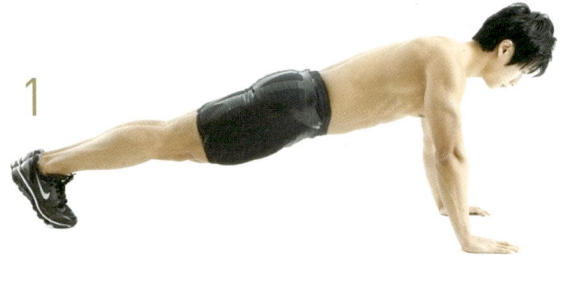

2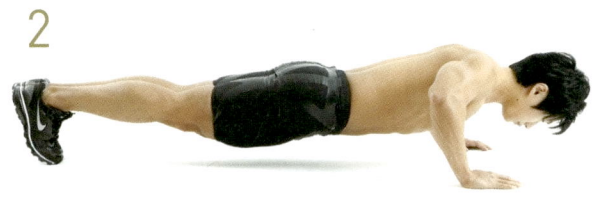

3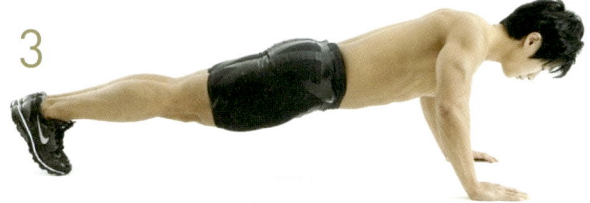

1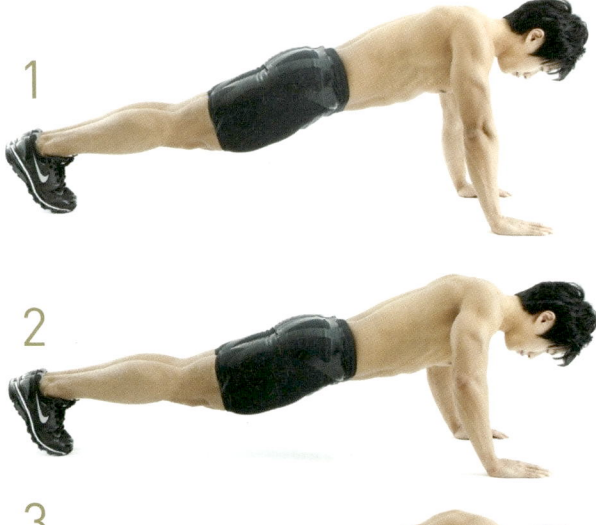

2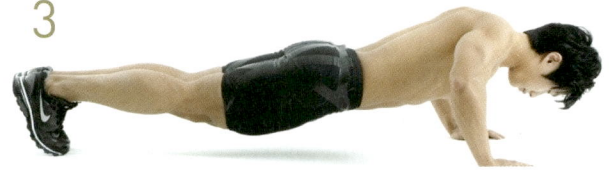

3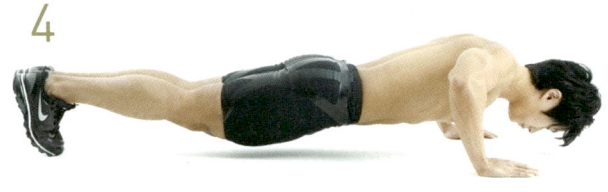

4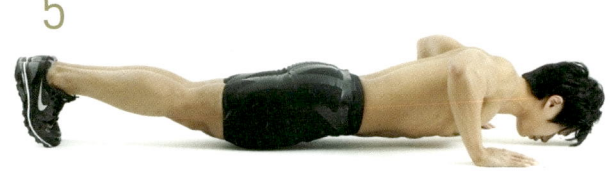

5

1 양손을 어깨너비보다 넓게 벌려서 상체를 지탱한다. 이때 엉덩이가 땅에 닿거나 몸통 위로 올라오지 않도록 일직선을 유지한다.

2 상체를 낮춘 자세에서 2~3초간 버틴다.

3 그 다음 팔을 조금 더 편 상태에서 다시 2~3초간 버틴다. 멈추는 구간이 한 번 더 늘어나는 것만으로도 엄청난 체력 소모를 느낄 수 있다.

1 양손을 어깨너비보다 넓게 벌려서 상체를 지탱한다. 이때 엉덩이가 땅에 닿거나 몸통 위로 올라오지 않도록 일직선을 유지한다.

2 상체를 내린 자세에서 2~3초간 버티고 다시 팔을 조금 더 편 상태에서 다시 2~3초간 버틴다. 이렇게 멈추는 구간을 총 5단계로 늘려서 푸시업을 진행해보자.

내 몸을 변신시키기 12주 운동법

인클라인 푸시업

벤치나 의자를 이용해서 상체를 지면보다 높은 곳에 위치하여 푸시업을 하면 가슴의 하부 근육을
더 집중적으로 운동할 수 있다. 양손의 위치가 지면보다 높기 때문에 기본 푸시업이 힘든 초보자
도 좀 더 쉽게 할 수 있는 방법이다.

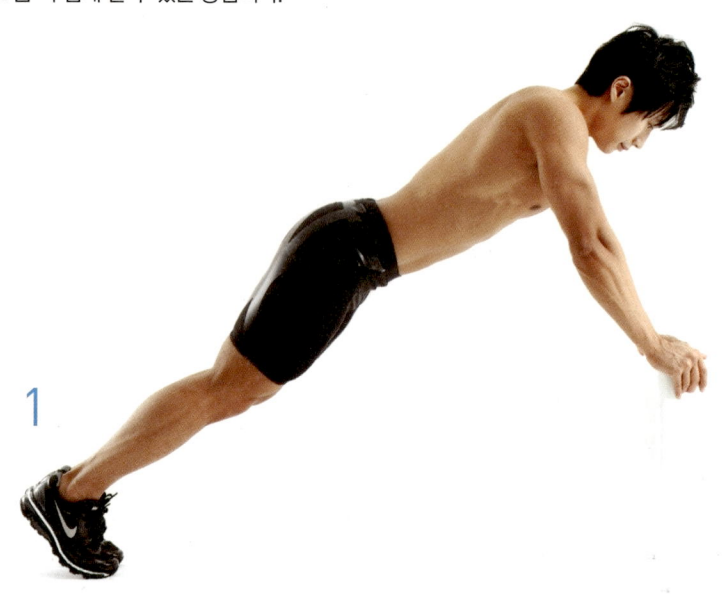

1

1 양손을 의자나 벤치 위에 올리고 푸시업 자세를
취한다.

2 가슴 상부의 긴장감을 느끼면서 천천히 팔꿈치
를 구부려 몸을 내린다. 이때 몸은 엉덩이가 들리
거나 내려가지 않도록 수평을 유지한다. 그 다음
긴장감을 유지하면서 시작자세로 돌아간다.

2

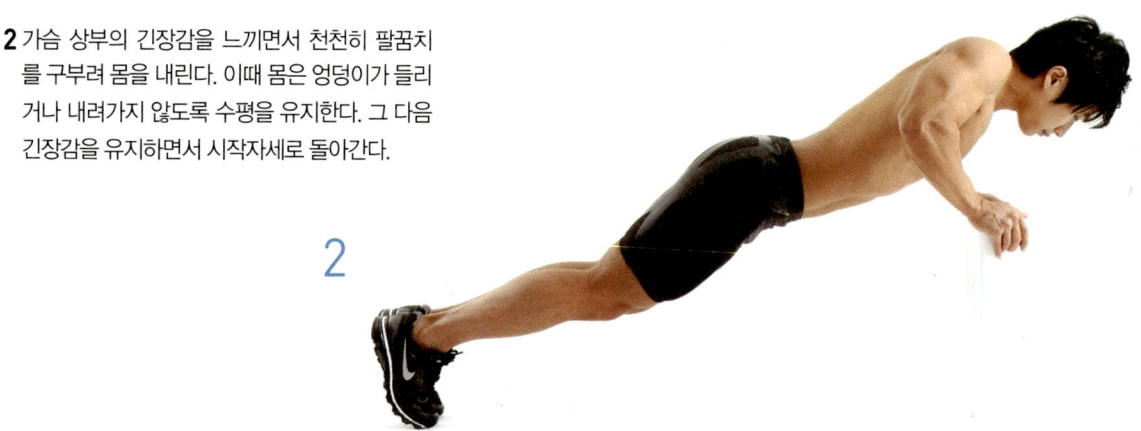

디클라인 푸시업

기본 푸시업 자세에서 다리를 짐볼이나 의자, 침대 같은 곳에 올리고 하면 집에서도 쉽게 가슴 상부를 집중적으로 자극할 수 있는 운동을 할 수 있다. 기본 푸시업보다 난이도가 높다.

1

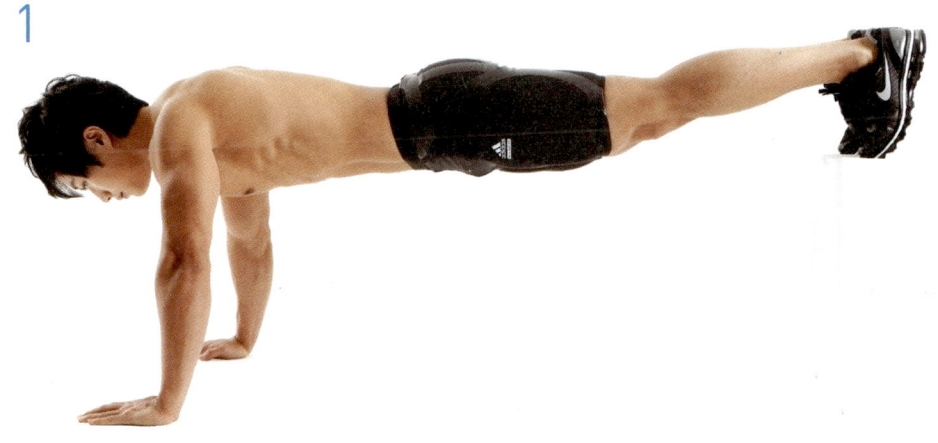

2

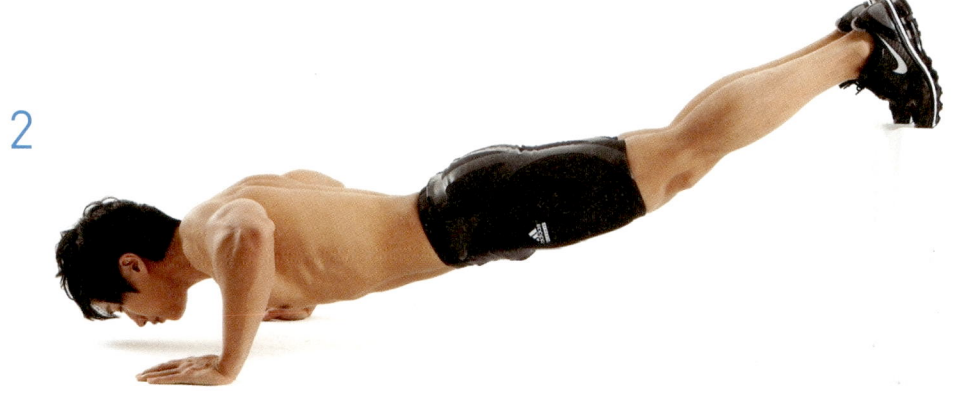

1 기본 푸시업 자세에서 짐볼이나 의자, 벤치에 다리를 올리고 흔들림 없이 안정적인 자세를 잡는다.

2 팔꿈치를 구부려 가슴이 바닥에 거의 닿을 때까지 몸을 내린다. 이 때 엉덩이가 처지면 안 된다. 그 다음 천천히 시작자세로 돌아간다.

WARNING!

하체의 각도가 발생해도 상체의 움직임은 수직으로 이동해야 한다. 하체의 각도에 맞춰서 상체가 이동하게 되면 어깨 근육의 개입이 커지기 때문에 가슴에 집중할 수가 없다.

리버스 푸시업

리버스 푸시업은 상체를 고정시켜서 아이소메트릭 훈련을 실시하고, 하체는 무릎을 편 상태에서
다리를 들어올리기 때문에 엉덩이를 발달시켜 힙업도 할 수 있다.

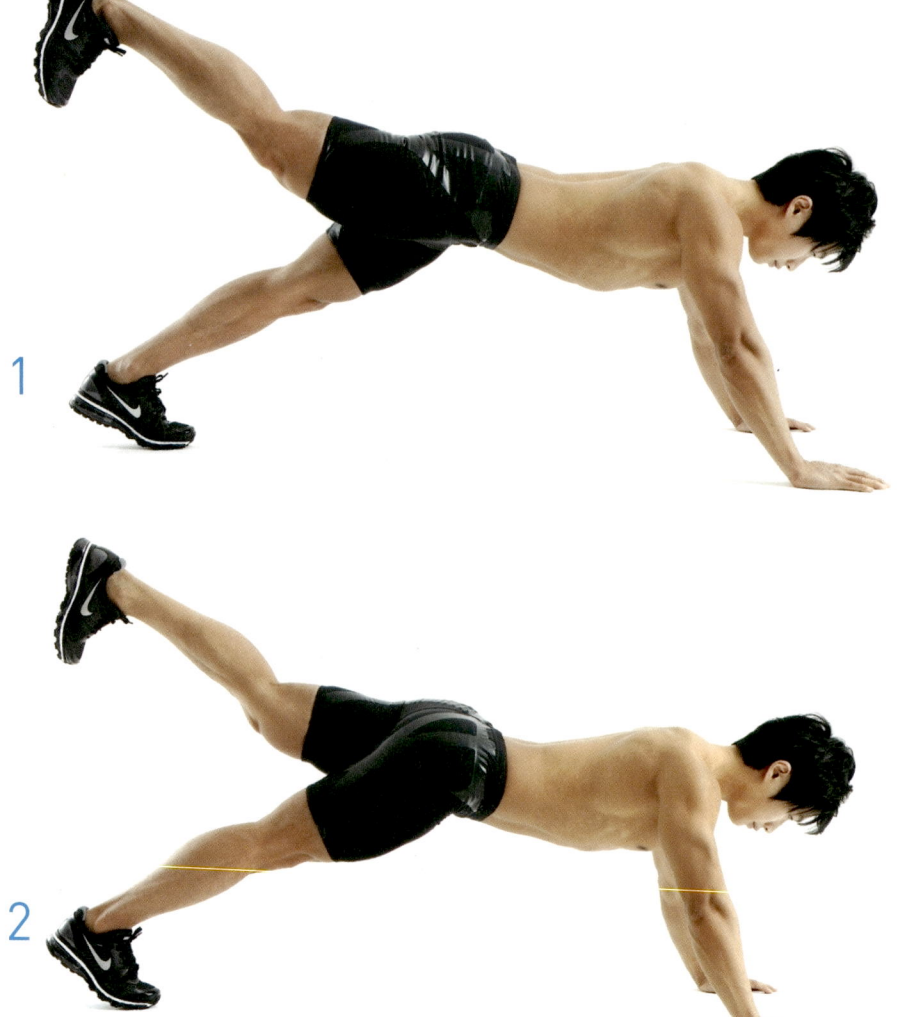

1

2

1 기본 푸시업 자세를 유지하면
서 아이소메트릭 훈련을 실시
한다.

2 무릎을 구부리지 않고 고정된
상태에서 천천히 들어 올린다.
한쪽 발이 끝나면 바로 다른
발을 들어 올린다.

T-푸시업

T–푸시업은 상체를 한 손으로 고정시켜서 좀 더 난이도 높은 훈련을 실시할 수 있다.

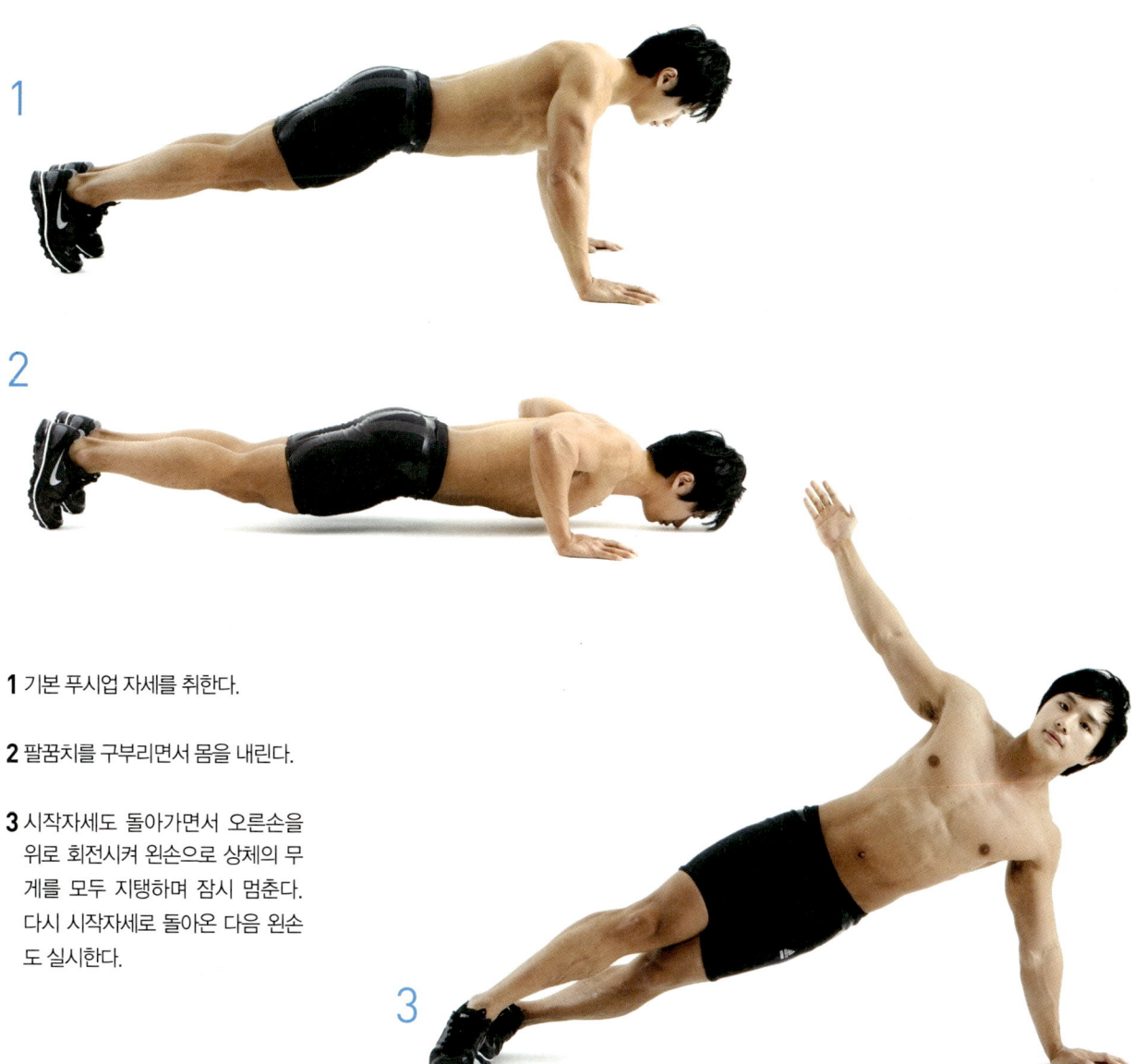

1 기본 푸시업 자세를 취한다.

2 팔꿈치를 구부리면서 몸을 내린다.

3 시작자세도 돌아가면서 오른손을 위로 회전시켜 왼손으로 상체의 무게를 모두 지탱하며 잠시 멈춘다. 다시 시작자세로 돌아온 다음 왼손도 실시한다.

내 몸을 뽀사시킨 12주 운동법

115

스파이더 푸시업

기본 푸시업 자세에서 한쪽 다리를 지면에서 떼면서 훈련의 강도를 더 높인다. 힘이 많이 들어가는 하위 구간에서 이루어지는 동작이기 때문에 일반 푸시업보다 강도가 훨씬 높다.

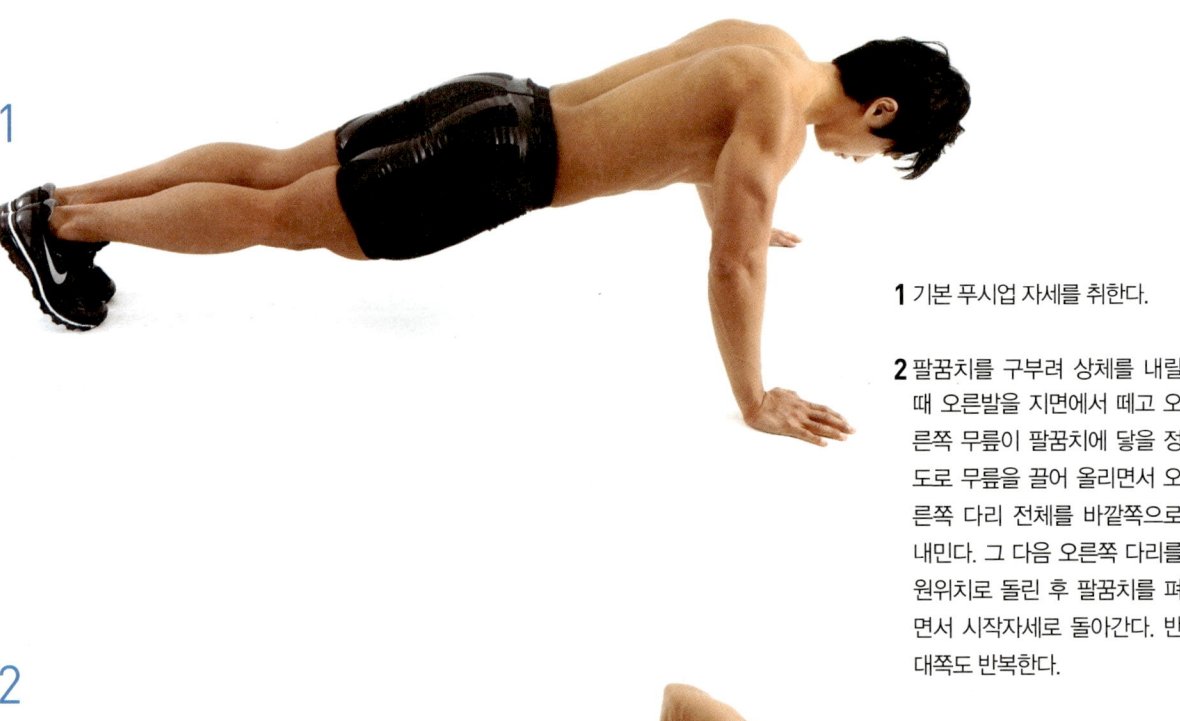

1 기본 푸시업 자세를 취한다.

2 팔꿈치를 구부려 상체를 내릴 때 오른발을 지면에서 떼고 오른쪽 무릎이 팔꿈치에 닿을 정도로 무릎을 끌어 올리면서 오른쪽 다리 전체를 바깥쪽으로 내민다. 그 다음 오른쪽 다리를 원위치로 돌린 후 팔꿈치를 펴면서 시작자세로 돌아간다. 반대쪽도 반복한다.

116

손뼉 치기 푸시업

푸시업을 폭발적인 힘으로 수행한다.

1

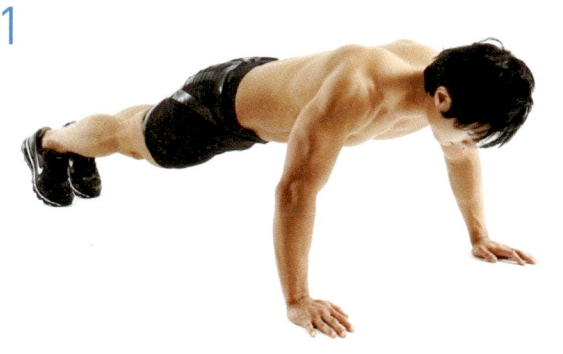
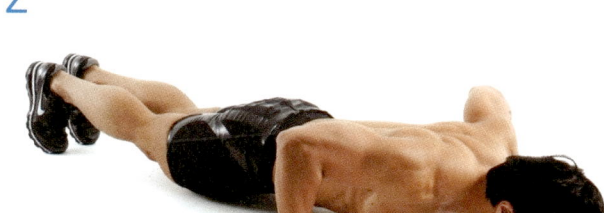

2

3

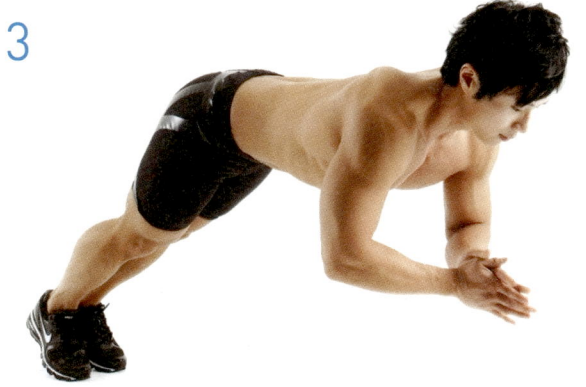
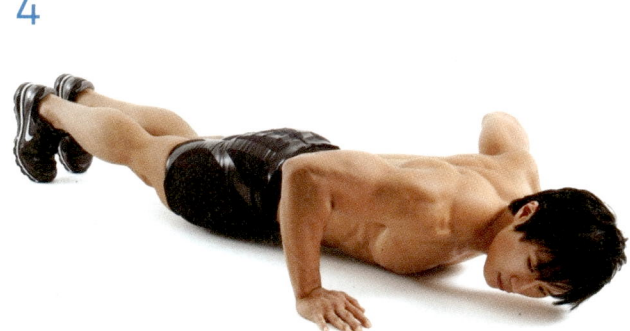

4

1 기본 푸시업 자세를 취한다.

2 팔꿈치를 구부려 몸을 내린다.

3 다시 상체를 들어 올리면서 폭발적으로 힘을 줘서 상체를 공중에 띄운 다음 빠르게 손뼉을 친다.

4 다시 지면으로 내려온다. 이때 팔꿈치를 약간 구부린 상태에서 근육을 이용해서 버티면서 내려와야 한다.

WARNING!

동작을 취할 때 근육에 힘이 풀려서 버티지 못하면 얼굴이 지면에 닿아서 부상을 입을 수 있다. 그러므로 내려오는 과정에서는 항상 얼굴을 돌려서 부상을 예방하도록 하자.

내 몸을 변신시킨 12주 운동법

117

원-암 푸시업

한 손으로 푸시업을 한다. 상당한 근력을 요하는 운동이므로 다른 여러 가지 기본 푸시업 동작들로 근력을 키운 후에 도전하기 바란다.

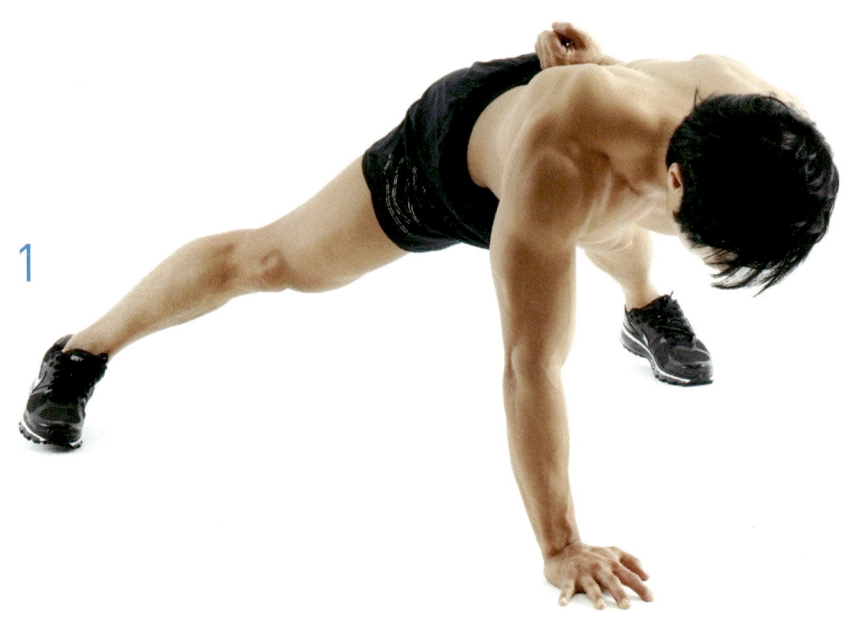

1

1 기본 푸시업 자세에서 다리를 벌려서 균형을 잡고 한 손으로 몸을 지탱한다.

2 한 손으로 버티며 몸을 천천히 내린다. 최대한 내린 후 다시 들어 올리며 시작자세로 돌아간다.

2

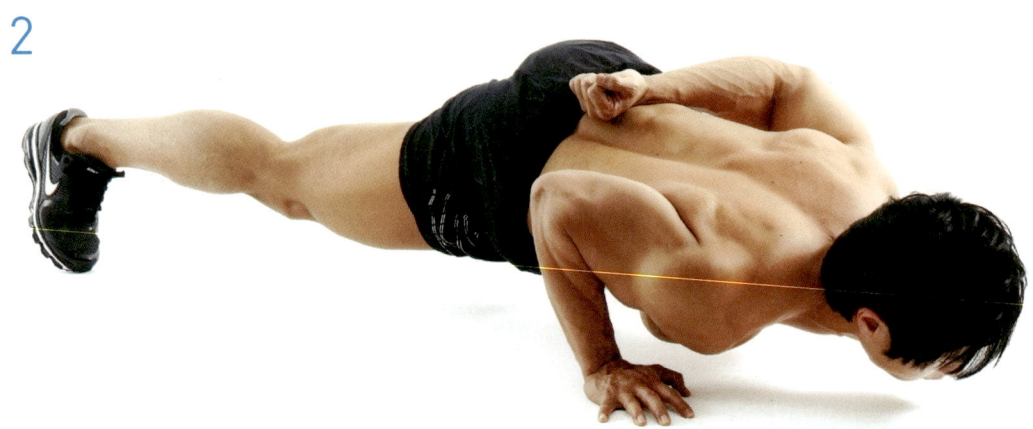

바벨 벤치 프레스

가슴 운동의 가장 기본이 되는 핵심 운동이 바로 벤치 프레스이다.

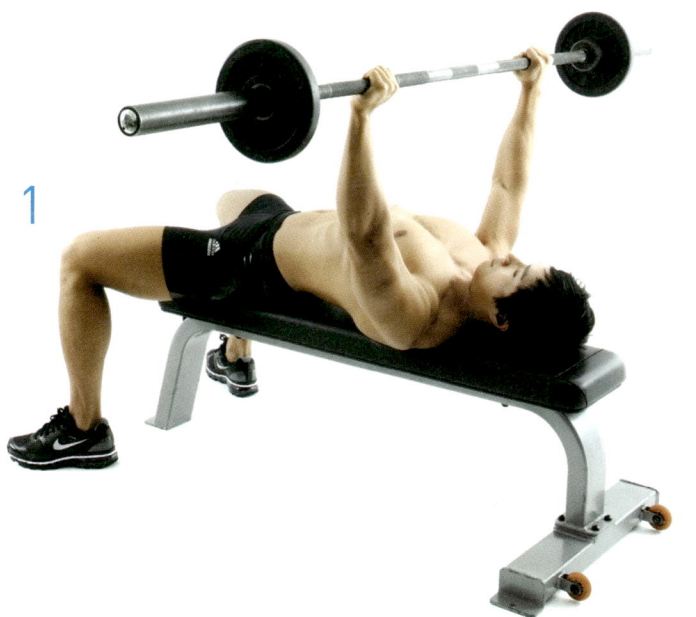

1

1 플랫 벤치에 등을 대고 눕고 바벨이 가슴 중앙에 위치하도록 한다. 다리를 바닥에 완전히 밀착시켜서 몸을 안정적으로 유지한다. 바벨은 자신의 어깨너비보다 넓게 잡고 허리는 벤치에서 들어 올려서 몸을 아치형으로 만든다. 의식적으로 가슴 근육에 힘을 주어 바벨을 들어 올린다.

2 바벨을 수직으로 곧게 내려 최저 지점에서 잠시 멈춘 다음 가슴 근육의 긴장감을 유지하면서 시작자세로 돌아간다.

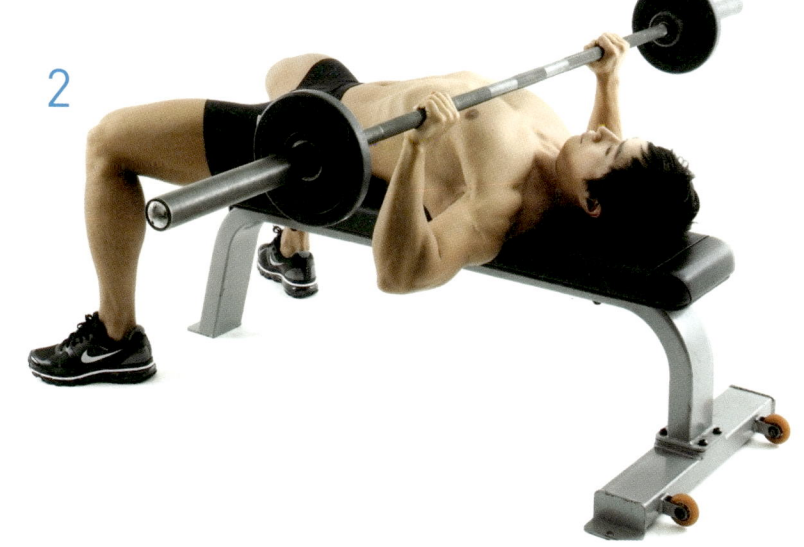

2

WARNING!

바벨을 끝까지 너무 높게 들어 올려서 팔꿈치가 완전히 펴지지 않도록 한다. 바벨을 내릴 때는 빠른 속도로 떨어뜨린다는 느낌으로 해서는 안 된다. 항상 중량을 가슴으로 버틴다는 느낌으로 바벨을 천천히 내린다.

내 몸을 변신시킨 12주 운동법

인클라인 바벨 벤치 프레스

인클라인 벤치 프레스는 가슴 상부를 집중 공략할 수 있는 운동이다.

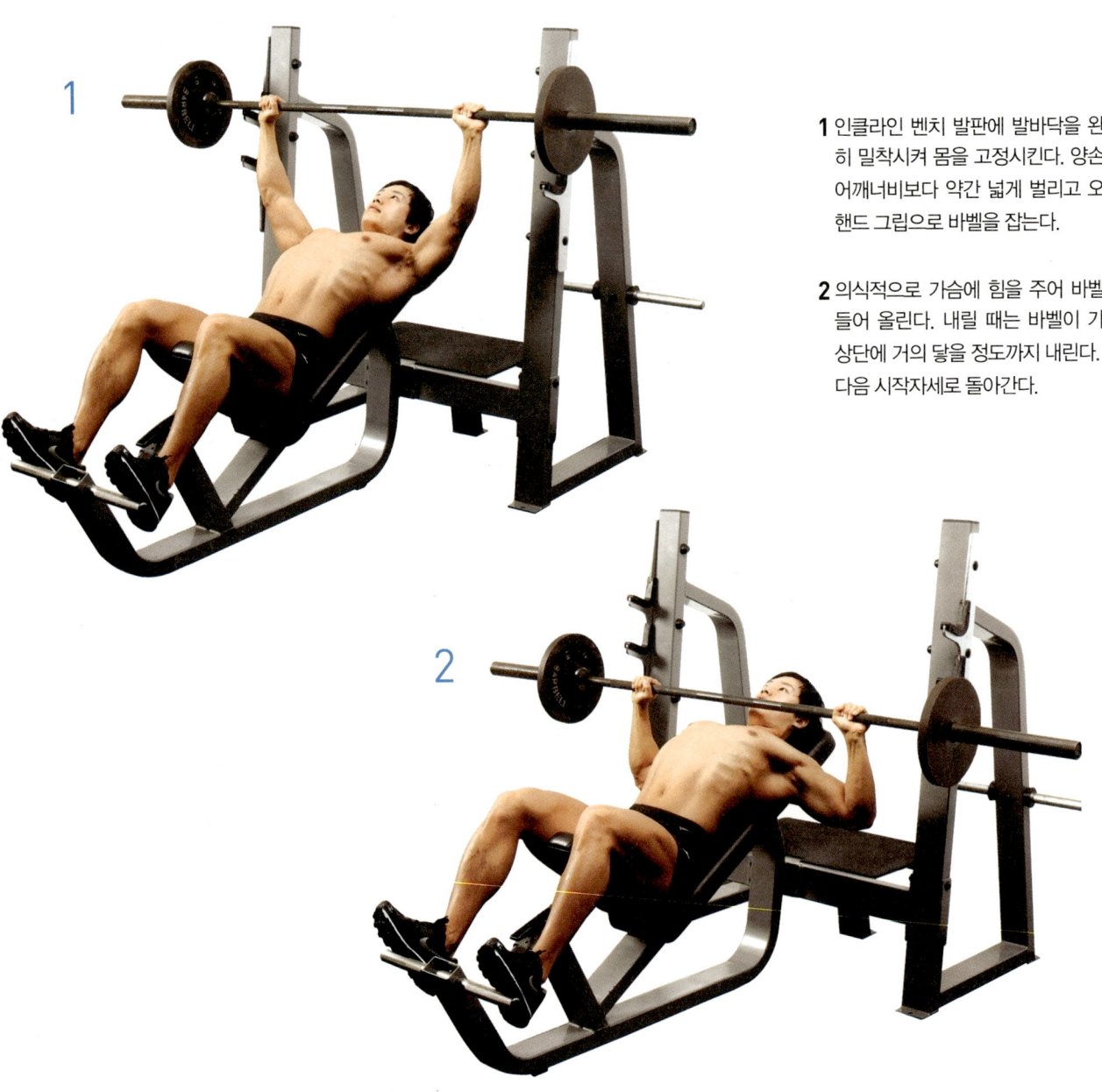

1 인클라인 벤치 발판에 발바닥을 완전히 밀착시켜 몸을 고정시킨다. 양손은 어깨너비보다 약간 넓게 벌리고 오버핸드 그립으로 바벨을 잡는다.

2 의식적으로 가슴에 힘을 주어 바벨을 들어 올린다. 내릴 때는 바벨이 가슴 상단에 거의 닿을 정도까지 내린다. 그 다음 시작자세로 돌아간다.

디클라인 바벨 벤치 프레스

디클라인 벤치 프레스는 가슴 하부를 집중 공략할 수 있는 운동이다.

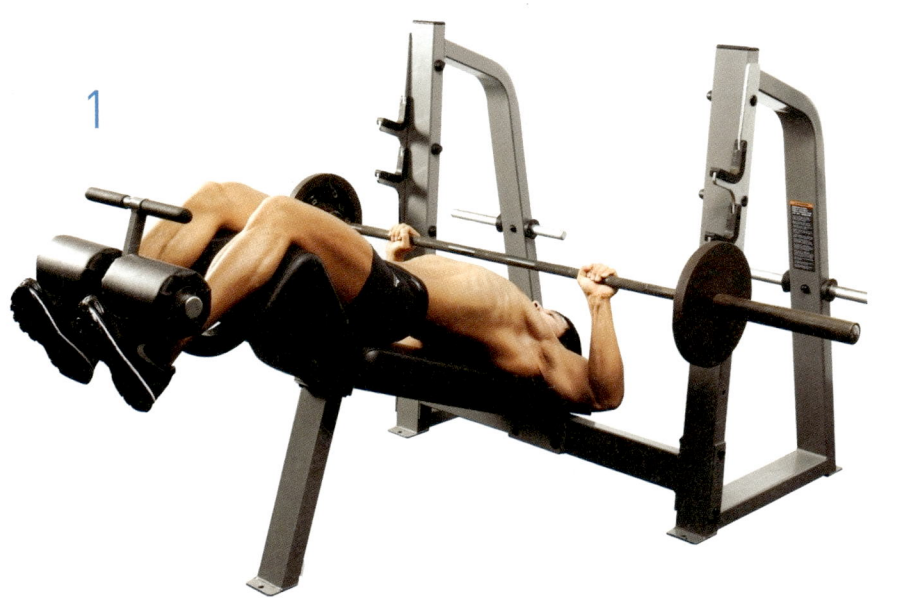

1

1 디클라인 벤치를 조정해서 발목과 허벅지를 완전히 밀착시켜 몸을 고정시킨다. 양손은 어깨너비보다 약간 넓게 벌리고 오버핸드 그립으로 바벨을 잡는다.

2 의식적으로 가슴에 힘을 주고 바벨을 들어 올린다. 바벨을 천천히 가슴 하단까지 내린 다음 시작자세로 돌아간다.

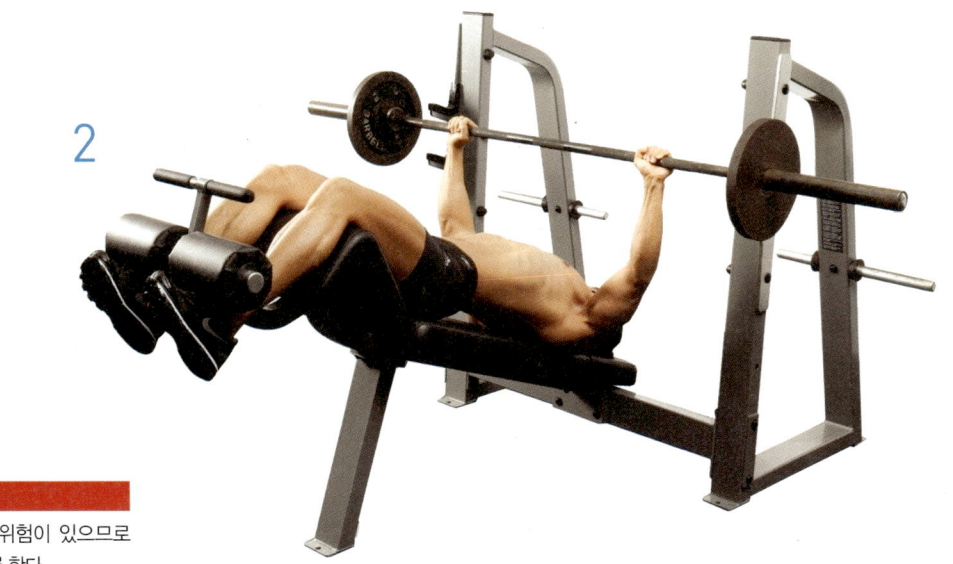

2

WARNING!
디클라인은 부상의 위험이 있으므로 보조자와 함께 하도록 한다.

내 몸을 변신시킨 12주 운동법

덤벨 벤치 프레스

덤벨을 사용하면 바벨 운동에 비해서 양손의 균형을 맞추어야 하기 때문에 좀 더 섬세한 운동을 할 수 있다.

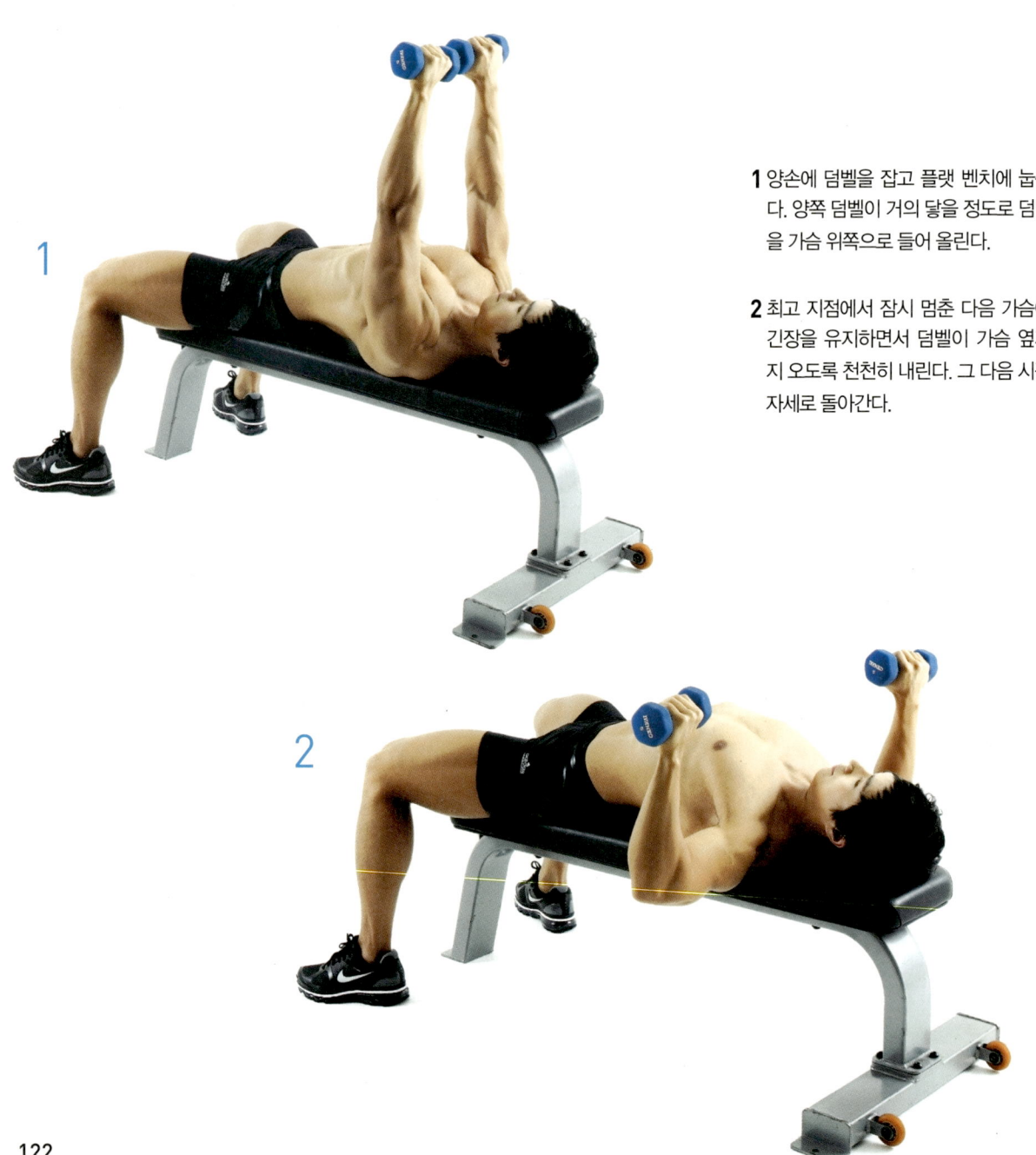

1 양손에 덤벨을 잡고 플랫 벤치에 눕는다. 양쪽 덤벨이 거의 닿을 정도로 덤벨을 가슴 위쪽으로 들어 올린다.

2 최고 지점에서 잠시 멈춘 다음 가슴에 긴장을 유지하면서 덤벨이 가슴 옆까지 오도록 천천히 내린다. 그 다음 시작 자세로 돌아간다.

인클라인 덤벨 벤치 프레스

인클라인 벤치에서의 가슴 운동은 가슴 상부 쪽에 더 집중해서 운동을 할 수 있다.

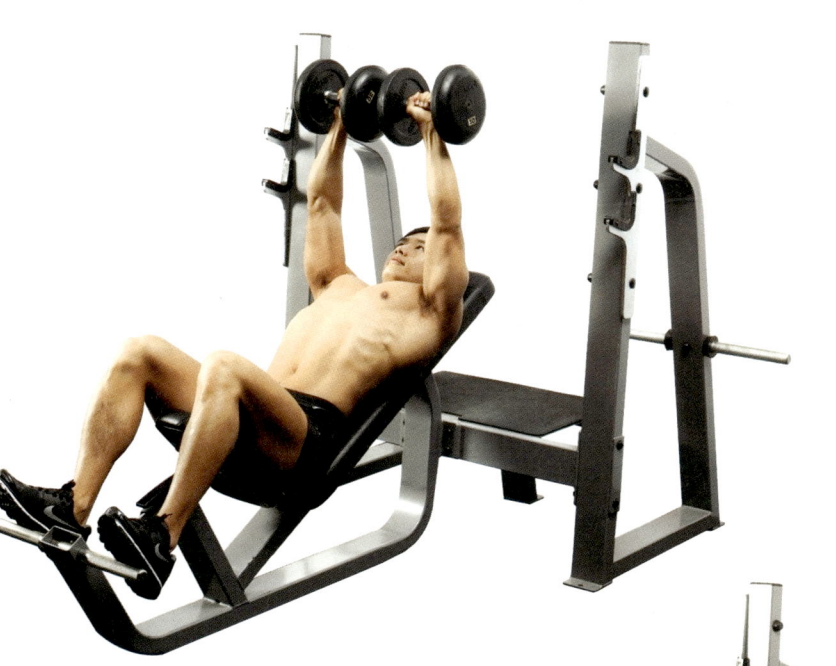

1 양손에 덤벨을 잡고 인클라인 벤치에 눕는다. 가슴 근육에 집중하면서 덤벨을 지면과 수직으로 들어 올린다. 이때 덤벨이 앞이나 뒤로 기울어서는 안 된다.

2 최저 지점에서 잠시 멈춘 다음 덤벨을 천천히 올리면서 시작자세로 돌아간다.

WARNING!

가슴운동을 하더라도 벤치의 각도가 올라갈수록 어깨 근육의 개입이 늘어난다. 따라서 어깨를 이용해서 운동하는 것이 아니라, 항상 의식적으로 가슴 근육에 힘을 주어야 한다.

디클라인 덤벨 벤치 프레스

플랫 벤치보다 각도를 더 낮춰서 운동을 하면 가슴 근육 하부에 더욱 집중해서 운동을 할 수 있다.

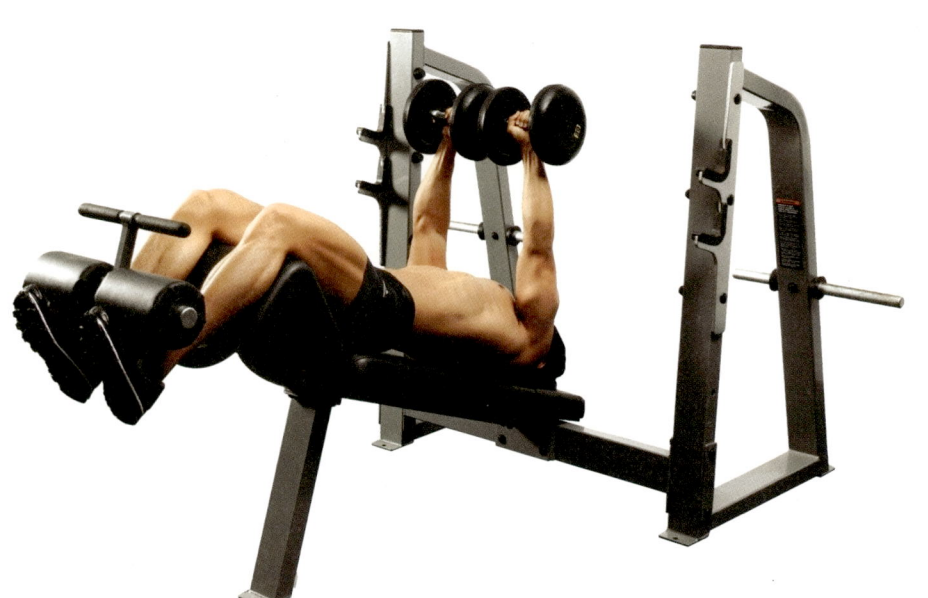

1 양손에 덤벨을 잡고 상체를 플랫 벤치보다 더 낮게 위치할 수 있는 디클라인 벤치에 눕는다. 바벨 벤치 프레스와 동일한 자세로 가슴에 집중해서 덤벨을 들어 올린다.

2 최고 지점에서 잠시 멈춘 다음 바벨을 천천히 내린다.

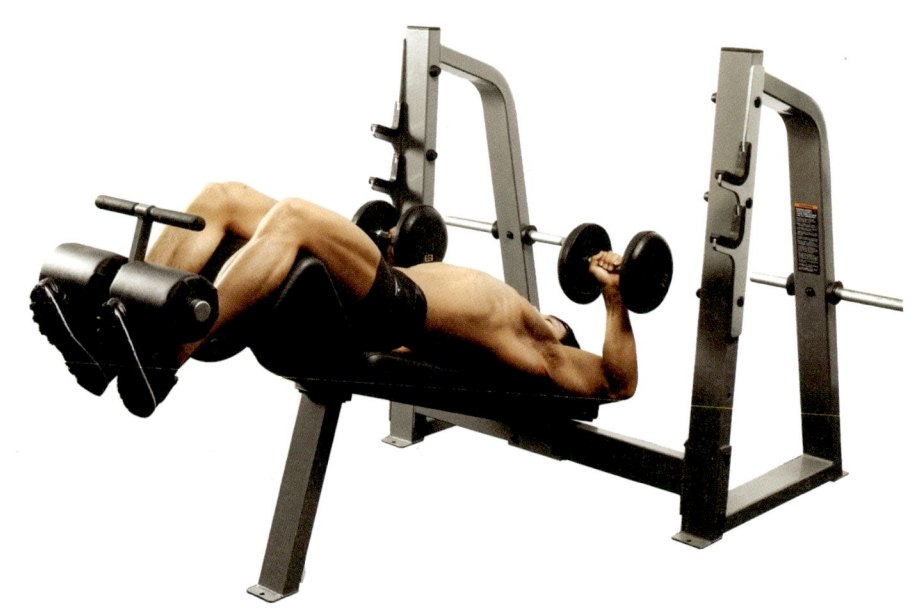

124

덤벨 플로어 프레스

적당한 벤치가 없는 집에서도 덤벨만을 이용해서 할 수 있는 운동이다.

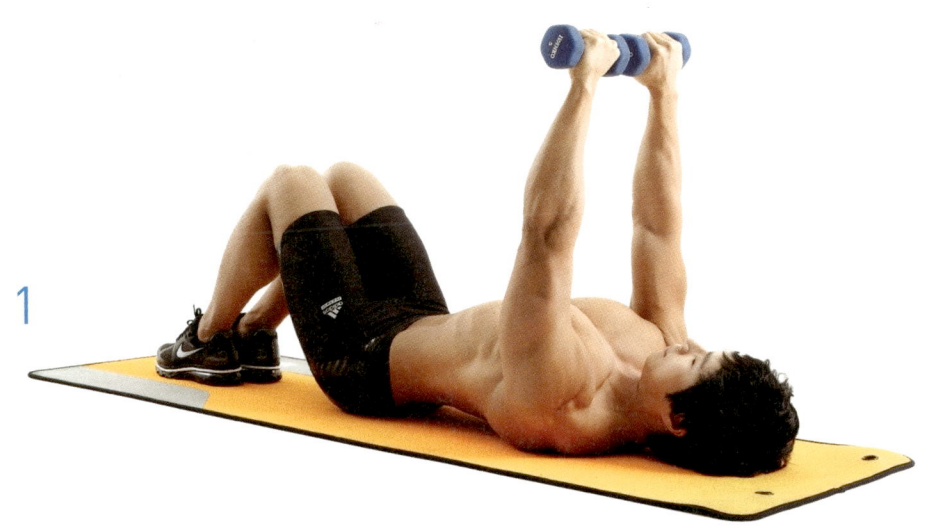

1

1 양손에 덤벨을 잡고 바닥에 눕는다. 무릎을 구부려서 발바닥을 바닥에 단단히 고정시킨다. 양쪽의 덤벨이 거의 닿을 정도로 덤벨을 들어 올린다.

2 최고 지점에서 잠시 멈춘 다음 덤벨을 천천히 내린다.

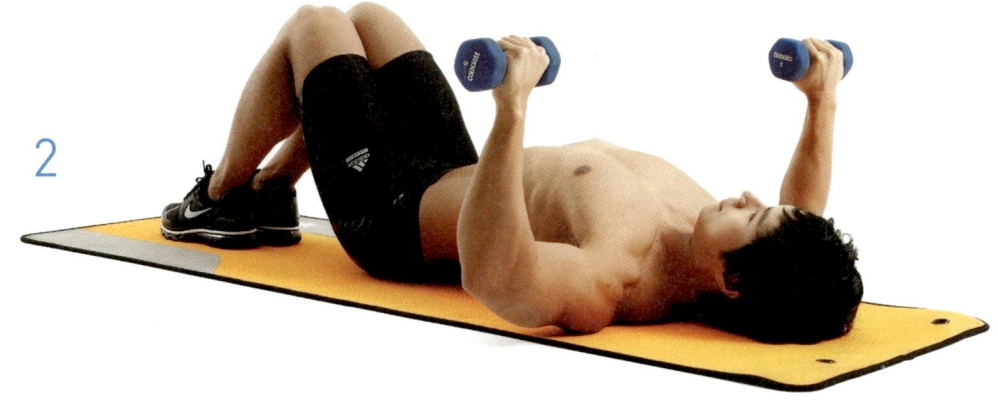

2

내 몸을 변신시킨 12주 운동법

인클라인 짐볼 덤벨 프레스

인클라인 벤치 대신 짐볼을 이용해서 가슴 상부 운동을 할 수 있다. 균형을 잘 잡아야 한다.

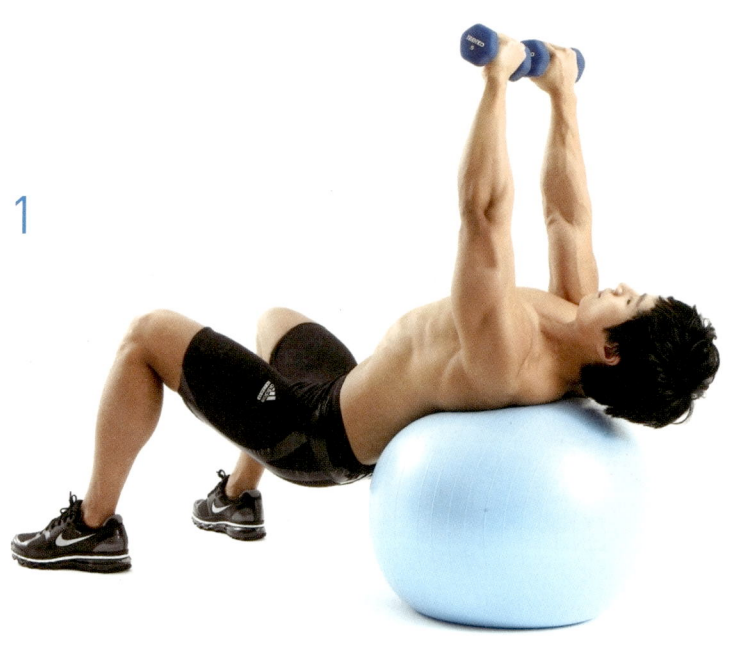

1

1 양손에 덤벨을 잡고 짐볼에 기대어 눕는다. 다리를 벌려서 발바닥을 바닥에 단단히 고정시켜서 상체가 짐볼 위에서 흔들리지 않도록 한다. 그 다음 양쪽의 덤벨이 거의 닿을 때까지 덤벨을 들어 올린다.

2 최고 지점에서 잠시 멈춘 다음 가슴의 긴장감을 유지하면서 천천히 덤벨을 내린다.

2

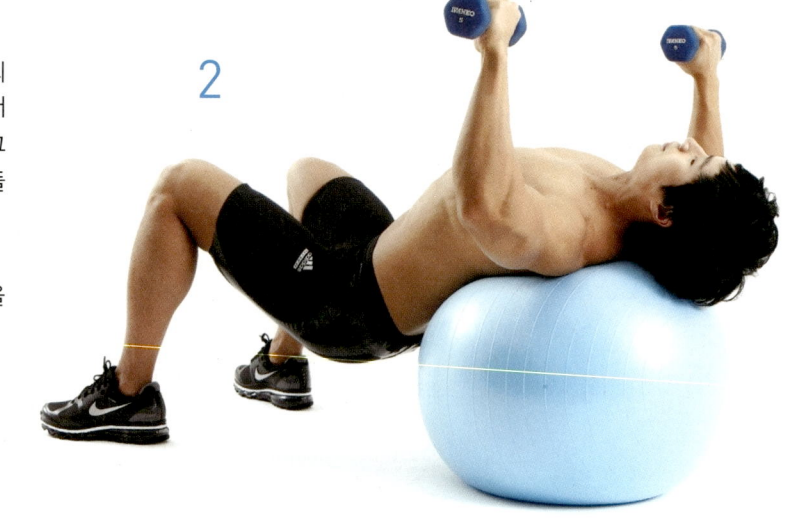

덤벨 플라이

플라이는 프레스 동작에 비해서 중량을 더 낮게 사용해야 한다. 프레스 운동은 미는 운동이고 플라이 운동은 벌렸다가 모아주는 운동이라고 생각하면 이해하기 편하다.

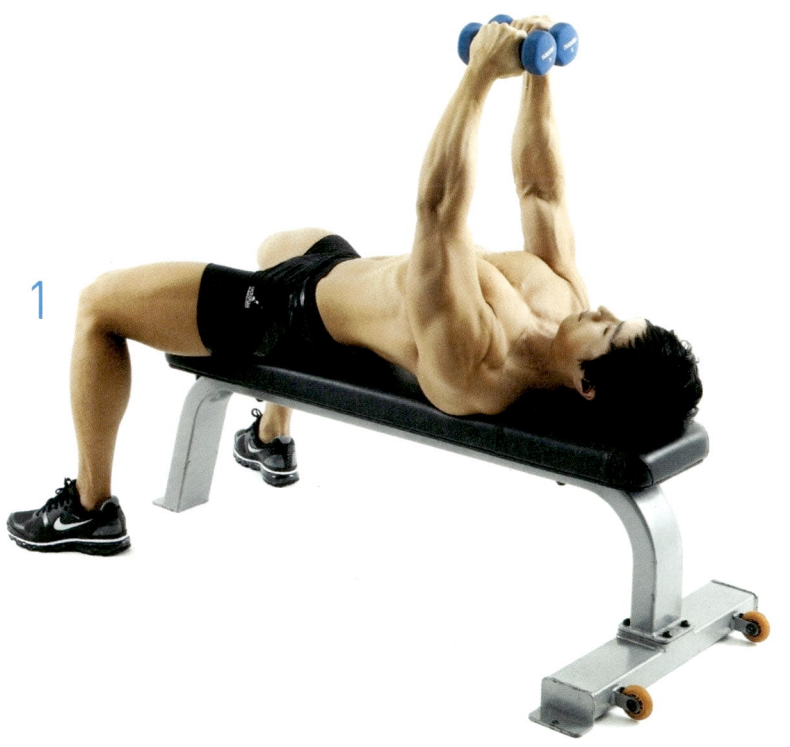

1 덤벨 프레스 자세와 동일하게 벤치에 눕는다. 덤벨을 어깨 높이에서 위로 뻗는다. 이때 덤벨 그립은 주먹을 쥔 손바닥이 서로 마주보도록 한다.

2 이 상태에서 팔꿈치가 더 구부러지지 않도록 고정된 상태에서 상완이 바닥과 수평을 이룰 때까지 서서히 양팔을 벌린다. 이때 가슴 근육이 늘어나는 것을 느낄 수 있다. 그 다음 다시 덤벨을 모아주면서 시작자세로 돌아간다.

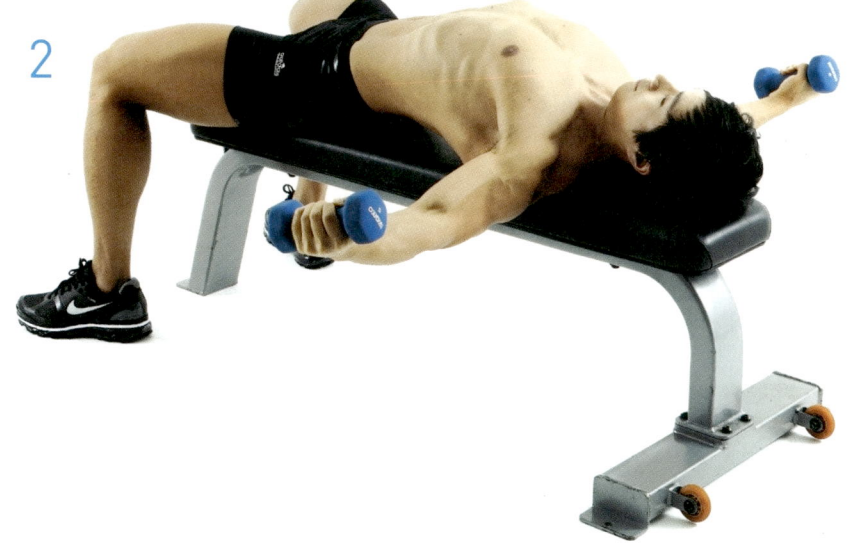

플로어 덤벨 플라이

집에서 벤치 없이도 덤벨만을 이용하여 플라이 동작을 할 수 있다..

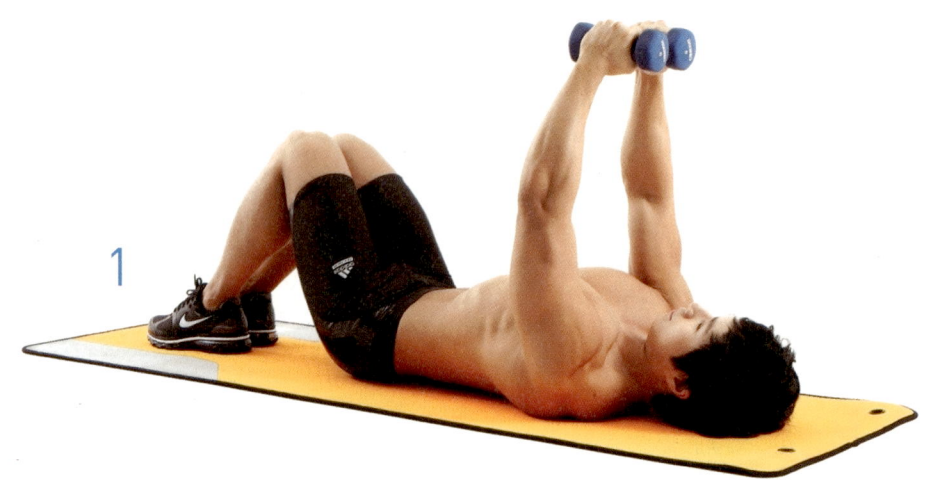

1

1 바닥에 매트를 깔고 누워 양손에 덤벨을 하나씩 든다. 팔꿈치를 살짝 구부린 상태에서 덤벨을 잡은 손바닥이 마주보도록 덤벨을 가슴 위로 들어 올린다.

2 팔꿈치를 고정한 상태에서 가슴 근육이 늘어난다는 느낌으로 양팔을 벌린다. 팔꿈치가 땅에 닿기 전에 다시 시작자세로 돌아간다.

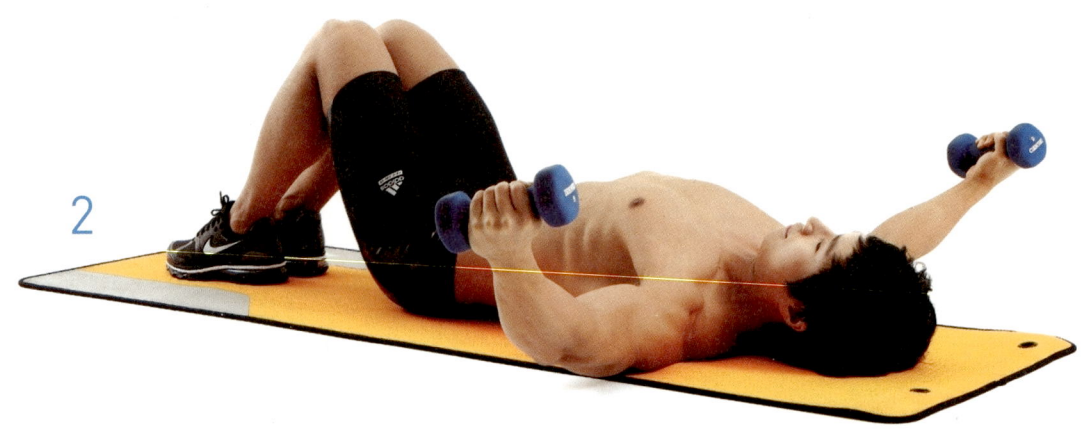

2

128

인클라인 덤벨 플라이

인클라인 벤치에서 덤벨을 이용해서 가슴 상부 근육에 집중하면서 플라이 동작을 한다.

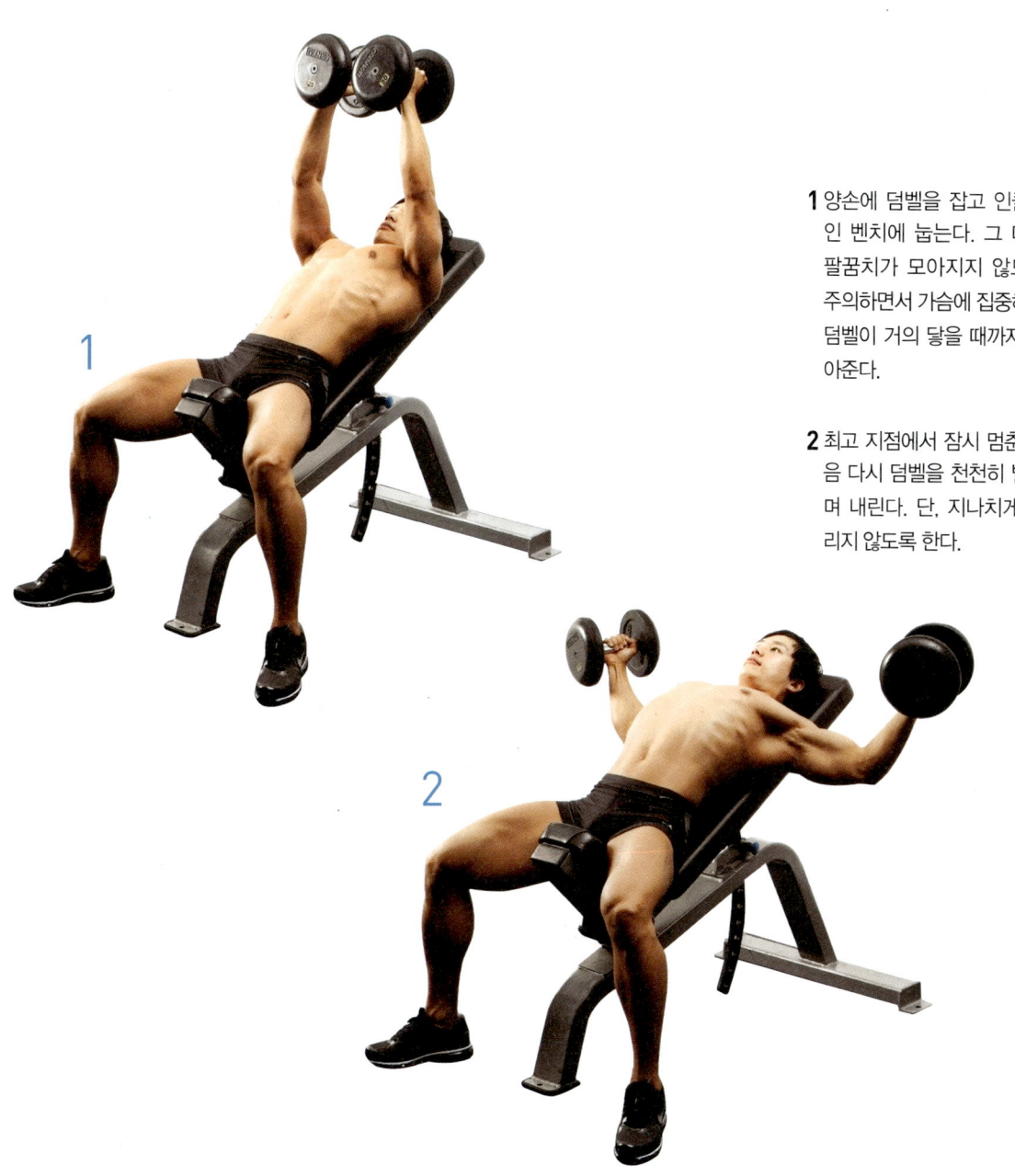

1 양손에 덤벨을 잡고 인클라인 벤치에 눕는다. 그 다음 팔꿈치가 모아지지 않도록 주의하면서 가슴에 집중해서 덤벨이 거의 닿을 때까지 모아준다.

2 최고 지점에서 잠시 멈춘 다음 다시 덤벨을 천천히 벌리며 내린다. 단, 지나치게 내리지 않도록 한다.

내 몸을 변신시킨 12주 운동법

짐볼 덤벨 플라이

짐볼을 이용해서 인클라인 벤치에서와 같이 덤벨을 이용해서 플라이 동작을 한다. 가슴 상부에 집중해야 하고 짐볼 위에서는 항상 상체가 흔들리지 않도록 발바닥을 바닥에 단단히 고정시킨다.

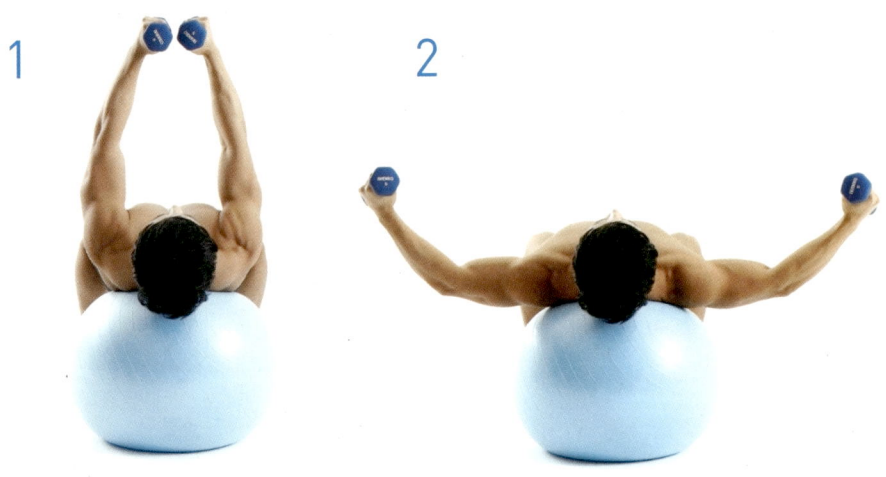

1 양손에 덤벨을 잡고 짐볼에 눕는다. 양발을 벌려 발바닥을 바닥에 단단히 밀착시키고 상체를 고정한다. 그 다음 팔꿈치가 모아지지 않도록 주의하면서 가슴에 집중해서 덤벨이 거의 닿을 때까지 모아준다.

2 최고 지점에서 잠시 멈춘 다음 그 다음 다시 덤벨을 천천히 내리며 팔을 벌린다.

응용동작 **오버핸드─그립(OVERHAND─GRIP)**

오버핸드 그립을 유지하면서 짐볼 위에서 덤벨 플라이 운동을 한다. 아래 그림은 상완에 연결된 부위를 자극할 수 있다. 단, 높은 무게의 사용은 금물이다.

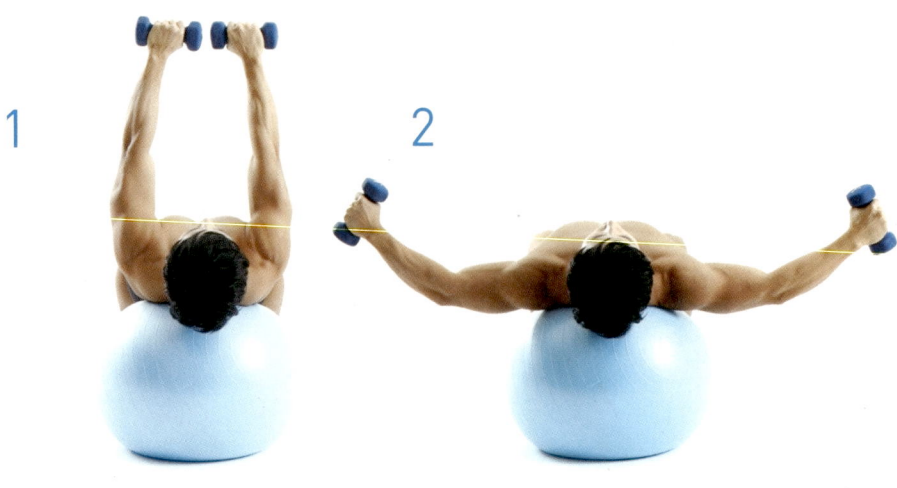

1 프레스를 하듯이 양손에 덤벨을 오버핸드 그립으로 잡는다. 짐볼에 누워 양발을 벌려 발바닥을 바닥에 단단히 밀착시키고 상체를 고정한다. 그 다음 팔꿈치가 모아지지 않도록 주의하면서 가슴에 집중해서 덤벨의 안쪽 끝이 거의 닿을 때까지 모아준다.

2 최고 지점에서 잠시 멈춘 다음 그 다음 다시 덤벨을 천천히 내리며 팔을 벌린다.

케이블 플라이

덤벨 플라이 운동을 케이블 크로스오버 스테이션을 이용해서 하는 것이라고 생각하면 이해가 쉬울 것이다. 케이블 머신에서의 운동은 중력에 구애받지 않고 계속해서 저항을 느낄 수 있다는 장점이 있다.

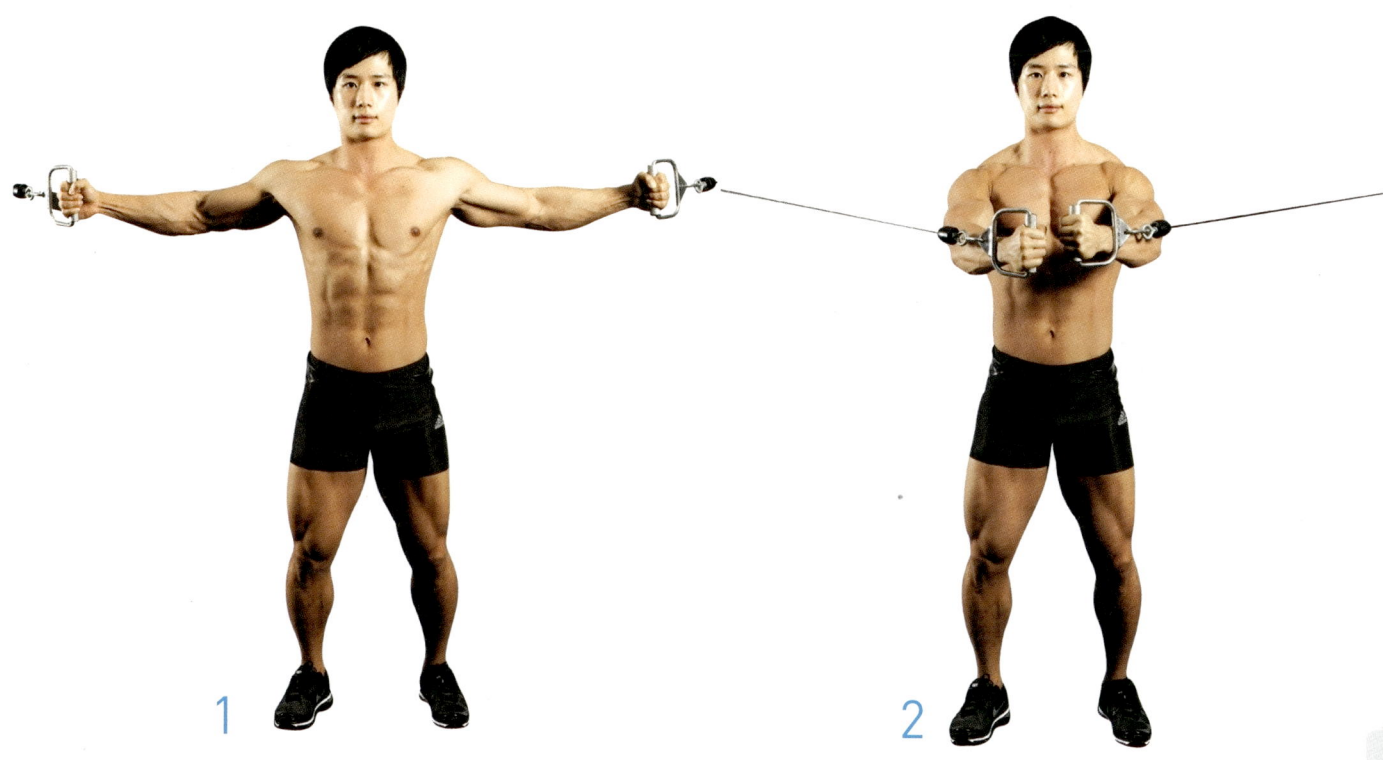

1 케이블 머신 사이에 서서 양손에 각각 손잡이를 잡고 다리를 어깨 너비로 벌리고 선다.

2 그 다음 상체를 약간 앞쪽으로 구부린 상태에서 두 개의 케이블 손잡이를 가슴 앞으로 끌어 당겨서 모아준다. 잠시 멈춘 다음 가슴 근육을 최대한 유지하면서 다시 시작자세로 돌아간다.

WARNING!
몸통이 벤치에 고정된 것이 아니기 때문에 허리 반동을 이용해서 운동을 할 수 있다. 초보자 때 이렇게 반동을 치게 되면 운동 자세가 망가져서 단련하려는 근육에 집중하기 어렵고 부상을 입을 수도 있다. 따라서 처음 운동을 배울 때에는 반동을 최대한 줄이도록 노력한다.

내 몸을 변신시키는 12주 운동법

펙 플라이 머신을 이용해서 플라이 운동을 한다. 상체가 등받이에 고정되어 있기 때문에 반동을 줄여서 가슴에 더욱 집중하기가 쉽다.

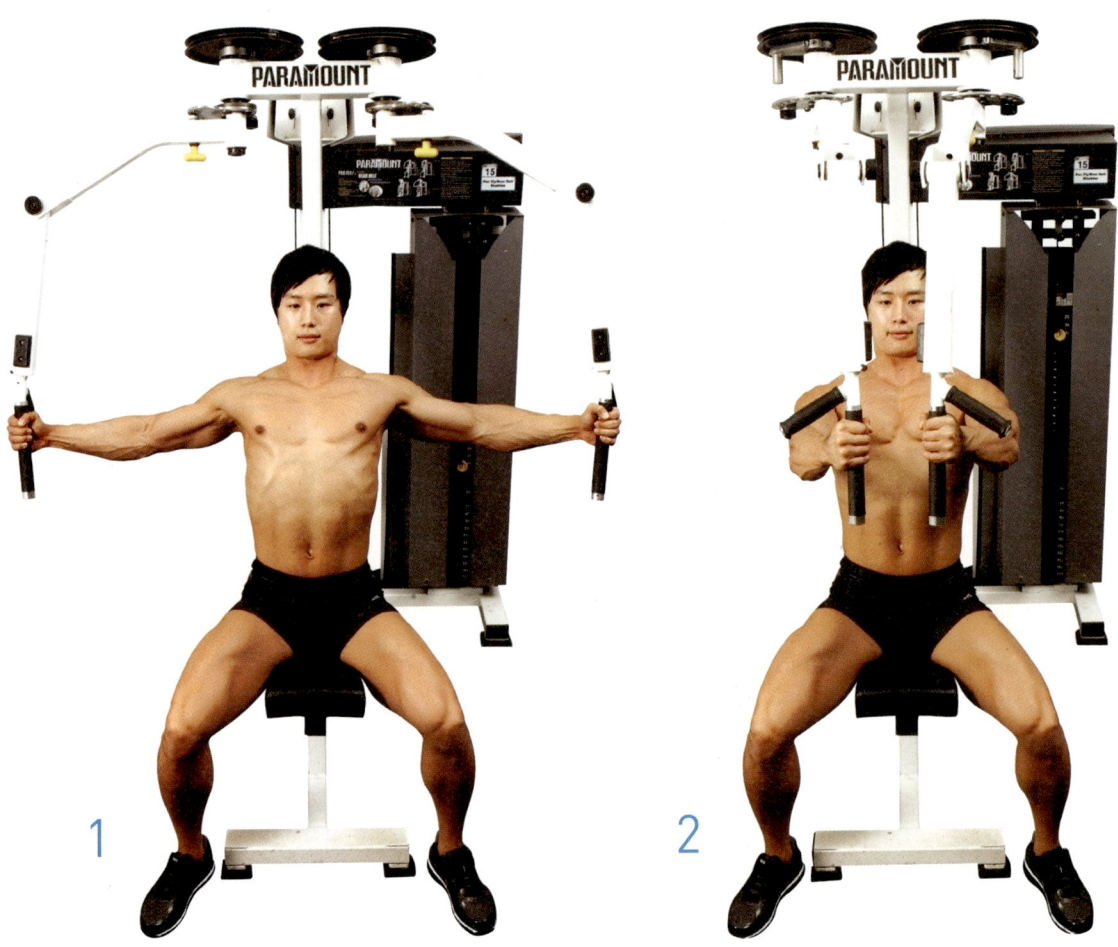

1 펙 플라이 머신에 엉덩이와 등을 붙여 앉고 그립을 잡는다.

2 팔꿈치를 고정시킨 상태에서 팔을 모아준다. 가슴 근육이 모아 지는 것을 충분히 느낀 후 다시 팔을 천천히 벌리며 시작자세 로 돌아간다.

딥

사진에서는 머신을 이용했지만 보통 헬스클럽에는 자신의 몸을 중량으로 이용할 수 있는 딥 스테이션바가 마련되어 있을 것이다. 자신의 몸을 중량으로 이용하는 운동인 딥은 푸시업, 풀업과 더불어 몸을 만드는 데 훌륭한 운동이다. 자세에 따라서 가슴 하부와 어깨, 삼두근을 모두 단련할 수 있다.

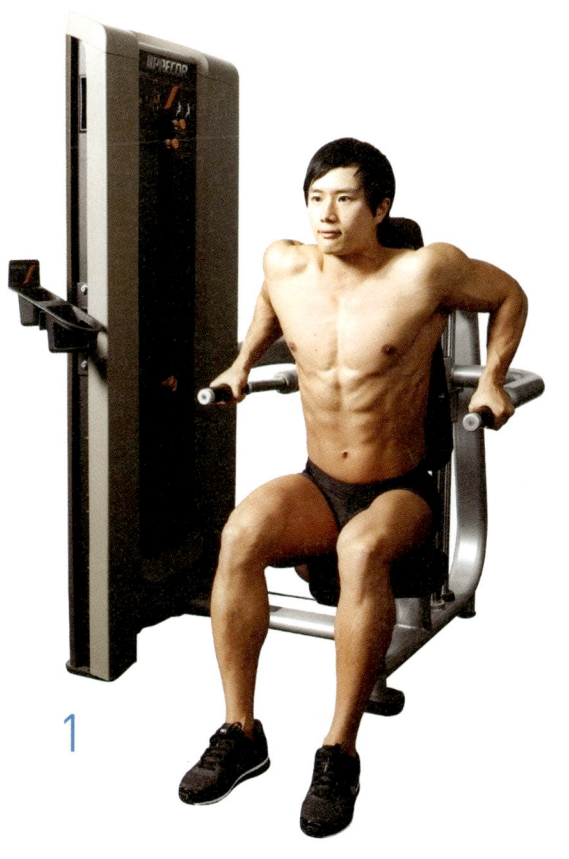

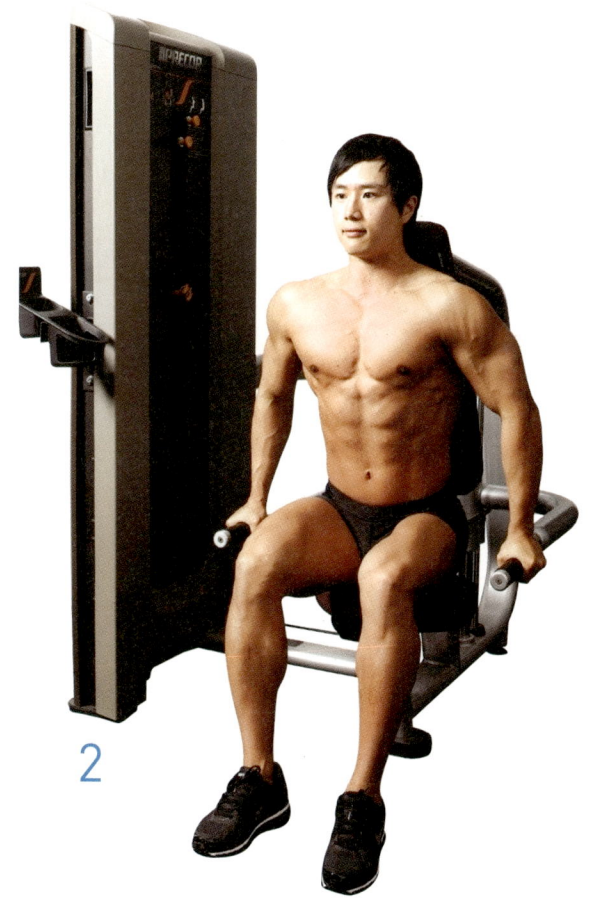

1 가슴을 펴고 양손에 그립을 쥔다. 팔꿈치가 너무 밖으로 벌어지지 않도록 주의한다.

2 팔꿈치를 펴면서 손잡이를 밑으로 강하게 밀어준다. 최저 지점에서 잠시 멈춘 다음 다시 근육에 긴장감을 유지하면서 천천히 시작자세로 돌아간다.

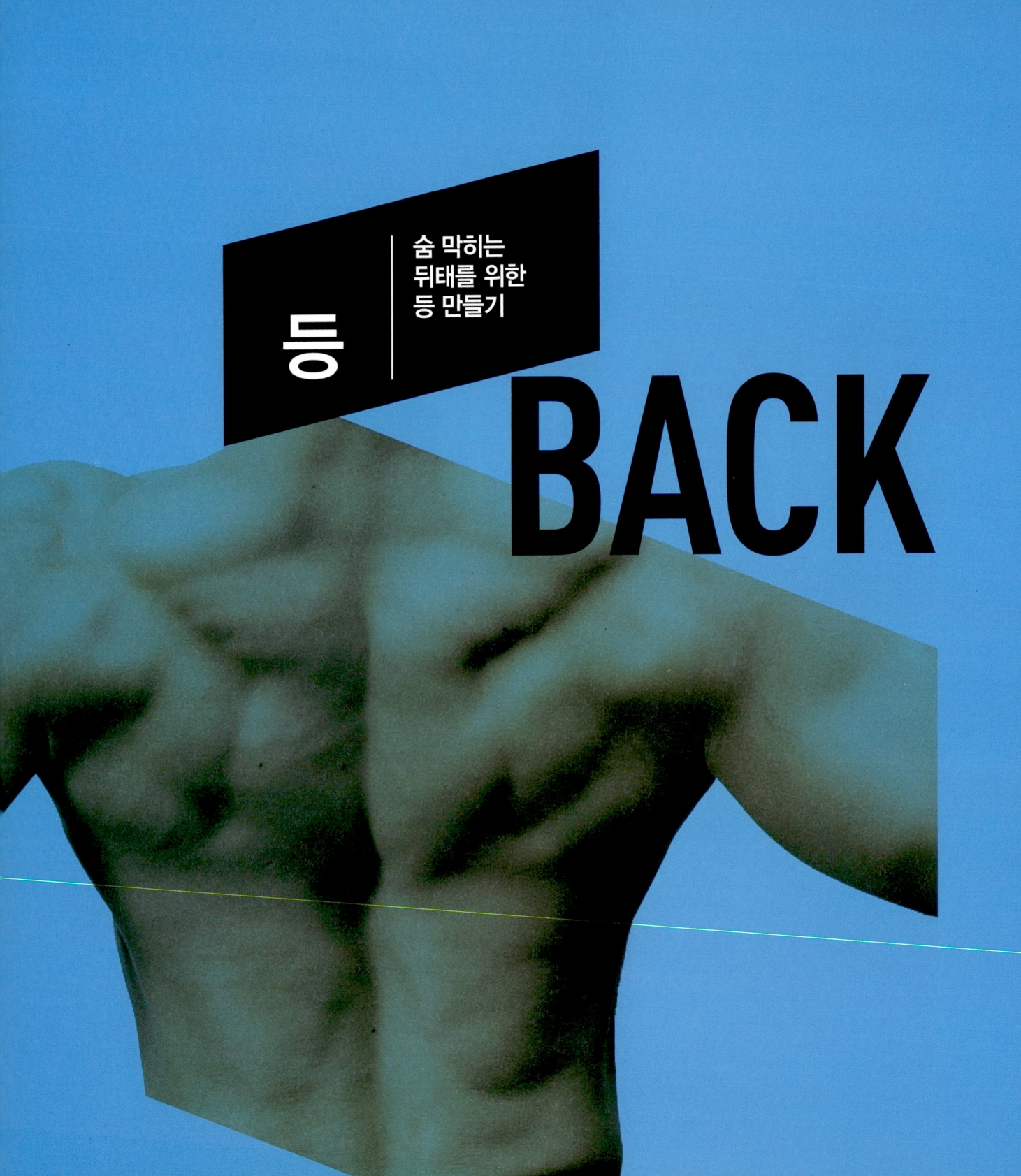

숨 막히는
뒤태를 위한
등 만들기

등

BACK

바벨 로우

바벨을 이용하는 등 운동으로 등을 곧게 펴고 가슴을 내미는 벤트 오버 자세를 완벽히 취할 수 있어야 정확히 할 수 있는 운동이다.

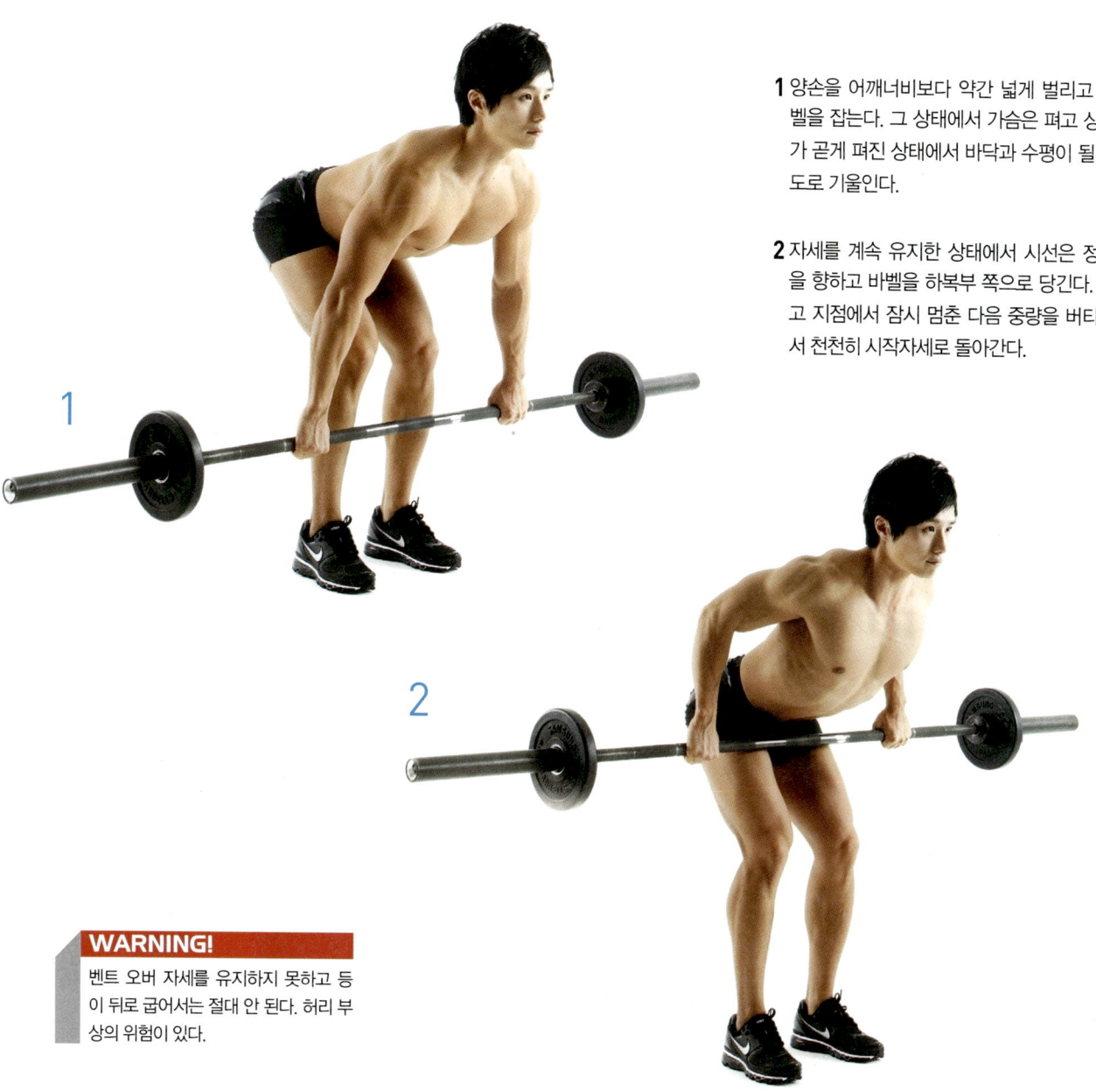

1 양손을 어깨너비보다 약간 넓게 벌리고 바벨을 잡는다. 그 상태에서 가슴은 펴고 상체가 곧게 펴진 상태에서 바닥과 수평이 될 정도로 기울인다.

2 자세를 계속 유지한 상태에서 시선은 정면을 향하고 바벨을 하복부 쪽으로 당긴다. 최고 지점에서 잠시 멈춘 다음 중량을 버티면서 천천히 시작자세로 돌아간다.

WARNING!
벤트 오버 자세를 유지하지 못하고 등이 뒤로 굽어서는 절대 안 된다. 허리 부상의 위험이 있다.

내 몸을 변신시킨 12주 운동법

리버스-그립 바벨 로우

바벨 로우의 그립을 언더핸드 그립으로 바꾸어서 동작을 수행한다.

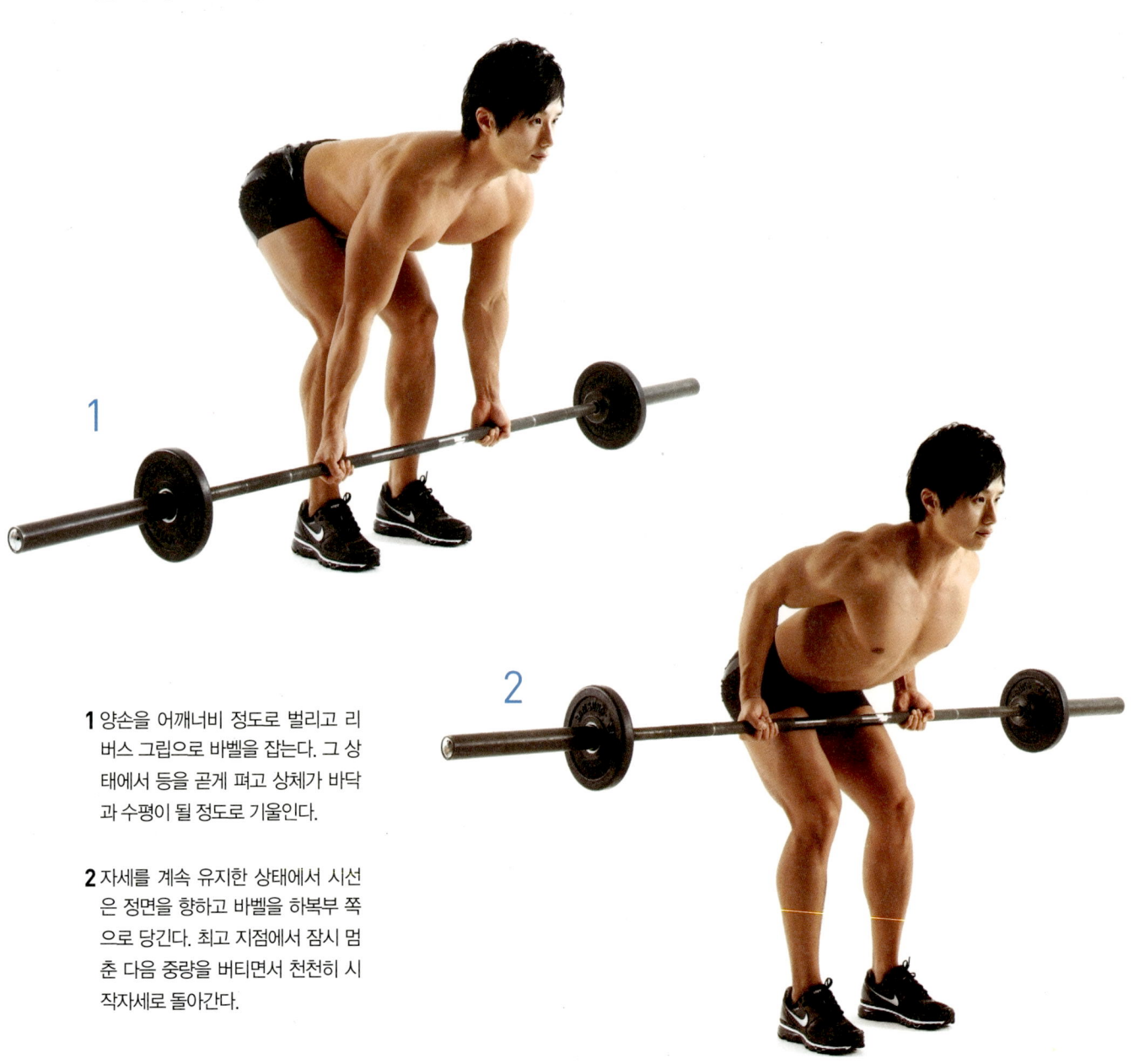

1

2

1 양손을 어깨너비 정도로 벌리고 리
버스 그립으로 바벨을 잡는다. 그 상
태에서 등을 곧게 펴고 상체가 바닥
과 수평이 될 정도로 기울인다.

2 자세를 계속 유지한 상태에서 시선
은 정면을 향하고 바벨을 하복부 쪽
으로 당긴다. 최고 지점에서 잠시 멈
춘 다음 중량을 버티면서 천천히 시
작자세로 돌아간다.

덤벨 로우

바벨 로우와 마찬가지로 벤트 오버 자세를 유지한 상태에서 바벨 대신 덤벨을 이용하는 운동이다. 바벨을 이용하여 운동할 때보다 좀 더 뒤로 당길 수 있어 등 근육의 가동 범위를 늘릴 수 있다. 덤벨 로우 운동을 통해서 좀 더 섬세한 등을 만들어보자.

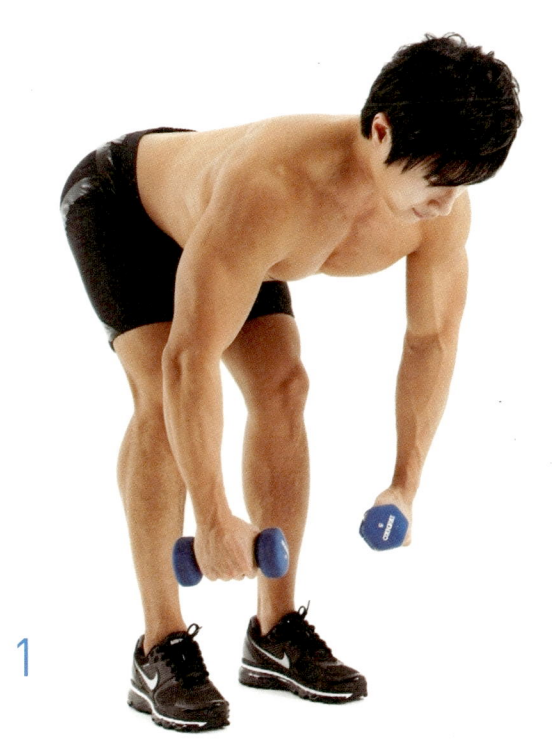

1

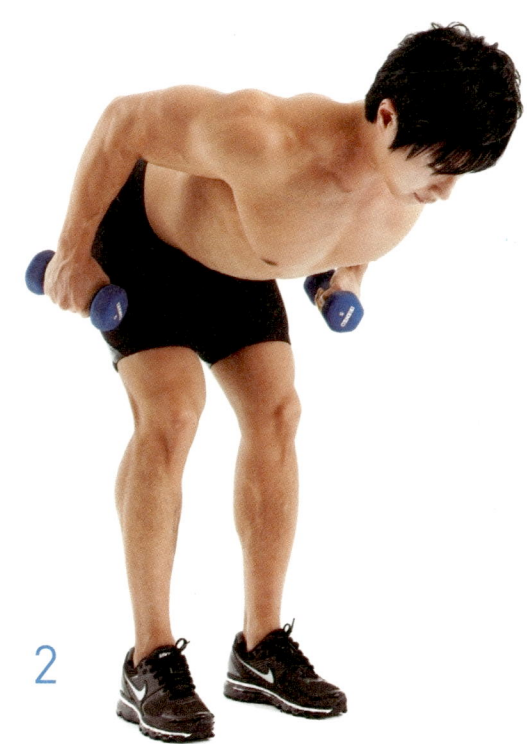

2

1 양손에 덤벨을 잡고 엉덩이를 뒤로 빼고 무릎을 구부린다. 그 상태에서 등을 펴고 상체가 바닥과 수평이 될 정도로 기울인다.

2 자세를 그대로 유지하면서 의식적으로 등 근육을 이용해서 덤벨을 뒤로 당긴다. 최고 지점에서 잠시 멈춘 다음 등 근육의 긴장감을 유지하며 천천히 시작자세로 돌아간다.

원-암 덤벨 로우

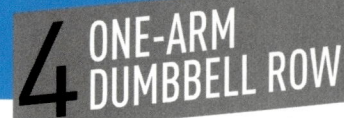

운동을 하지 않는 손으로 상체를 지탱하기 때문에 처음 벤트 오버 자세를 잡기 어려운 초보자들에게 좋은 운동 방법이다.

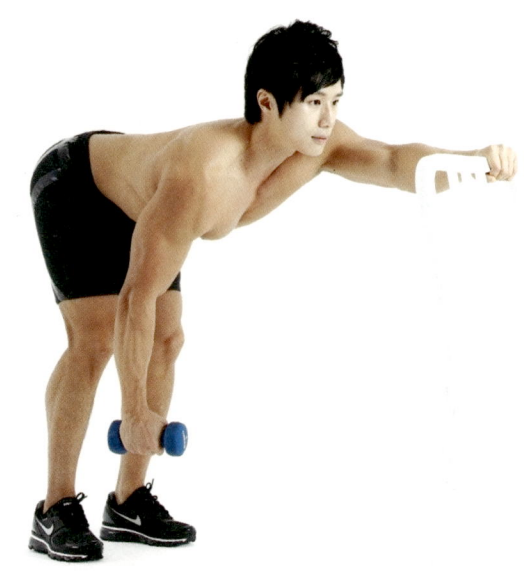

1

1 한 손에는 덤벨을, 다른 한손으로는 의자를 잡고 벤트 오버 자세를 취한다.

2 자세를 유지하면서 등 근육을 이용해서 덤벨을 당긴다. 최고 지점에서 잠시 멈춘 다음 등 근육의 긴장감을 유지하며 천천히 시작자세로 돌아간다. 반대쪽도 반복한다.

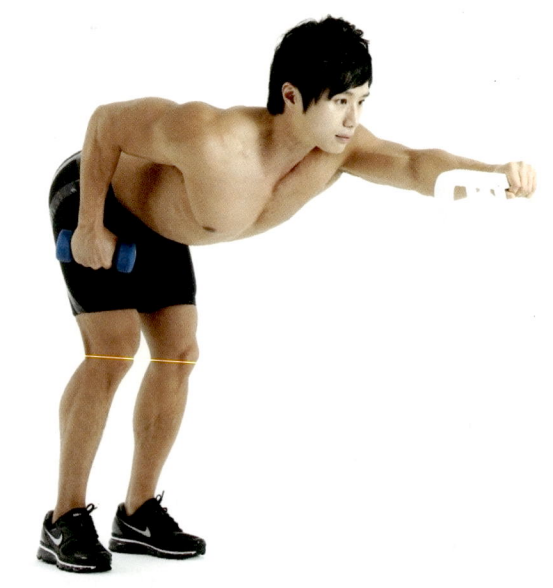

2

언더핸드-그립 원-암 덤벨 로우

웨이트 트레이닝에서는 중량을 어떤 그립으로 잡느냐에 따라 운동 효과는 크게 달라진다. 언더핸드 그립 원-암 덤벨 로우는 원-암 덤벨 로우를 언더핸드 그립으로 잡아서 하는 운동이다. 리버스 그립 원-암 덤벨 로우라고도 부른다.

1

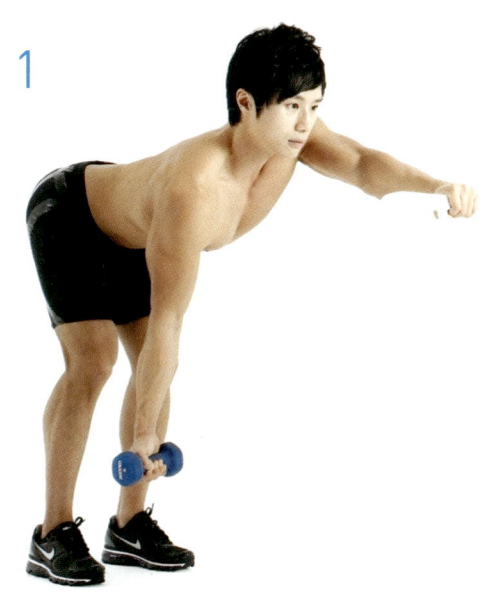

2

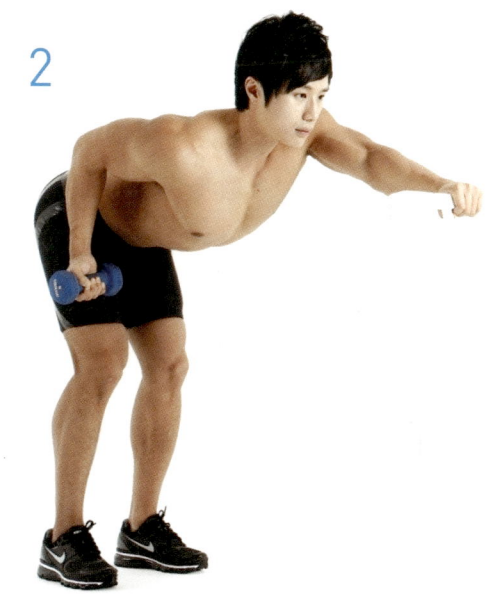

1 한 손에는 덤벨을, 다른 한손으로는 의자를 잡고 벤트 오버 자세를 취한다. 그립은 언더핸드 그립이다.

2 벤트 오버 자세와 언더핸드 그립을 유지한 상태에서 덤벨을 당긴다. 최고 지점에서 잠시 멈춘 다음 등 근육의 긴장을 유지하며 천천히 시작자세로 돌아간다.

응용동작 오버핸드-그립(OVERHAND-GRIP)

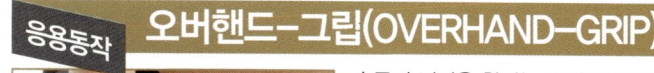

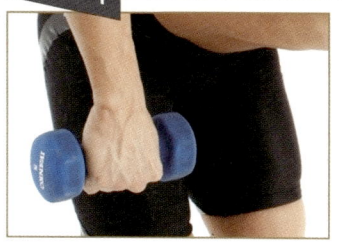

손등이 정면을 향하는 오버핸드 그립으로도 실시할 수 있다.

풀오버

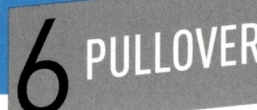

6 PULLOVER

등뿐만 아니라 가슴 운동에도 이용할 수 있는 운동이다.

1

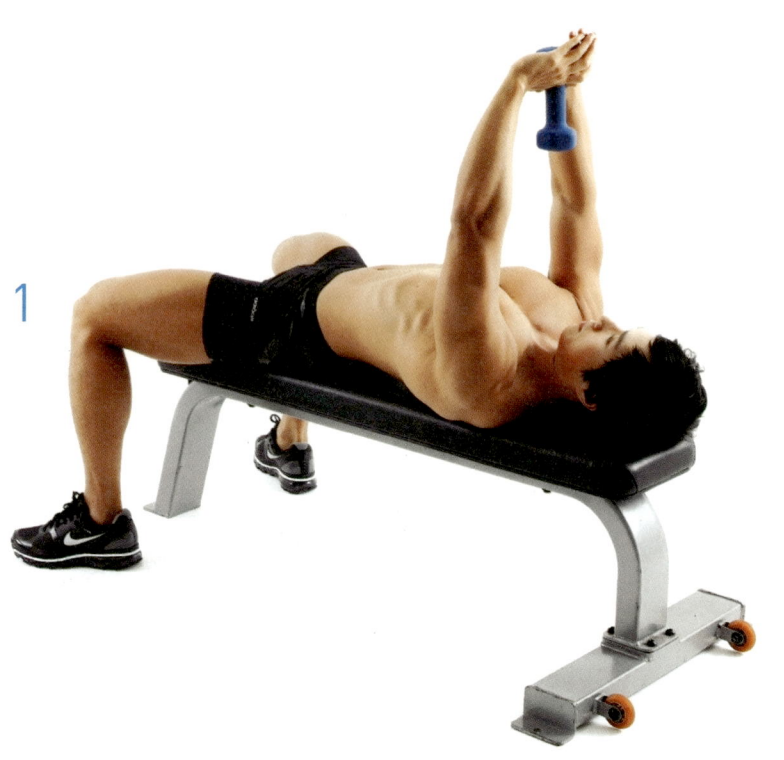

1 벤치에 누워 양손으로 덤벨을
잡고 가슴 위로 들어 올린다.

2 팔꿈치를 고정하고 덤벨로 반
원을 그리듯이 천천히 내린다.
최저 지점에서 잠시 멈춘 다음
다시 시작자세로 돌아간다.

2

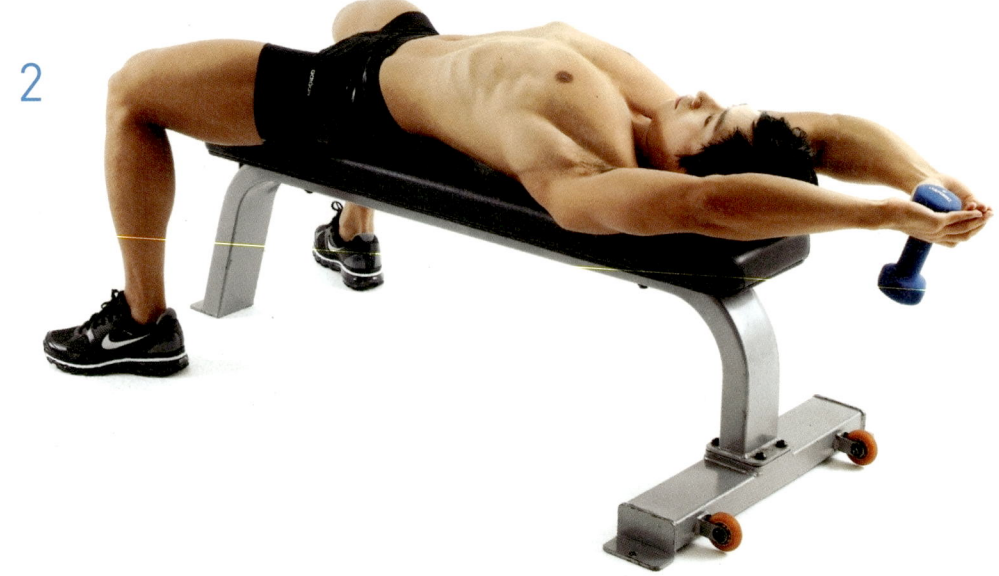

플로어 덤벨 풀오버

벤치 없이도 덤벨만을 이용해서 풀오버 동작을 할 수가 있다.

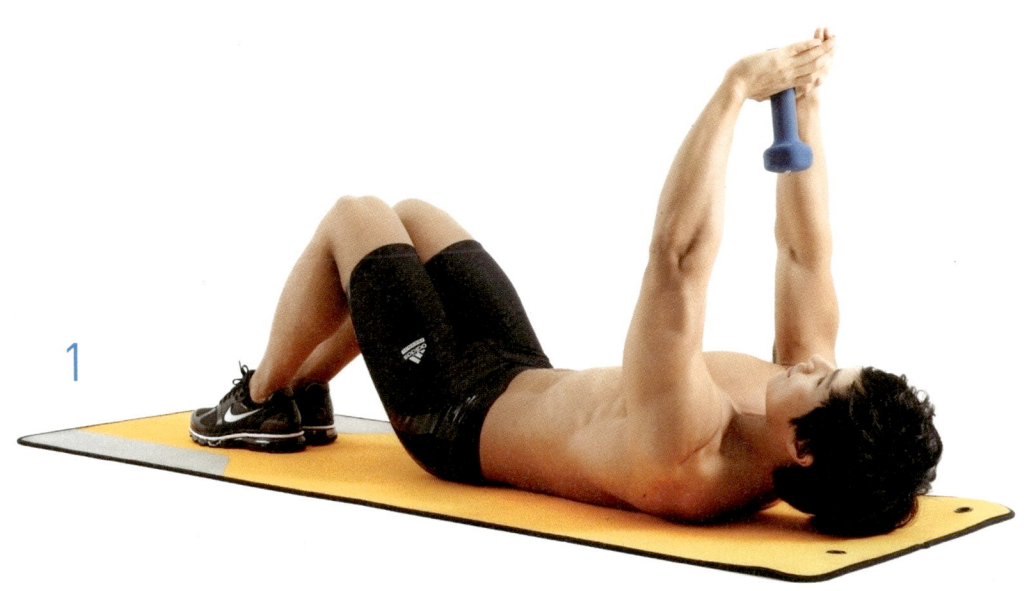

1 매트에 누워 양손으로 덤벨 하나를 쥐고 얼굴 위에
위치시킨다.

2 팔꿈치를 약간 구부리고 고정한 뒤 덤벨을 천천히
반원을 그리면서 뒤로 넘긴다. 덤벨이 바닥이 닿기
전까지 내리고 다시 천천히 시작자세로 돌아간다.

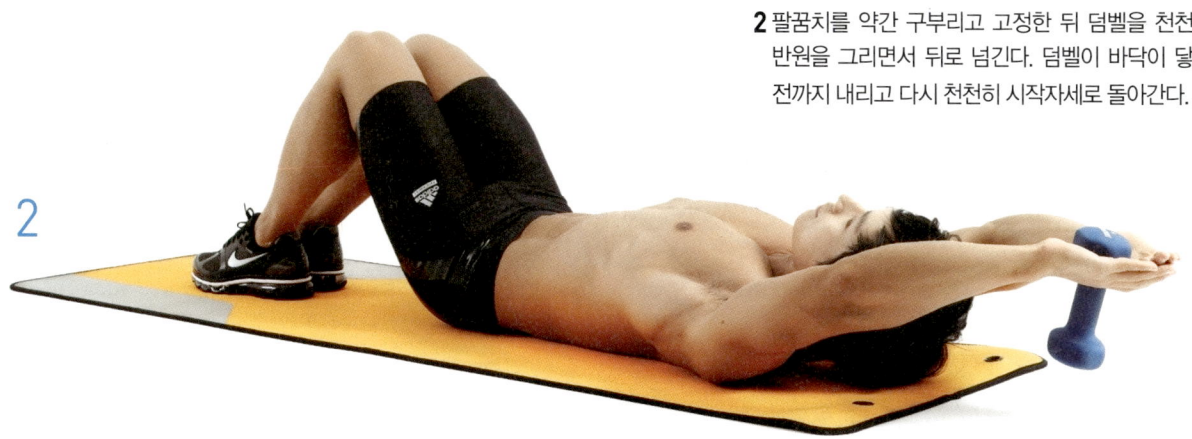

내 몸을 뻐씨시키기 12주 운동법

짐볼 덤벨 풀오버

짐볼 위에서 풀오버 동작을 하는 것은 인클라인 벤치에서 풀오버 동작을 하는 것과 같은 효과를 낼 수가 있다. 게다가 짐볼 위에서는 상체의 균형을 잡기 위해 더 높은 균형 감각을 필요로 한다.

1 짐볼에 누워 양손으로 덤벨 하나를 쥐고 얼굴 위에 위치시킨다.

2 팔꿈치를 약간 구부리고 고정한 뒤 덤벨을 천천히 반원을 그리면서 뒤로 넘긴다. 덤벨을 최대한 내린 후 천천히 시작자세로 돌아간다.

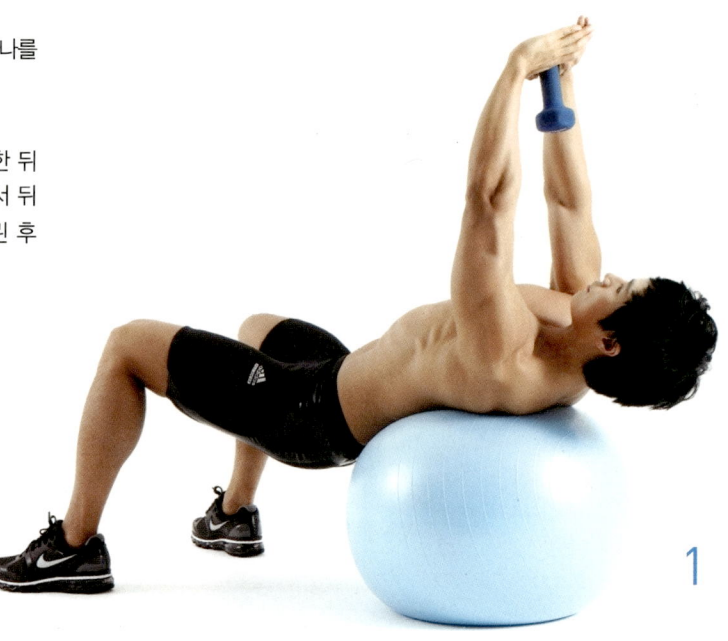

1

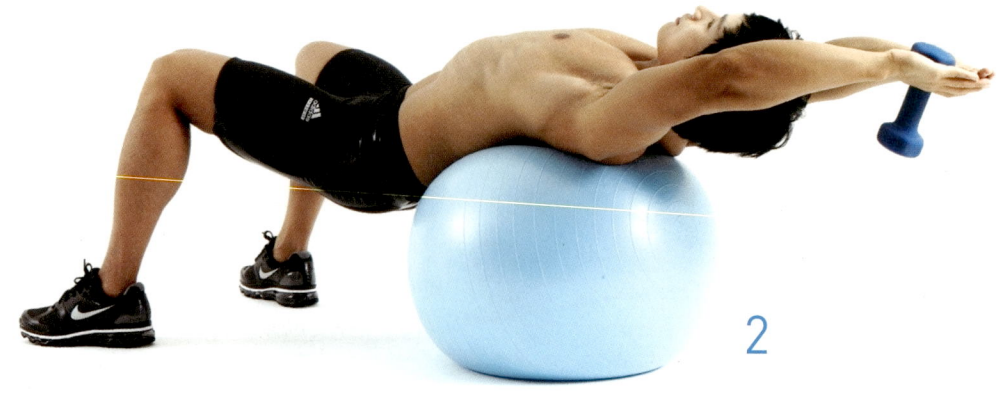

2

142

백 익스텐션

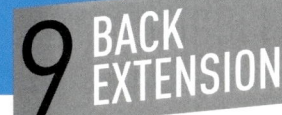

기구를 이용해서 백 익스텐션 동작을 한다. 기구를 이용함으로써 운동 범위를 늘릴 수 있어 일반 매트 위에서 할 때보다 강도를 더 높일 수 있다.

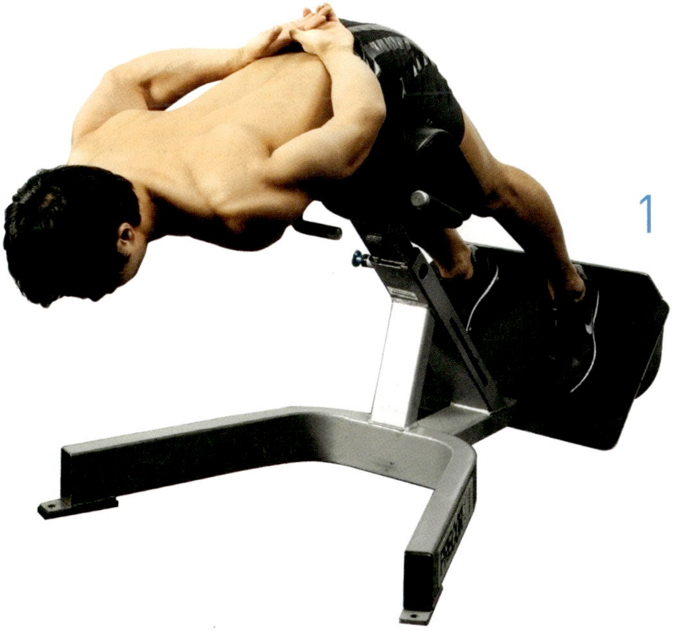

1

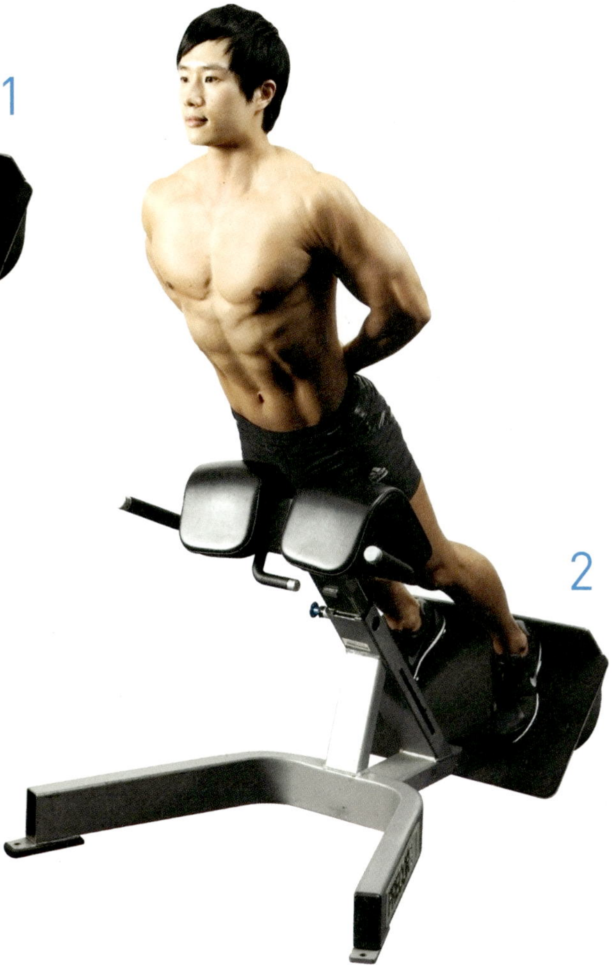

2

1 몸을 패드에 단단히 고정시킨다.

2 가슴을 들고 상체를 천천히 들어 올린다. 상체와 다리가 직선 상에 만날 때까지 들어 올린 후 잠시 멈춘 다음 상체를 천천히 내린다. 매트에서의 동작들처럼 손의 위치를 변화시키거나 중량을 이용해서 난이도를 높일 수 있다.

내 몸을 변신시키는 12주 운동법

143

하이퍼 익스텐션

하이퍼 익스텐션은 척추 기립근 및 척추 안정화 근육을 단련시키는 운동이다. 허리 운동은 복근 운동, 등 운동, 하체 운동 등 모든 운동을 할 때 기본이 되기 때문에 매우 중요하다. 여러 가지 척추 기립근 운동을 통해 등 운동을 위한 완벽한 벤트 오버 자세를 완성시키고 나아가 모든 운동을 거뜬히 지탱할 수 있는 강한 허리를 만들어보자.

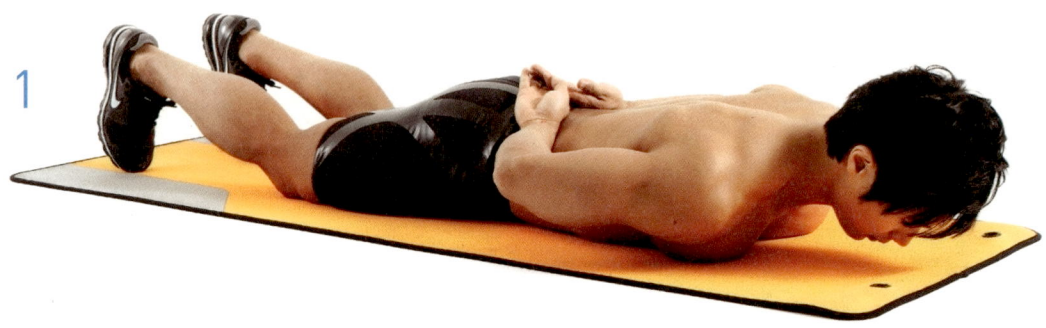

1

1 매트에 엎드려 눕는다. 양손은 허리 뒤에 가볍게 올린다.

2 척추 기립근의 힘으로 상체를 들어 올린다. 최고 지점에서 잠시 멈춘 후 다시 시작 자세로 돌아간다.

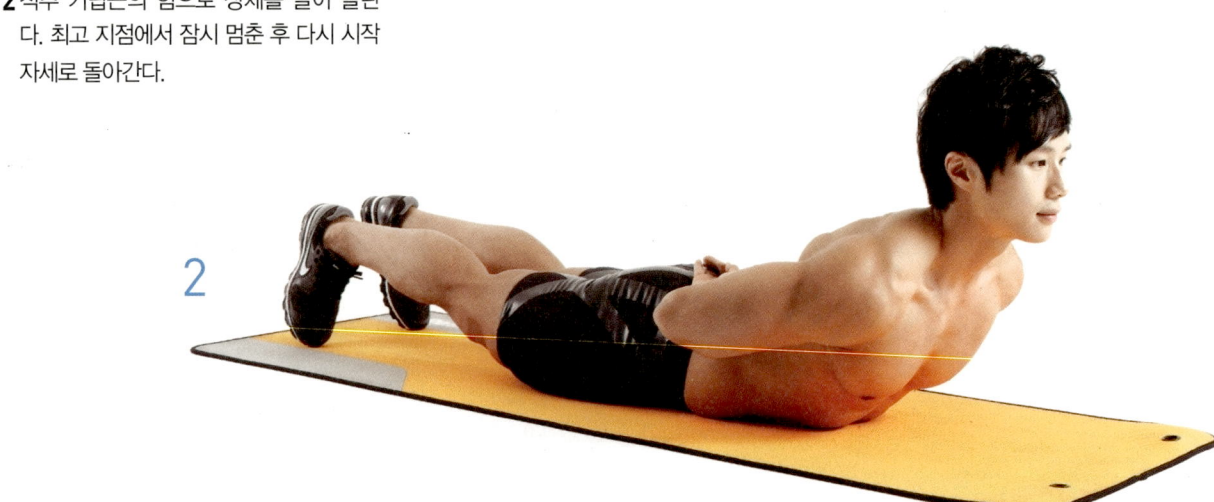

2

하이퍼 익스텐션 1

기본 하이퍼 익스텐션에 익숙해졌다면 손을 머리 뒤로 올리고 자세를 수행해보자.
개수가 늘어갈수록 손의 위치 차이가 크게 느껴질 것이다.

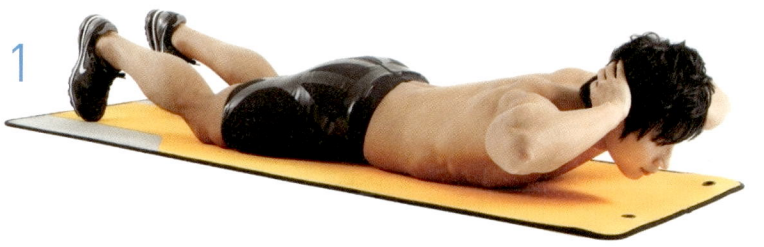

1 매트에 엎드려 눕는다. 양손은 머리
뒤로 들어 올린다.

2 척추 기립근의 힘으로 상체를 들어
올린다. 최고 지점에서 잠시 멈춘 후
다시 시작자세로 돌아간다.

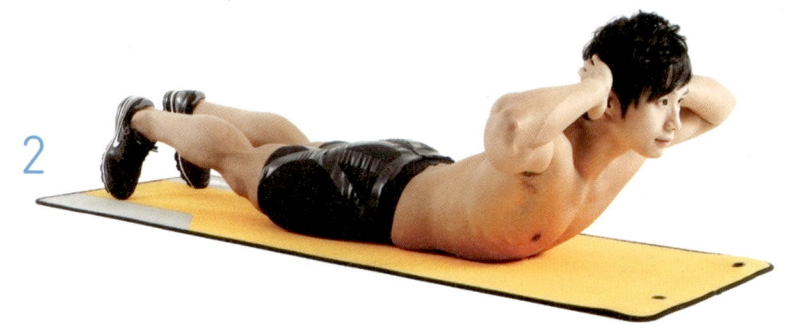

하이퍼 익스텐션 2

손의 위치를 이제 앞으로 쭉 내밀어서 고정해보자.
마찬가지로 개수가 늘어갈수록 손의 위치 차이가 점점 더 크게 느껴질 것이다.

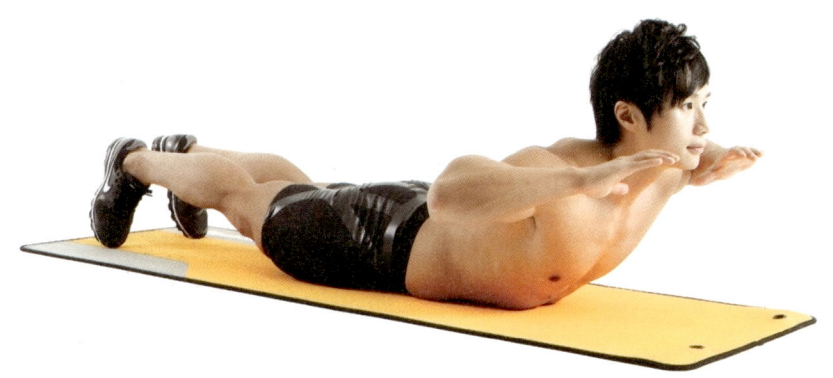

내 몸을 변신시키기 12주 운동법

145

덤벨 굿모닝

기구에 의지하지 않고 덤벨만을 이용해서 척추 기립근 및 엉덩이 운동을 할 수 있다.

1 양손에 덤벨을 잡고 다리를 어깨너비만큼 벌려 바닥에 단단히 고정시킨다. 그 다음 덤벨을 오버핸드 그립으로 몸 앞에 위치시킨다.

2 등이 바닥과 수평을 이룰 때까지 상체를 천천히 숙인다. 이때 가슴을 들고 허리를 넣어야 하며 등이 굽어서는 안 된다. 그 다음 시작자세로 돌아간다.

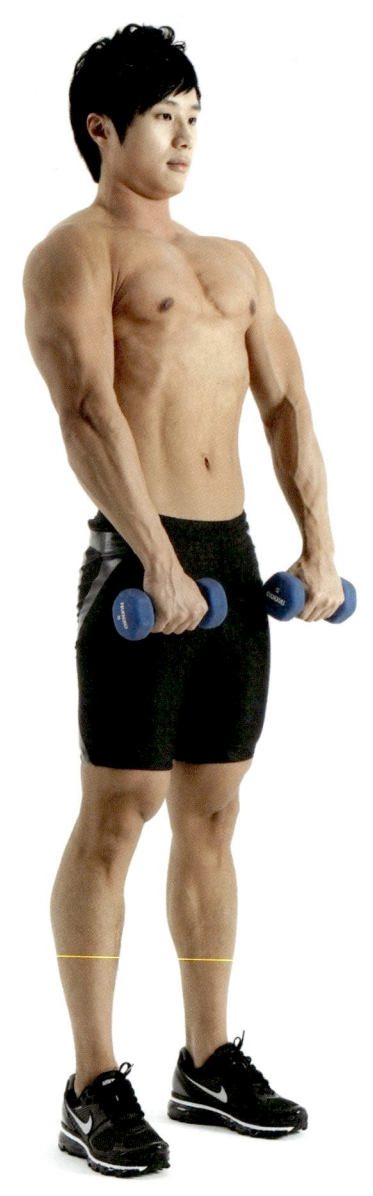

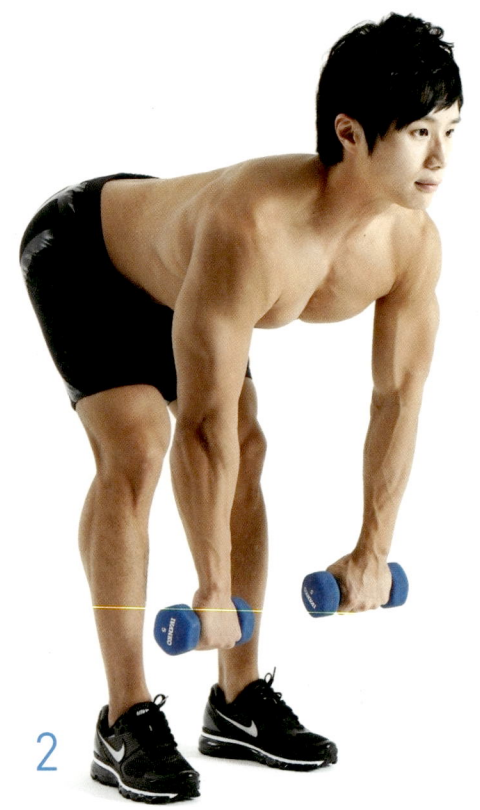

146

바벨 굿모닝

기구나 매트에 의지하지 않고 바벨만을 이용해서 척추 기립근 운동을 할 수 있다.

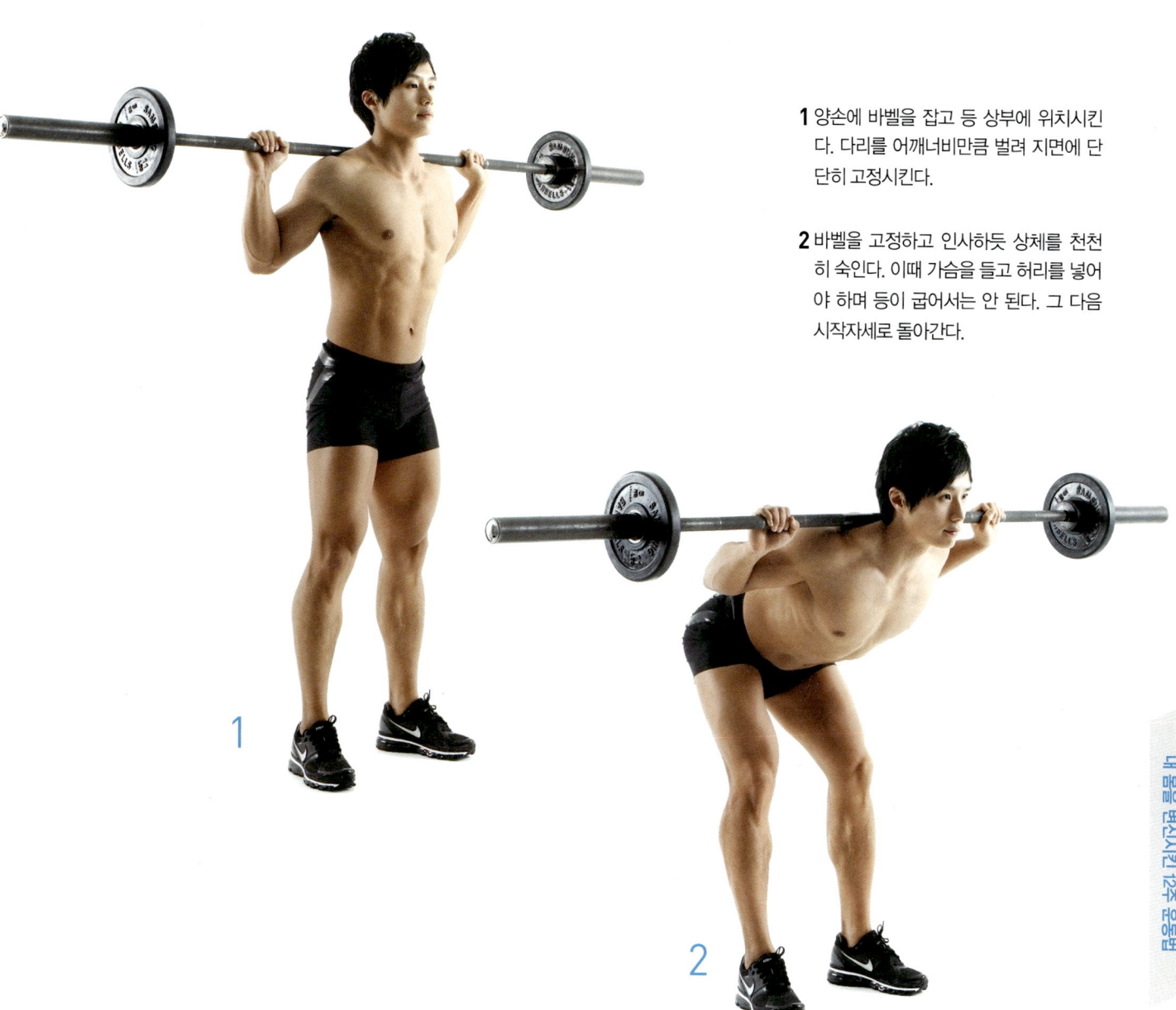

1 양손에 바벨을 잡고 등 상부에 위치시킨다. 다리를 어깨너비만큼 벌려 지면에 단단히 고정시킨다.

2 바벨을 고정하고 인사하듯 상체를 천천히 숙인다. 이때 가슴을 들고 허리를 넣어야 하며 등이 굽어서는 안 된다. 그 다음 시작자세로 돌아간다.

내 몸을 변신시키기 12주 운동법

147

랫 풀다운

등 운동의 경우 상체를 앞쪽으로 구부리고 하는 밴트 오버 자세를 정확히 익혀야만 할 수 있는 자세들이 많다. 초보자들은 중량보다는 항상 정확한 자세에 신경을 더 써야하는데 등 운동이 특히 그러하다. 랫 풀다운 머신은 초보자들이 자세 잡기가 어렵지 않고 중량 조절이 용이하기 때문에 등 운동을 할 때 편리하다.

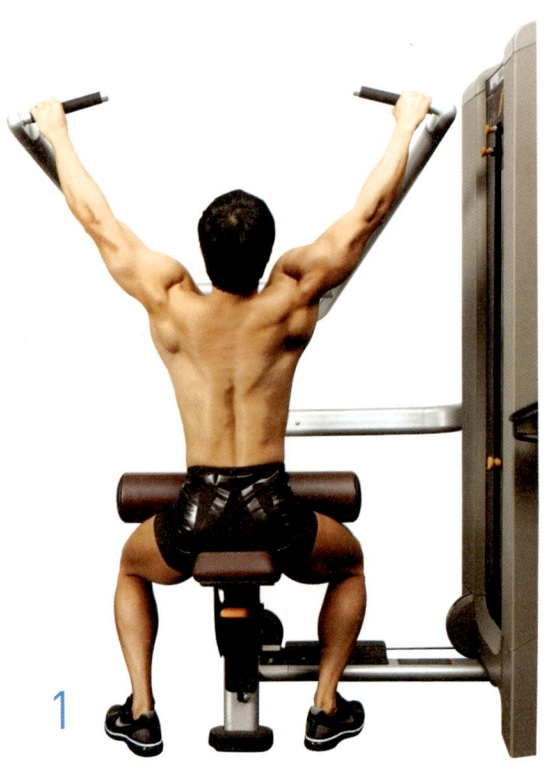 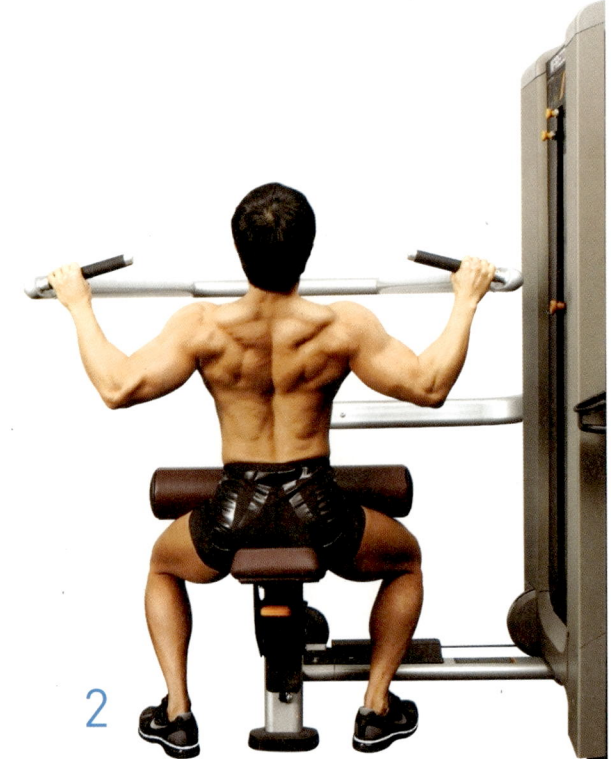

1 먼저 머신의 의자에 앉아 다리를 패드에 단단히 고정시킨다. 그 다음 양팔을 넓게 벌려 손잡이 부분을 잡는다.

2 몸통을 고정시킨 상태에서 등 근육을 이용해서 바를 천천히 내린다. 최저 지점에서 잠시 멈춘 다음 천천히 시작자세로 돌아간다.

풀업

턱걸이는 자신의 몸을 중량으로 이용하여 멋진 등을 만들 수 있는 좋은 운동이다. 헬스클럽에서도 좋고 집에서 하는 것도 좋다. 집에 턱걸이 바가 준비되어 있지 않다면 집 근처 공원이나 학교에서 어렵지 않게 턱걸이 바를 찾을 수 있을 것이다. 거리가 멀면 멀수록 그곳에 갔다 오는 동안 유산소 운동도 할 수 있으니 일석이조의 효과가 된다. 풀업은 이 운동 하나 만으로도 멋진 등을 만들 수 있을 만큼 효과가 뛰어나다.

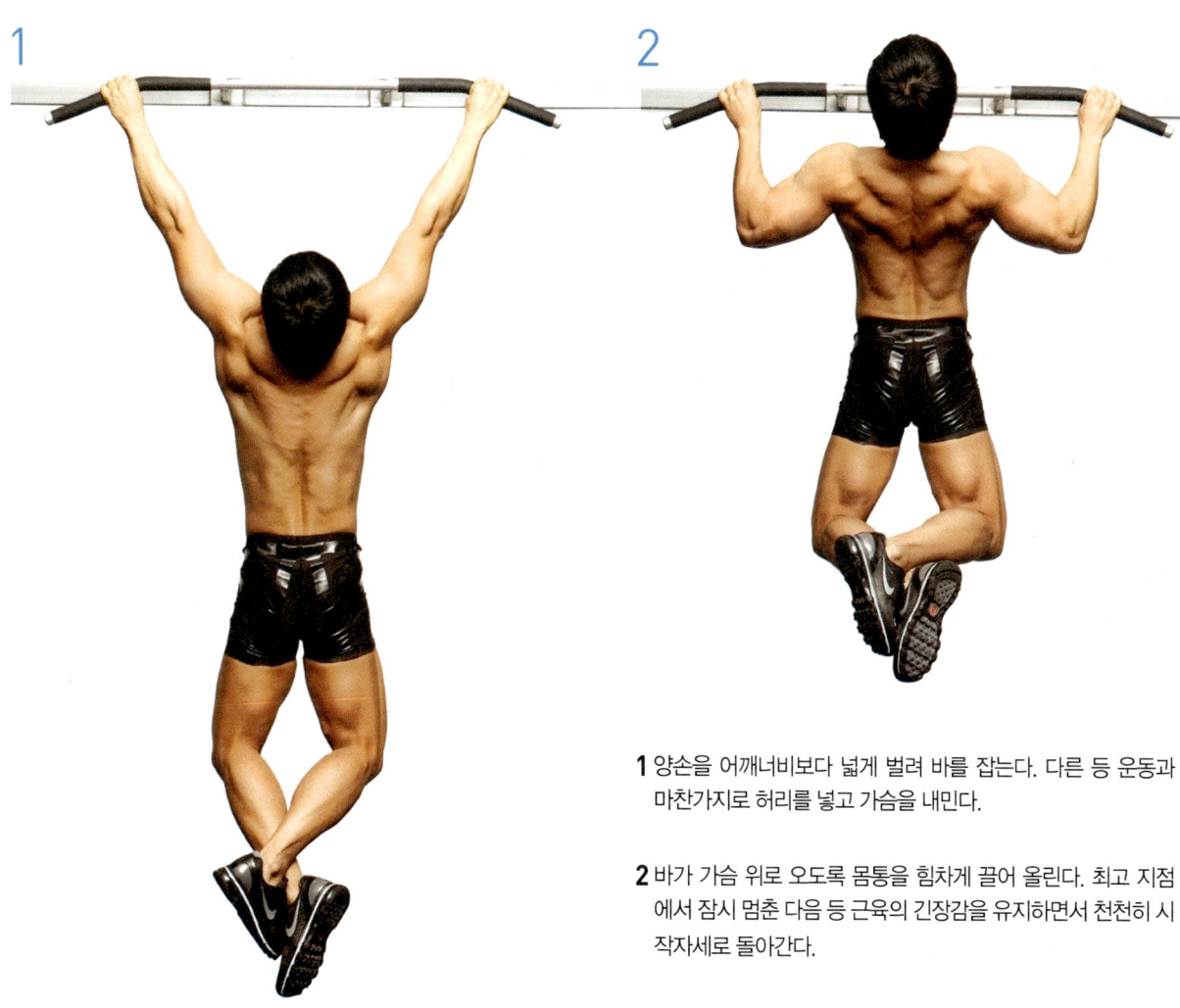

1 양손을 어깨너비보다 넓게 벌려 바를 잡는다. 다른 등 운동과 마찬가지로 허리를 넣고 가슴을 내민다.

2 바가 가슴 위로 오도록 몸통을 힘차게 끌어 올린다. 최고 지점에서 잠시 멈춘 다음 등 근육의 긴장감을 유지하면서 천천히 시작자세로 돌아간다.

내 몸을 변신시킨 12주 운동법

149

클로즈-그립 친업

클로즈-그립 친업은 풀업의 그립을 좁게 언더핸드 그립 핸드로 잡아서 하는 운동이다.

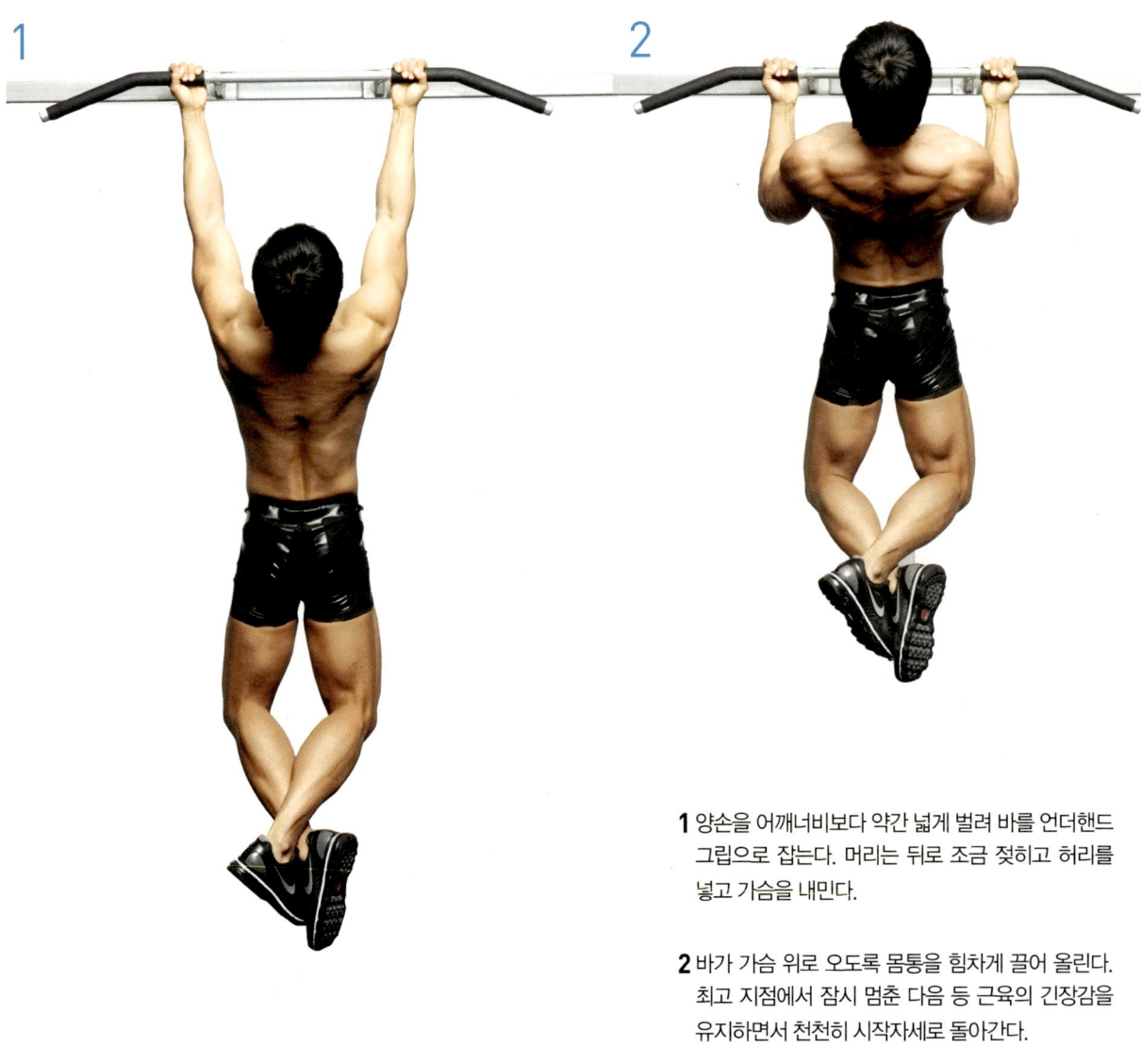

1

2

1 양손을 어깨너비보다 약간 넓게 벌려 바를 언더핸드 그립으로 잡는다. 머리는 뒤로 조금 젖히고 허리를 넣고 가슴을 내민다.

2 바가 가슴 위로 오도록 몸통을 힘차게 끌어 올린다. 최고 지점에서 잠시 멈춘 다음 등 근육의 긴장감을 유지하면서 천천히 시작자세로 돌아간다.

시티드 로우

머신이나 케이블 머신에서 앉아서 하는 로우 운동이다. 머신에 앉은 상태에서도 등이 굽어서는 안되며, 머신 위에서도 항상 가슴을 펴고 자세를 유지한 상태에서 등 근육을 정확히 사용해서 운동할 수 있어야 한다.

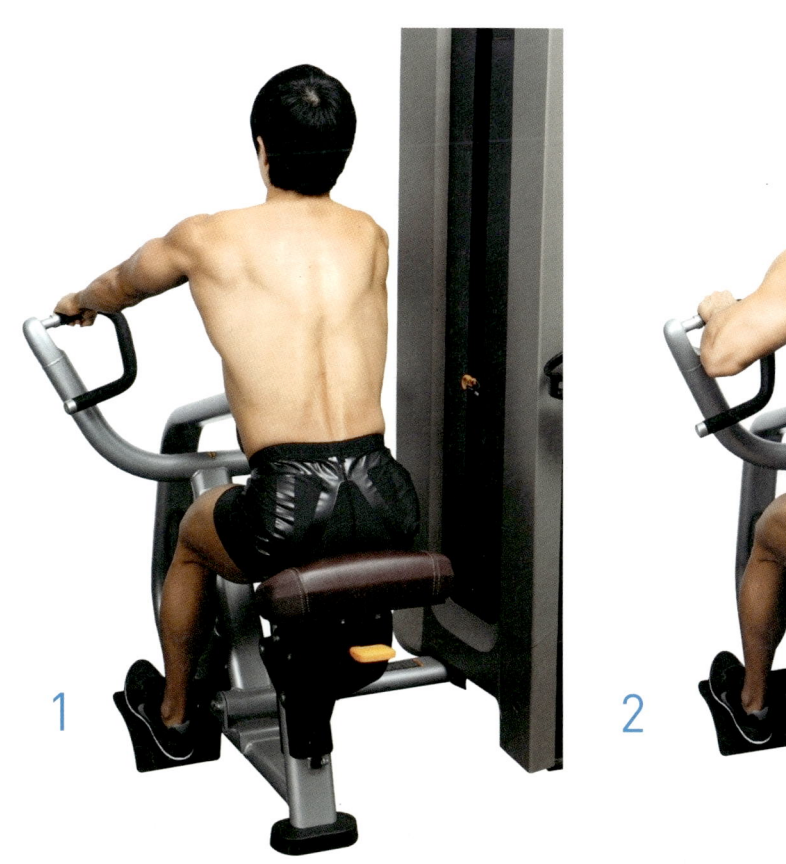

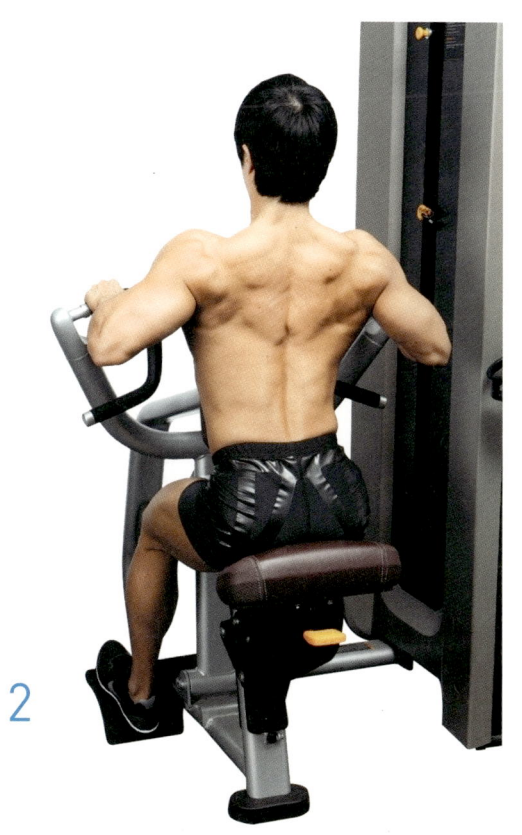

1 머신에 앉아 양발을 지지대에 고정시키고 양손으로 손잡이를 잡는다.

2 노 젓기를 하듯이 등 근육을 이용해서 손잡이를 당긴다. 최고 지점에서 잠시 멈춘 다음 중량을 버티면서 천천히 시작자세로 돌아간다.

내 몸을 변신시키기 12주 운동법

151

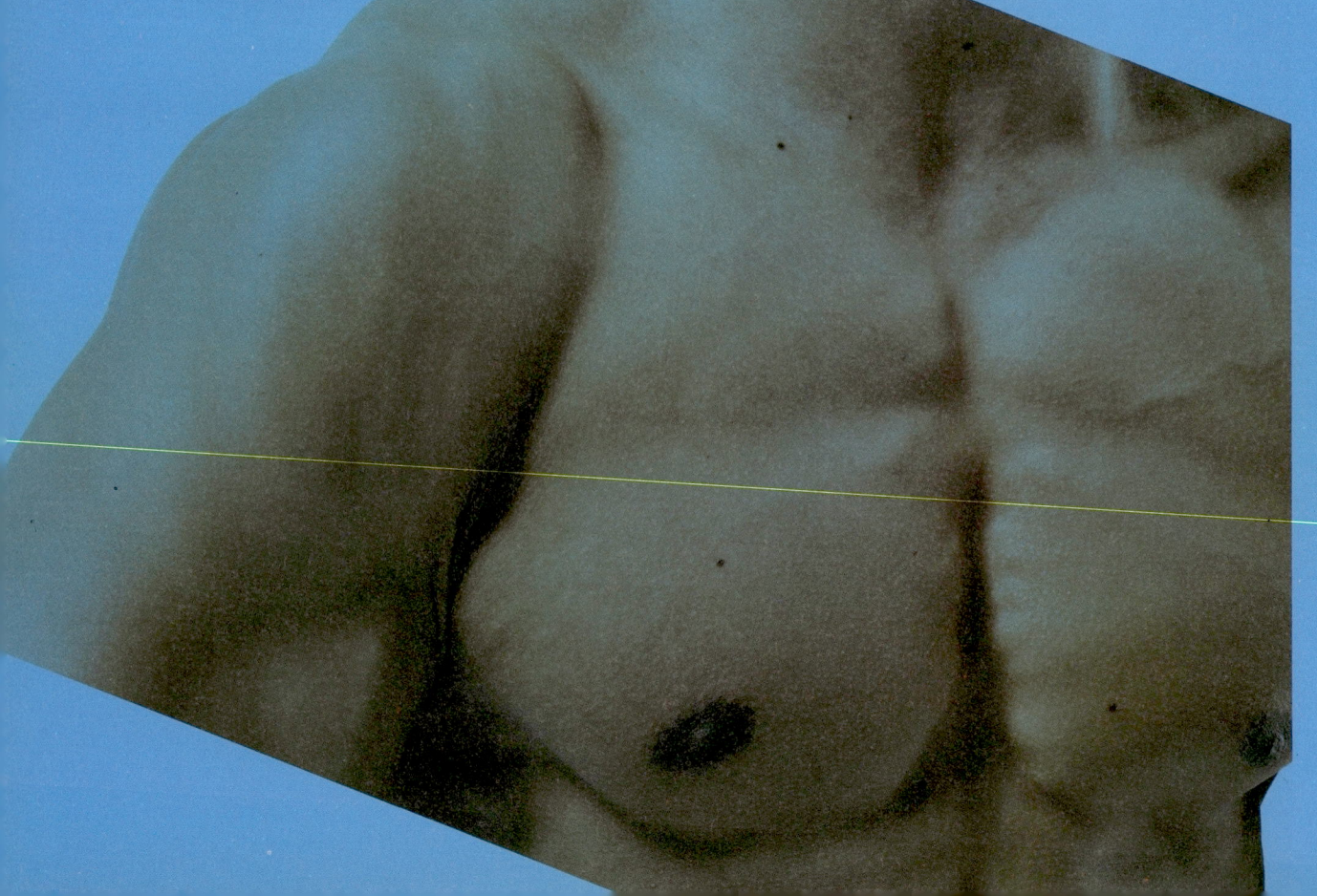

어깨 | 남자라면 어깨!
단단한
어깨 만들기

SHOULDER

바벨 숄더 프레스

어깨는 전면, 측면, 후면, 이렇게 세 부분으로 나누어져 있어 삼각근이라고 부른다. 삼각근 운동에서 가장 대표적인 운동이 프레스 운동이다.

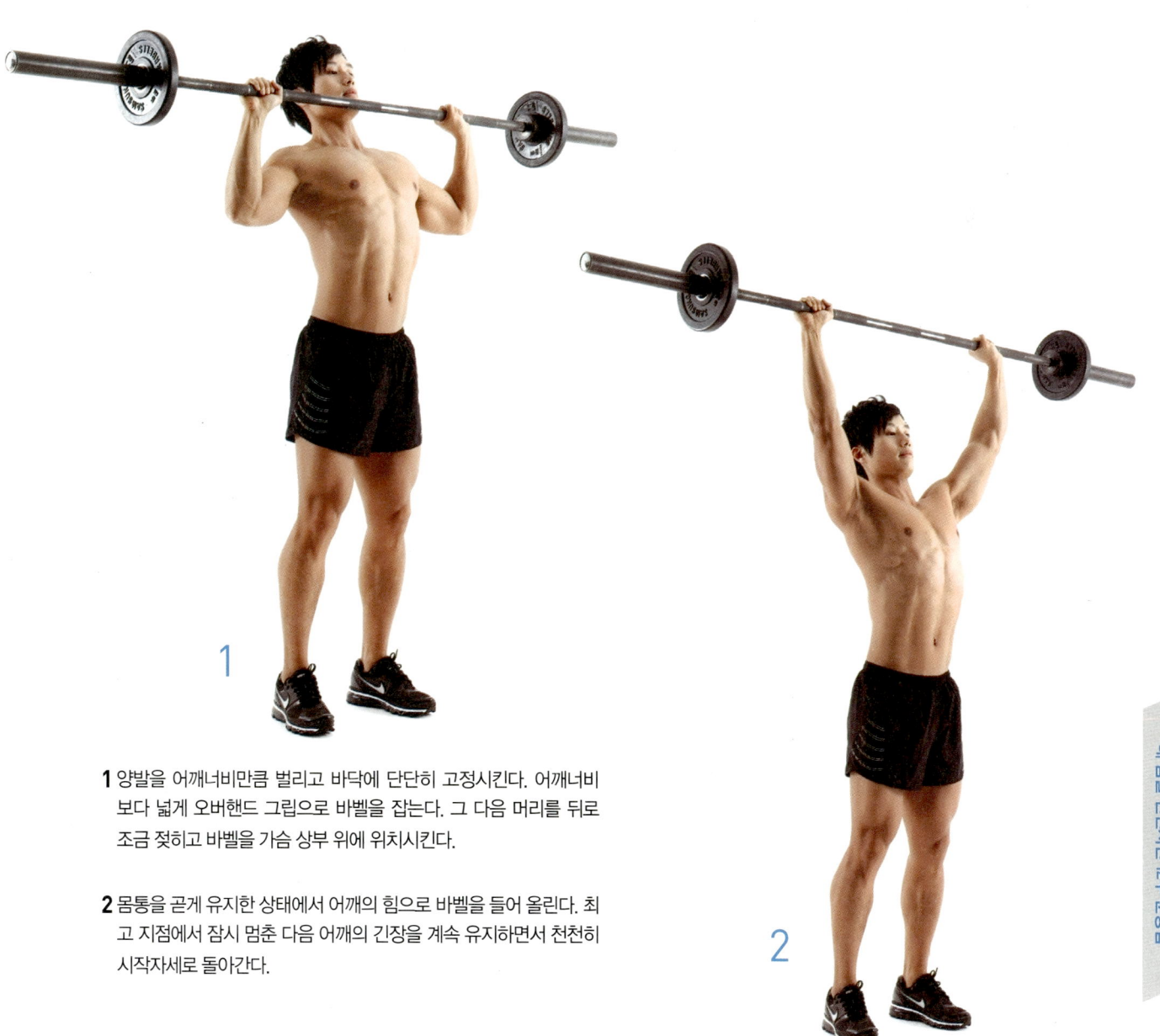

1

2

1 양발을 어깨너비만큼 벌리고 바닥에 단단히 고정시킨다. 어깨너비보다 넓게 오버핸드 그립으로 바벨을 잡는다. 그 다음 머리를 뒤로 조금 젖히고 바벨을 가슴 상부 위에 위치시킨다.

2 몸통을 곧게 유지한 상태에서 어깨의 힘으로 바벨을 들어 올린다. 최고 지점에서 잠시 멈춘 다음 어깨의 긴장을 계속 유지하면서 천천히 시작자세로 돌아간다.

내 몸을 변신시키기 12주 운동법

153

비하인드 더 넥 바벨 숄더 프레스

바벨을 머리 뒤로 내려서 하는 프레스 운동이다.

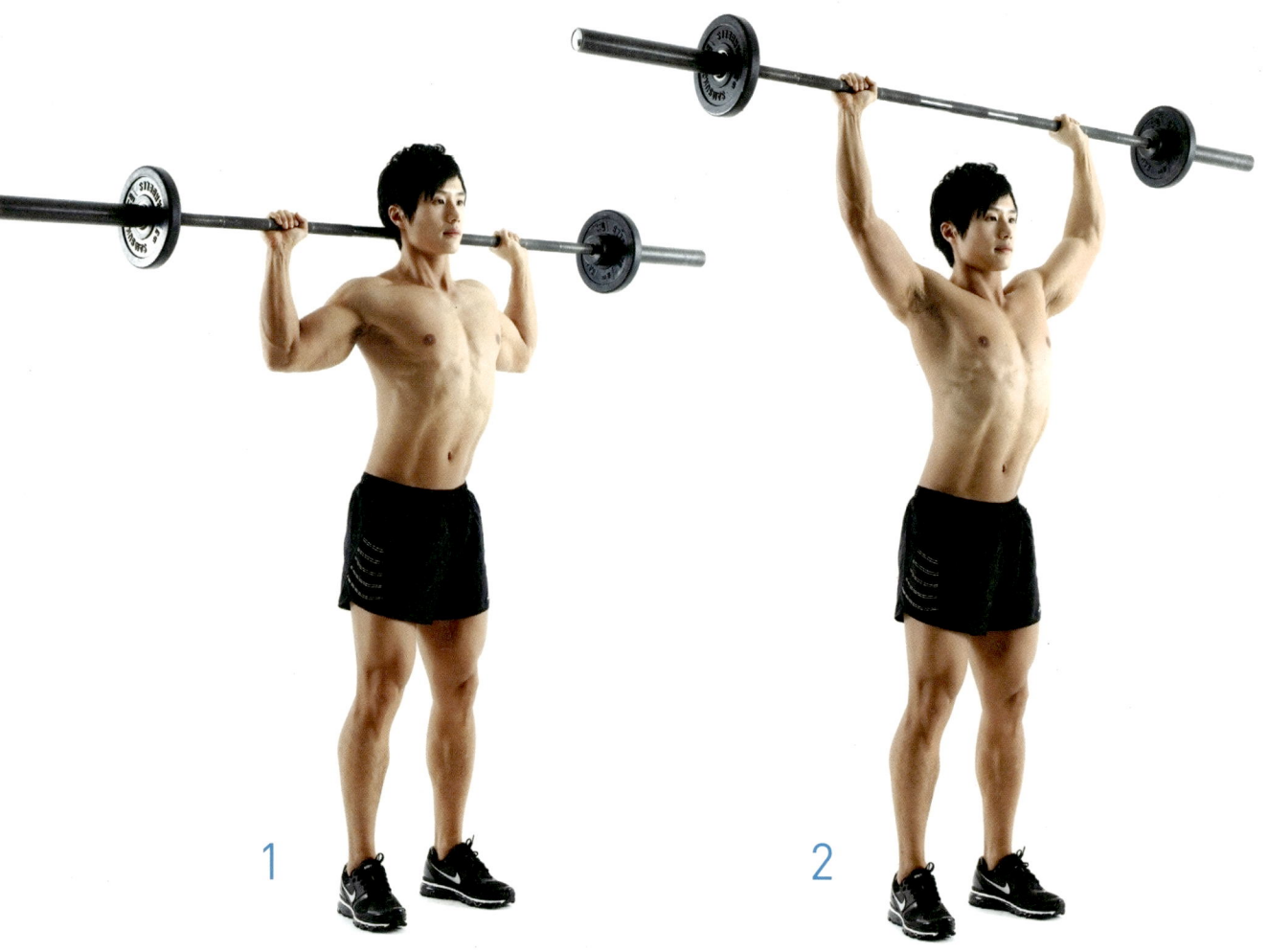

1   2

1 양발을 어깨너비만큼 벌리고 바닥에 단단히 고정시킨다. 어깨너비보다 넓게 오버핸드 그립으로 바벨을 잡고, 머리를 앞으로 살짝 숙이고 바벨을 머리 뒤에 위치시킨다.

2 몸통을 곧게 유지한 상태에서 어깨의 힘으로 바벨을 들어 올린다. 이때 수직으로 운동을 한다. 최고 지점에서 잠시 멈춘 다음 어깨의 긴장을 계속 유지하면서 천천히 시작자세로 돌아간다.

덤벨 숄더 프레스

덤벨을 이용한 숄더 프레스 동작이다. 덤벨로 프레스를 할 경우 최고 지점에서 모아줄 수 있기 때문에 바벨 프레스를 할 때보다 운동의 가동 범위가 늘어난다.

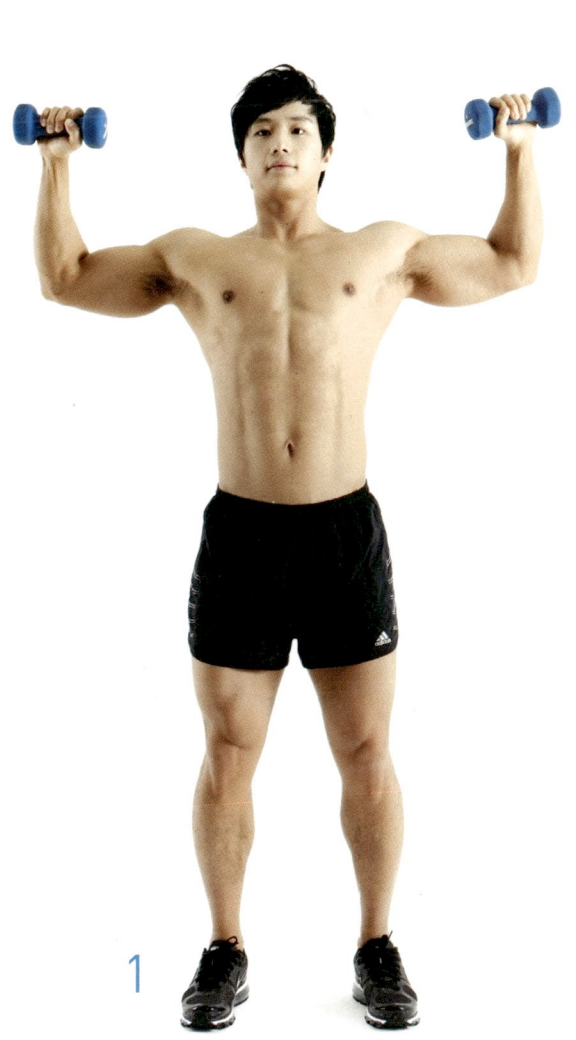

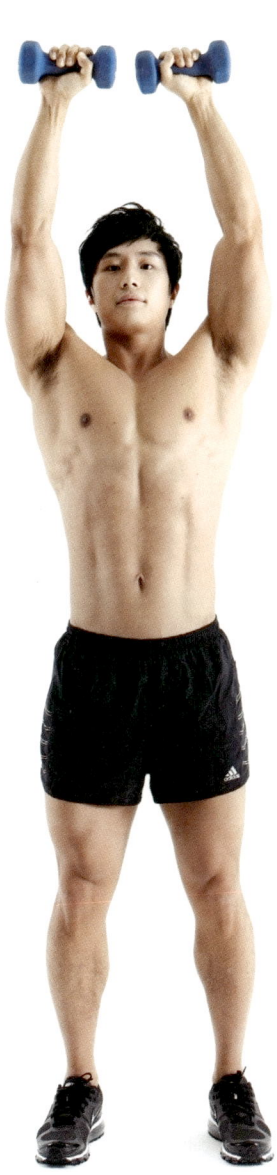

1 양손에 덤벨을 들고 팔꿈치를 구부려 덤벨을 귀 높이 정도에 위치시킨다.

2 어깨 근육을 이용해서 팔꿈치를 펴면서 양쪽 덤벨이 거의 닿을 때까지 모아준다. 최고 지점에서 잠시 멈춘 다음 어깨 근육의 긴장을 유지하며 시작 자세로 돌아간다.

WARNING!

서서 프레스 운동을 할 경우 허리가 고정되는 벤치에 앉아서 하는 것보다 반동을 이용하기 쉽기 때문에 주의해야 한다.

내 몸을 변신시키기 12주 운동법

155

시티드 덤벨 숄더 프레스

의자에 앉아서 상체를 고정시키면, 서서 하는 동작에 비해 반동을 이용하기 어려워 어깨 근육에 더욱 집중할 수 있다.

1 의자에 앉아 몸통을 곧게 세우고 다리를 바닥에 단단히 고정시 킨다. 그 상태에서 덤벨을 귀 높이 정도에 위치시키고 상완이 바닥과 수평이 되도록 한다.

2 어깨 근육을 이용해서 양쪽 덤벨이 거의 닿을 때까지 들어 올 린다. 최고 지점에서 잠시 멈춘 다음 천천히 내리며 시작자세로 돌아간다.

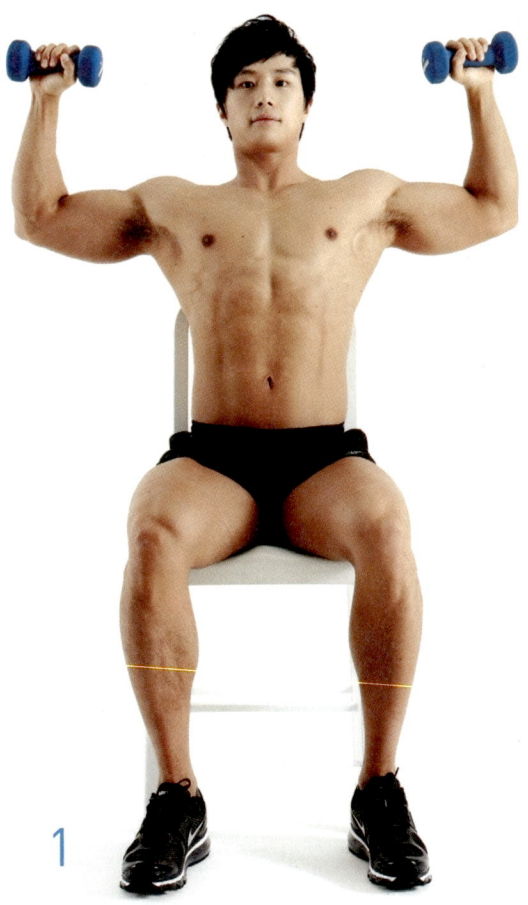

1

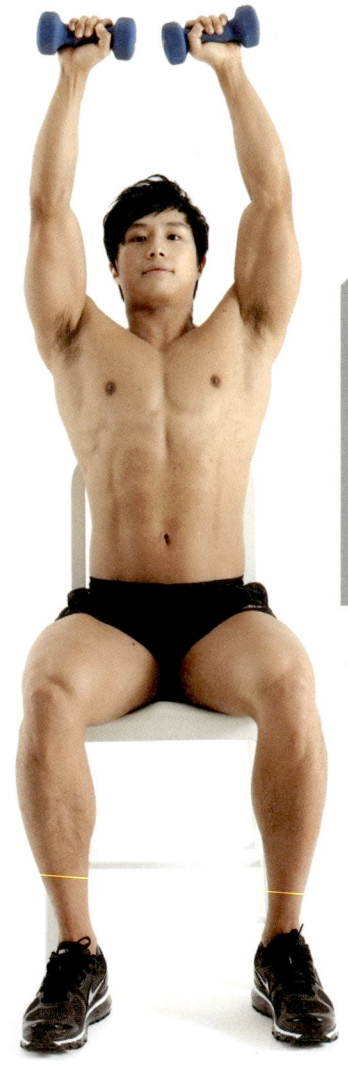

2

WARNING!

덤벨을 들어 올리는 자세 에서 항상 부상을 조심해 야 한다. 높은 중량의 덤 벨을 사용할 경우 보통 덤 벨을 양쪽 무릎에 올려놓 은 후 한쪽씩 무릎을 차서 덤벨을 어깨 위에 위치시 키는데, 중량이 올라갈수 록 위험하므로 보조자의 도움을 받는 것이 좋다.

뉴트럴-그립 시티드 덤벨 숄더 프레스

시티드 덤벨 숄더 프레스의 그립을 뉴트럴 그립으로 바꾸어 하는 운동이다.

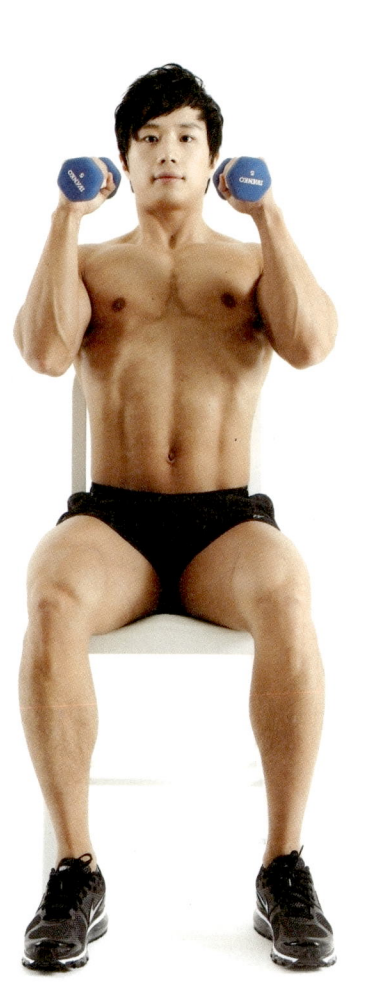

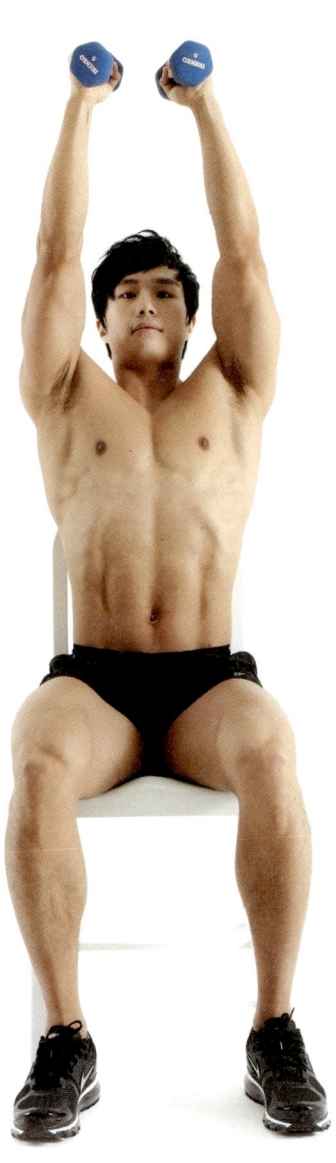

1 의자에 앉아 몸통을 곧게 세우고 다리를 바닥에 단단히 고정시킨다. 그 상태에서 덤벨을 잡은 손바닥이 서로 마주 보도록 뉴트럴 그립으로 잡은 후 귀 높이 정도에 위치시킨다.

2 어깨 근육을 이용해서 양쪽 덤벨이 닿을 때까지 들어 올린다. 최고 지점에서 잠시 멈춘 다음 천천히 내리며 시작자세로 돌아간다.

1

2

내 몸을 변신시키기 12주 운동법

157

덤벨 프론트 레이즈

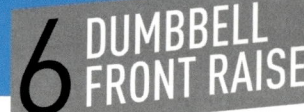

6 DUMBBELL FRONT RAISE

덤벨 프론트 레이즈는 덤벨을 앞으로 들어 올려서 어깨의 앞쪽, 즉 전면 삼각근에 집중하는 운동이다.

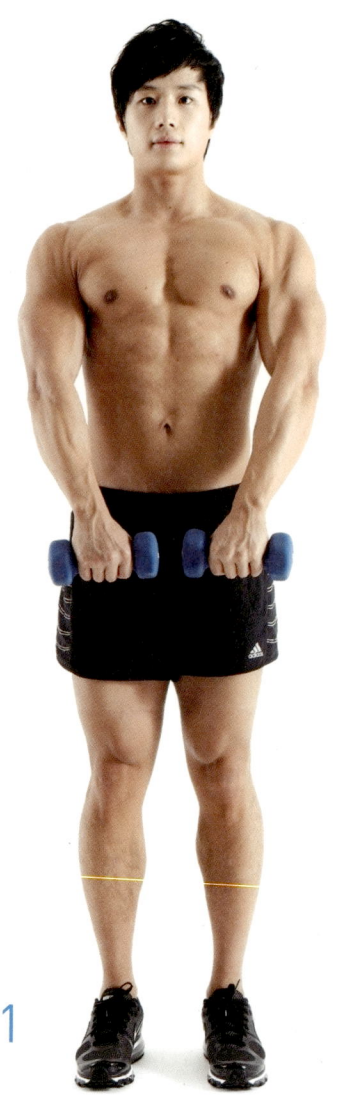

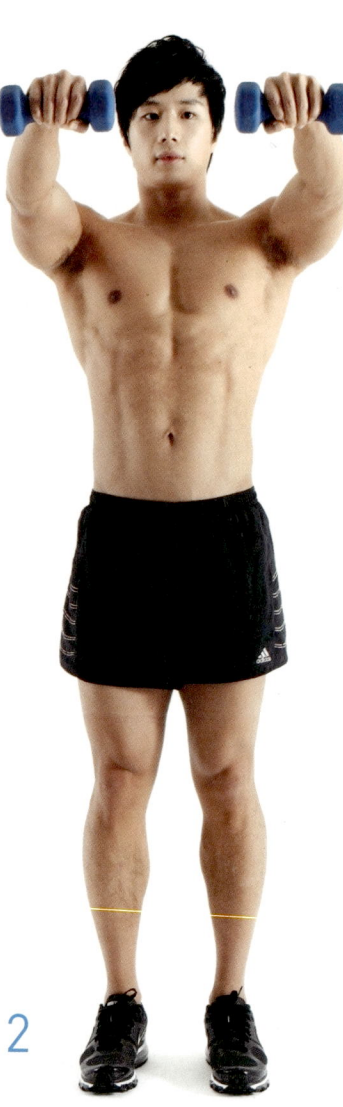

1

2

1 덤벨을 손등이 전면을 향하도록 잡고 선다.

2 전면 삼각근에 집중하며 상완이 바닥과 수평이 될 때까지 덤벨을 천천히 들어 올린다. 최고 지점에서 잠시 멈춘 다음 중량을 버티면서 시작자세로 돌아간다.

WARNING!

프론트 덤벨 레이즈의 경우 자세에 따라서 승모근 개입이 커질 수 있으므로 가슴을 들고 의식적으로 전면 삼각근에 집중해야 한다.

시티드 덤벨 프론트 레이즈

의자에 앉아 상체를 고정한 뒤에 프론트 덤벨 레이즈 동작을 한다.

1 의자에 앉아 상체를 고정한 뒤 덤벨을 손등이 전면을 향하도록 잡는다.

2 전면 삼각근에 집중하며 덤벨을 천천히 들어올린다. 최고 지점에서 잠시 멈춘 다음 시작 자세로 돌아간다.

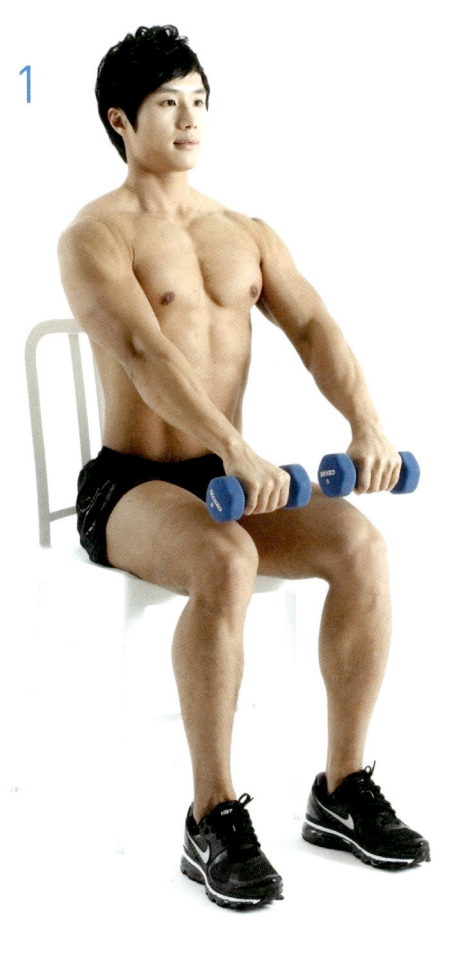

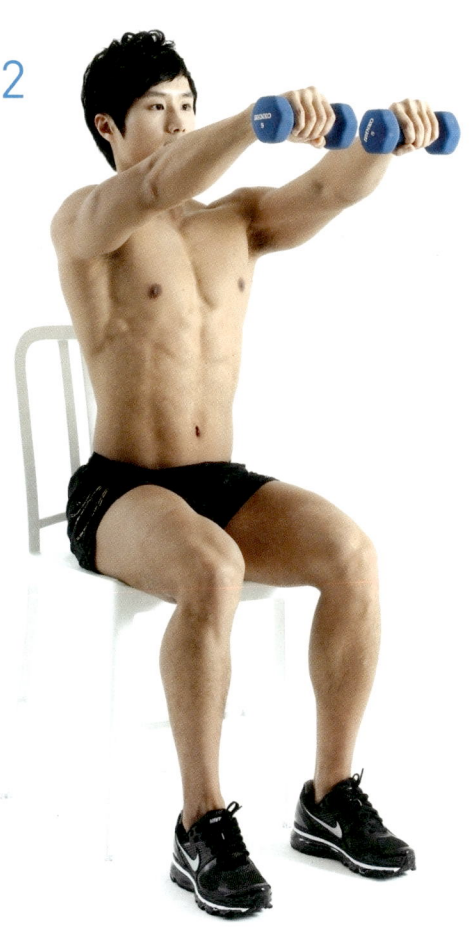

내 몸을 뽀샤시킨 12주 운동법

덤벨 사이드 래터럴 레이즈

봉긋 솟은 어깨를 만들기 위해서는 전면 삼각근, 측면 삼각근, 후면 삼각근 이렇게 세 부분을 모두 자극해야 한다. 이 운동은 어깨의 양 옆 측면 삼각근에 집중할 수 있는 운동이다.

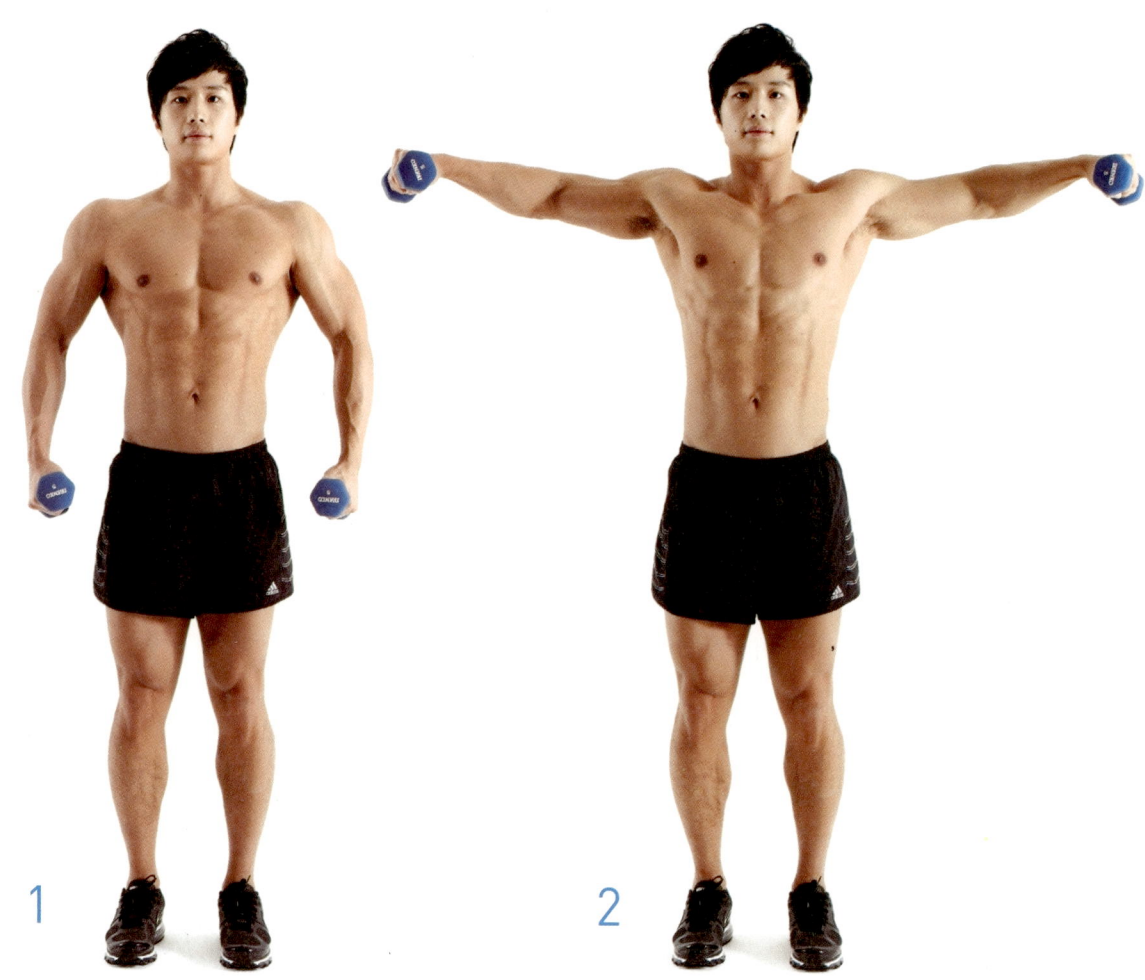

1   2

1 덤벨을 손바닥이 몸 쪽을 향하게 잡고 발을 벌리고 선다.

2 가슴을 들고 상체의 반동을 이용하지 말고 덤벨을 양옆으로 던진다는 느낌으로 최대한 측면 삼각근에 집중하면서 덤벨을 천천히 양옆으로 들어 올린다. 최고 지점에서 잠시 멈춘 다음 다시 중량을 버티면서 시작자세로 돌아간다.

WARNING!
덤벨을 완전히 내리면 근육의 힘이 풀릴 수 있기 때문에 완전히 내리기 전에 다시 덤벨을 들어 올린다.

시티드 덤벨 사이드 래터럴 레이즈

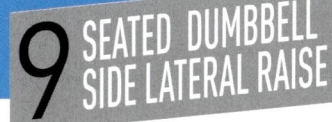

사이드 래터럴 레이즈를 할 때 상체의 반동을 이용해서 덤벨을 들어 올리는 사람들이 많다. 의자에 앉아서 상체를 고정한 뒤 반동 이용 없이 측면 삼각근에 집중해서 운동한다.

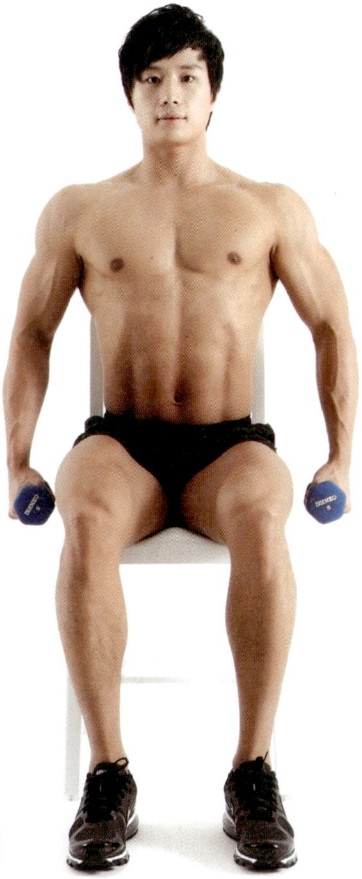

1 덤벨을 손바닥이 몸 쪽을 향하게 잡고 의자에 앉아 상체를 고정시킨다.

2 가슴을 들고 덤벨을 양옆으로 던진다는 느낌으로 최대한 측면 삼각근에 집중하면서 덤벨을 천천히 양옆으로 들어 올린다. 최고 지점에서 잠시 멈춘 다음 다시 중량을 버티면서 시작자세로 돌아간다.

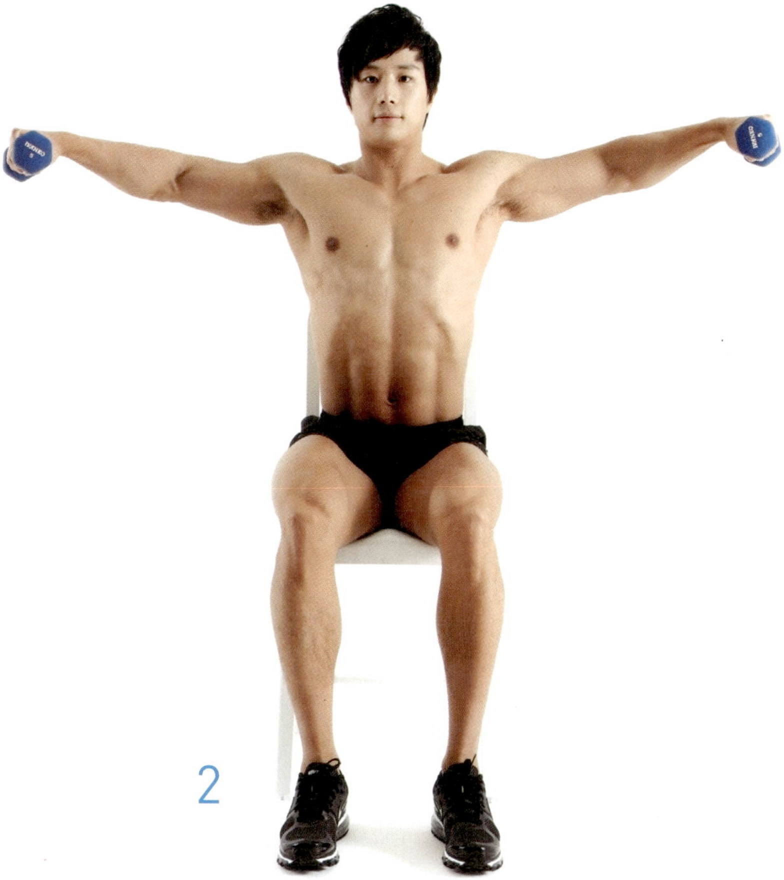

1

2

내 몸을 변신시키기 12주 운동법

161

시티드 벤트 오버 래터럴 레이즈

어깨의 뒷부분, 즉 후면 삼각근에 집중할 수 있는 운동이다. 서서 벤트 오버 자세를 취한 뒤에 할
수도 있지만 의자에 앉아서 좀 더 편한 자세로 후면 삼각근에 집중해서 운동할 수 있다.

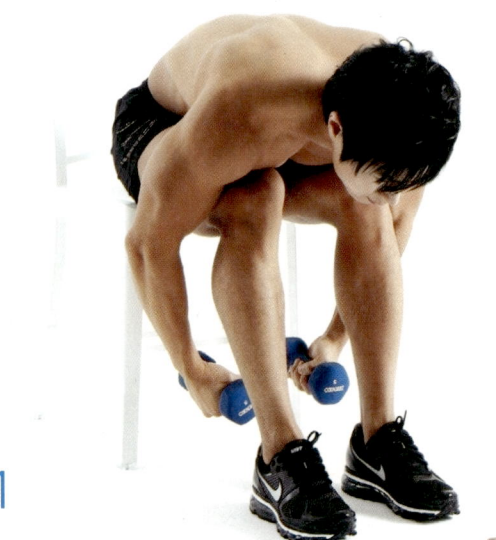

1

1 양손에 덤벨을 들고 의자에 앉는다. 다리를 앞
으로 내밀고 가슴이 무릎에 닿을 때까지 상체
를 숙인 후 양손을 종아리 뒤쪽에 위치시킨다.

2 자세를 유지하면서 양팔이 바닥과 수평을 이
룰 때까지 덤벨을 양 옆으로 들어 올린다. 잠
시 멈춘 다음 후면 삼각근에 집중하면서 덤벨
을 천천히 다리 안쪽 깊숙한 지점으로 내린다.

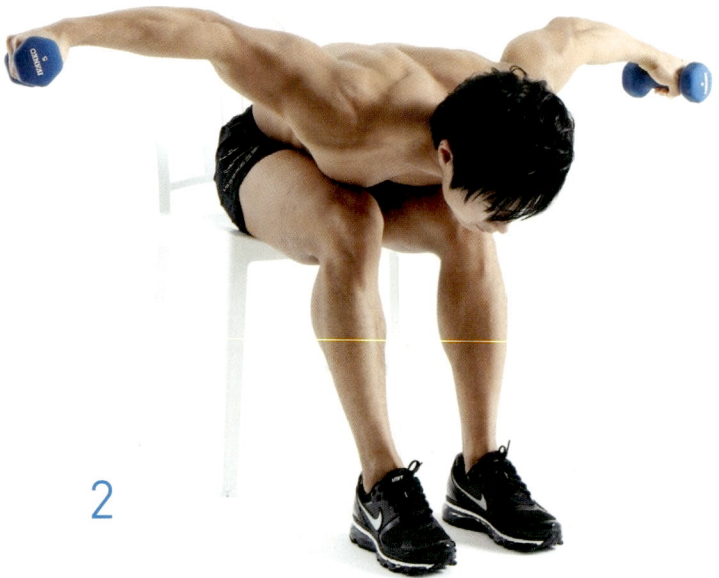

2

벤트 암 래터럴 레이즈 & 익스터널 로테이션

이 운동은 측면 삼각근과 전면 삼각근 그리고 회전근개를 모두 집중적으로 발달시킬 수 있다.

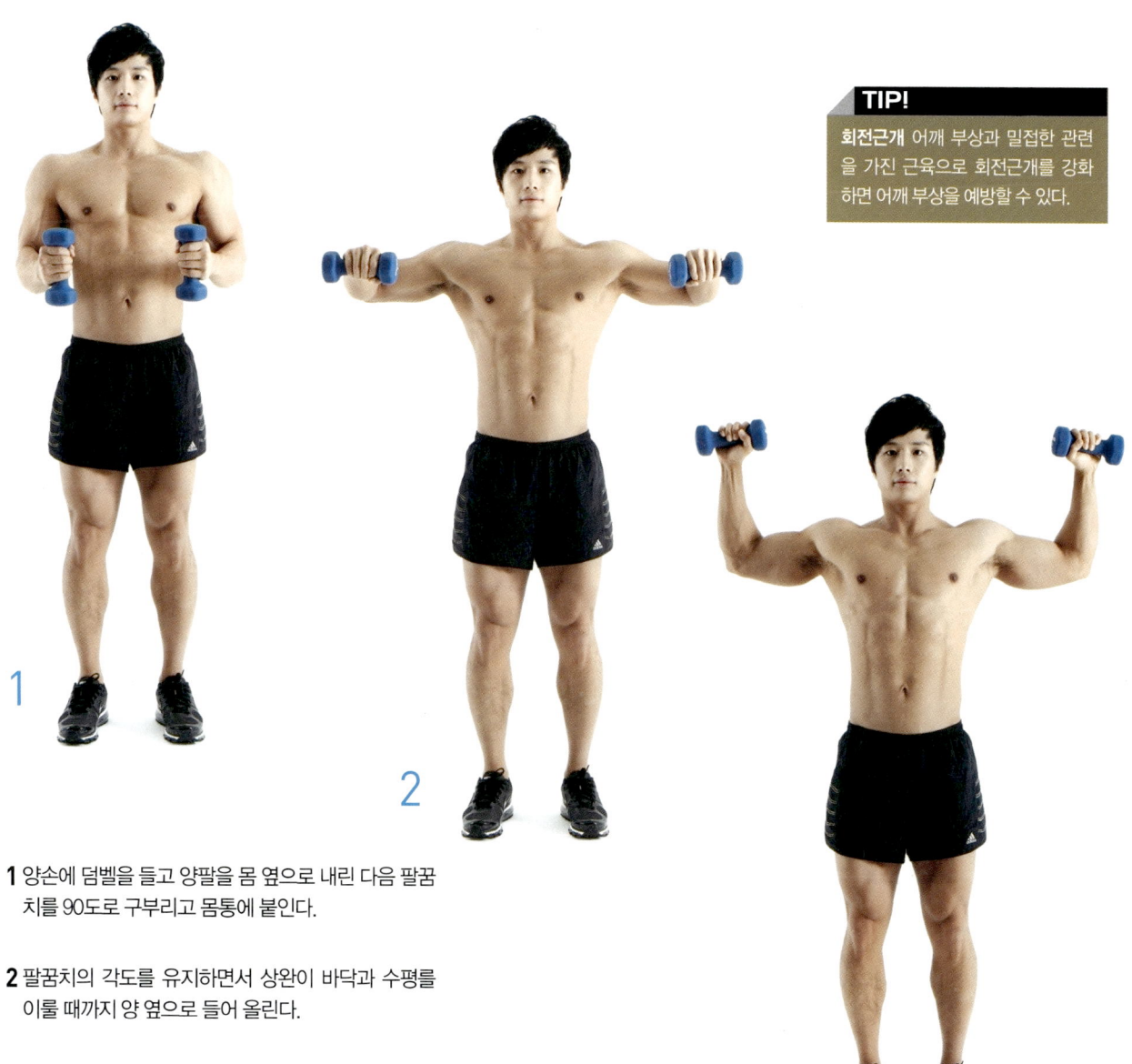

TIP!
회전근개 어깨 부상과 밀접한 관련을 가진 근육으로 회전근개를 강화하면 어깨 부상을 예방할 수 있다.

1 양손에 덤벨을 들고 양팔을 몸 옆으로 내린 다음 팔꿈치를 90도로 구부리고 몸통에 붙인다.

2 팔꿈치의 각도를 유지하면서 상완이 바닥과 수평를 이룰 때까지 양 옆으로 들어 올린다.

3 팔꿈치는 고정시키고 상완을 하늘을 향해 회전시킨다. 다시 반대 동작으로 천천히 시작자세로 돌아간다.

내 몸을 변신시키는 12주 운동법

회전근개 운동이다. 어깨에 통증이 있는 사람은 이 운동 후 확연히 좋아지는 것을 느낄 수 있을 것이다.

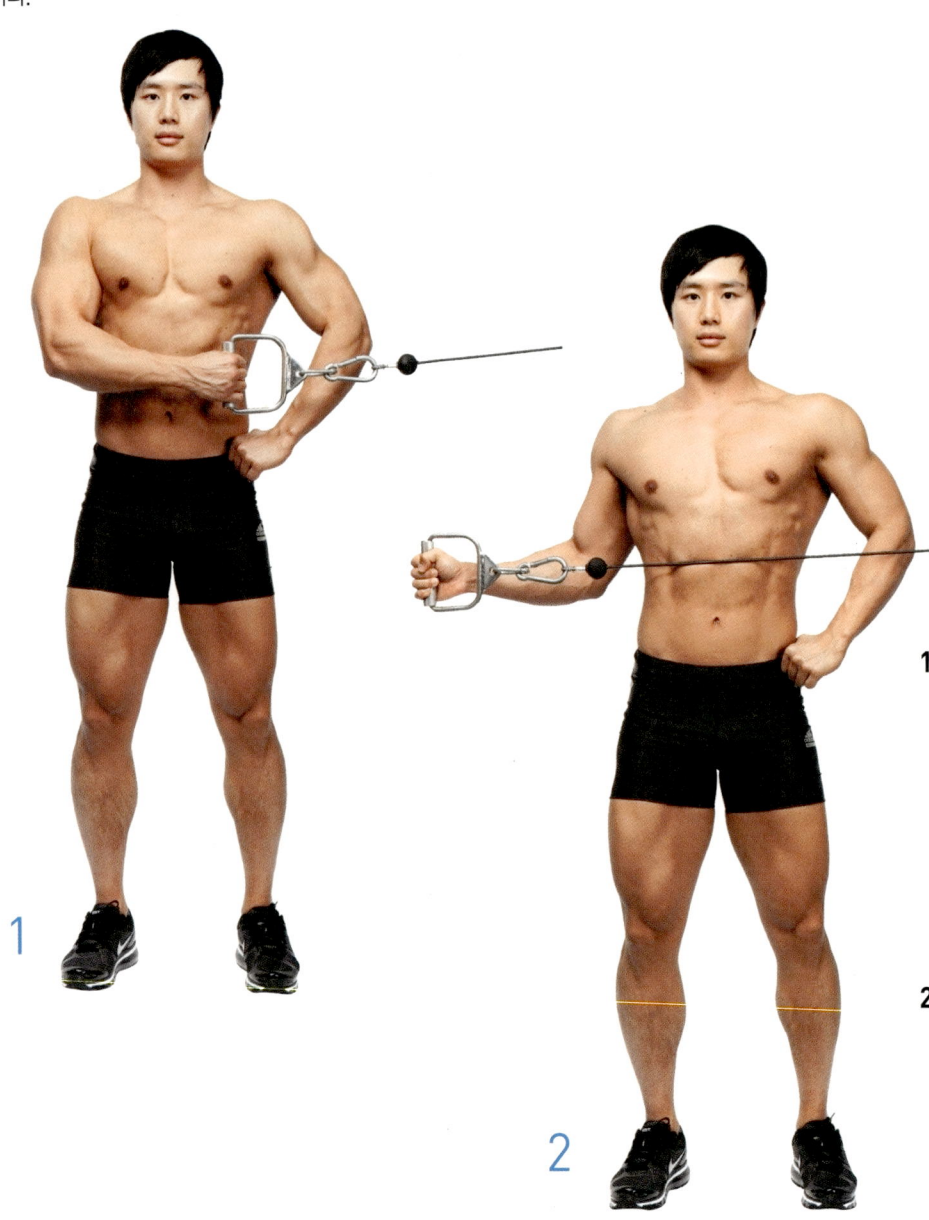

1 한쪽 손으로 케이블 스테이션의 손잡이를 잡고, 몸의 반대쪽 측면이 중량 거치대를 향하도록 옆으로 선다. 손잡이를 잡은 손의 상완이 바닥과 수직을 이루도록 몸통 옆에 붙이고 그 상태에서 팔꿈치를 90도 구부린다.

2 상완을 고정시킨 상태에서 반원을 그리듯이 전완을 바깥쪽으로 회전시킨다. 잠시 멈춘 다음 천천히 시작자세로 돌아간다.

케이블 인터널 로테이션

마찬가지로 회전근개 운동이다.

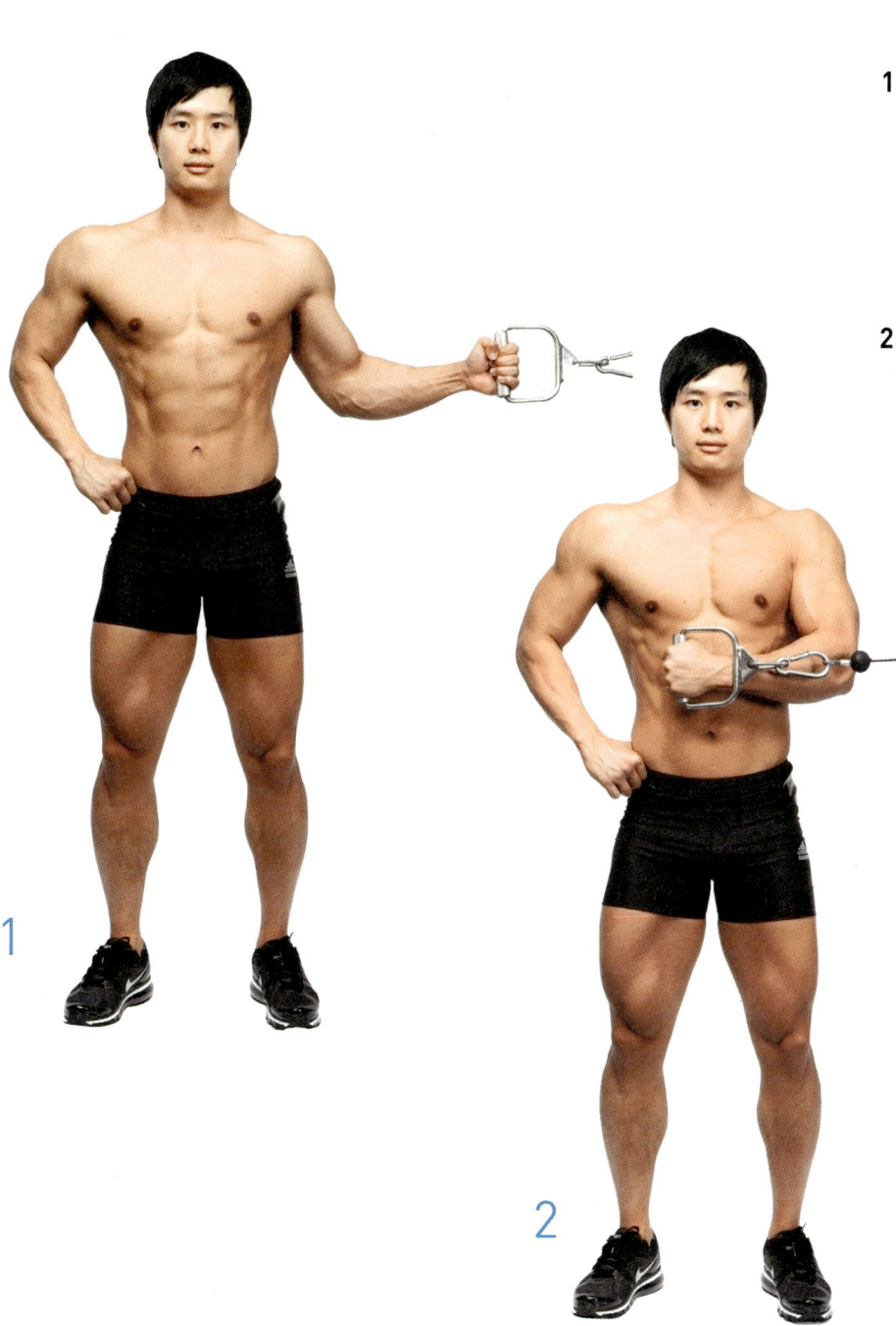

1 한쪽 손으로 케이블 손잡이를 잡고, 손잡이를 잡은 쪽 측면이 중량 거치대를 향하도록 옆으로 선다. 손잡이를 잡은 손의 상완이 지면과 수직을 이루도록 몸통 옆에 붙이고 그 상태에서 팔꿈치를 90도 구부린다.

2 상완을 고정시킨 상태에서 반원을 그리듯이 전완을 몸 안쪽으로 회전시킨다. 잠시 멈춘 다음 천천히 시작자세로 돌아간다.

1

2

리어 래터럴 레이즈

벤트 오버 자세로 래터럴 레이즈 운동을 함으로써 후면 삼각근을 발달시키는 운동이다. 동작 내내
올바른 벤트 오버 자세에 신경 써야 한다.

1

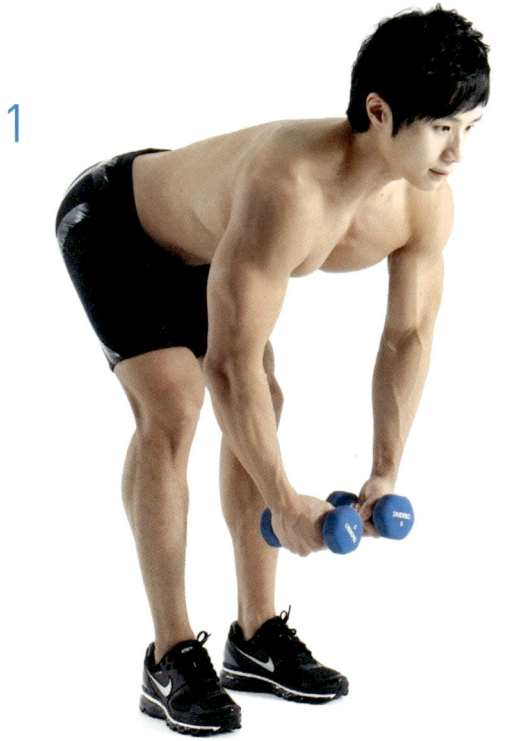

1 양손에 덤벨을 잡고 상체가 바닥과 평행을 이루도록
상체를 숙인다. 양손은 손바닥이 마주보도록 위치시
킨다.

2 자세를 유지하면서 사이드 래터럴 레이즈를 하듯이
덤벨을 양옆으로 최대한 들어 올린다. 최고 지점에서
잠시 멈춘 다음 천천히 시작자세로 돌아간다.

2

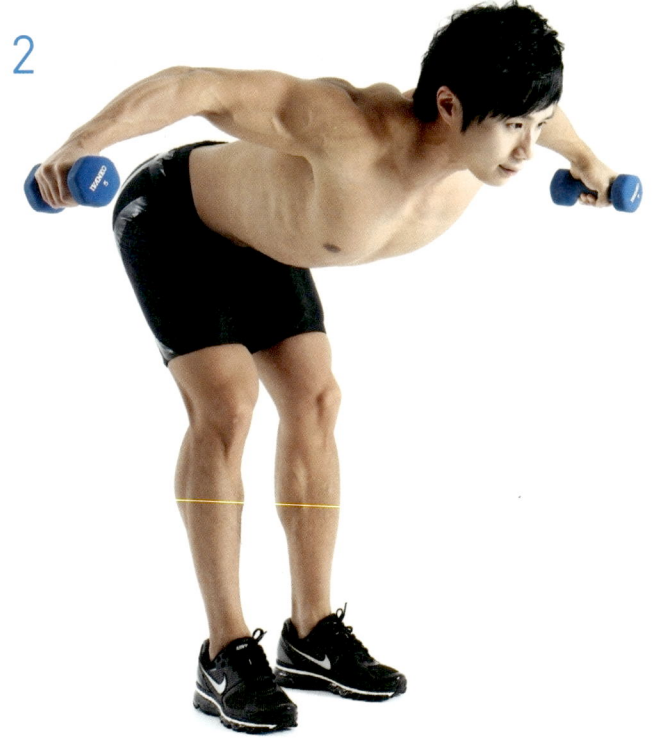

짐볼 Y 레이즈

짐볼을 이용한 후면 삼각근 운동으로 등 상부를 완벽하게 강화할 수 있는 운동이다. 짐볼을 사용할 경우 코어 근육이 동원되어 난이도가 조금 높아진다. 따라서 동작이 힘들 경우 바닥에서 해도 좋다. 덤벨은 가벼운 것을 사용하도록 한다.

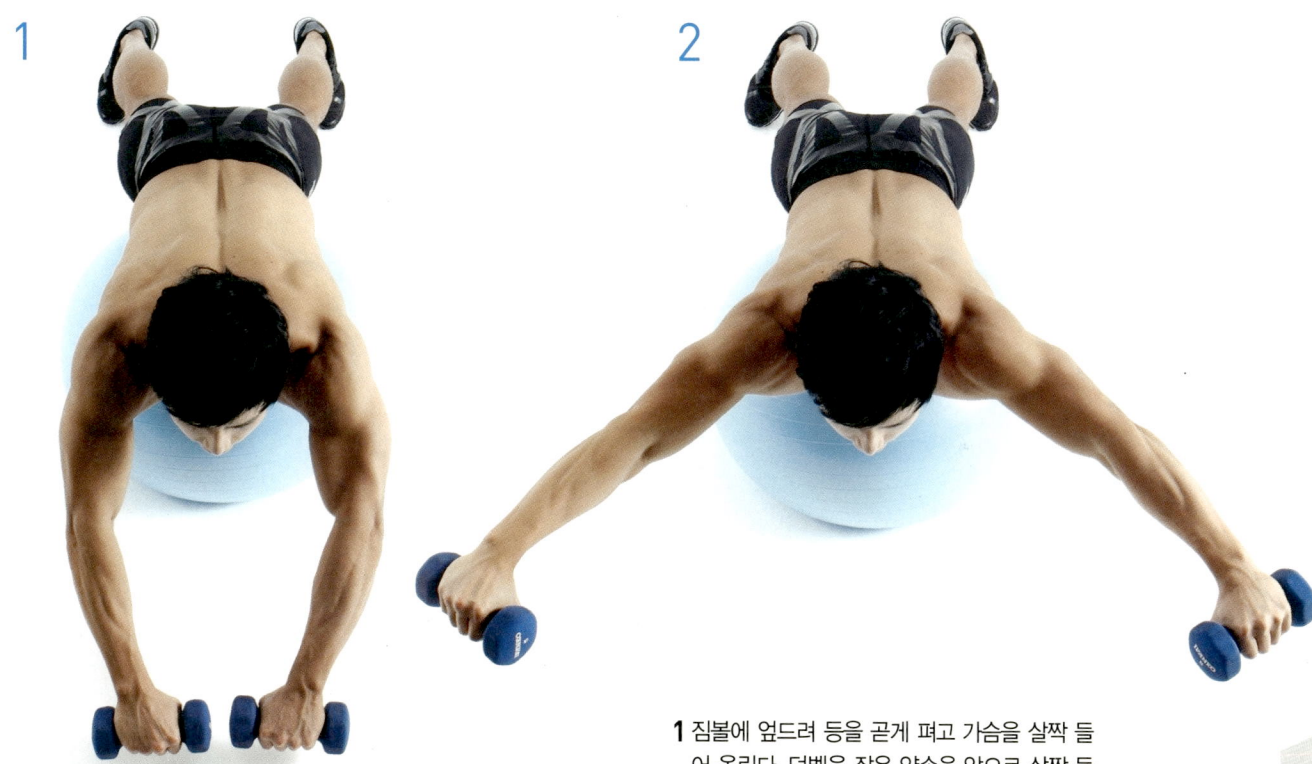

1

2

1 짐볼에 엎드려 등을 곧게 펴고 가슴을 살짝 들어 올린다. 덤벨을 잡은 양손을 앞으로 살짝 들어 올려 어깨에 집중한다.

2 몸통과 양팔이 대문자 Y모양이 되도록 만든 후 양팔이 몸과 일직선을 이룰 때까지 팔을 들어 올린다. 최고 지점에서 잠시 멈춘 다음 시작자세로 돌아간다.

내 몸을 빡신시키기 12주 운동법

짐볼 T 레이즈

짐볼 T 레이즈 운동은 짐볼을 이용해서 후면 삼각근을 발달시키는 운동이다.

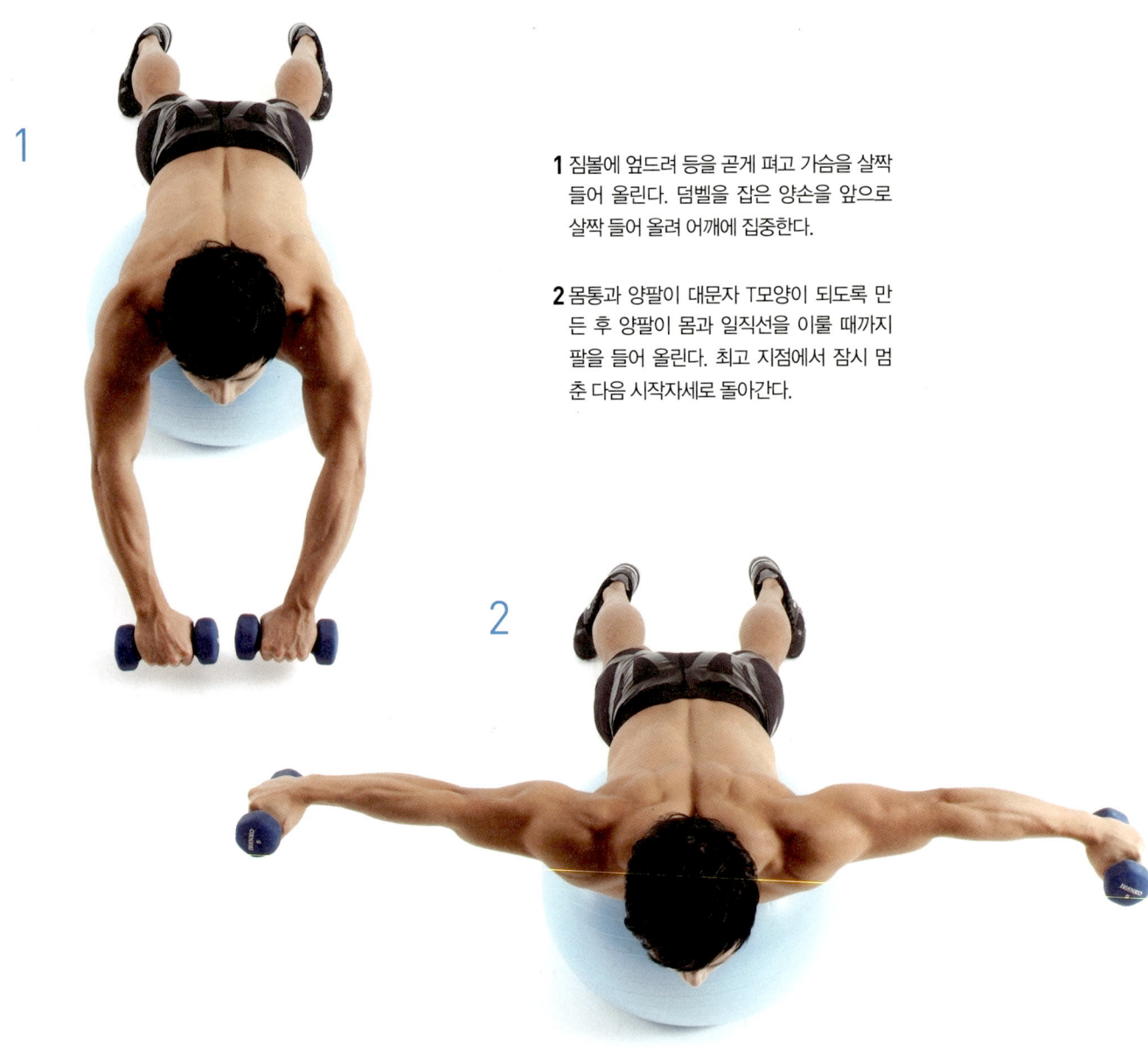

1 짐볼에 엎드려 등을 곧게 펴고 가슴을 살짝 들어 올린다. 덤벨을 잡은 양손을 앞으로 살짝 들어 올려 어깨에 집중한다.

2 몸통과 양팔이 대문자 T모양이 되도록 만든 후 양팔이 몸과 일직선을 이룰 때까지 팔을 들어 올린다. 최고 지점에서 잠시 멈춘 다음 시작자세로 돌아간다.

짐볼 I 레이즈

후면 삼각근뿐만 아니라 전면 삼각근까지 함께 발달시킬 수 있는 운동이다.

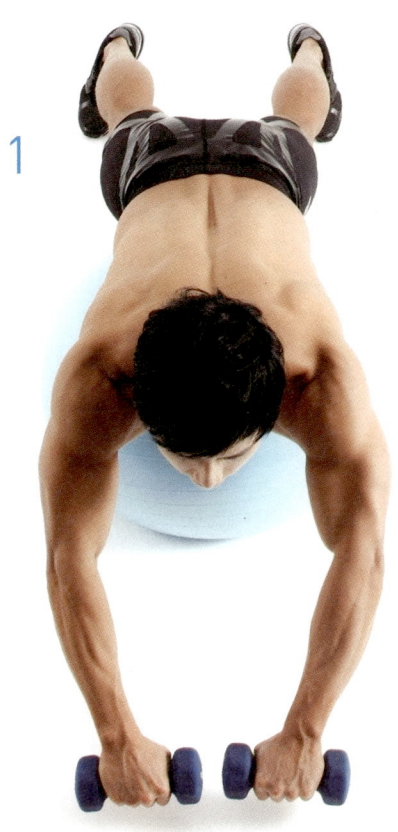

1

1 짐볼에 엎드려 등을 곧게 펴고 가슴을 살짝 들어 올린다. 덤벨을 잡은 양손을 앞으로 살짝 들어 올려 어깨에 집중한다.

2 몸통과 양팔이 대문자 I모양이 되도록 만든 후 양팔이 몸과 일직선을 이룰 때까지 팔을 들어 올린다. 최고 지점에서 잠시 멈춘 다음 시작자세로 돌아간다.

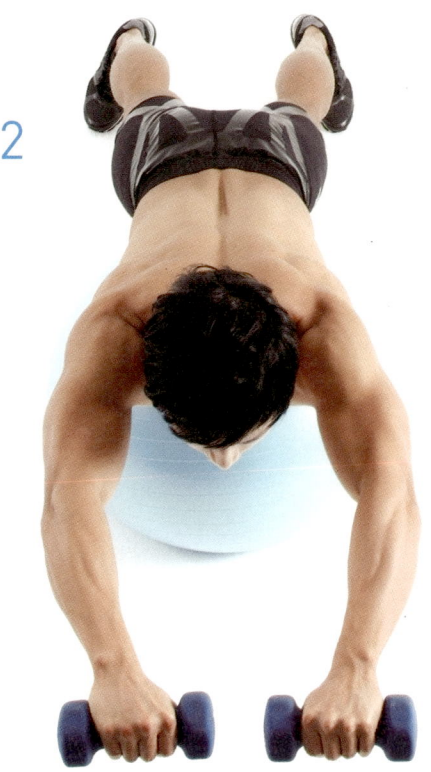

2

내 몸을 변신시키기 12주 운동법

바벨 슈럭

바벨 슈럭은 승모근을 발달시키는 운동이다. 멋진 어깨를 만들기 위해서는 승모근 운동도 반드시 필요하다.

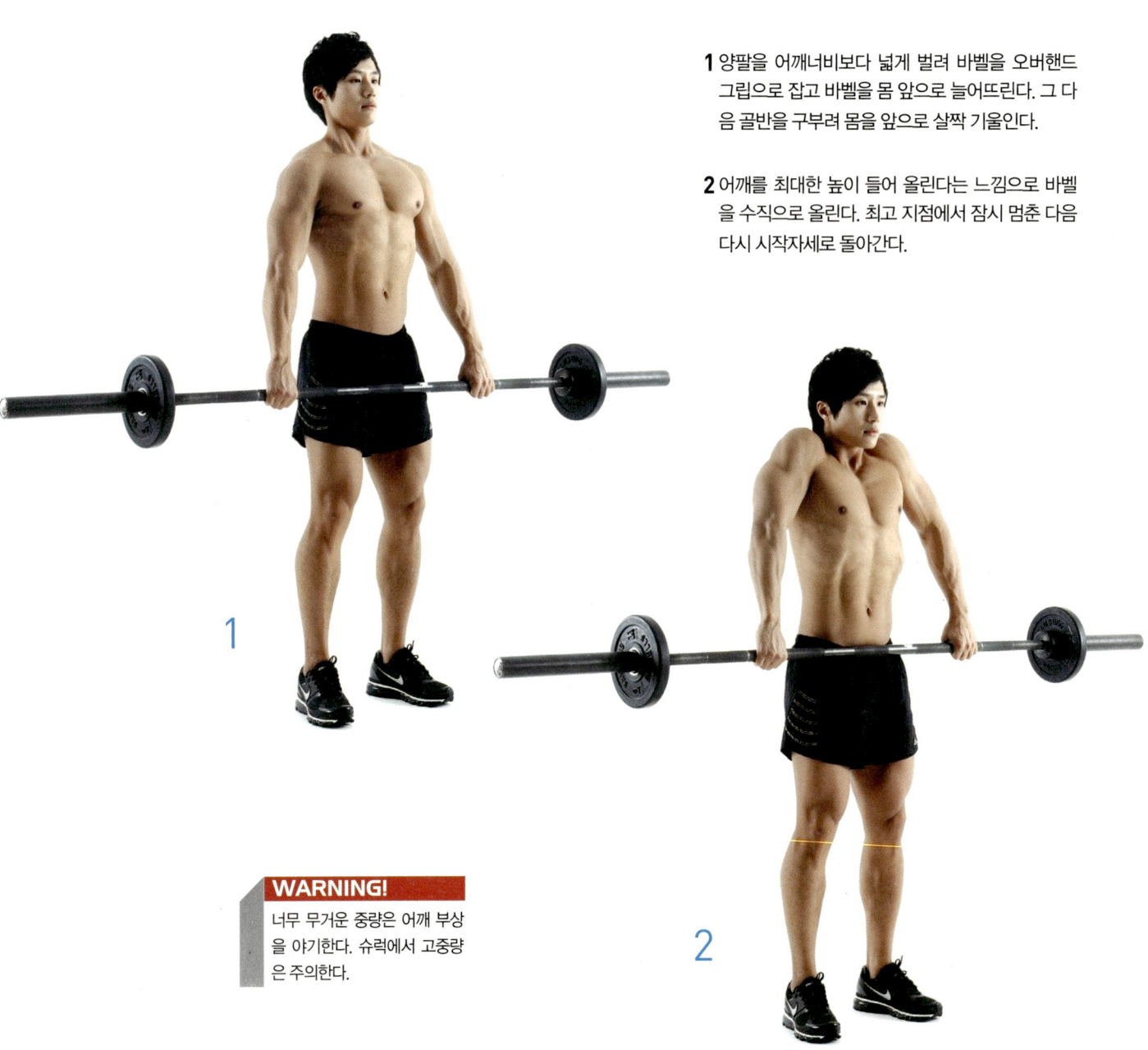

1 양팔을 어깨너비보다 넓게 벌려 바벨을 오버핸드 그립으로 잡고 바벨을 몸 앞으로 늘어뜨린다. 그 다음 골반을 구부려 몸을 앞으로 살짝 기울인다.

2 어깨를 최대한 높이 들어 올린다는 느낌으로 바벨을 수직으로 올린다. 최고 지점에서 잠시 멈춘 다음 다시 시작자세로 돌아간다.

WARNING!
너무 무거운 중량은 어깨 부상을 야기한다. 슈럭에서 고중량은 주의한다.

덤벨 슈럭

덤벨을 이용한 슈럭 운동이다. 바벨로 동작을 할 때보다 각도를 더 자유롭게 응용할 수 있다.

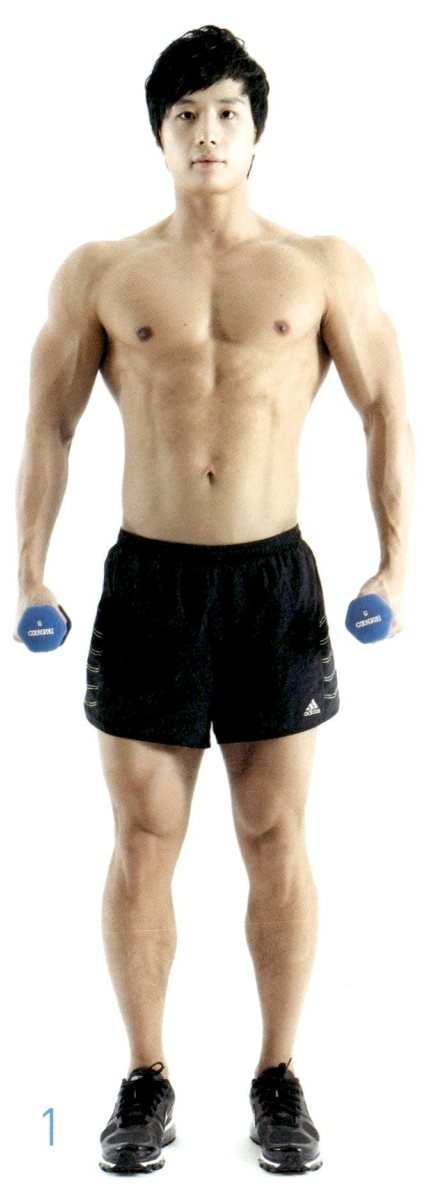

1

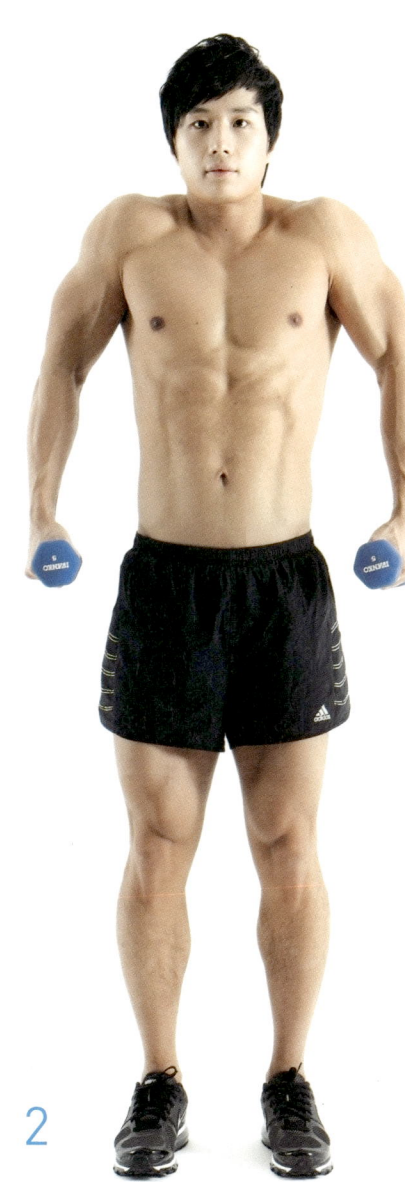

2

1 양손에 덤벨을 잡고 어깨를 늘어뜨린다.

2 어깨를 최대한 높이 들어 올린다는 느낌으로 덤벨을 수직으로 올린다. 최고 지점에서 잠시 멈춘 다음 다시 시작자세로 돌아간다.

내 몸을 변신시키기 12주 운동법

덤벨 업라이트 로우

업라이트 로우는 승모근뿐만 아니라 전면 삼각근 운동으로도 훌륭한 운동이다.

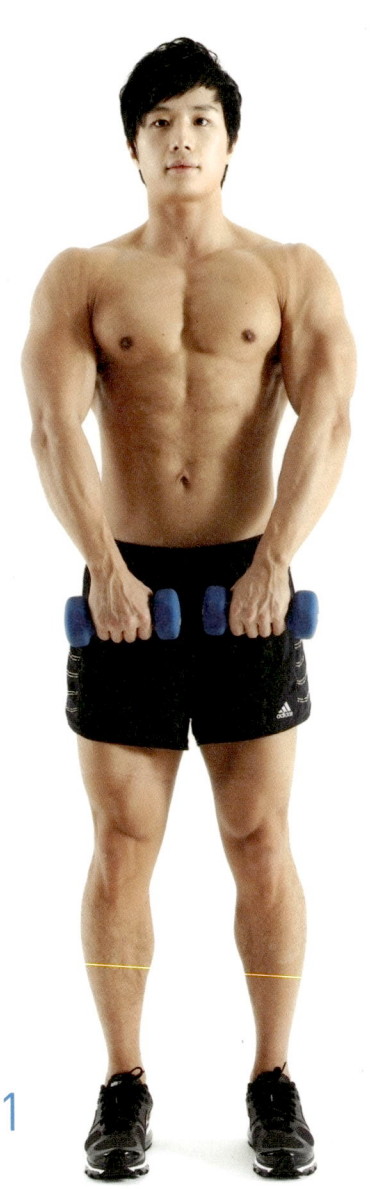

1

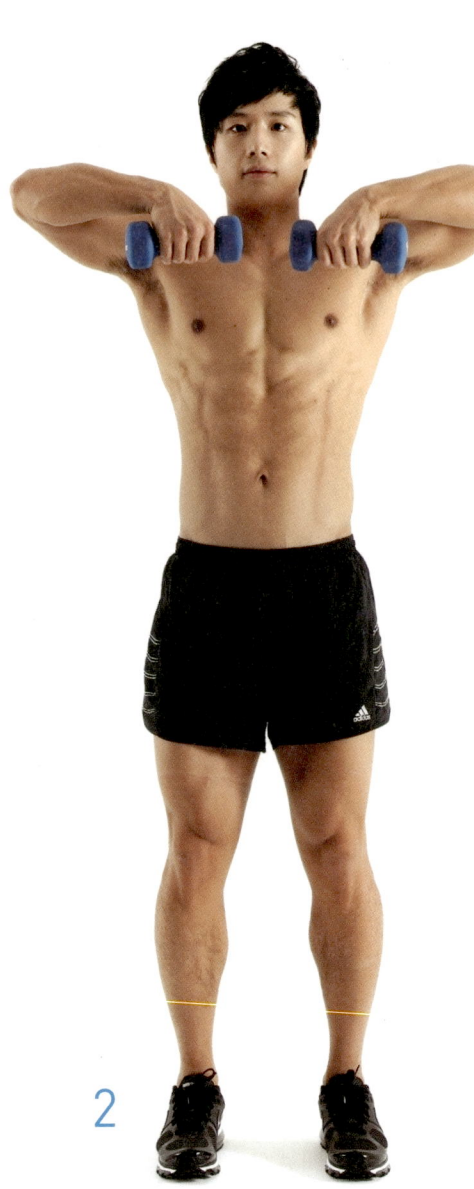

2

1 오버핸드 그립으로 양손에 덤벨을 잡고 몸통 앞 쪽에 위치시킨다.

2 덤벨이 몸통을 타고 바닥과 수직으로 올라가듯이 덤벨을 들어 올린다. 최고 지점에서 잠시 멈춘 다음 천천히 시작자세로 돌아간다.

바벨 업라이트 로우

바벨을 이용한 업라이트 로우 운동이다. 바벨을 이용해서 업라이트 로우 운동을 할 때에는 손목에 무리가 갈 수도 있으므로 손목을 확실히 풀어준 뒤에 하도록 한다.

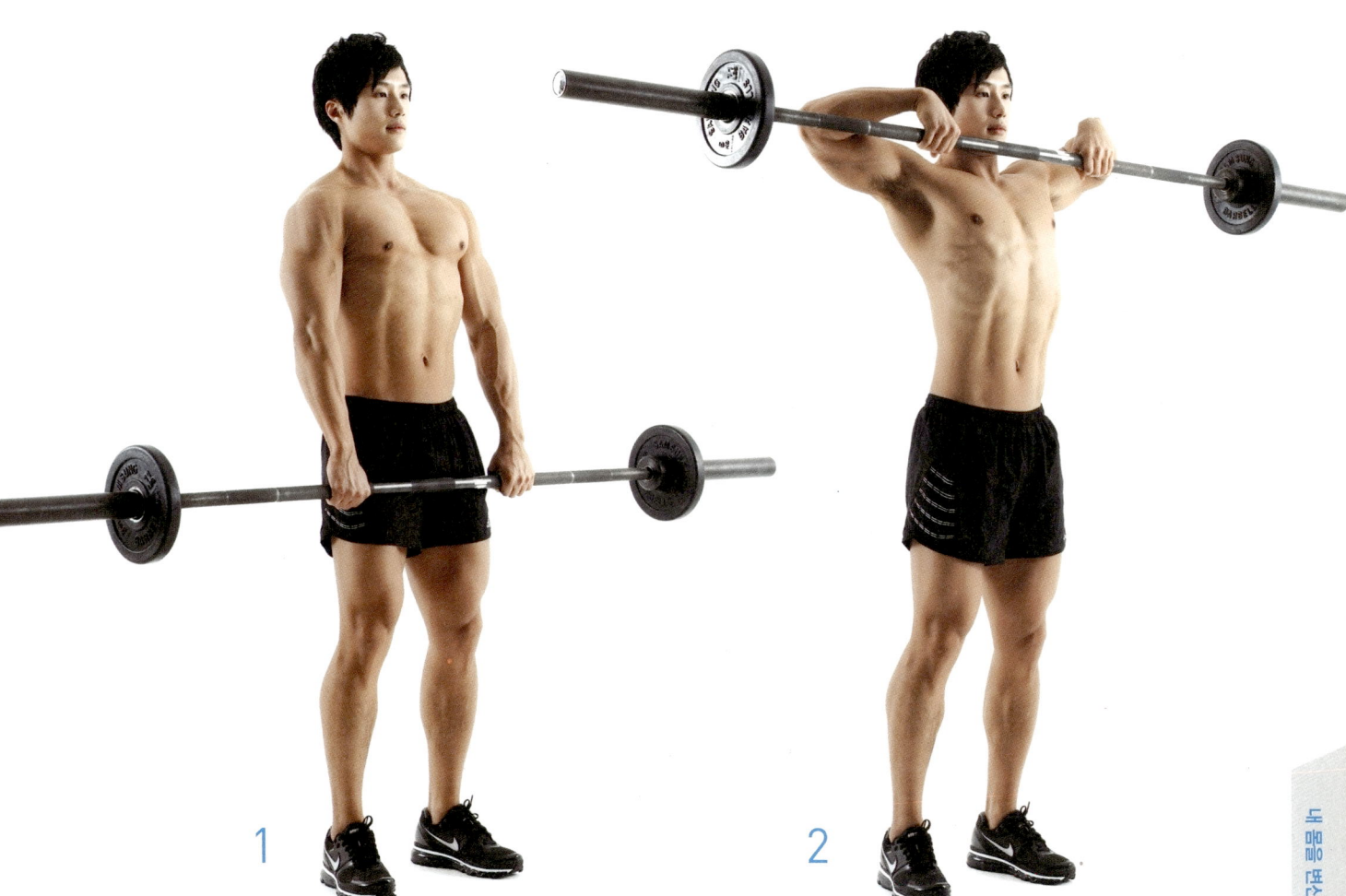

1 오버핸드 그립으로 양손에 바벨을 잡고 몸통 앞 쪽에 위치시킨다.

2 바벨이 몸통을 타고 바닥과 수직으로 올라가듯이 바벨을 들어 올린다.
최고 지점에서 잠시 멈춘 다음 천천히 시작자세로 돌아간다.

BICEPS

스탠딩 바벨 컬

이두근의 전체적인 크기를 키울 수 있는 가장 좋은 운동이다. 중량의 선택도 중요하지만 정확한 자세로 수행하는 것이 중요하다.

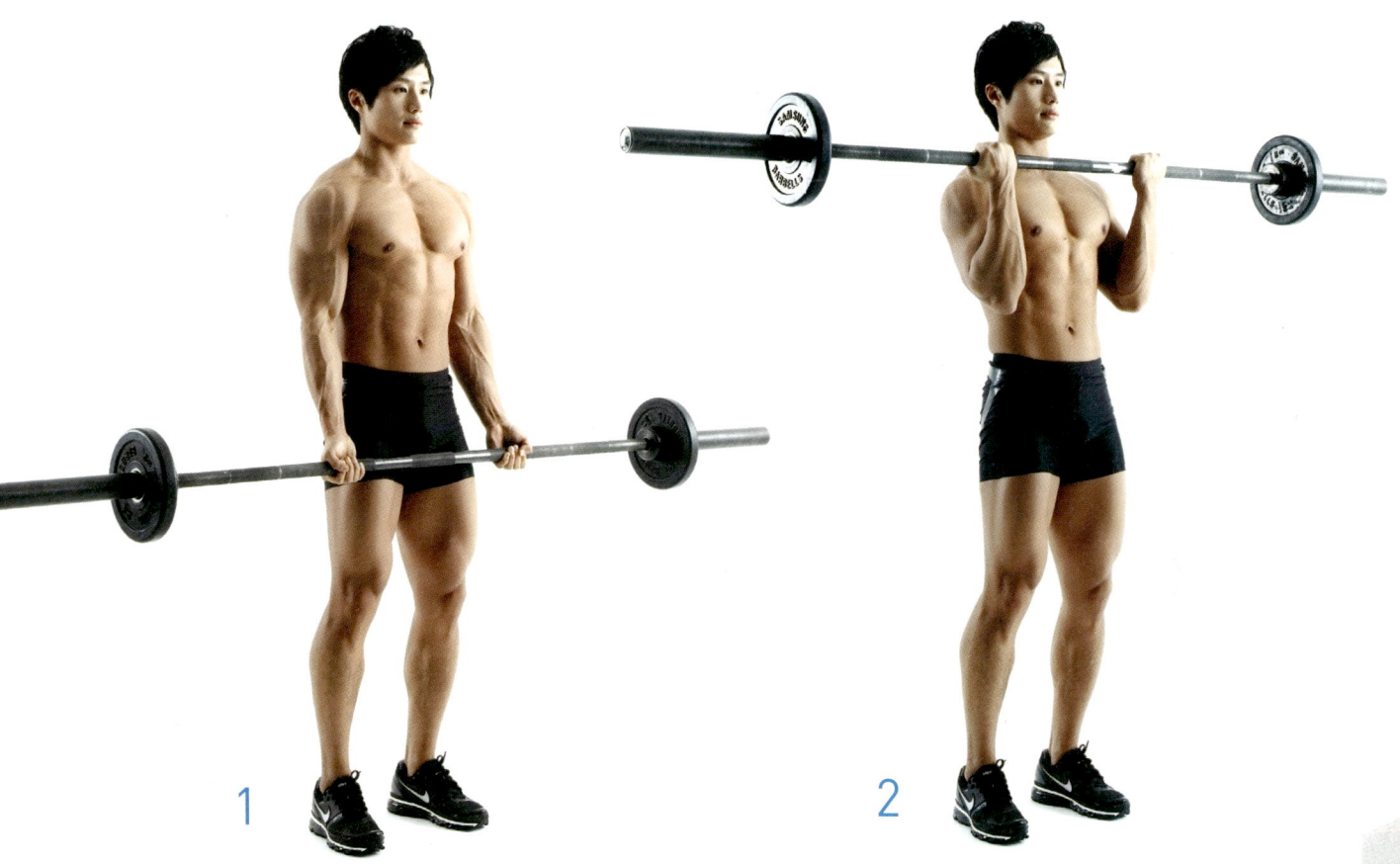

1

2

1 양팔을 어깨너비로 벌리고 언더핸드 그립으로 바벨을 잡는다. 양발은 안정되게 벌리고 발바닥을 바닥에 단단히 밀착시킨다.

2 팔꿈치를 고정시킨 후 이두근에 집중하면서 바벨을 천천히 들어 올린다. 최고 지점에서 이두근의 긴장을 풀지 않고 수축시킨 후 중량을 이두근으로 버티면서 천천히 바벨을 내린다. 쉬지 않고 연속 동작으로 실시한다.

WARNING!

바벨을 들어 올릴 때 팔꿈치를 고정시키지 않고 앞뒤로 움직이면 어깨 근육의 개입이 커지므로 주의해야 한다.

내 몸을 변신시킨 12주 운동법

175

스탠딩 덤벨 컬

덤벨을 이용한 이두근 운동이다.

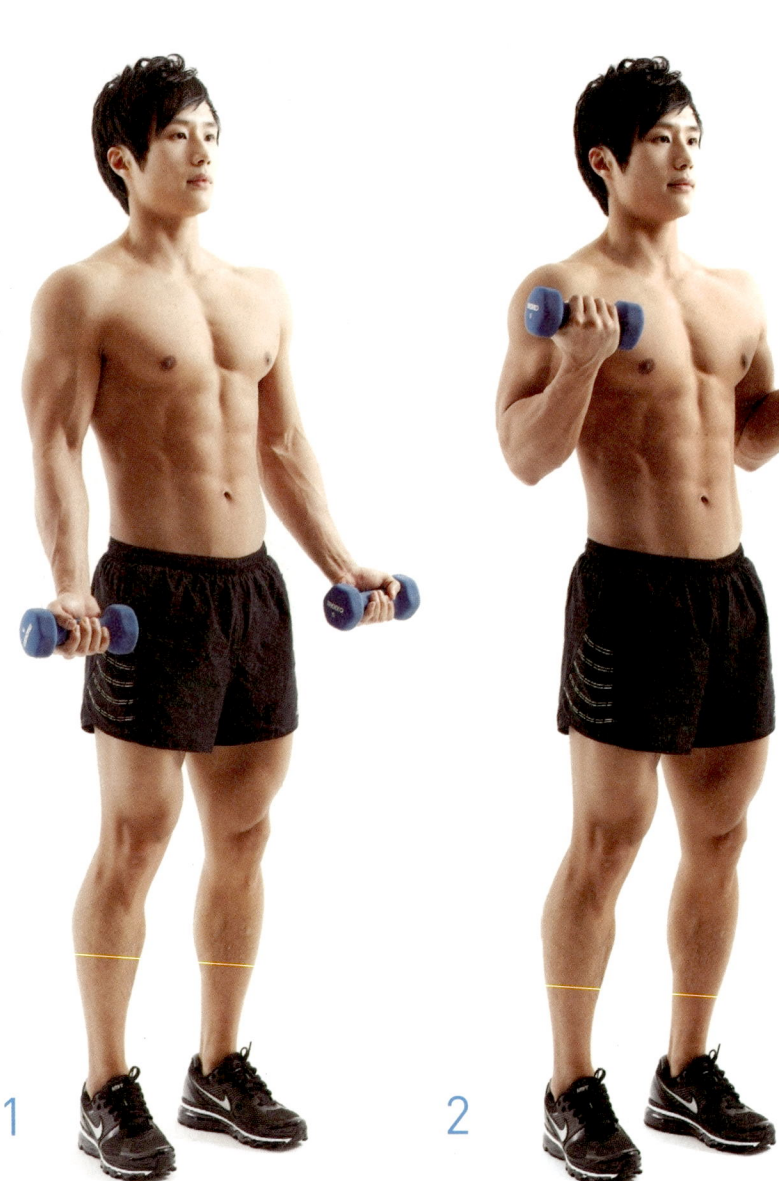

1   2

1 양발을 벌려서 바닥에 단단히 고정시킨 후 덤벨을 잡는다. 이때 손바닥이 앞쪽을 향하도록 한다.

2 팔꿈치를 고정시킨 후 이두근에 집중하면서 덤벨을 천천히 감아올린다. 최고 지점에서 이두근의 긴장을 풀지 않고 수축시킨 후 중량을 이두근으로 버티면서 천천히 덤벨을 내린다. 이두근이 쉬지 않도록 바로 덤벨을 들어 올린다.

리버스-그립 스탠딩 덤벨 컬

스탠딩 덤벨 컬을 오버핸드 그립으로 하는 이두근 운동이다.

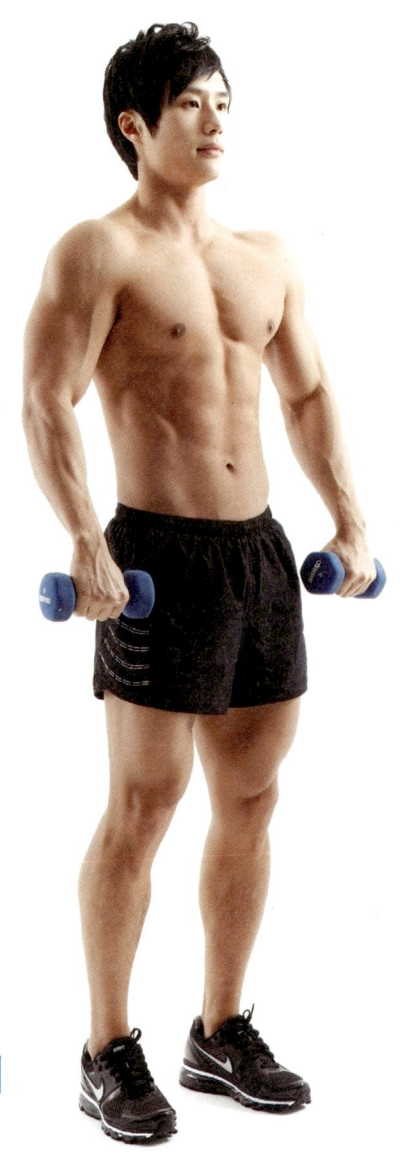

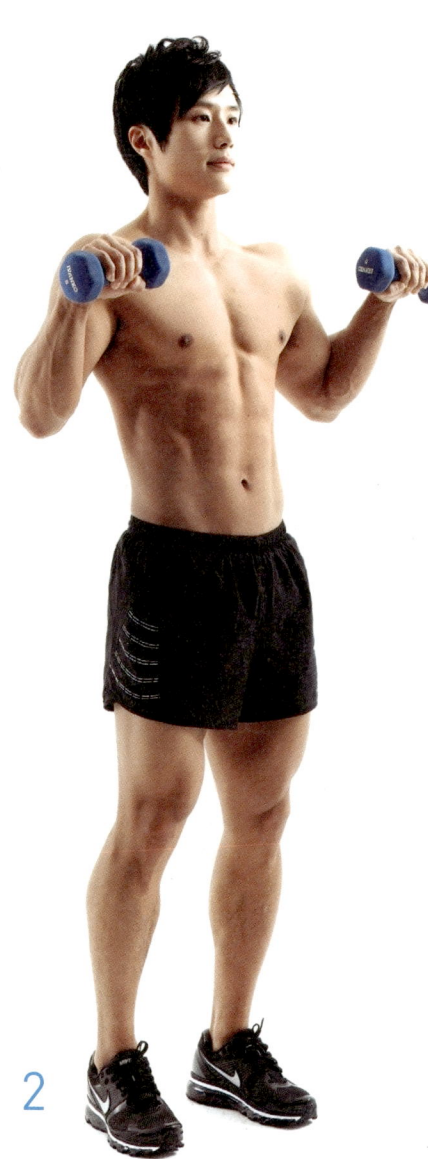

1 양발을 어깨너비로 벌려서 바닥에 단단히 고정시킨 후 오버핸드 그립으로 덤벨을 잡는다. 이때 손등이 앞쪽을 향하도록 한다.

2 팔꿈치를 고정시킨 후 이두근에 집중하면서 덤벨을 천천히 감아올린다. 최고 지점에서 이두근의 긴장을 풀지 않고 수축시킨 후 중량을 이두근으로 버티면서 천천히 덤벨을 내린다. 이두근이 쉬지 않도록 바로 덤벨을 들어 올린다.

내 몸을 변신시킨 12주 운동법

EZ-바 컬

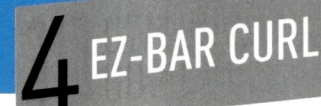

4 EZ-BAR CURL

일자 바를 잡아서 바벨 컬을 할 때보다 손목에 무리가 덜 가기 때문에 이두근 운동을 할 때 손목이
약한 사람은 W모양으로 생긴 EZ-바를 이용해서 이두근 운동을 해도 좋다.

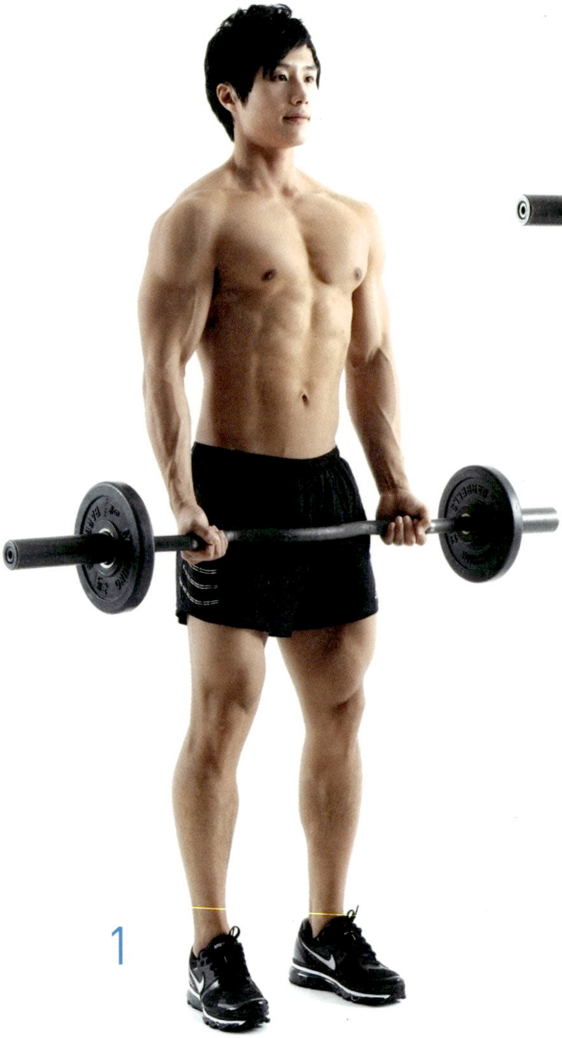

1

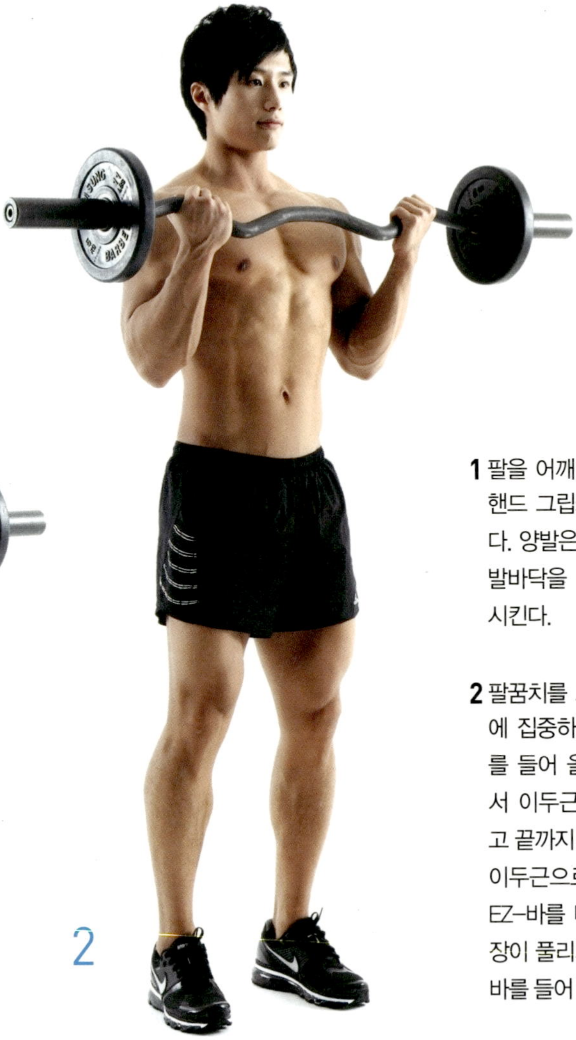

2

1 팔을 어깨너비로 벌리고 언더
핸드 그립으로 EZ-바를 잡는
다. 양발은 어깨너비로 벌리고
발바닥을 바닥에 단단히 밀착
시킨다.

2 팔꿈치를 고정시킨 후 이두근
에 집중하면서 천천히 EZ-바
를 들어 올린다. 최고 지점에
서 이두근의 긴장을 풀지 않
고 끝까지 수축시킨 후 중량을
이두근으로 버티면서 천천히
EZ-바를 내린다. 이두근의 긴
장이 풀리지 않도록 바로 EZ-
바를 들어 올린다.

178

리버스-그립 EZ-바 컬

EZ-바를 오버핸드 그립으로 잡아서 하는 이두근 운동이다. 손목에 무리가 가지 않도록 항상 주의해야 한다.

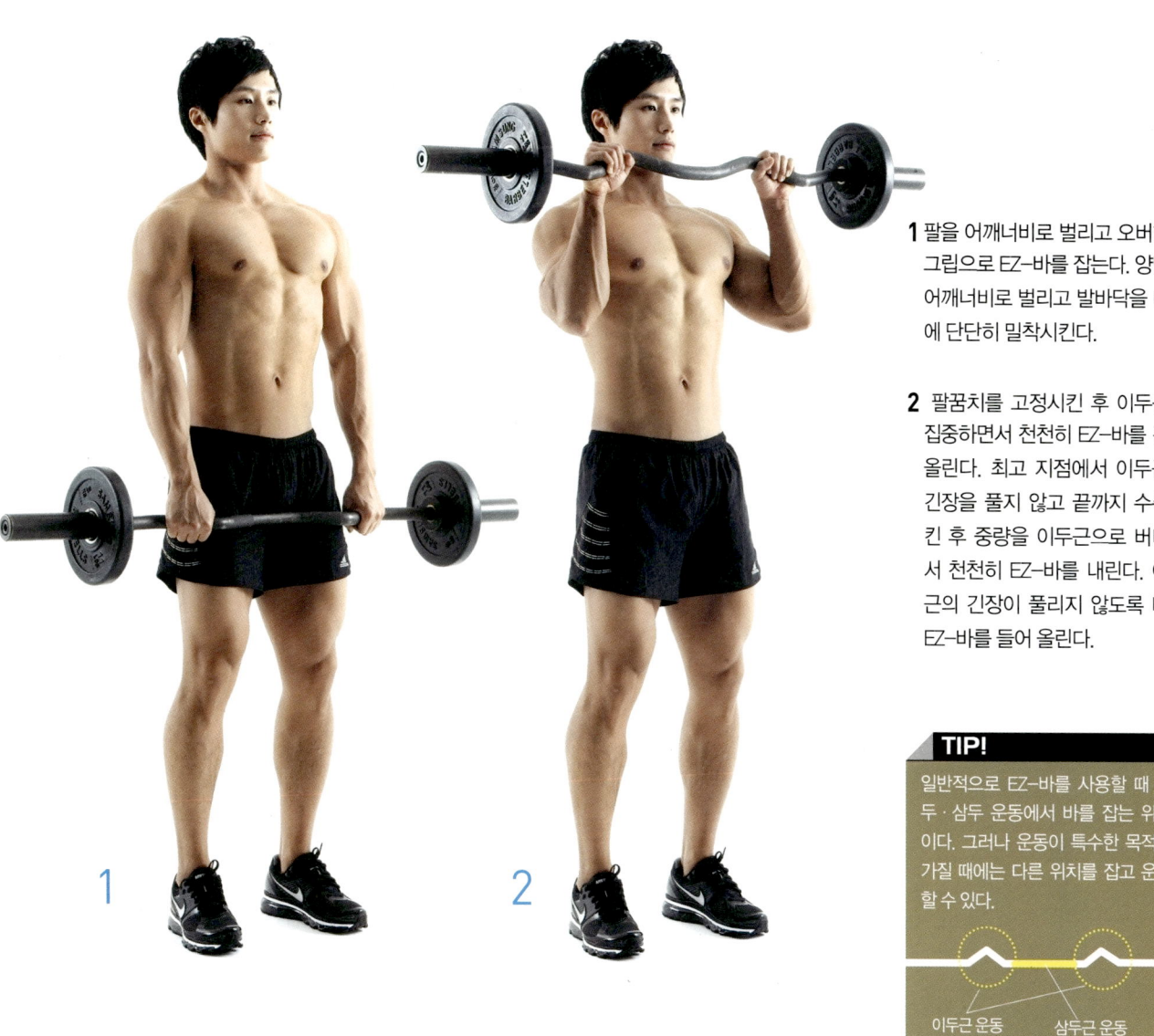

1 팔을 어깨너비로 벌리고 오버핸드 그립으로 EZ-바를 잡는다. 양발은 어깨너비로 벌리고 발바닥을 바닥에 단단히 밀착시킨다.

2 팔꿈치를 고정시킨 후 이두근에 집중하면서 천천히 EZ-바를 감아 올린다. 최고 지점에서 이두근의 긴장을 풀지 않고 끝까지 수축시킨 후 중량을 이두근으로 버티면서 천천히 EZ-바를 내린다. 이두근의 긴장이 풀리지 않도록 바로 EZ-바를 들어 올린다.

TIP!

일반적으로 EZ-바를 사용할 때 이두·삼두 운동에서 바를 잡는 위치이다. 그러나 운동이 특수한 목적을 가질 때에는 다른 위치를 잡고 운동할 수 있다.

이두근 운동   삼두근 운동

내 몸을 변신시키기 12주 운동법

179

시티드 덤벨 컬

의자에 앉아 덤벨을 이용하여 이두근 운동을 한다. 스탠딩 자세에 비해 상체가 고정되어 있어 반동의 이용을 막아 이두근에 더욱 집중할 수 있다.

1 의자에 앉아 언더핸드 그립으로 덤벨을 들고 팔꿈치를 고정시키고 자세를 유지한다.

2 이두근의 힘으로 양팔을 들어 올려 이두근을 최대한 수축시킨다. 잠시 멈춘 다음 이두근의 긴장을 유지하면서 덤벨을 천천히 내린다.

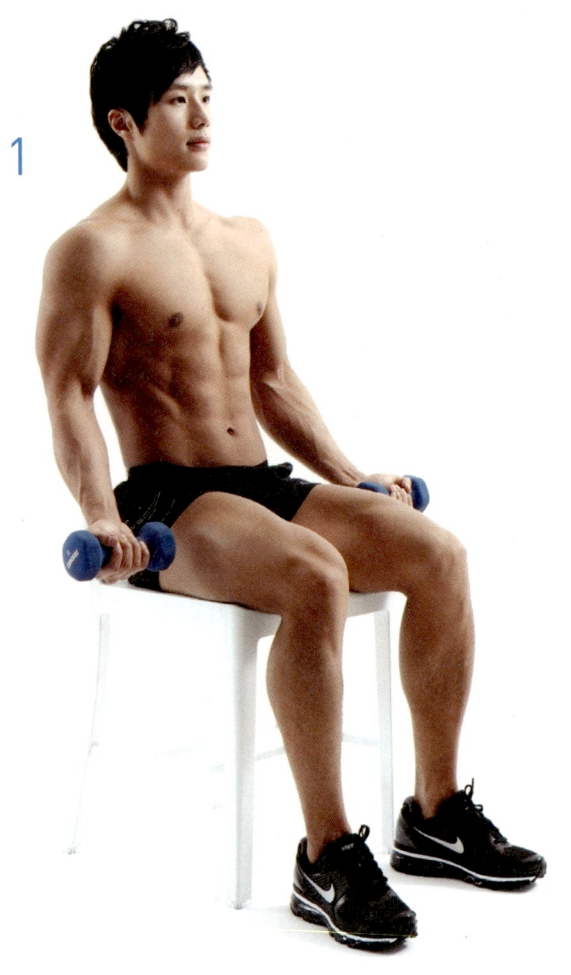

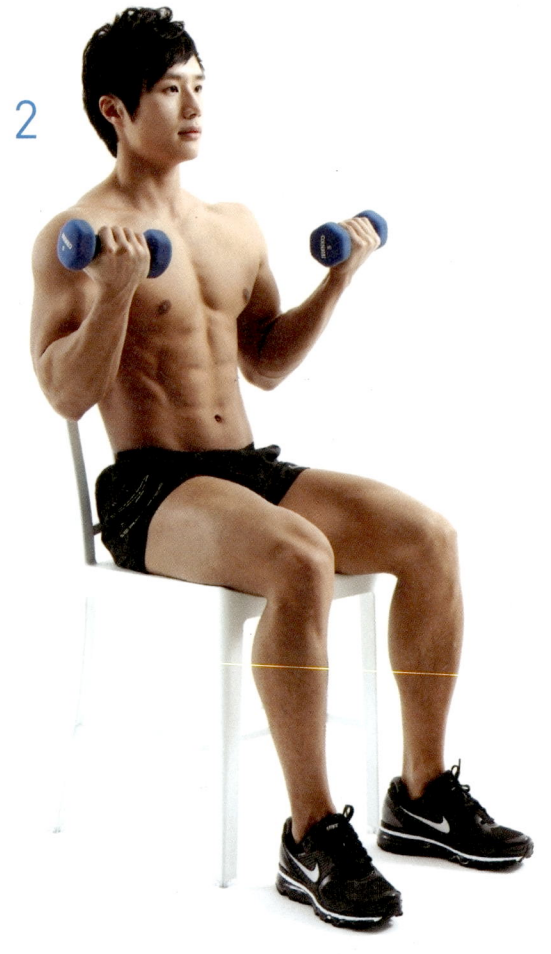

180

시티드 리버스 덤벨 컬

시티드 덤벨 컬의 그립을 언더핸드 그립에서 오버핸드 그립으로 바꾸어서 이두근 운동을 한다.

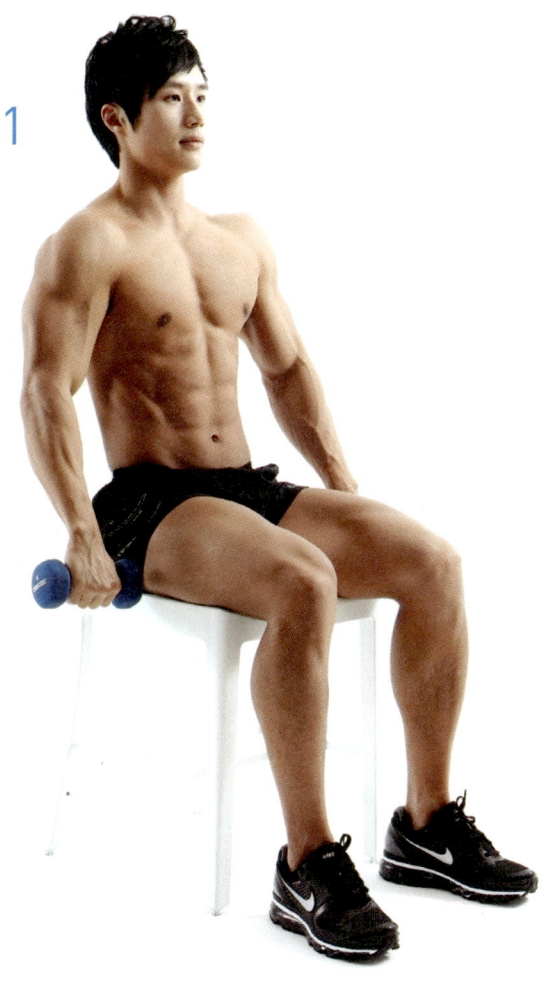

1 의자에 앉아 오버핸드 그립으로 덤벨을 들고 팔꿈치를 고정시키고 자세를 유지한다.

2 이두근의 힘으로 양팔을 들어 올려 이두근을 최대한 수축시킨다. 잠시 멈춘 다음 이두근의 긴장을 유지하면서 덤벨을 천천히 내린다.

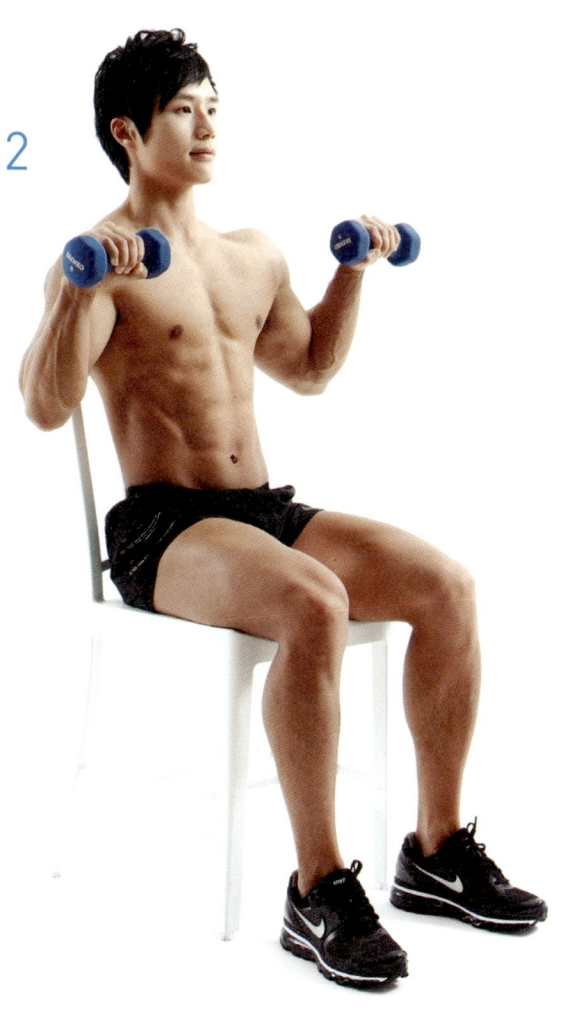

내 몸을 변신시킨 12주 운동법

덤벨 해머 컬

덤벨 컬의 그립을 손바닥이 서로 마주보도록 하고 컬을 하는 운동 방법이다.

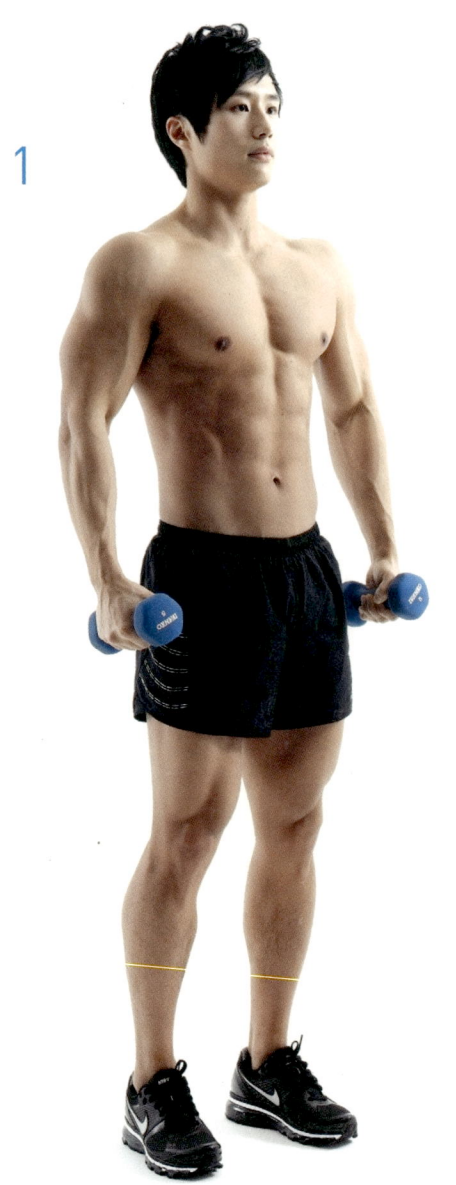

1

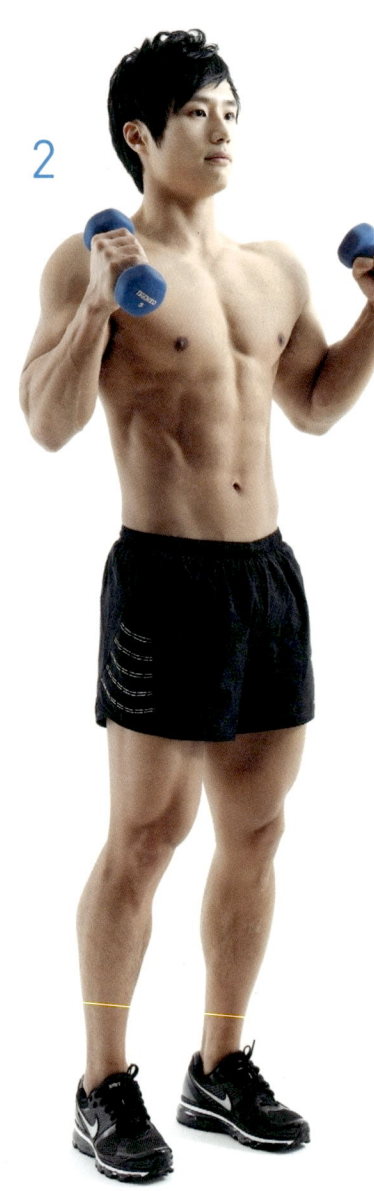

2

1 덤벨을 잡고 양팔을 자연스럽게 위치시킨 후 손바닥이 서로 마주보도록 선다.

2 팔꿈치를 고정시킨 상태에서 그대로 덤벨을 들어 올린다. 이두근을 이용해서 최대한 올린 후 이두근의 긴장이 풀어지지 않도록 유지하면서 천천히 시작자세로 돌아간다.

시티드 덤벨 해머 컬

덤벨 헤머 컬을 의자에 앉아서 함으로써 반동을 막아 좀 더 이두근에 집중해서 운동을 한다.

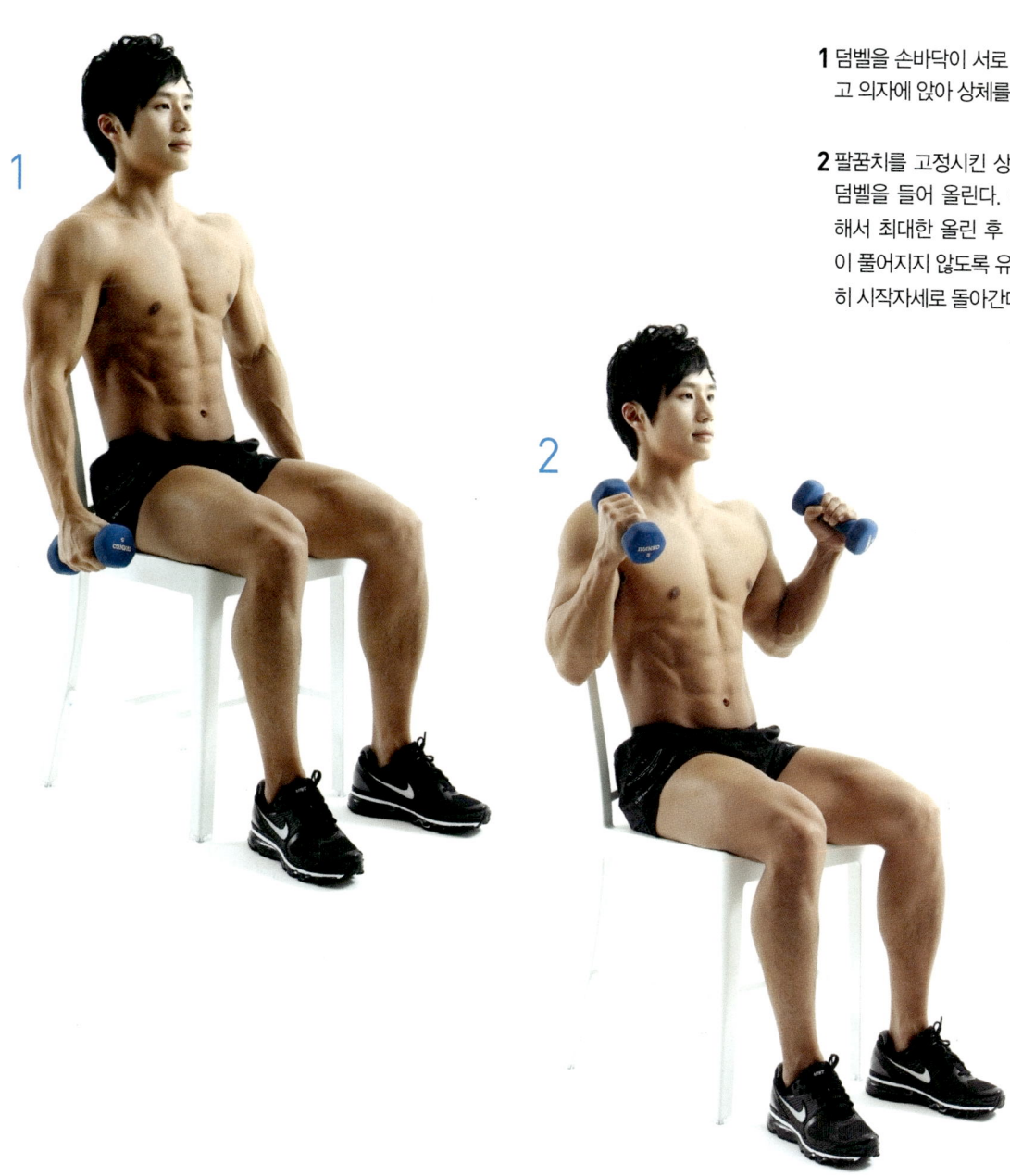

1 덤벨을 손바닥이 서로 마주보도록 잡고 의자에 앉아 상체를 고정시킨다.

2 팔꿈치를 고정시킨 상태에서 그대로 덤벨을 들어 올린다. 이두근을 이용해서 최대한 올린 후 이두근의 긴장이 풀어지지 않도록 유지하면서 천천히 시작자세로 돌아간다.

내 몸을 변신시킨 12주 운동법

케이블 컬

케이블 스테이션을 이용해서 이두근 운동을 한다.

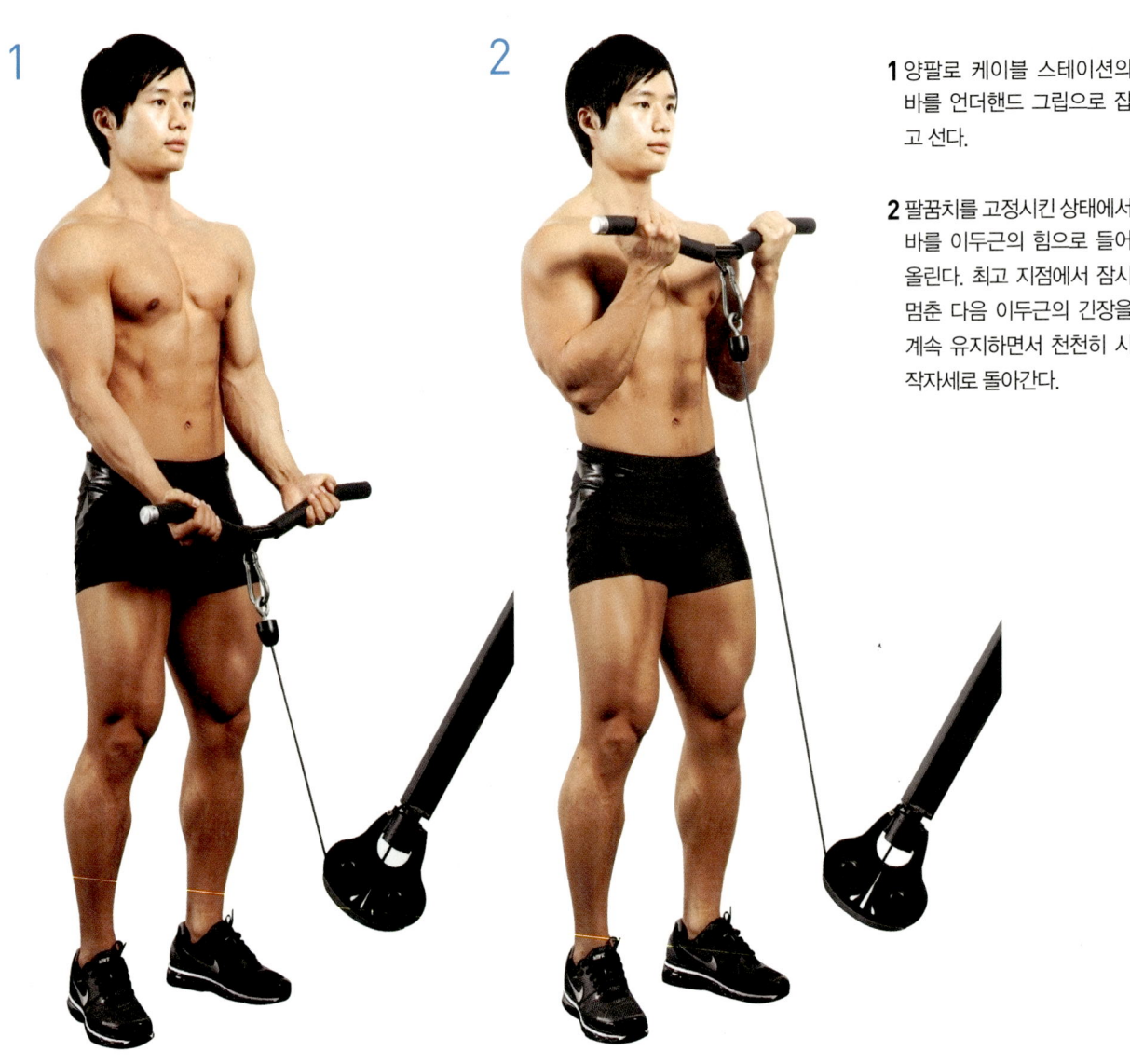

1

2

1 양팔로 케이블 스테이션의 바를 언더핸드 그립으로 잡고 선다.

2 팔꿈치를 고정시킨 상태에서 바를 이두근의 힘으로 들어 올린다. 최고 지점에서 잠시 멈춘 다음 이두근의 긴장을 계속 유지하면서 천천히 시작자세로 돌아간다.

리버스 케이블 컬

케이블 컬의 그립을 언더핸드 그립에서 오버핸드 그립으로 바꾸어서 이두근 운동을 한다.

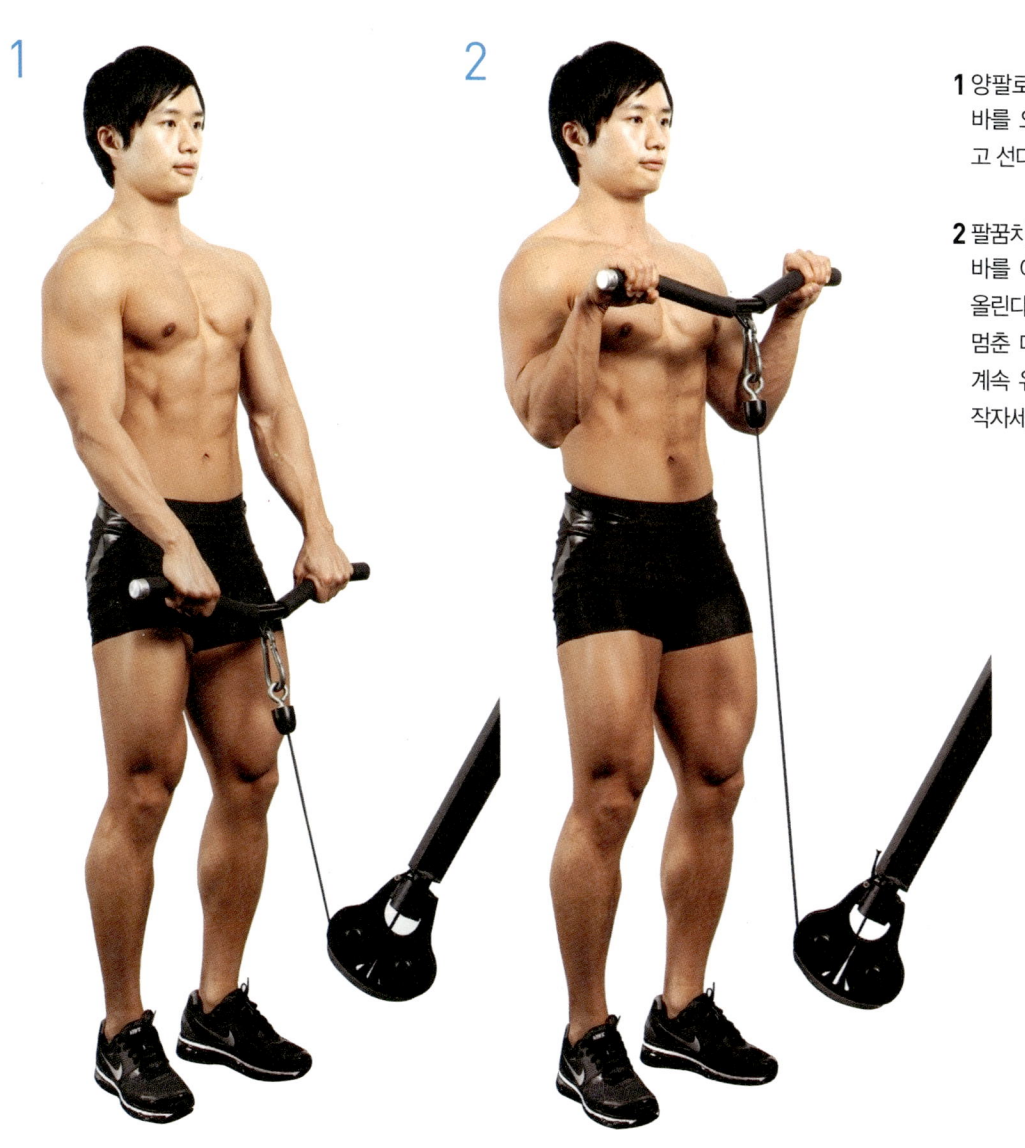

1

2

1 양팔로 케이블 스테이션의 바를 오버핸드 그립으로 잡고 선다.

2 팔꿈치를 고정시킨 상태에서 바를 이두근의 힘으로 들어올린다. 최고 지점에서 잠시 멈춘 다음 이두근의 긴장을 계속 유지하면서 천천히 시작자세로 돌아간다.

내 몸을 변신시키기 12주 운동법

인클라인 덤벨 컬

인클라인 벤치에서 덤벨 컬을 한다.

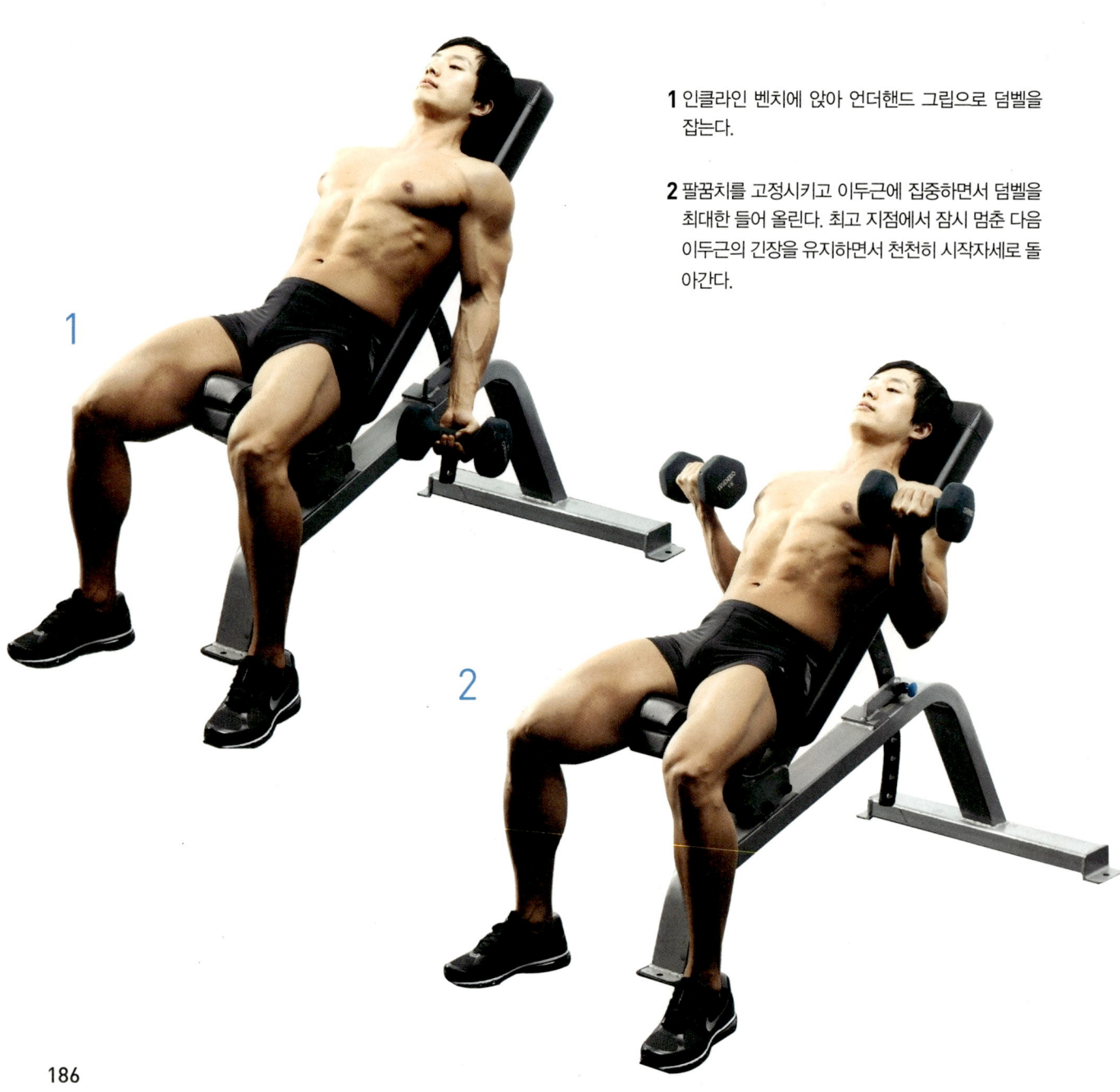

1 인클라인 벤치에 앉아 언더핸드 그립으로 덤벨을 잡는다.

2 팔꿈치를 고정시키고 이두근에 집중하면서 덤벨을 최대한 들어 올린다. 최고 지점에서 잠시 멈춘 다음 이두근의 긴장을 유지하면서 천천히 시작자세로 돌아간다.

프리처 컬

프리처 컬은 팔꿈치가 완벽히 고정된 상태에서 이두근 운동을 할 수 있도록 만들어주기 때문에 이두근에 최대한 집중해서 운동을 할 수 있다. 이두근의 봉우리를 봉긋하게 만드는 데 좋은 운동이다.

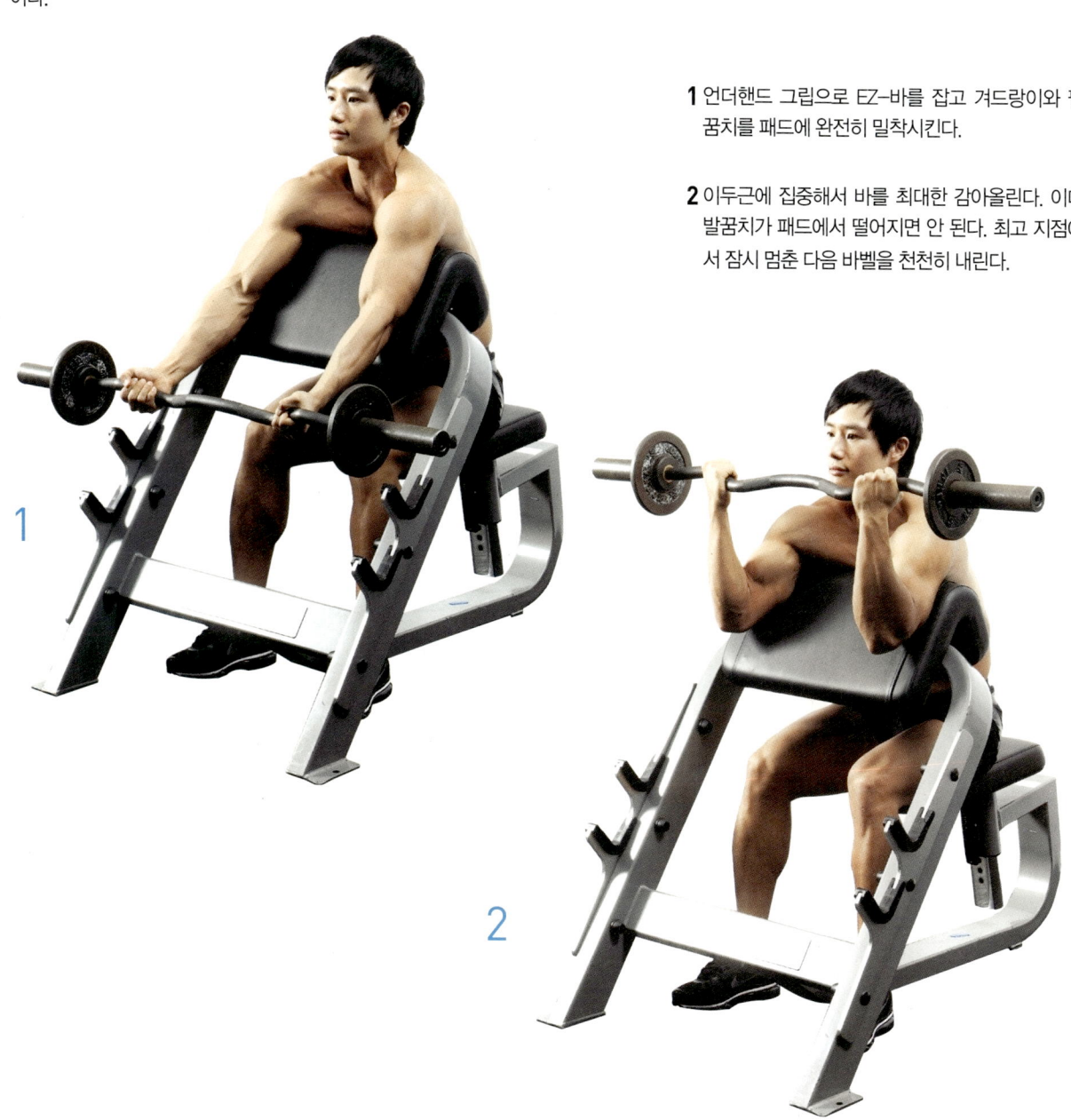

1 언더핸드 그립으로 EZ-바를 잡고 겨드랑이와 팔꿈치를 패드에 완전히 밀착시킨다.

2 이두근에 집중해서 바를 최대한 감아올린다. 이때 발꿈치가 패드에서 떨어지면 안 된다. 최고 지점에서 잠시 멈춘 다음 바벨을 천천히 내린다.

내 몸을 변신시킨 12주 운동법

원-암 덤벨 프리처 컬

원-암 덤벨 프리처 컬은 한손으로 덤벨을 이용하기 때문에 이두근에 더 높은 수준의 운동 강도를 줄 수 있다.

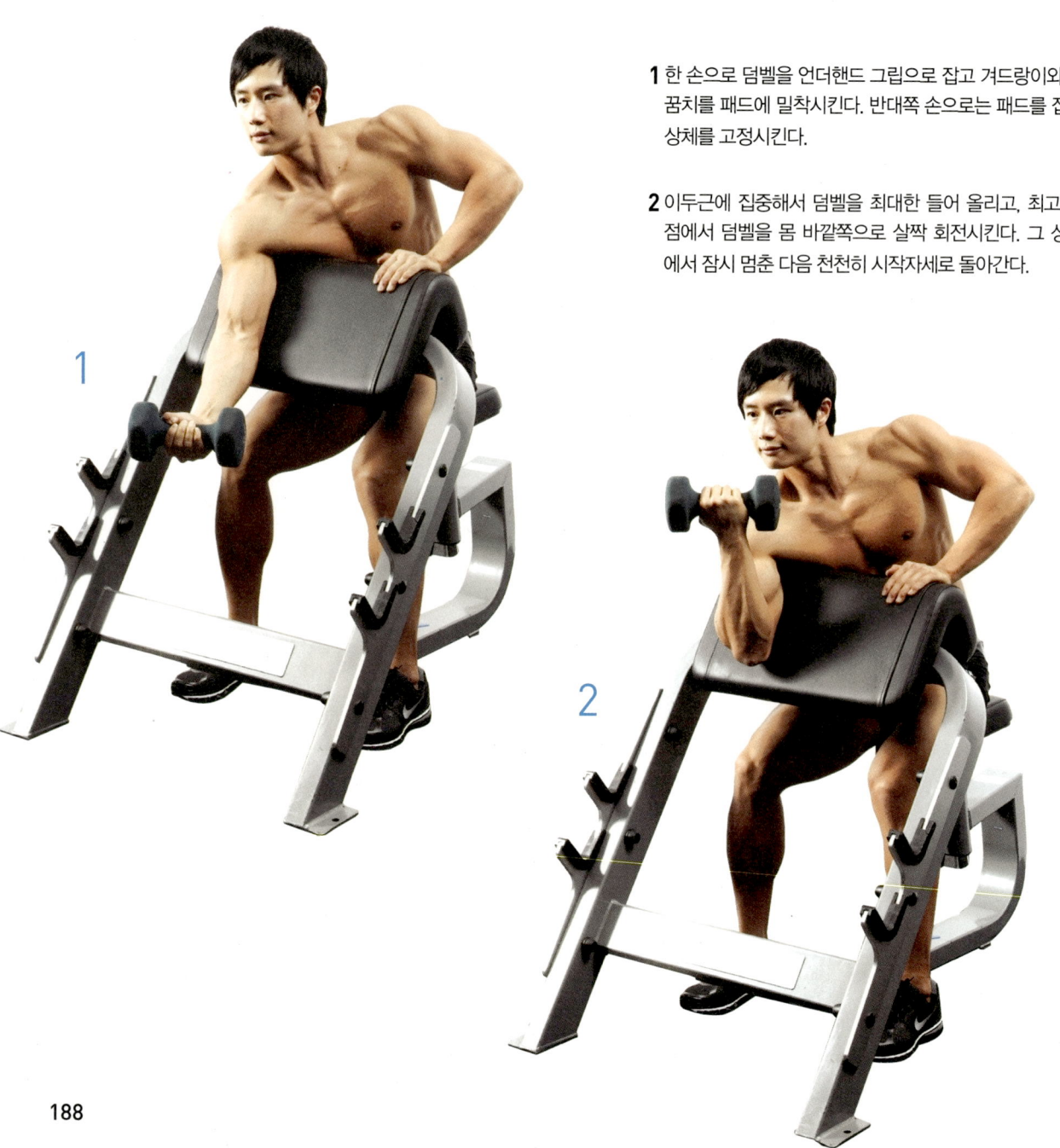

1 한 손으로 덤벨을 언더핸드 그립으로 잡고 겨드랑이와 팔꿈치를 패드에 밀착시킨다. 반대쪽 손으로는 패드를 잡고 상체를 고정시킨다.

2 이두근에 집중해서 덤벨을 최대한 들어 올리고, 최고 지점에서 덤벨을 몸 바깥쪽으로 살짝 회전시킨다. 그 상태에서 잠시 멈춘 다음 천천히 시작자세로 돌아간다.

짐볼 덤벨 컬

짐볼을 이용해서 프리처 컬과 같은 효과를 낼 수 있는 운동이다.

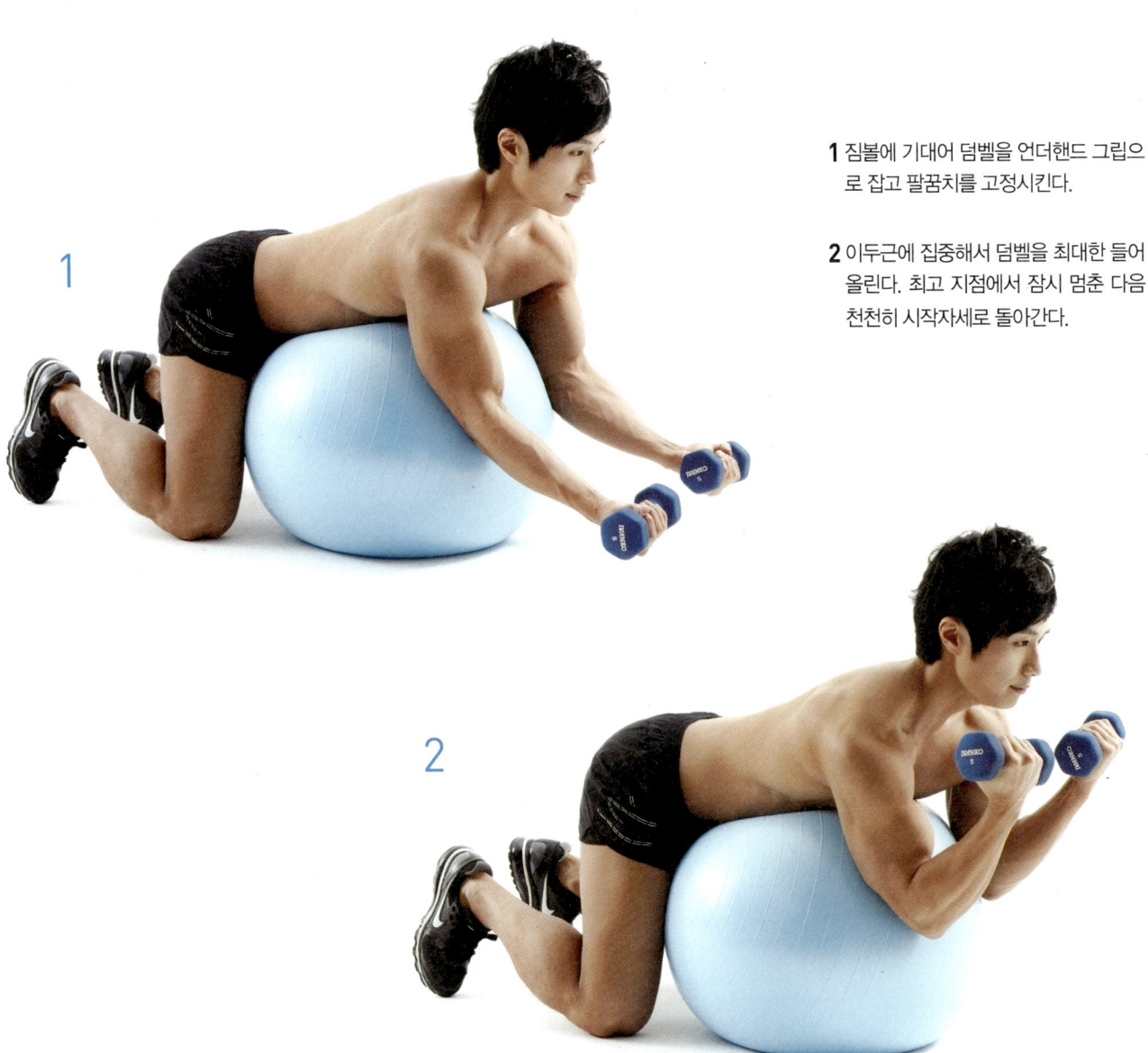

1 짐볼에 기대어 덤벨을 언더핸드 그립으로 잡고 팔꿈치를 고정시킨다.

2 이두근에 집중해서 덤벨을 최대한 들어 올린다. 최고 지점에서 잠시 멈춘 다음 천천히 시작자세로 돌아간다.

189

컨센트레이션 컬

자신의 다리를 이용하면 프리처 벤치나 짐볼 없이도 이두근 운동을 할 수 있다. 팔꿈치를 다리에 고정시켜 이두근에 더 집중해서 컨센트레이션 컬을 수행하면 된다.

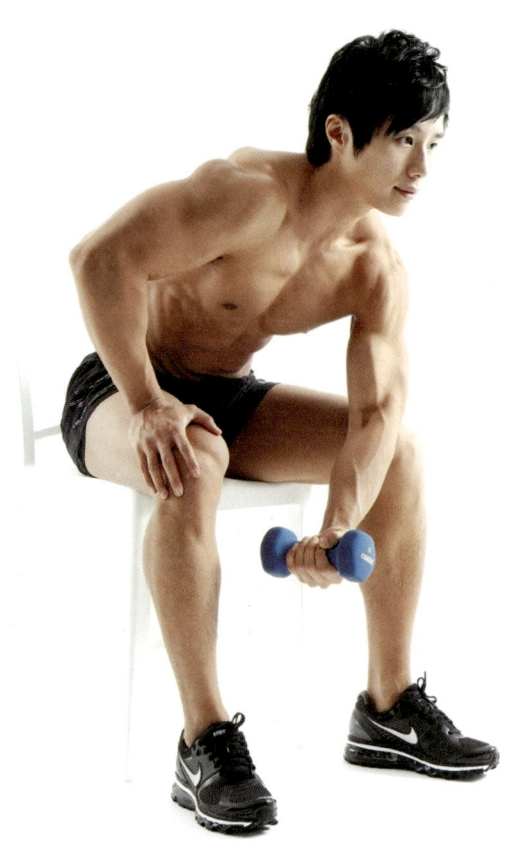

1 한손으로 덤벨을 잡고 팔꿈치를 자신의 무릎 안쪽에 고정시킨다.

2 이두근에 집중해서 덤벨을 최대한 감아올리고, 최고 지점에서 덤벨을 살짝 몸쪽으로 회전시킨다. 그 상태에서 잠시 멈춘 다음 천천히 시작자세로 돌아간다.

1

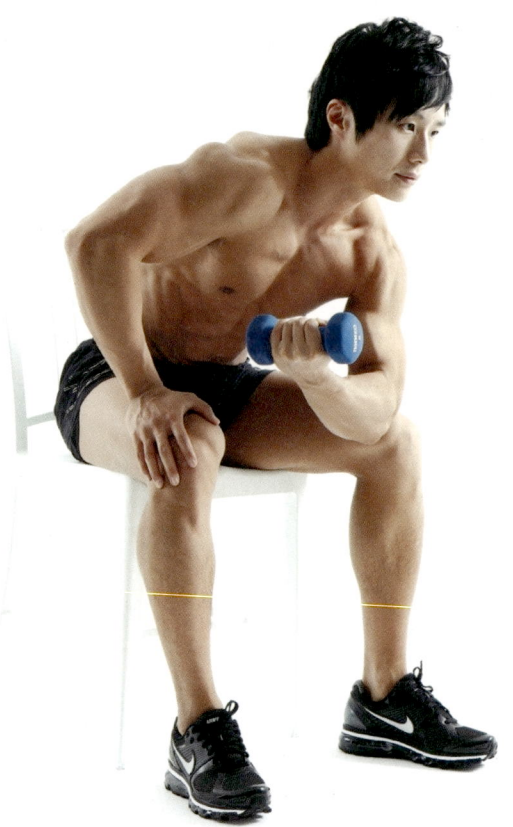

2

덤벨 리스트 컬

리스트 컬은 전완 운동으로 전완은 그립에 필요한 악력 및 팔꿈치 인대를 강화한다. 강력한 악력으로 항상 안정적인 그립을 유지한다면 다른 모든 큰 부위의 운동을 하는 데 많은 도움을 받을 수 있다.

1 전완을 허벅지에 고정시키고 양손에 언더핸드 그립으로 덤벨을 잡고 손목을 아래로 구부린다.

2 손목을 위로 구부리면서 손바닥이 몸통을 향하도록 덤벨을 최대한 감아올린다. 그 상태에서 잠시 멈춘 다음 시작자세로 돌아간다.

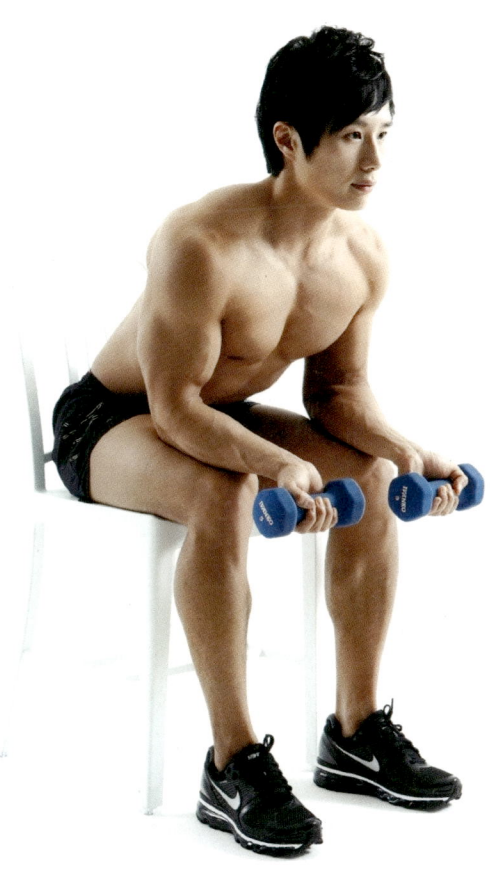

1

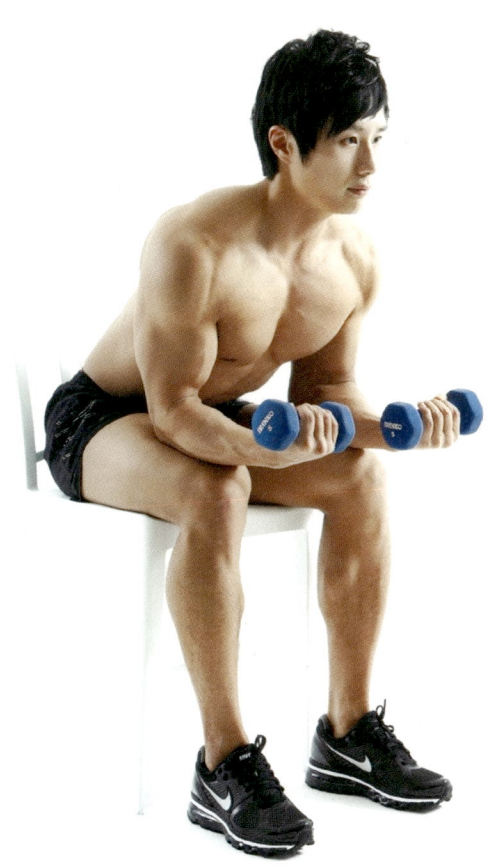

2

덤벨 리스트 익스텐션

리스트 컬을 오버핸드 그립으로 한다고 이해하면 쉬울 것이다.

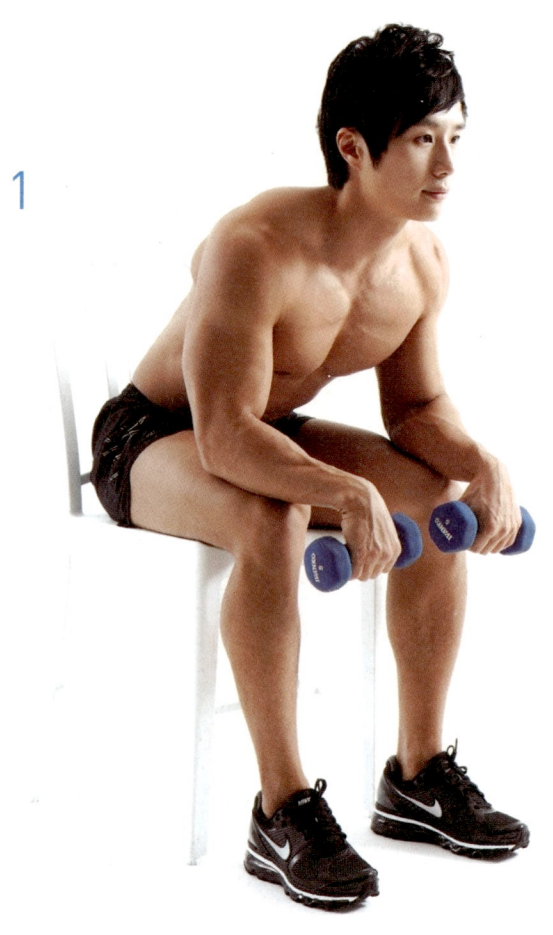

1

1 전완을 허벅지 위에 고정시키고 양손에 오버핸드 그립으로 덤벨을 잡고 손목을 아래로 내린다.

2 손목을 위로 구부리면서 손등이 몸통을 향하도록 덤벨을 들어 올린다. 그 상태에서 잠시 멈춘 다음 시작자세로 돌아간다.

2

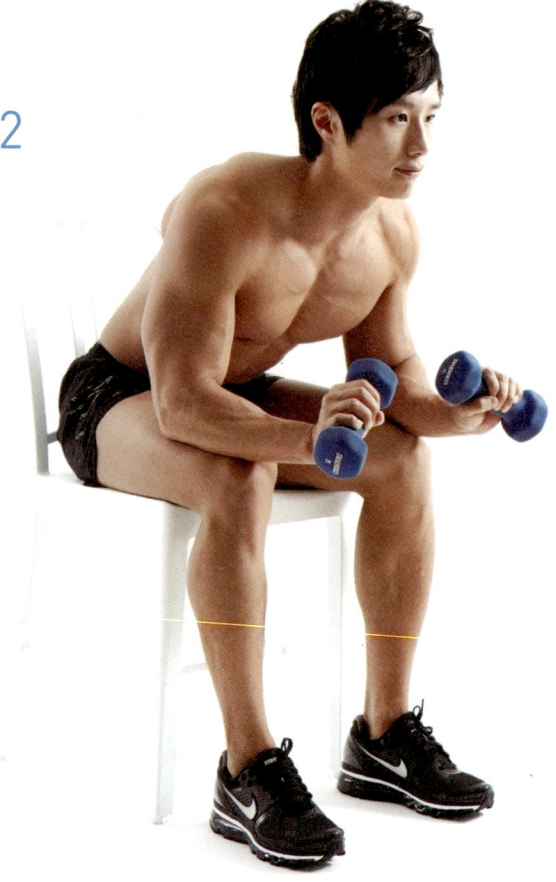

리스트 컬을 뉴트럴 그립으로 한다고 이해하면 쉬울 것이다. 다양한 그립으로 다양하게 전완을 자극해서 운동하자.

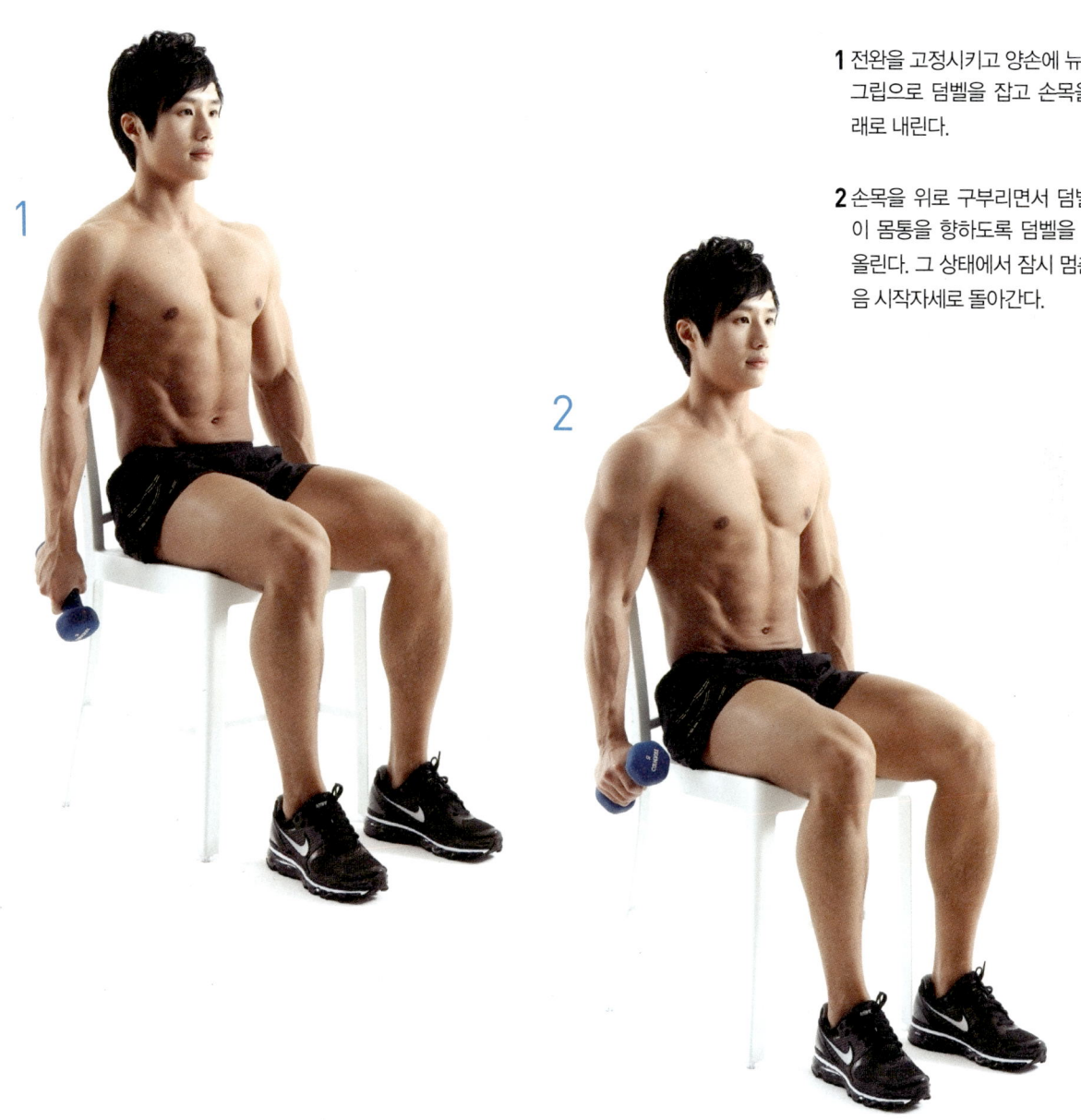

1 전완을 고정시키고 양손에 뉴트럴 그립으로 덤벨을 잡고 손목을 아래로 내린다.

2 손목을 위로 구부리면서 덤벨 끝이 몸통을 향하도록 덤벨을 들어올린다. 그 상태에서 잠시 멈춘 다음 시작자세로 돌아간다.

EZ-바 리스트 컬

EZ-바를 이용한 리스트 컬 동작이다.

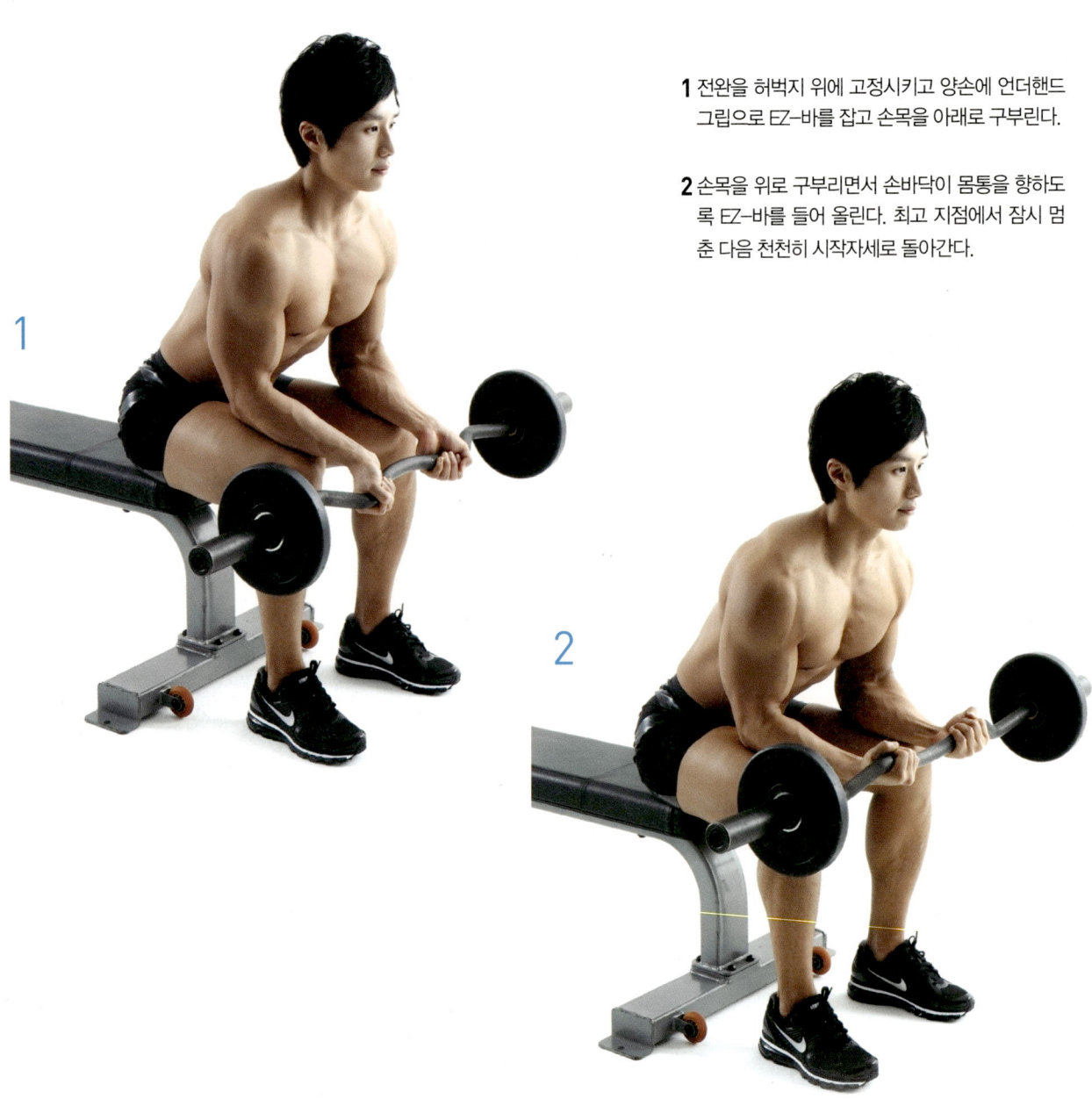

1 전완을 허벅지 위에 고정시키고 양손에 언더핸드 그립으로 EZ-바를 잡고 손목을 아래로 구부린다.

2 손목을 위로 구부리면서 손바닥이 몸통을 향하도록 EZ-바를 들어 올린다. 최고 지점에서 잠시 멈춘 다음 천천히 시작자세로 돌아간다.

리버스-그립 EZ-바 리스트 익스텐션

EZ-바를 이용한 리스트 익스텐션 동작이다.

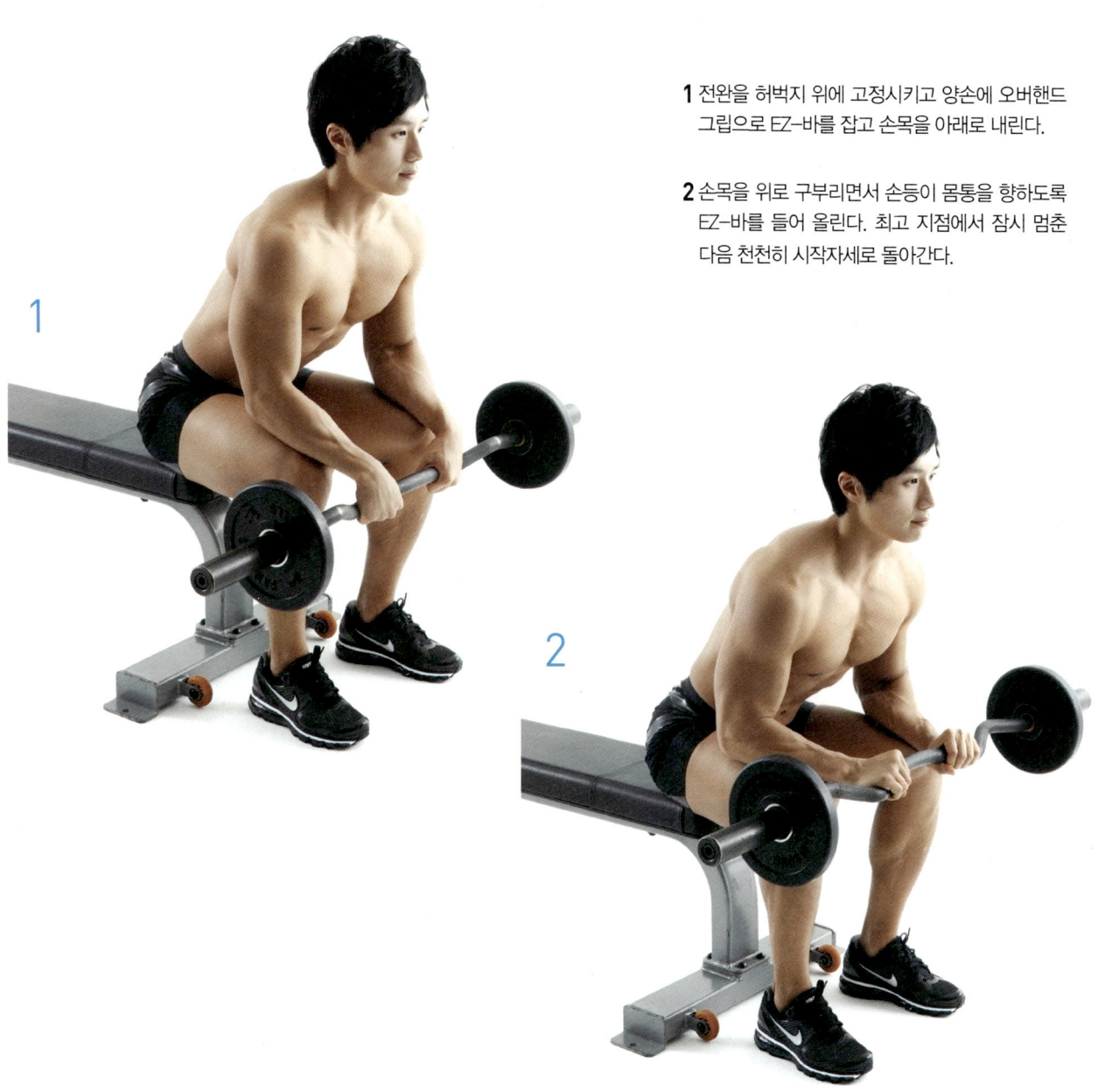

1 전완을 허벅지 위에 고정시키고 양손에 오버핸드 그립으로 EZ-바를 잡고 손목을 아래로 내린다.

2 손목을 위로 구부리면서 손등이 몸통을 향하도록 EZ-바를 들어 올린다. 최고 지점에서 잠시 멈춘 다음 천천히 시작자세로 돌아간다.

내 몸을 변신시키기 12주 운동법

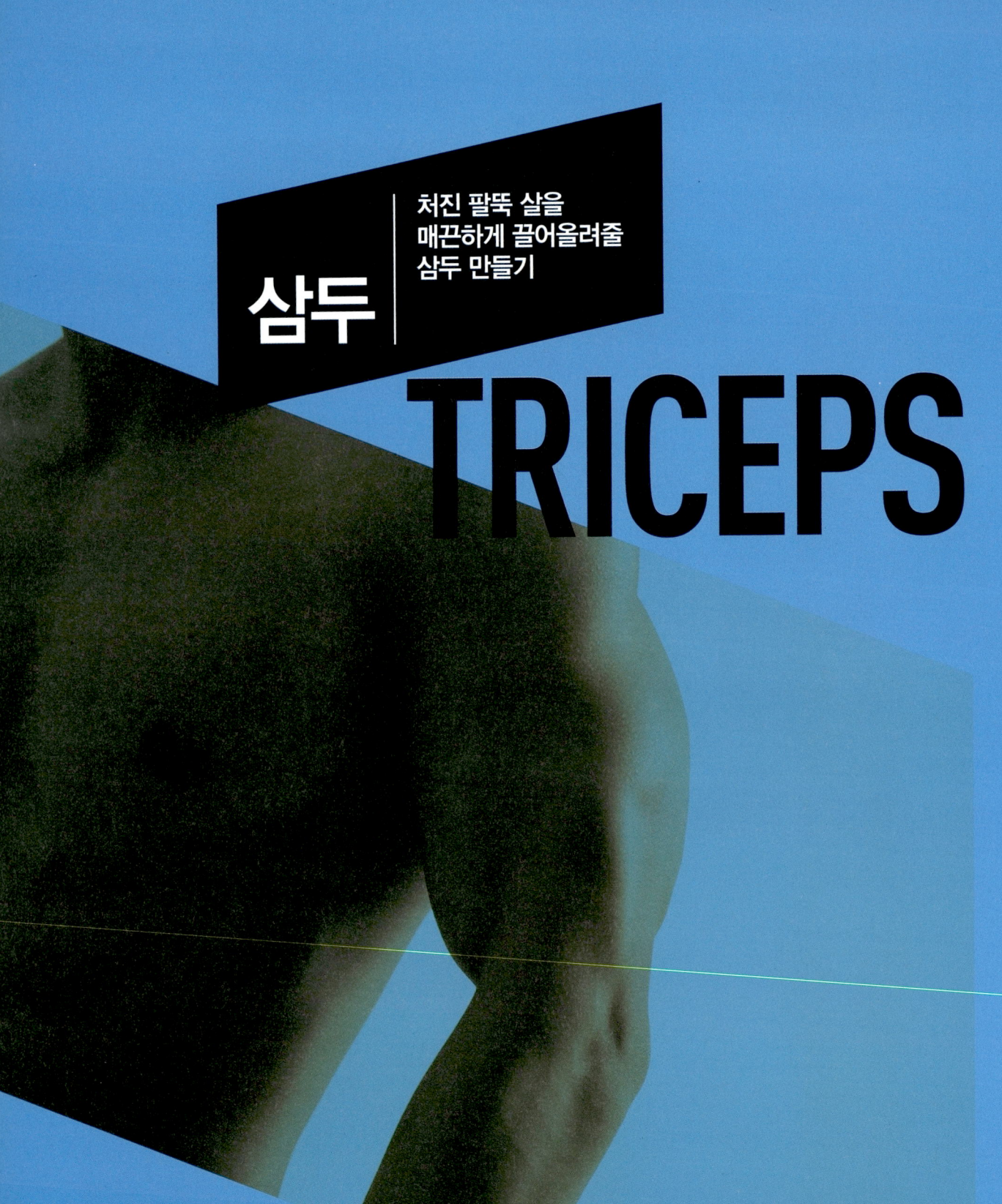

삼두 | 처진 팔뚝 살을
매끈하게 끌어올려줄
삼두 만들기

TRICEPS

트라이셉스 프레스다운

케이블 스테이션을 이용한 삼두근 운동 방법이다. 머신을 이용하는 운동으로 부상의 위험이 적고 저중량 선택이 가능해 헬스클럽에서 초보자들이 삼두근 운동을 시작할 때 하면 좋은 운동이다.

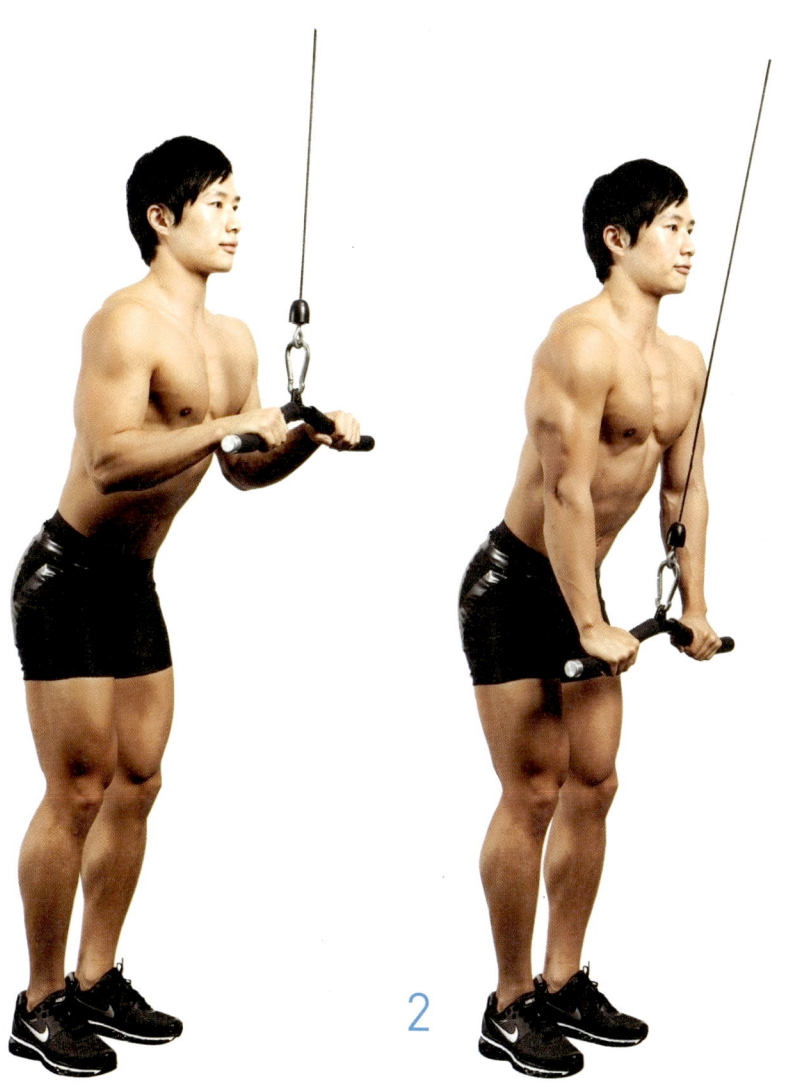

1 케이블 머신에 서서 한 발짝 뒤로 물러선 뒤 상체를 살짝 구부리고 가슴을 펴서 바를 잡는다.

2 팔꿈치를 고정시킨 상태에서 삼두근을 이용해서 바를 내린다. 최저 지점까지 삼두근의 긴장을 끌어내고 그 긴장감을 유지하면서 천천히 시작자세로 돌아간다.

WARNING!
팔꿈치를 앞뒤로 움직이면서 반동을 줘서는 안 된다.

내 몸을 변신시킨 12주 운동법

197

케이블 오버헤드 트라이셉스 익스텐션

케이블 스테이션을 등지고 서서 하는 운동이다.

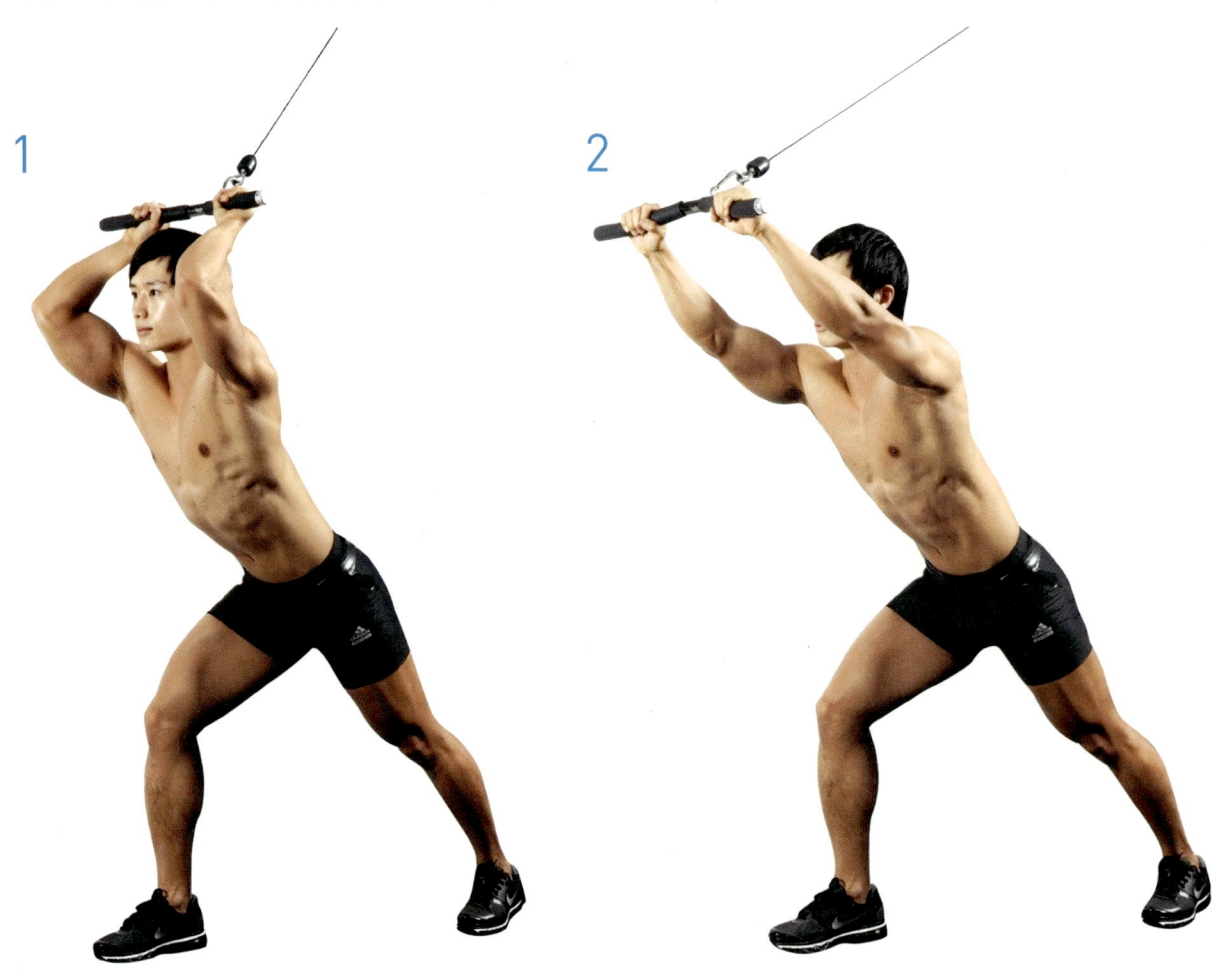

1 케이블의 바를 잡은 상태에서 머신을 등지고 서서 한쪽 발을 한걸음 앞으로 벌리고 몸통을 조금 앞으로 구부린다.

2 팔꿈치를 고정시킨 상태에서 팔꿈치가 완전히 펴질 때까지 바를 당긴다. 최저 지점에서 잠시 멈춘 다음 다시 시작자세로 돌아간다.

스탠딩 투-암 덤벨 트라이셉스 익스텐션

스탠딩 투-암 덤벨 트라이셉스 익스텐션은 서서 하는 이두근 운동이다.

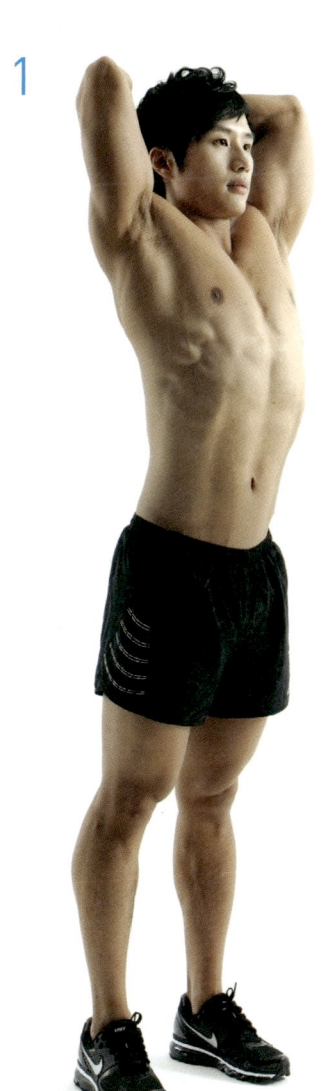

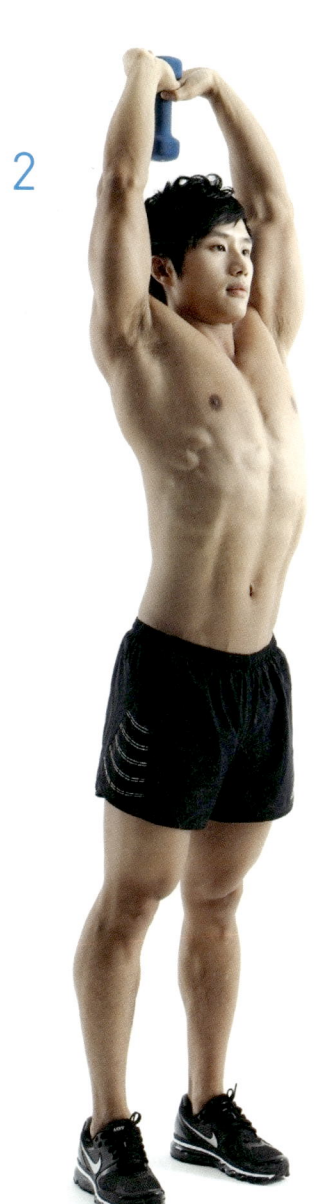

1 양발을 어깨너비만큼 벌리고 곧게 서서 양손으로 덤벨 하나를 잡아 머리 뒤로 올린다. 이때 전완이 바닥과 수평이 되도록 한다.

2 팔꿈치가 너무 많이 벌어지지 않도록 유의하면서 천천히 덤벨을 들어 올린다. 최고 지점에서 잠시 멈춘 다음 다시 삼두근의 긴장을 유지하면서 덤벨을 뒤로 내린다.

내 몸을 변신시키 12주 운동법

시티드 투-암 덤벨 트라이셉스 익스텐션

시티드 투-암 덤벨 익스텐션은 의자에 앉아서 함으로써 사무실이나 공부를 하는 사이에도 편리하게 운동할 수 있다.

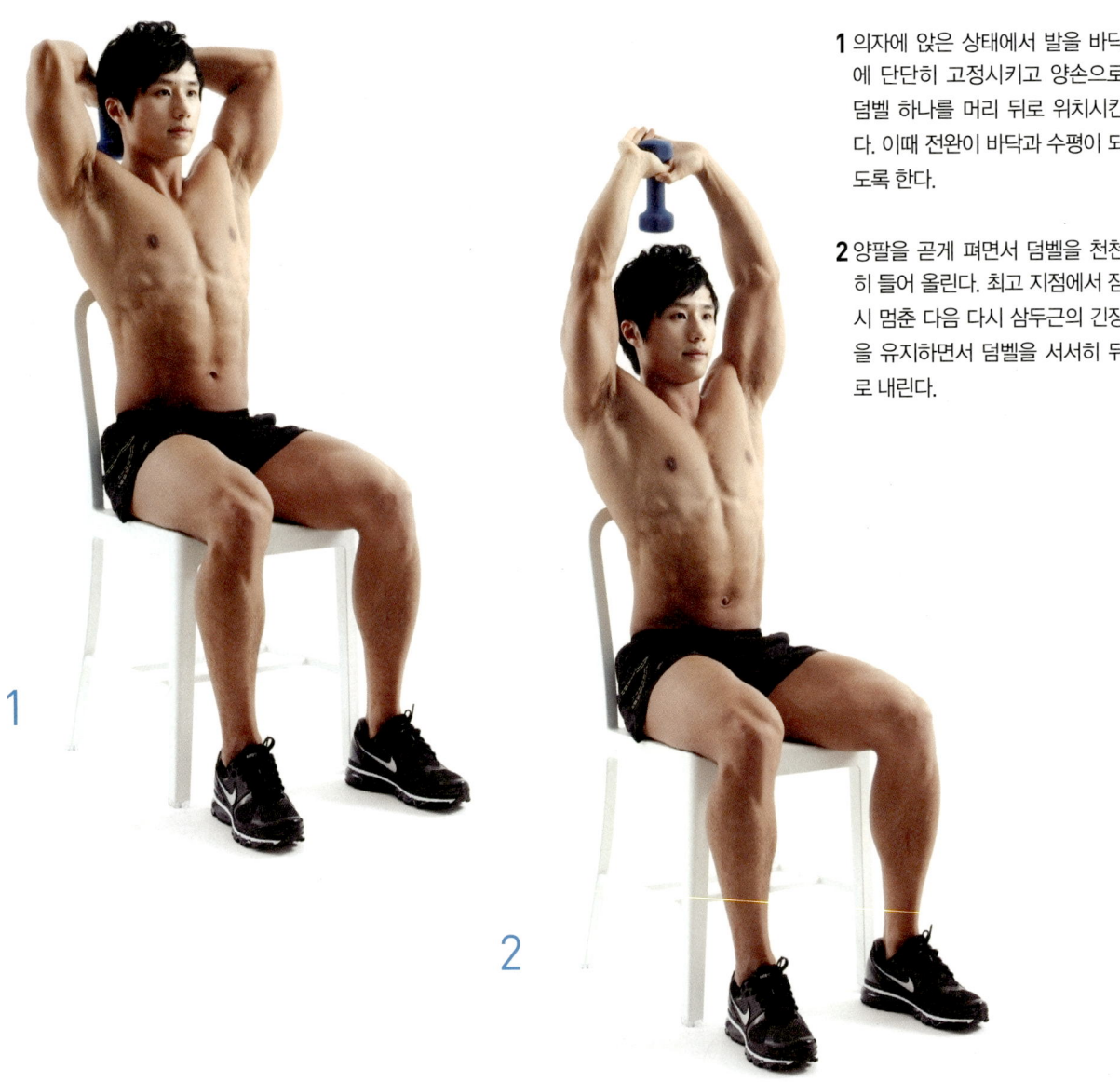

1 의자에 앉은 상태에서 발을 바닥에 단단히 고정시키고 양손으로 덤벨 하나를 머리 뒤로 위치시킨다. 이때 전완이 바닥과 수평이 되도록 한다.

2 양팔을 곧게 펴면서 덤벨을 천천히 들어 올린다. 최고 지점에서 잠시 멈춘 다음 다시 삼두근의 긴장을 유지하면서 덤벨을 서서히 뒤로 내린다.

스탠딩 원-암 덤벨 트라이셉스 익스텐션

투-암 덤벨 익스텐션과 같은 자세에서 한 손으로 덤벨을 잡고 삼두근 운동을 한다. 원-암 덤벨 익스텐션은 운동을 하지 않는 팔로 운동을 하는 팔의 보조를 할 수도 있다.

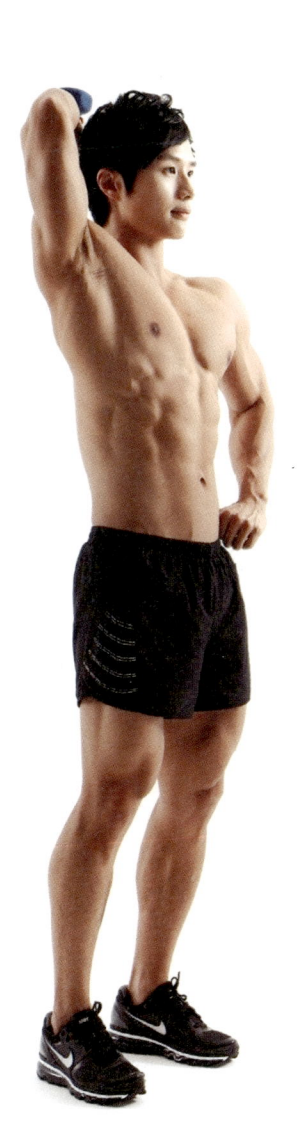
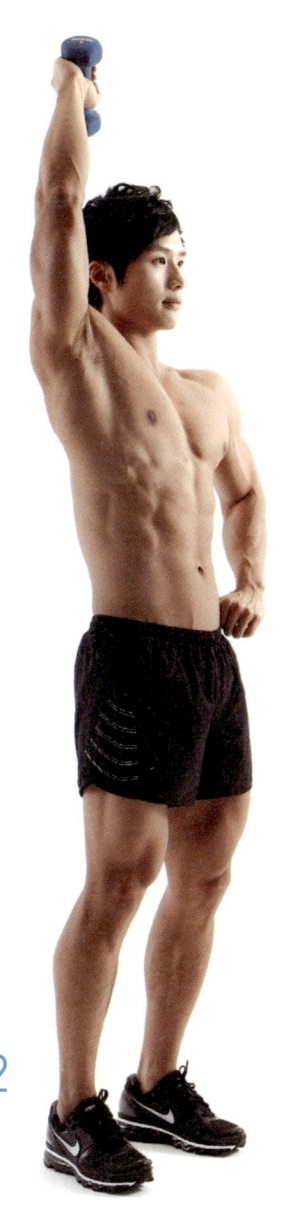

1

2

1 한 손에 덤벨을 잡고 양발을 어깨 너비로 벌리고 선다. 그 다음 덤벨을 잡은 팔의 팔꿈치를 얼굴에(귀 쪽에) 최대한 가까이 붙여서 고정시킨다.

2 삼두근에 최대한 집중하면서 덤벨을 들어 올린다. 팔꿈치가 완전히 펴지기 전까지 올리고 다시 삼두근의 긴장을 유지하면서 천천히 시작자세로 돌아간다.

내 몸을 변신시킨 12주 운동법

201

시티드 원–암 덤벨 트라이셉스 익스텐션

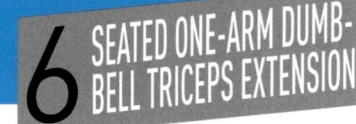
의자에 앉아서 하는 원–암 덤벨 익스텐션은 스탠딩 동작에서 발생할 수 있는 반동을 줄일 수 있다.

1 한 손에 덤벨을 잡고 의자에 앉아 발을 바닥에 단단히 고정시킨다. 그 다음 덤벨을 잡은 팔의 팔꿈치를 얼굴에(귀 쪽에) 최대한 가까이 붙여서 고정시킨다.

2 삼두근에 최대한 집중하면서 덤벨을 들어 올린다. 팔꿈치가 완전히 펴지기 전까지 올리고 다시 삼두근의 긴장을 유지하면서 천천히 시작자세로 돌아간다.

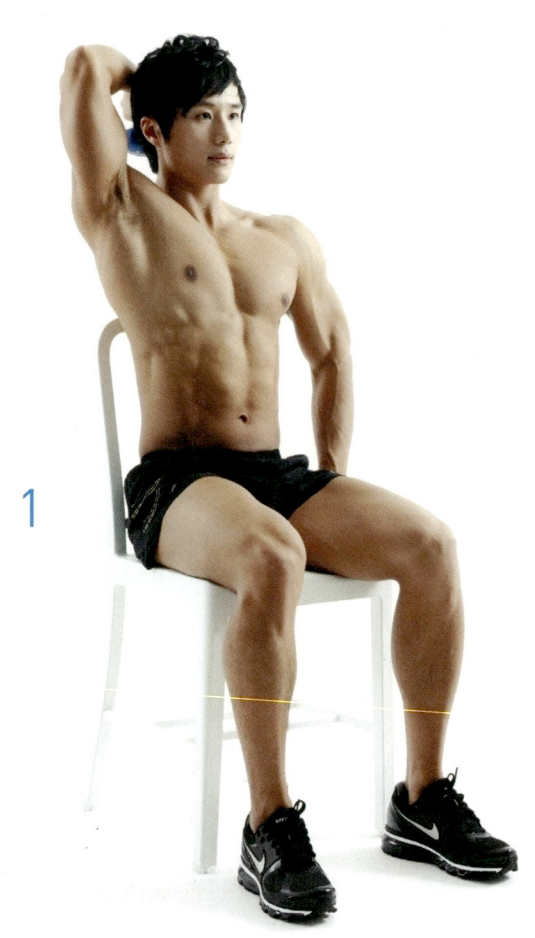

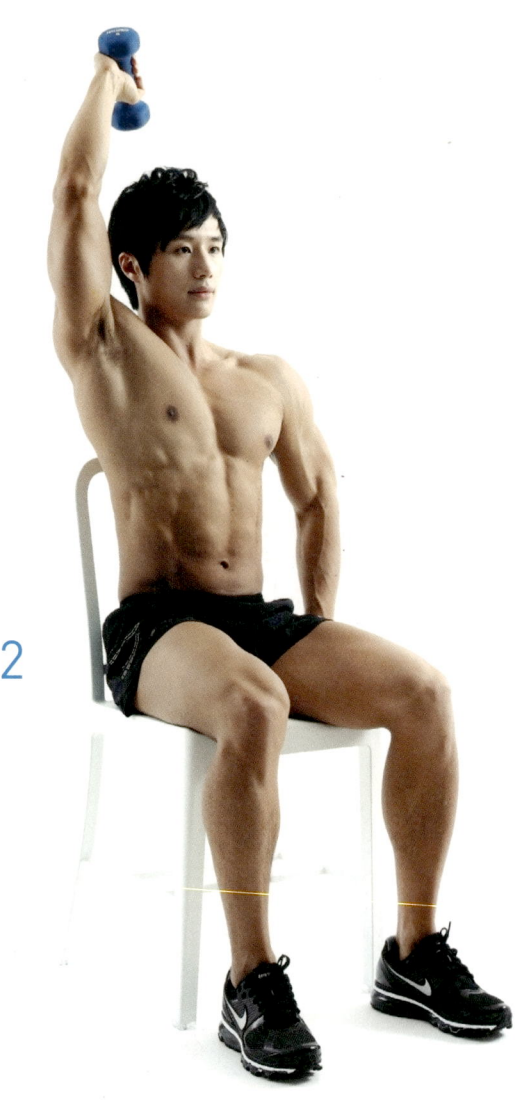

원-암 덤벨 킥백

밴트 오버 자세를 유지하기 힘든 사람도 한쪽 팔을 의자에 기대므로 삼두근에 좀 더 집중할 수 있다.

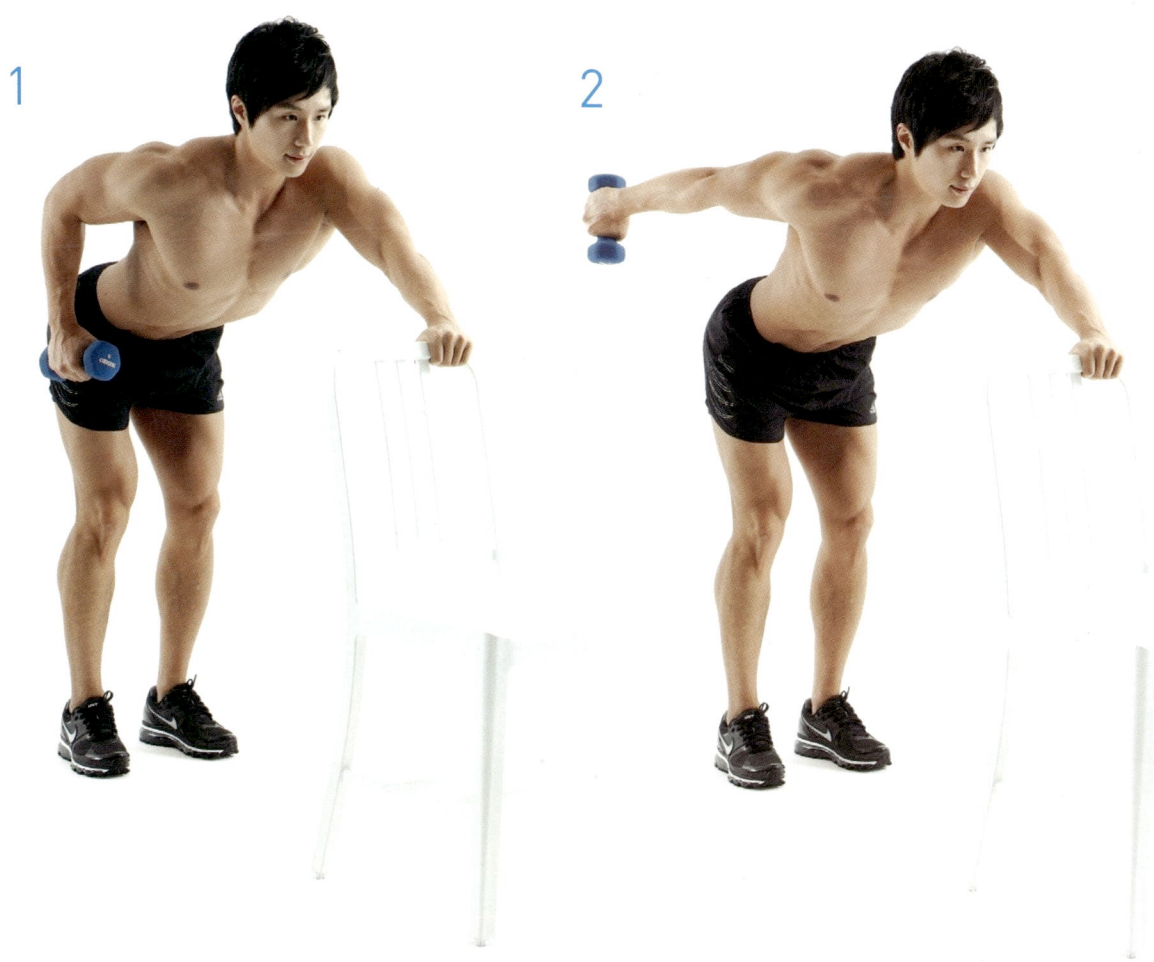

1 의자 위에 왼손을 올리고 몸통을 벤트 오버 자세로 고정시킨다. 오른손에 덤벨을 들고 팔꿈치를 90도로 구부려 상완이 바닥과 수평을 이루게 한다.

2 팔꿈치를 고정시킨 상태에서 팔꿈치를 완전히 펴면서 덤벨을 최대한 들어 올린다. 최고 지점에서 멈춘 다음 시작자세로 돌아간다.

내 몸을 변신시킨 12주 운동법

203

투-암 덤벨 킥백

투-암 덤벨 킥백은 원-암 덤벨 킥백에 비해 좀 더 난이도가 높은 삼두운동이다.

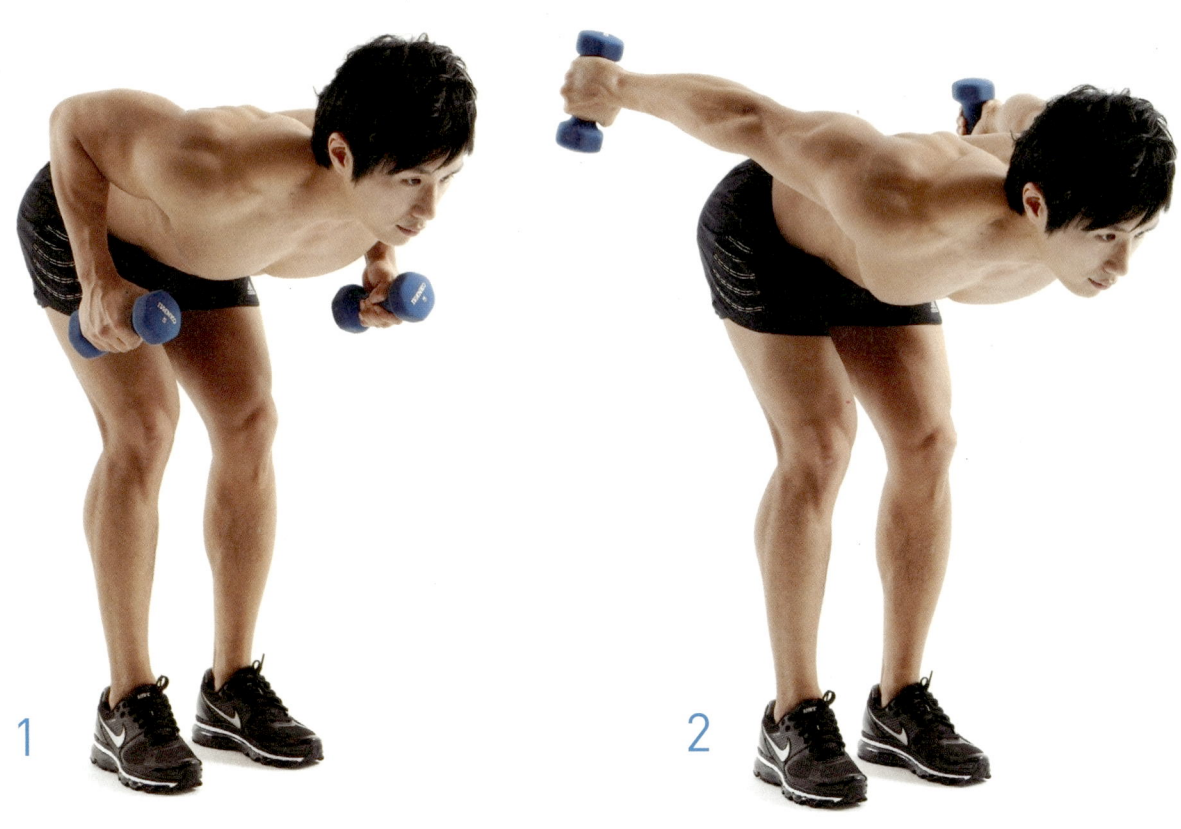

1 양 손에 덤벨을 잡은 뒤 벤트 오버 자세를 취한다. 양팔의 팔꿈치를 90도로 구부려 상완이 바닥과 수평을 이루게 한다.

2 양쪽 팔꿈치를 고정시킨 상태에서 팔꿈치를 완전히 펴면서 덤벨을 들어 올린다. 최고 지점에서 멈춘 다음 천천히 시작자세로 돌아간다.

EZ-바 라잉 트라이셉스 익스텐션

EZ-바를 사용함으로써 더 높은 무게에 도전할 수 있다. 그래야 더 큰 근력을 얻을 수 있고 근육의 크기도 커진다.

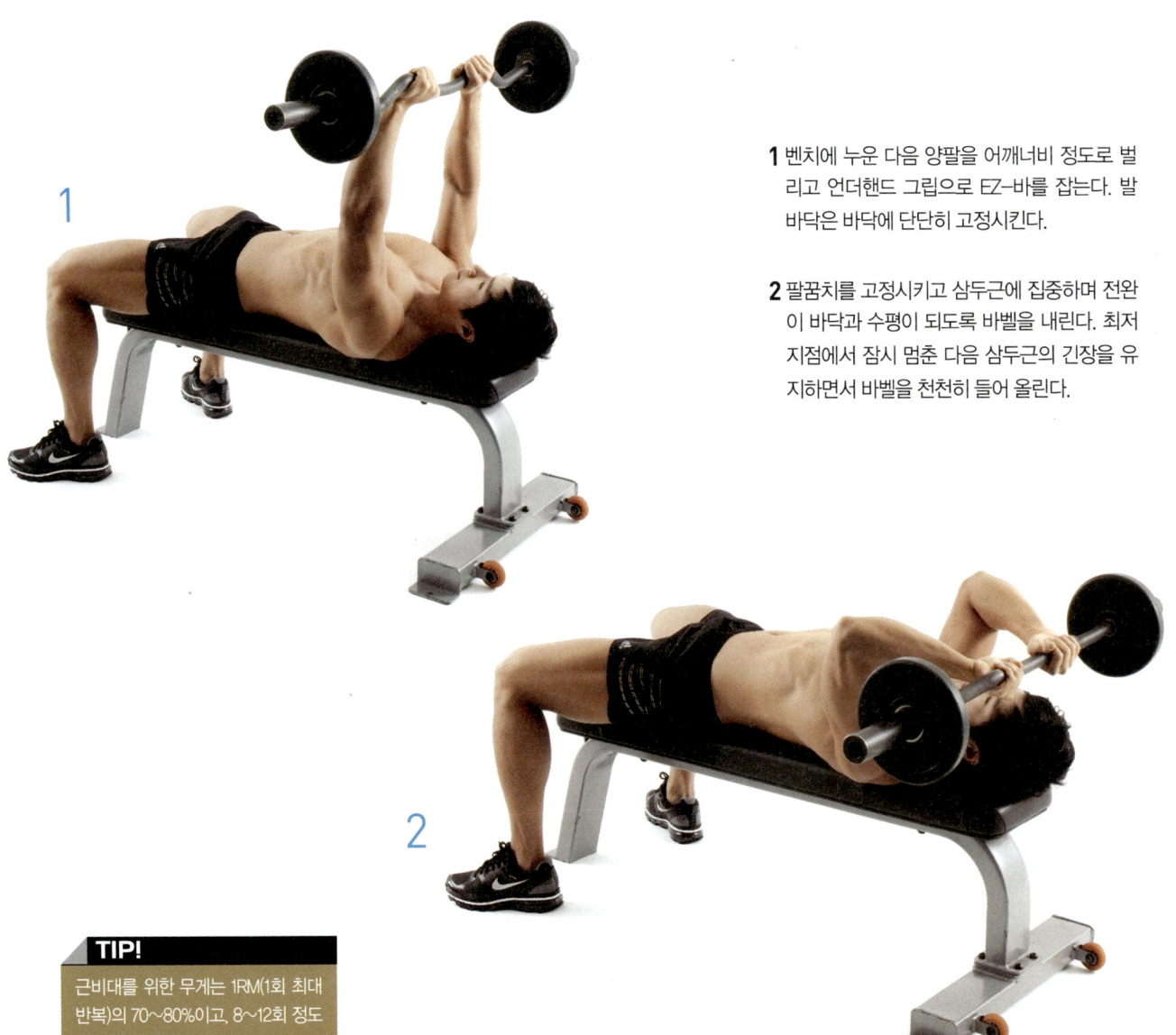

1 벤치에 누운 다음 양팔을 어깨너비 정도로 벌리고 언더핸드 그립으로 EZ-바를 잡는다. 발바닥은 바닥에 단단히 고정시킨다.

2 팔꿈치를 고정시키고 삼두근에 집중하며 전완이 바닥과 수평이 되도록 바벨을 내린다. 최저 지점에서 잠시 멈춘 다음 삼두근의 긴장을 유지하면서 바벨을 천천히 들어 올린다.

TIP!
근비대를 위한 무게는 1RM(1회 최대 반복)의 70~80%이고, 8~12회 정도 들 수 있는 무게이다.

내 몸을 변신시키기 12주 운동법

EZ-바 클로즈-그립 벤치 프레스

그립을 어깨너비보다 좁게 잡아서 프레스 운동을 하면 가슴보다 삼두근에 더 집중해서 운동을 할
수 있다.

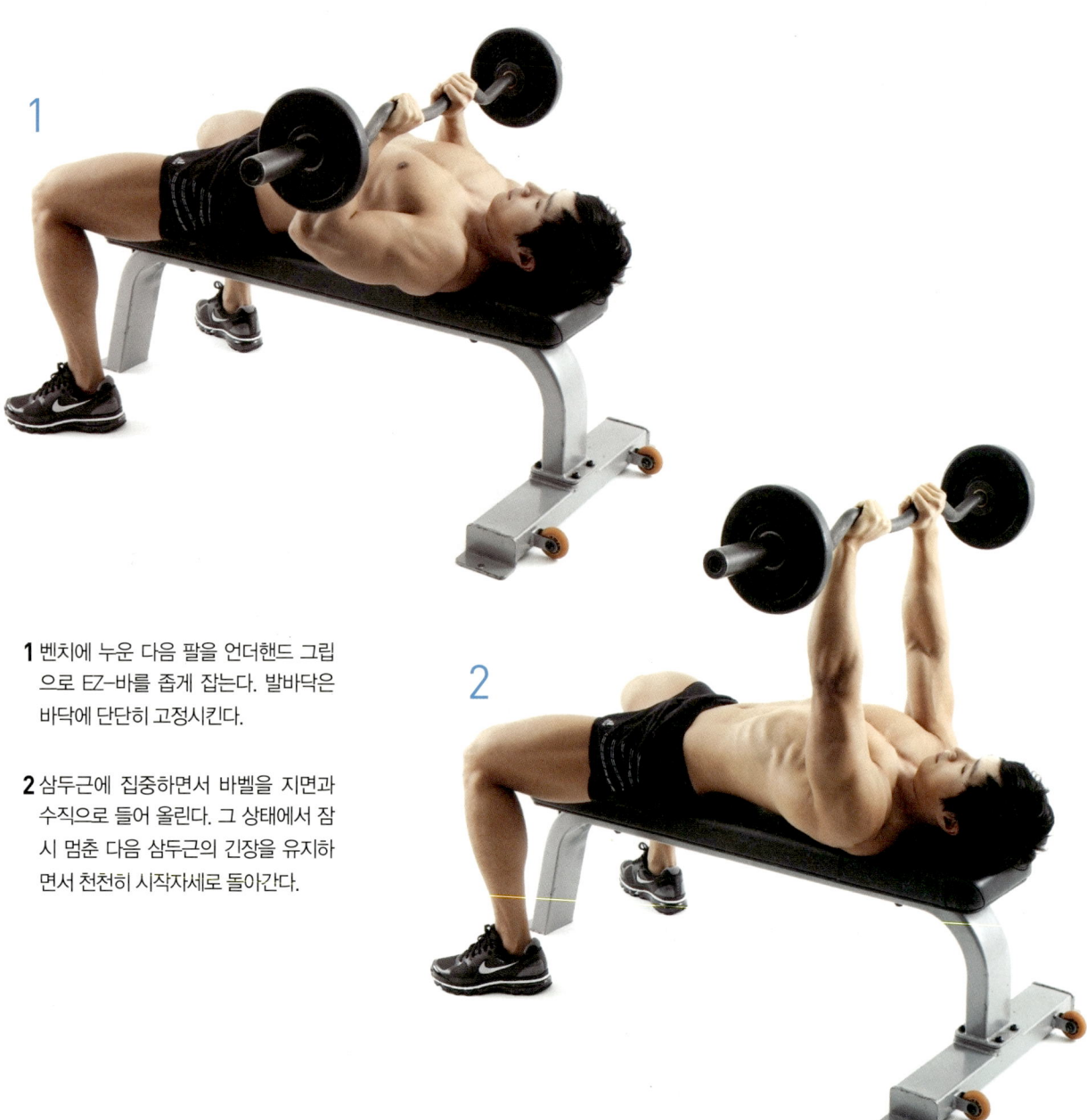

1 벤치에 누운 다음 팔을 언더핸드 그립
으로 EZ-바를 좁게 잡는다. 발바닥은
바닥에 단단히 고정시킨다.

2 삼두근에 집중하면서 바벨을 지면과
수직으로 들어 올린다. 그 상태에서 잠
시 멈춘 다음 삼두근의 긴장을 유지하
면서 천천히 시작자세로 돌아간다.

스탠딩 EZ-바 트라이셉트 익스텐션

스탠딩 자세에서 EZ-바를 이용하여 삼두근 운동을 한다.

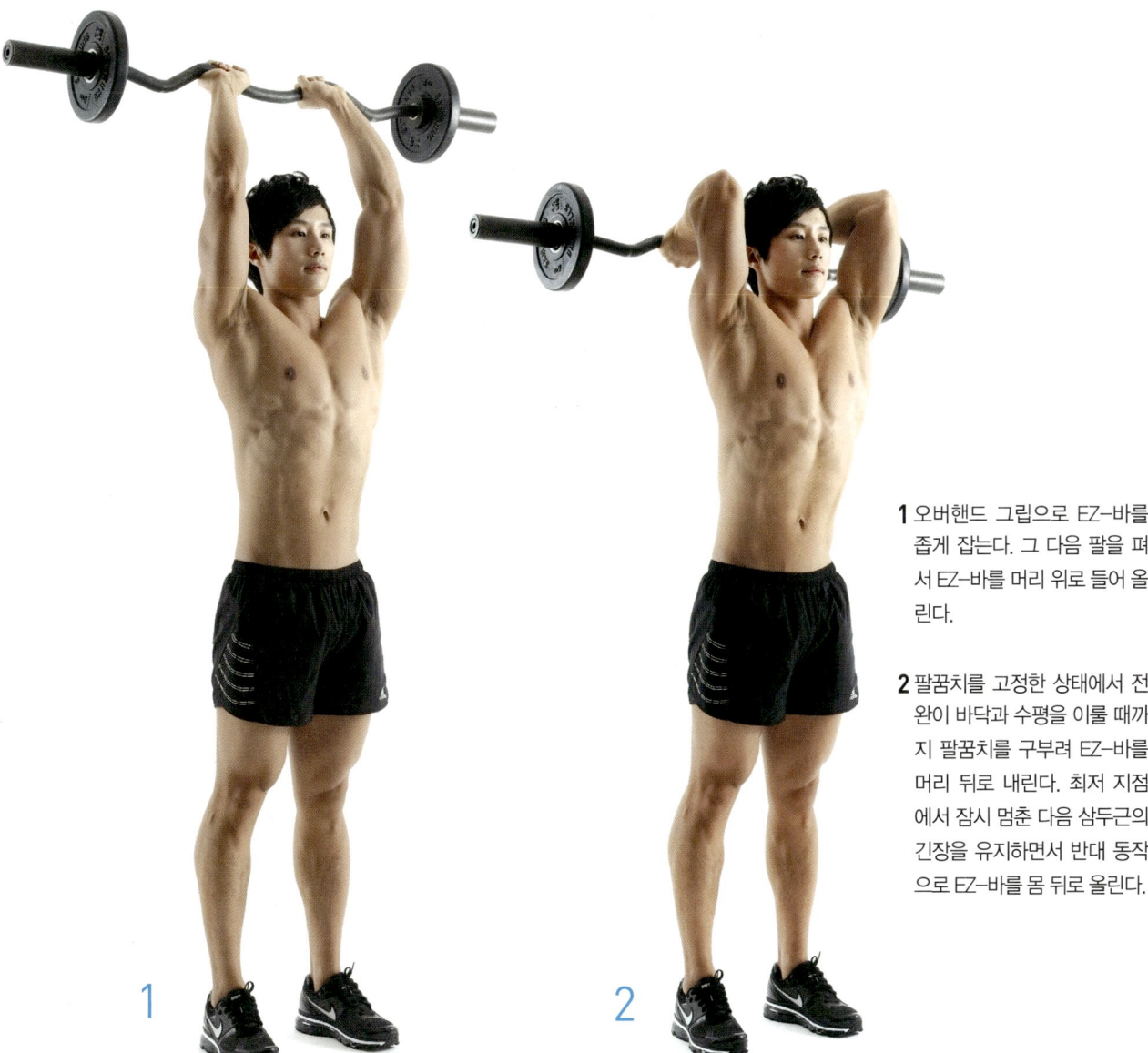

1 오버핸드 그립으로 EZ-바를 좁게 잡는다. 그 다음 팔을 펴서 EZ-바를 머리 위로 들어 올린다.

2 팔꿈치를 고정한 상태에서 전완이 바닥과 수평을 이룰 때까지 팔꿈치를 구부려 EZ-바를 머리 뒤로 내린다. 최저 지점에서 잠시 멈춘 다음 삼두근의 긴장을 유지하면서 반대 동작으로 EZ-바를 몸 뒤로 올린다.

내 몸을 변신시킨 12주 운동법

플로어 EZ-바 트라이셉트 익스텐션

벤치 없이 바닥에서 EZ-바를 이용하여 삼두근 운동을 한다.

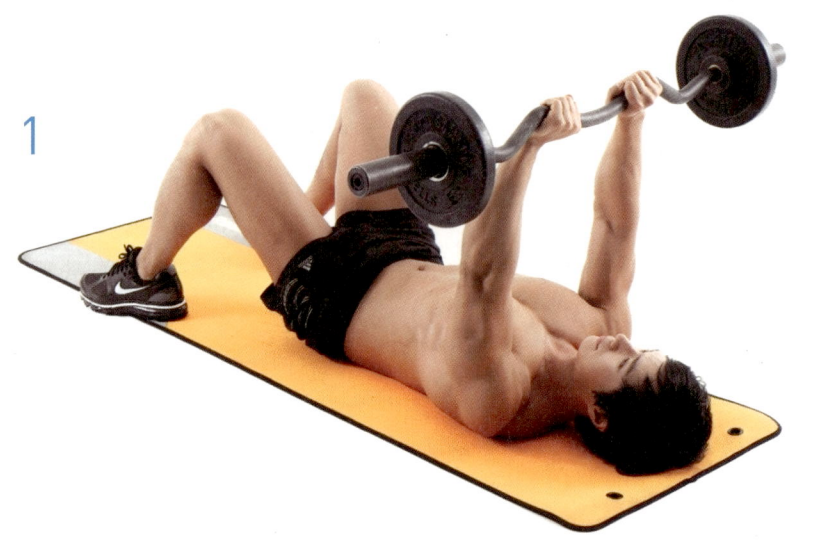

1

1 매트에 누운 다음 EZ-바를 어깨로부터 일직선으로 들어 올린다.

2 팔꿈치를 고정한 상태에서 전완이 바닥과 수평이 될 때까지 EZ-바를 내린다. 최저 지점에서 잠시 멈춘 다음 삼두근의 긴장을 유지하면서 시작자세로 돌아간다.

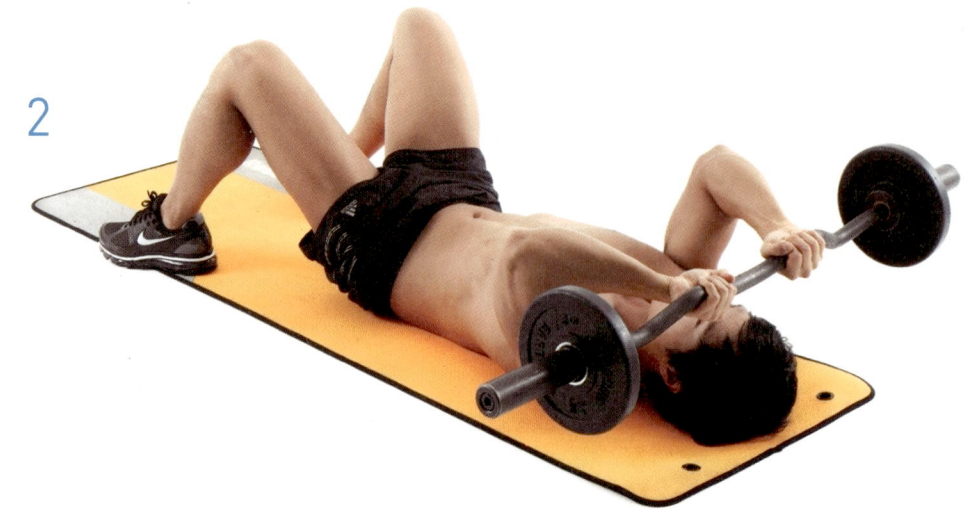

2

짐볼에 누워서 덤벨을 이용하여 삼두근 운동을 한다. 짐볼을 이용하면 균형 감각을 발달시키고 칼리로 소모 또한 높아진다.

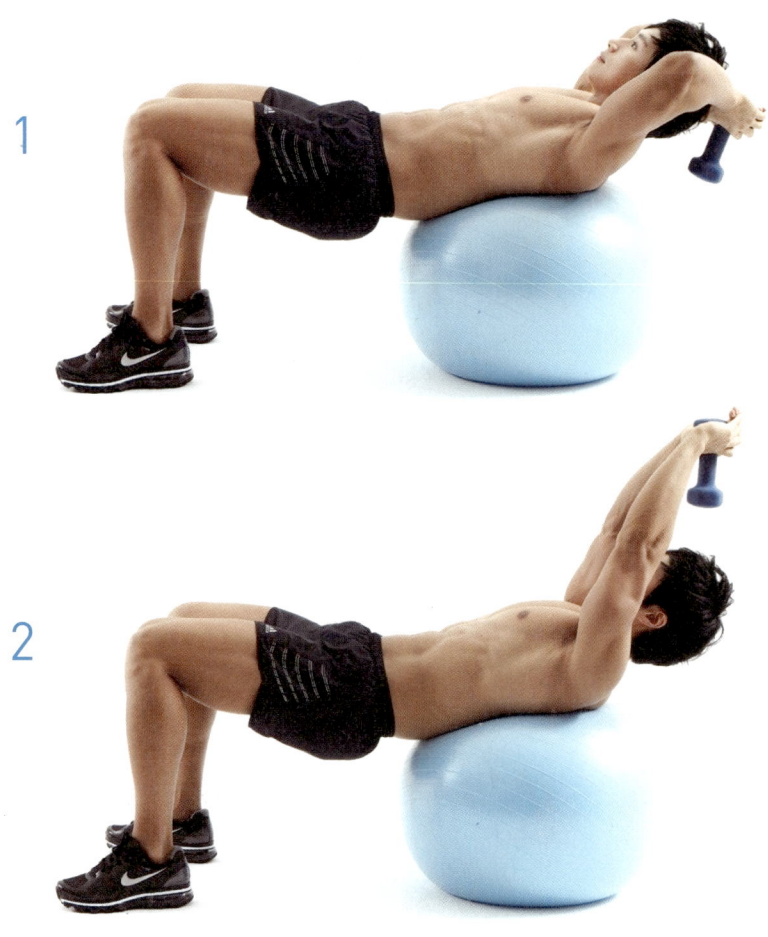

1 양손으로 덤벨 한 개를 잡고 짐볼 위에 기대 누워 다리를 벌려서 상체를 고정시킨다. 팔꿈치는 플랫 벤치에서보다 조금 더 머리 뒤에 위치해 고정시킨다.

2 팔꿈치를 고정한 상태에서 덤벨을 반원을 그리듯이 올린다. 그 상태에서 잠시 멈춘 다음 천천히 삼두근의 긴장을 유지하면서 반대 동작으로 덤벨을 내린다.

내 몸을 뜯어고치기 12주 운동법

짐볼 덤벨 라잉 트라이셉스 익스텐션

14 GYM-BALL DUMBBELL LYING TRICEPS EXTENSION

양손에 덤벨을 각각 한 개씩 잡고 짐볼 투-암 덤벨 트라이셉스 익스텐션 운동을 한다.

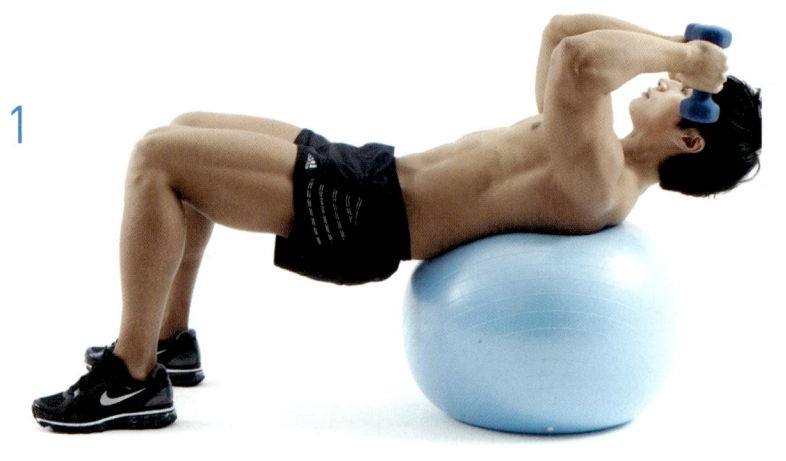

1

2

1 양손으로 각각 덤벨 한 개씩을 잡고 짐볼 위에 기대 누워 다리를 벌려서 상체를 고정시킨다. 전완은 바닥과 수평이 되도록 한다.

2 팔꿈치를 고정한 상태에서 덤벨을 반원을 그리듯이 올린다. 그 상태에서 잠시 멈춘 다음 천천히 삼두근의 긴장을 유지하면서 반대 동작으로 덤벨을 내린다.

벤치 딥

의자를 이용하여 삼두근에 집중해서 딥 동작을 수행한다. 운동의 난이도가 높으므로 초보자는 팔 꿈치를 구부릴 때 각도를 너무 많이 구부리면 안 된다.

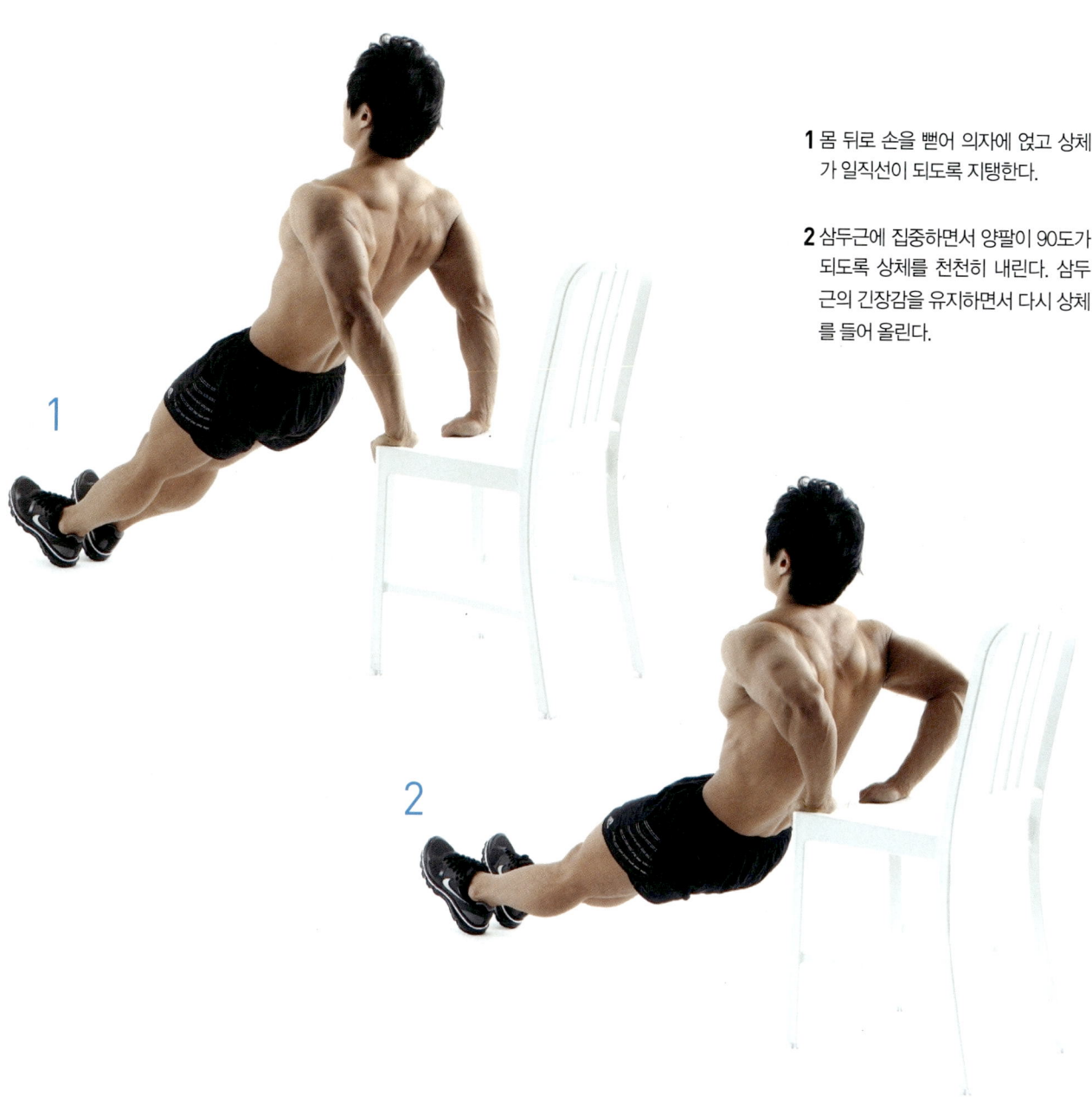

1 몸 뒤로 손을 뻗어 의자에 얹고 상체 가 일직선이 되도록 지탱한다.

2 삼두근에 집중하면서 양팔이 90도가 되도록 상체를 천천히 내린다. 삼두 근의 긴장감을 유지하면서 다시 상체 를 들어 올린다.

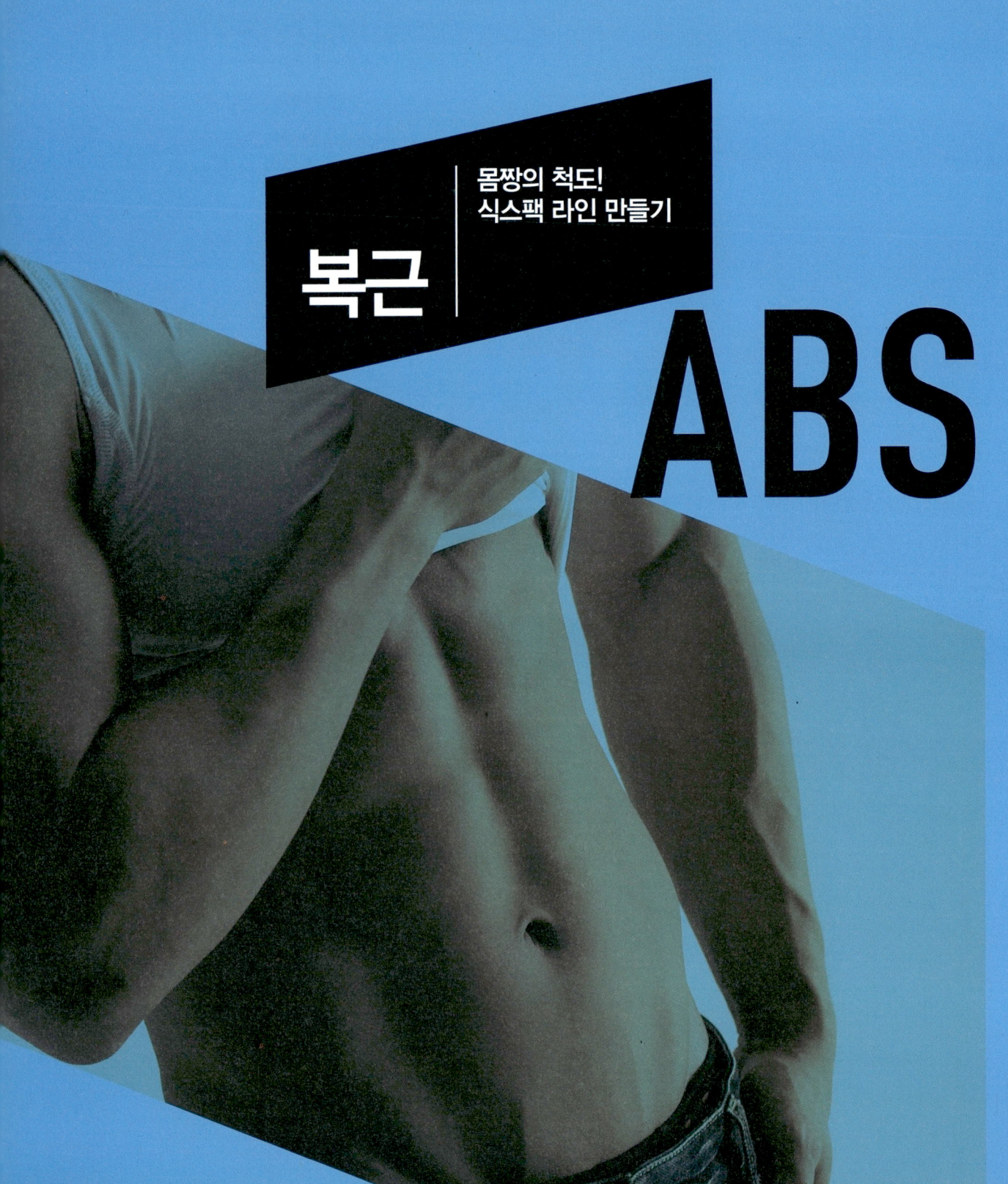

몸짱의 척도!
식스팩 라인 만들기

복근

ABS

크런치

이제 윗몸일으키기보다 복근에 더 집중할 수 있고 허리에 무리도 덜 가는 크런치를 하도록 하자.
크런치는 복근 운동의 기본이자 필수이며, 식스팩 단련에 효과가 있다.

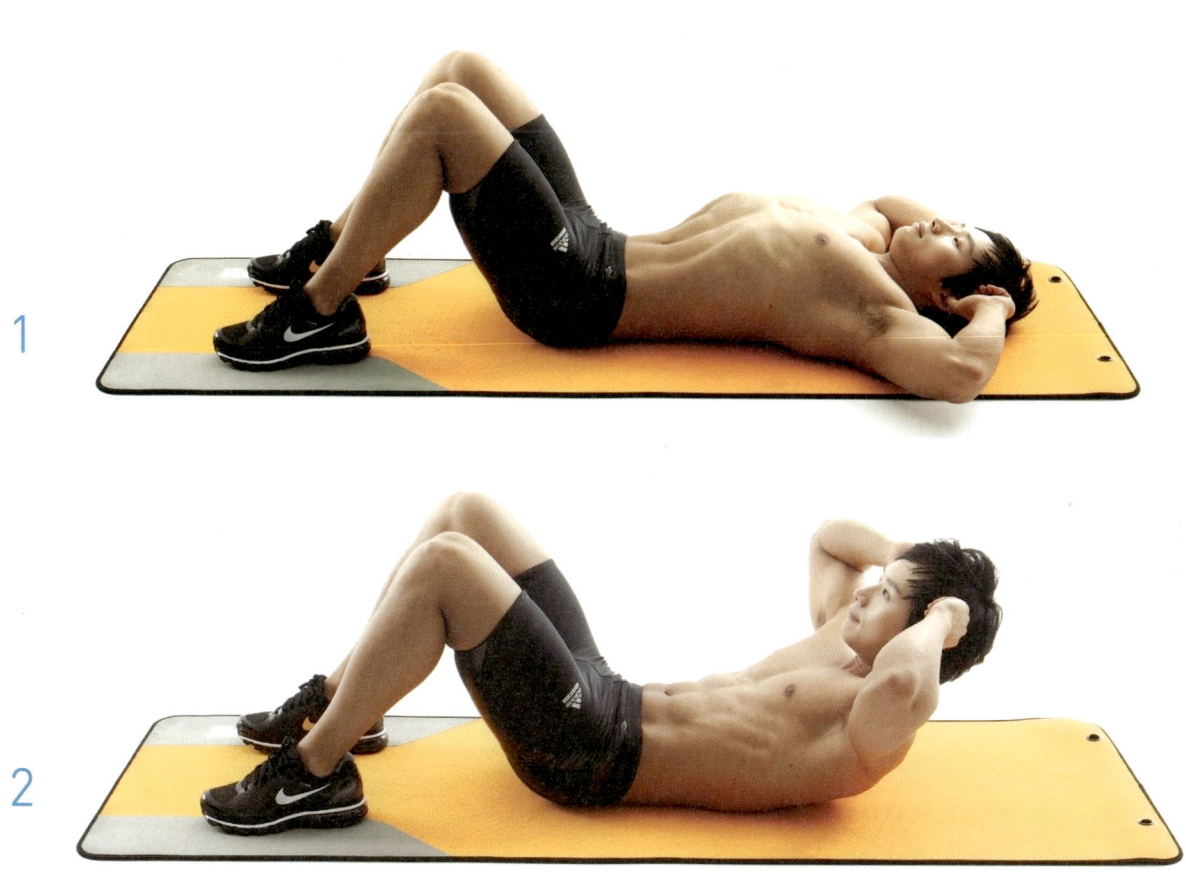

1

2

1 매트에 누워 무릎을 구부리고 발바닥을 바닥에 밀착시킨다. 양손의
끝을 귀 위에 댄다.

2 복근의 힘으로 머리와 어깨를 들어 올린다. 최고 지점에서 잠시 멈
춘 다음 천천히 상체를 지면으로 내리되 상체가 바닥에 완전히 닿
기 전에 다시 상체를 들어 올린다.

내 몸을 변신시킨 12주 운동법

리버스 크런치

크런치가 상복부 운동의 기본이라면 리버스 크런치는 하복부 운동의 기본이다.

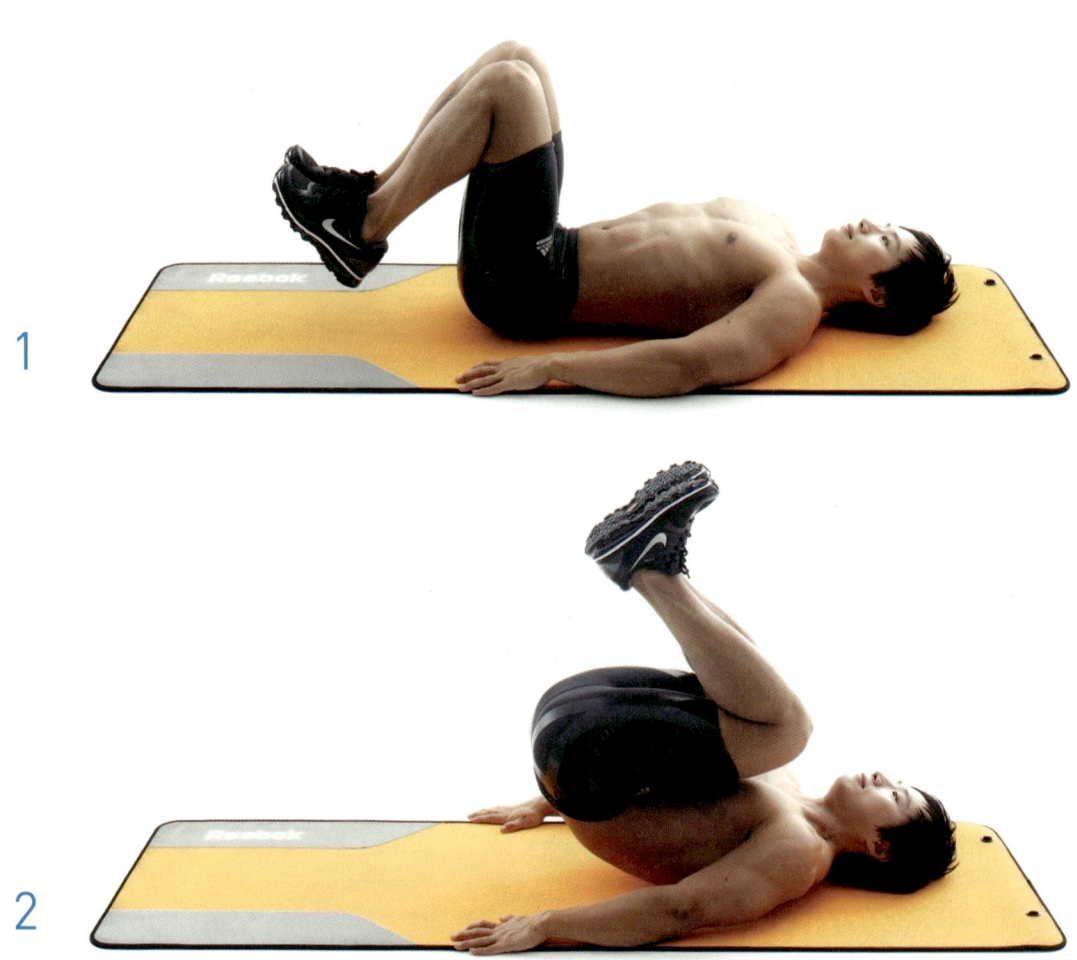

1

2

1 매트에 누워 양팔을 몸 옆으로 곧게 뻗고 손바닥을 지면에 단단히 밀착시킨다. 그 다음 골반과 무릎을 구부린다.

2 지면으로부터 골반을 들어 올리면서 복근에 힘을 준다. 그 상태에서 잠시 멈춘 다음 천천히 골반을 내리면서 시작자세로 돌아간다.

레이즈 레그 크런치

무릎을 약간 구부리고 실시하는 다리 들어 올리기 운동이다. 허리에 통증이 있는 사람은 주의해서 실시해야 한다.

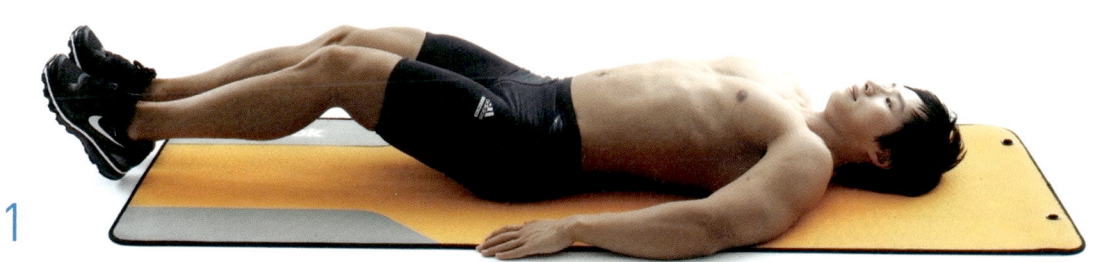

1

1 바닥에 누워 다리를 똑바로 펴고 무릎을 살짝 구부린 후 발뒤꿈치를 바닥에서 살짝 들어 올린다. 이때 머리는 바닥에 붙인다.

2 다리를 들어 올리고 다리가 90도 정도 올라 왔을 때 골반을 천장을 향해 들어 올린다. 그 상태에서 잠시 멈춘 다음 시작자세로 돌아간다.

TIP!
머리를 들어 시선을 배꼽에 두면 운동 강도가 더욱 높아진다.

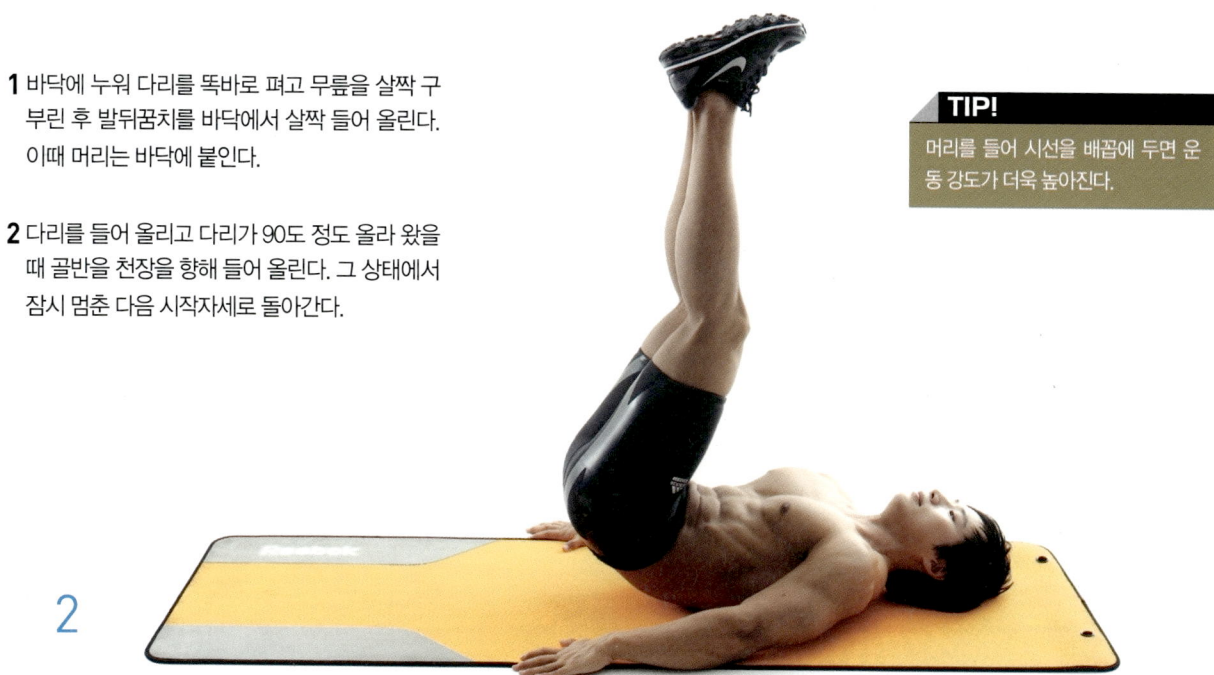

2

V-업

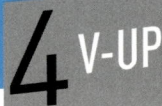

기본 크런치 자세의 응용동작으로 하복부와 상복부를 동시에 자극할 수 있는 운동이다.

1

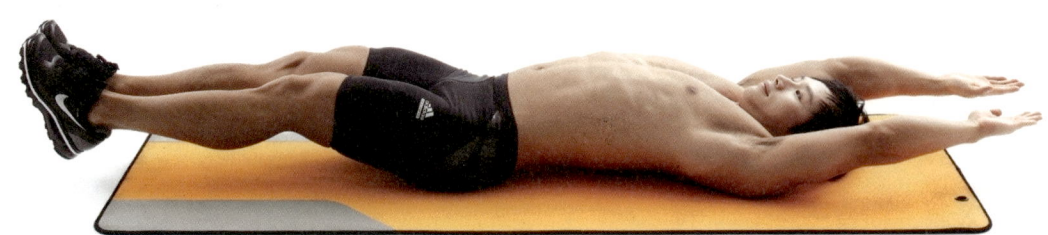

1 바닥에 누워 다리를 곧게 펴고 양팔도 머리 위로 곧게 펴 올린다. 발뒤꿈치는 바닥에서 살짝 들어 올린다.

2 V자 모양이 되도록 발끝을 향해 손끝을 뻗어 올리며 몸통과 다리를 한 동작으로 동시에 들어 올린다. 그 다음 몸통과 다리를 내리면서 시작자세로 돌아간다.

2

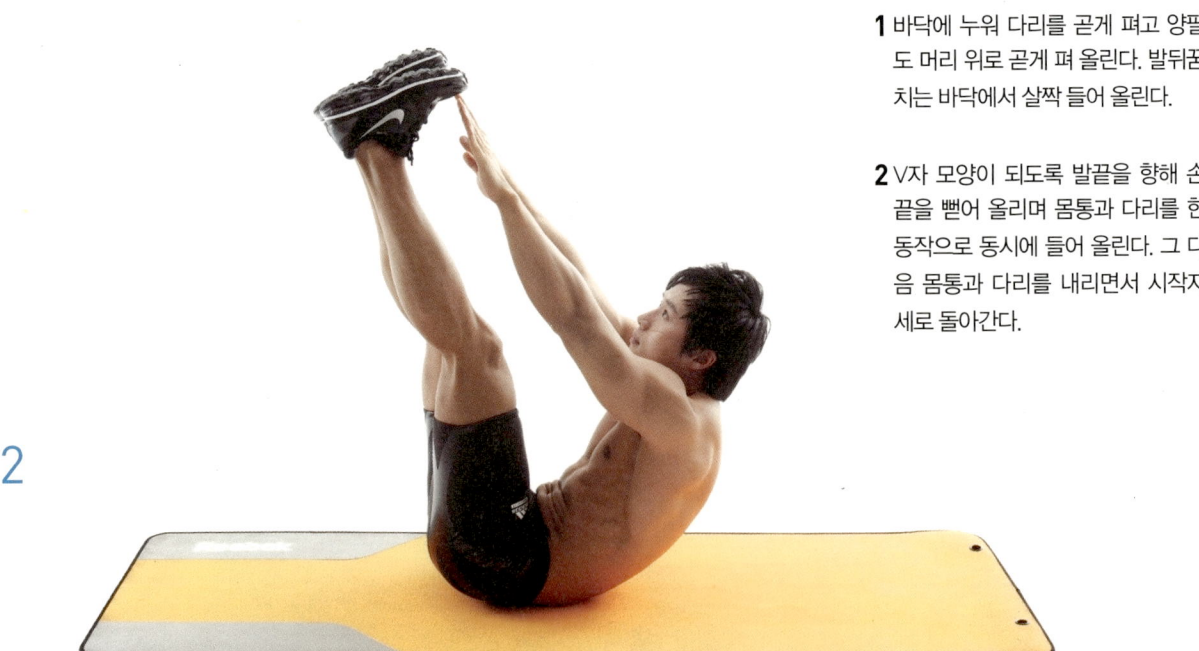

짐볼 V−업

다리 사이에 짐볼을 끼우고 V−업 자세를 한다. 복근 운동은 작은 중량을 이용해도 큰 자극을 줄 수 있다.

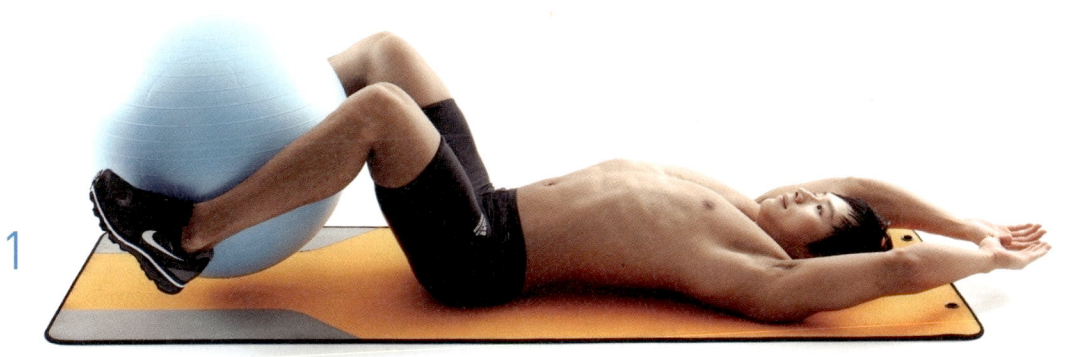

1 바닥에 누워 다리 사이에 짐볼을 끼우고 안정적으로 고정시킨다. 양팔은 머리 위로 곧게 펴 올린다.

2 발끝을 향해 손끝을 뻗어 올리며 몸통과 짐볼을 끼운 다리를 한 동작으로 동시에 들어 올린다. 그 다음 몸통과 다리를 내리면서 시작자세로 돌아간다.

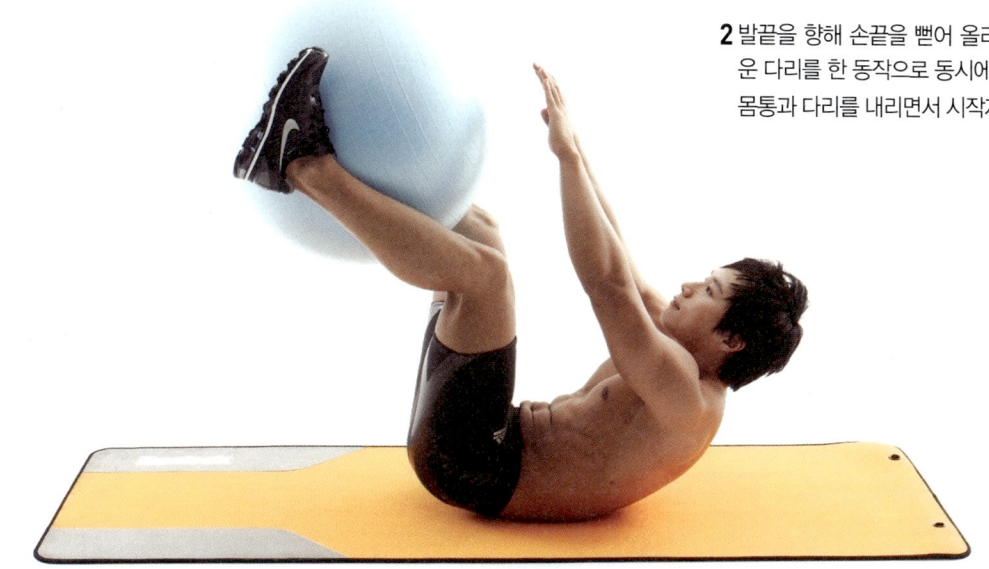

내 몸을 변신시키 12주 운동법

217

사이드 크런치

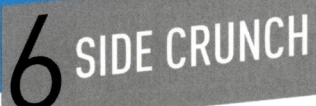

사이드 크런치는 몸통 측면에 위치한 외내복사근을 발달시킬 수 있는 운동이다.

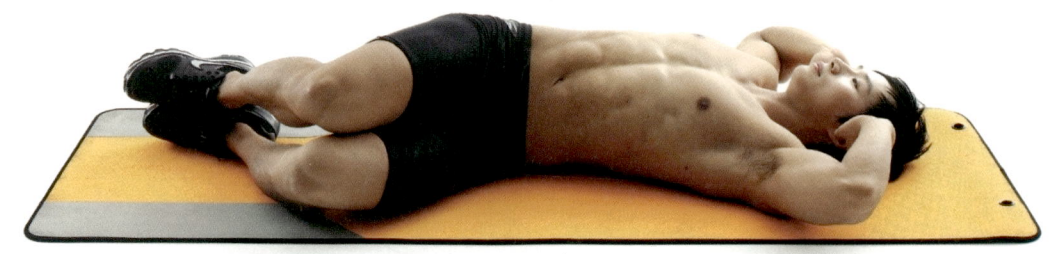

1

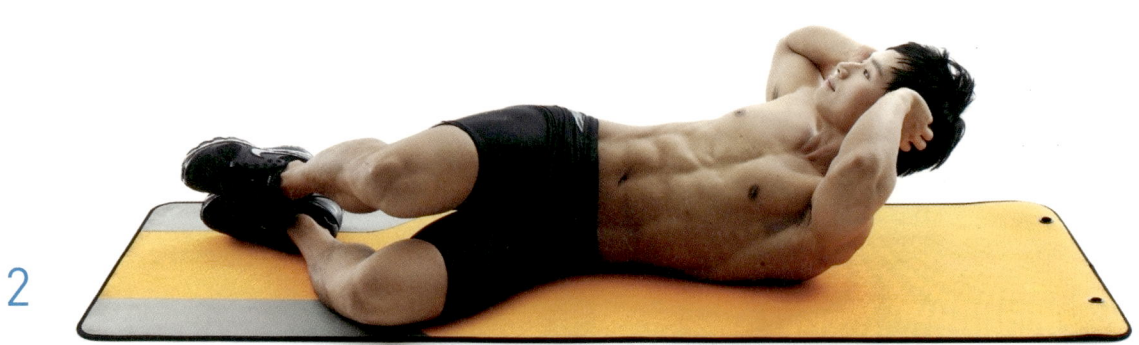

2

1 바닥에 누워 무릎을 모으고 90도로 구부린다. 상체가 움직이지 않도록 고정하고 왼쪽 다리의 측면이 바닥에 닿도록 한다. 그 상태에서 양쪽 무릎을 왼쪽 측면으로 내린다. 이때 오른쪽 무릎을 왼쪽 무릎에 억지로 붙일 필요는 없다.

2 복사근의 힘으로 어깨를 들어 올린다. 최고 지점에서 복사근의 수축을 느끼며 천천히 시작자세로 돌아간다.

러시안 트위스트(RUSSIAN TWIST)

다이내믹한 몸통 측면 운동이다.

1

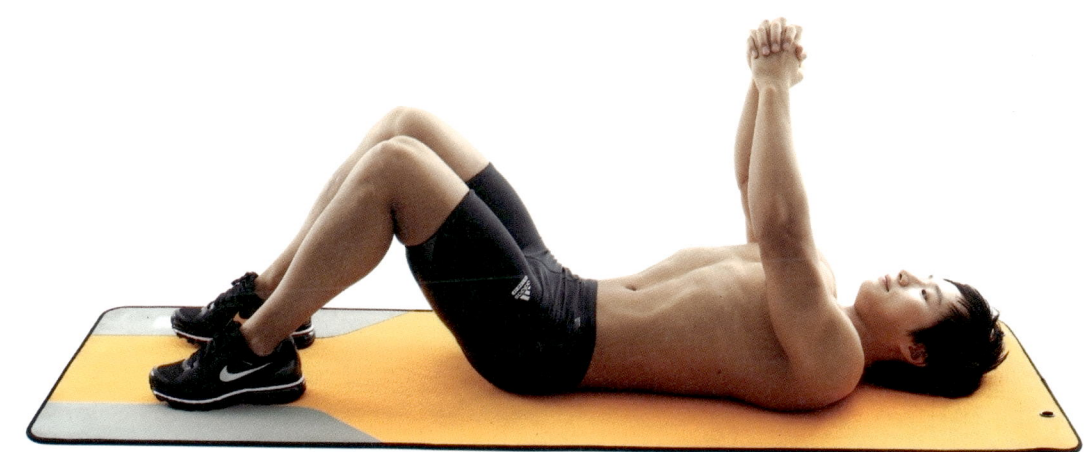

2

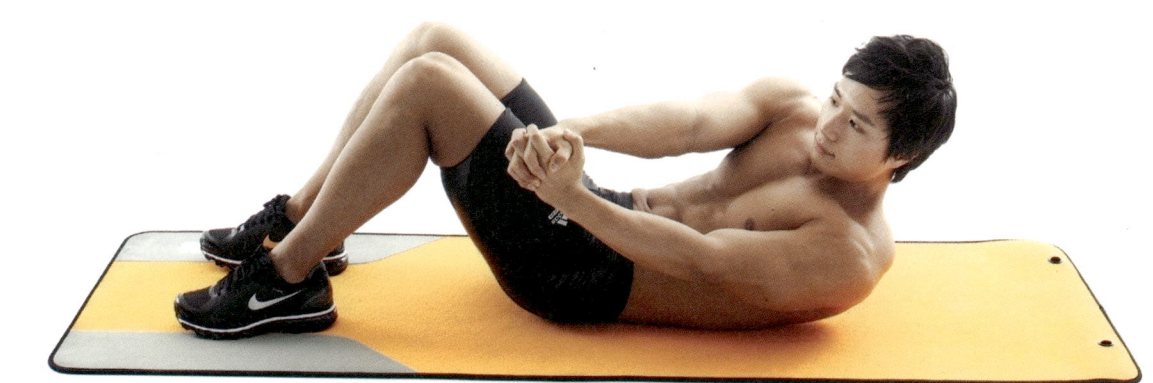

1 바닥에 누워 양손은 깍지를 끼고 팔을 가슴 위쪽으로 들어 올린 후 크런치 자세를 취한다.

2 상체를 들어 올릴 때 팔과 다리가 교차하도록 몸통을 비틀면서 외 내복사근에 자극을 주도록 한다.

힙 크로스오버

리버스 크런치 자세에서 무릎을 양쪽으로 이동시켜 복근에 다양한 자극을 준다.

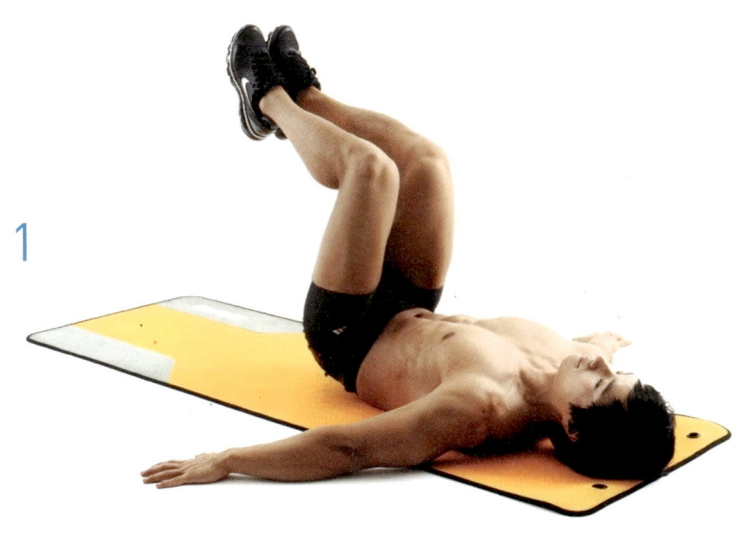

1 바닥에 누워 양팔을 옆으로 뻗고 손바닥을 바닥에 단단히 밀착시킨다. 그 다음 골반 관절과 무릎이 90도를 이루도록 다리를 들어 올린다.

2 어깨가 바닥에서 떨어지지 않도록 주의하면서 복근에 힘을 주고 다리를 오른쪽으로 최대한 내린다. 반대쪽도 동일한 방법으로 반복한다.

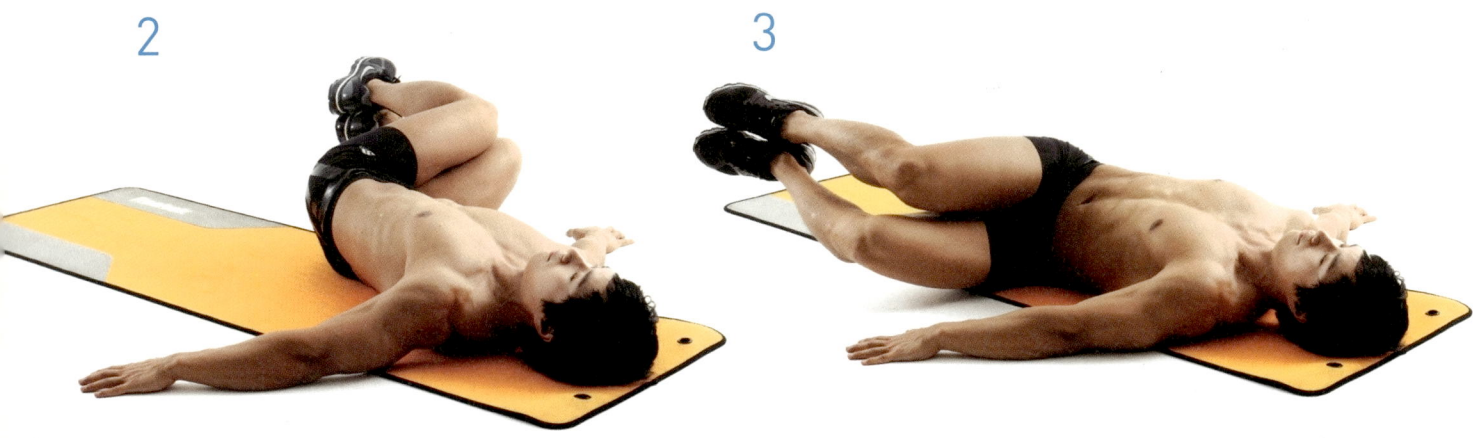

짐볼 크런치

짐볼을 이용하여 크런치 동작을 수행한다.

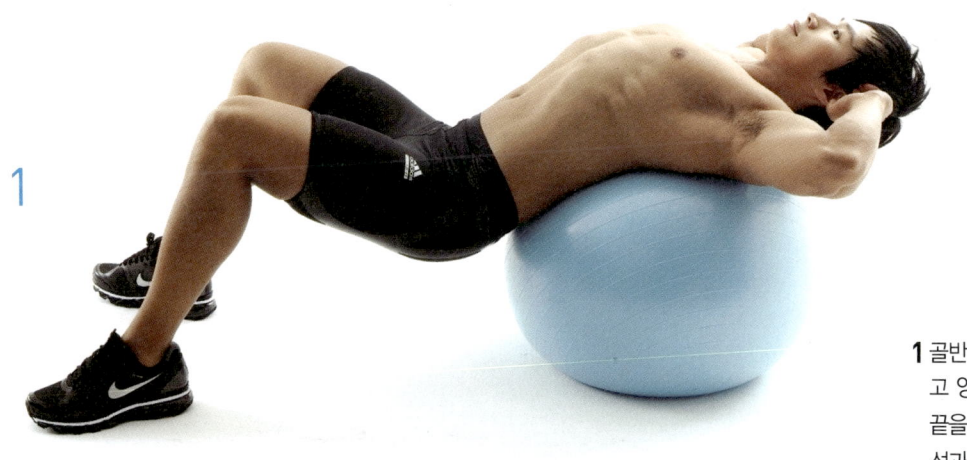

1 골반, 허리, 어깨를 짐볼 위에 대고 양발을 바닥에 밀착시킨다. 손끝을 귀 뒤에 대고 팔꿈치가 어깨선과 일직선을 이루도록 팔꿈치를 옆으로 벌린다.

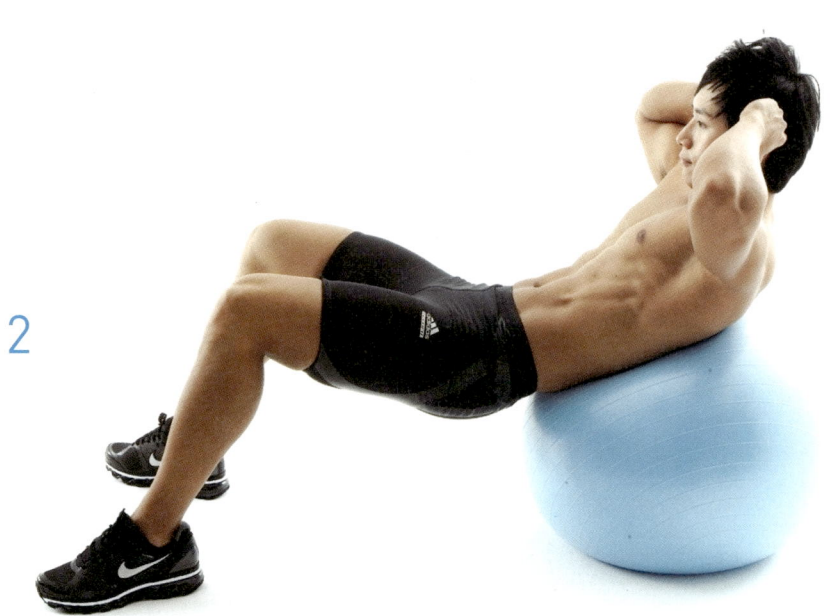

2 복근의 힘으로 머리와 어깨를 들어 올린다. 최고 지점에서 잠시 멈춘 다음 천천히 시작자세로 돌아간다.

내 몸을 변신시킬 12주 운동법

짐볼 롤아웃

짐볼을 이용하여 복근 운동을 한다. 처음부터 짐볼을 멀리 굴리려 하지 말고 굴리는 거리를 차차 늘리도록 한다.

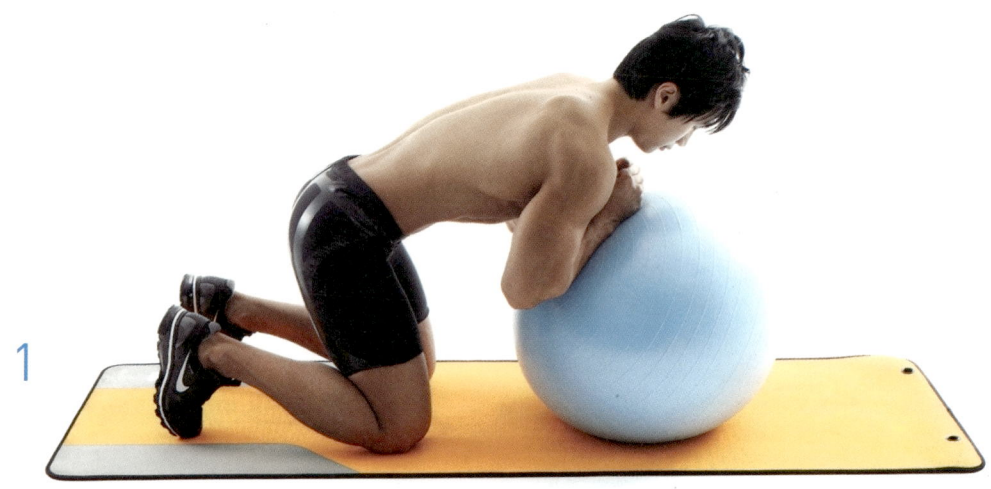

1 짐볼 앞에 무릎을 꿇고 앉아 전완과 주먹을 짐볼 위에 올린다. 그 다음 허리를 곧게 펴고 복근에 힘을 단단히 준다.

2 허리를 곧게 유지한 상태로 팔과 몸을 최대한 펴면서 짐볼을 천천히 앞으로 굴린다. 그 상태에서 복근에 힘을 주면서 무릎을 향해 짐볼을 다시 굴려온다.

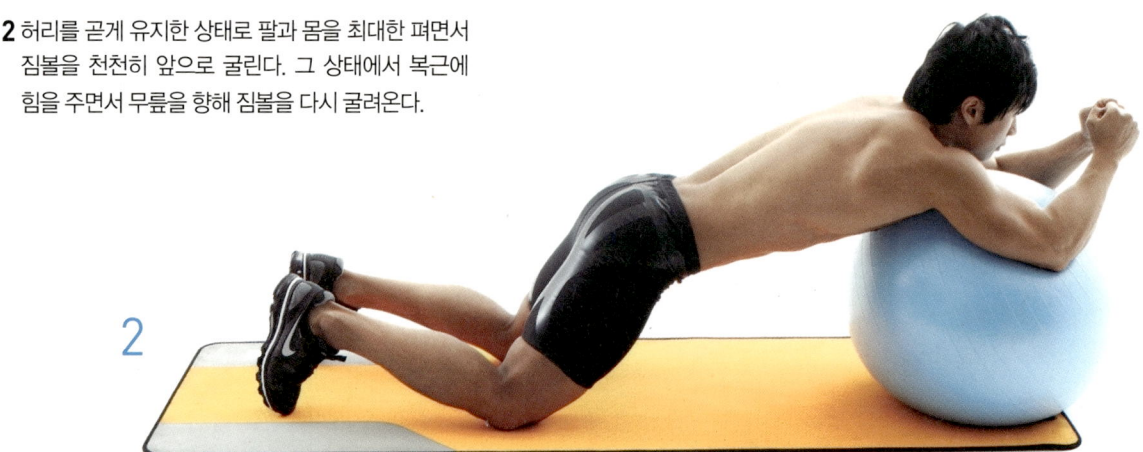

플랭크

상체를 구부리지 않고 가만히 버티는 동작만으로도 복근 및 전신을 충분히 단련시킬 수 있다.

TIP!

플랭크는 대표적인 코어 운동이다. 코어는 흔히 신체의 파워존을 의미하는데 몸통, 엉덩이, 허벅지 뒤쪽(햄스트링)을 코어라고 한다. 코어를 발달시키면 파워가 좋아지고 운동기능이 발달한다.

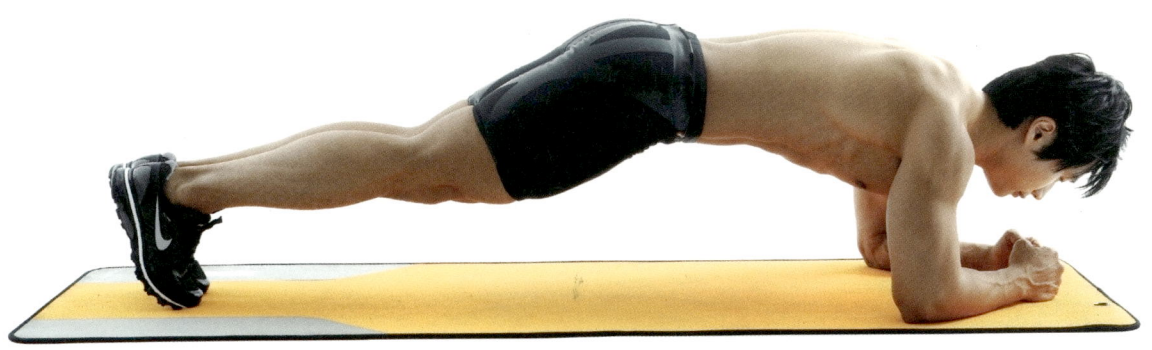

1 푸시업 기본자세에서 팔꿈치를 구부려 손대신 전완에 체중을 싣는다. 이때 몸은 발목부터 어깨까지 일직선을 이뤄야 한다. 그 다음 복근에 힘을 단단히 주고 심호흡을 하면서 이 자세를 30초간 유지한다.

내 몸을 변신시킨 12주 운동법

닐링 플랭크

기본 플랭크 동작이 어렵다면 닐링 플랭크를 해보자. 어렵지 않은 동작이기 때문에 책을 읽거나 핸드폰을 만지면서 잠깐 엎드려 있는 시간에 수시로 할 수 있다.

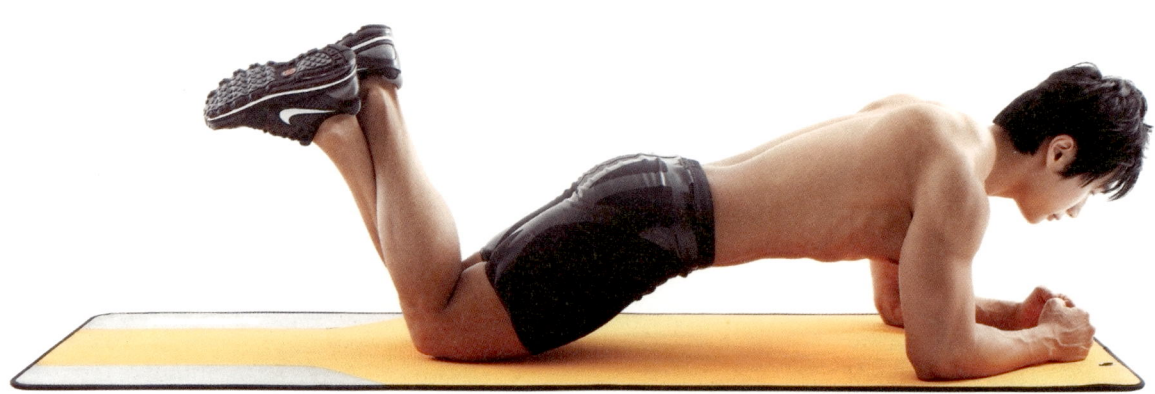

1 다리를 펴는 대신 무릎을 구부린다. 이때 무릎부터 어깨까지 몸 전체가 일직선이 되게 유지한다. 무릎을 구부리면 체중을 덜 지탱해도 된다.

224

사이드 플랭크

몸통 측면에 위치한 외복사근 및 코어를 단련시키는 동작이다.

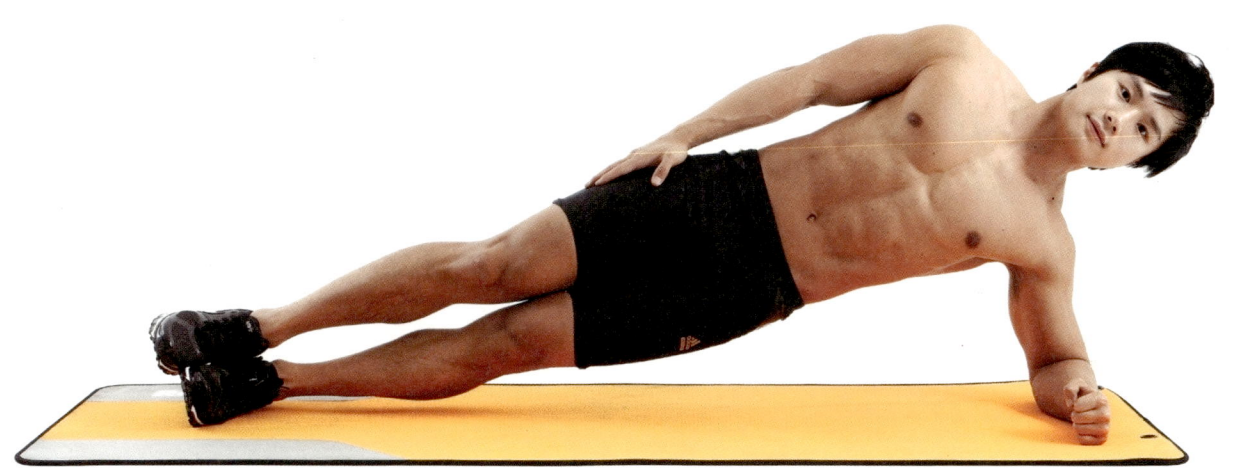

1 무릎을 펴고 몸의 왼쪽 측면으로 바닥에 눕는다. 왼쪽 팔꿈치를 어깨 아래에 위치시키고 팔꿈치와 전완으로 상체를 지탱해 올린다. 플랭크와 마찬가지로 복근에 힘을 단단히 준다. 발목부터 어깨까지 몸 전체가 일직선을 이루도록 골반을 들어 올린다. 몸을 반대로 바꾸어 동일한 요령으로 반복한다.

내 몸을 변신시키기 12주 운동법

행잉 레그 레이즈

복근 운동은 집에서도 충분히 할 수 있다. 하지만 좀 더 높은 강도의 복근 운동을 하고 싶다면 헬스클럽의 기구들을 이용한 복근 운동이 도움이 될 것이다. 행잉 레그 레이즈는 하복부 운동 중에 가장 어려운 운동이다. 공원에서 철봉을 이용해도 할 수 있다.

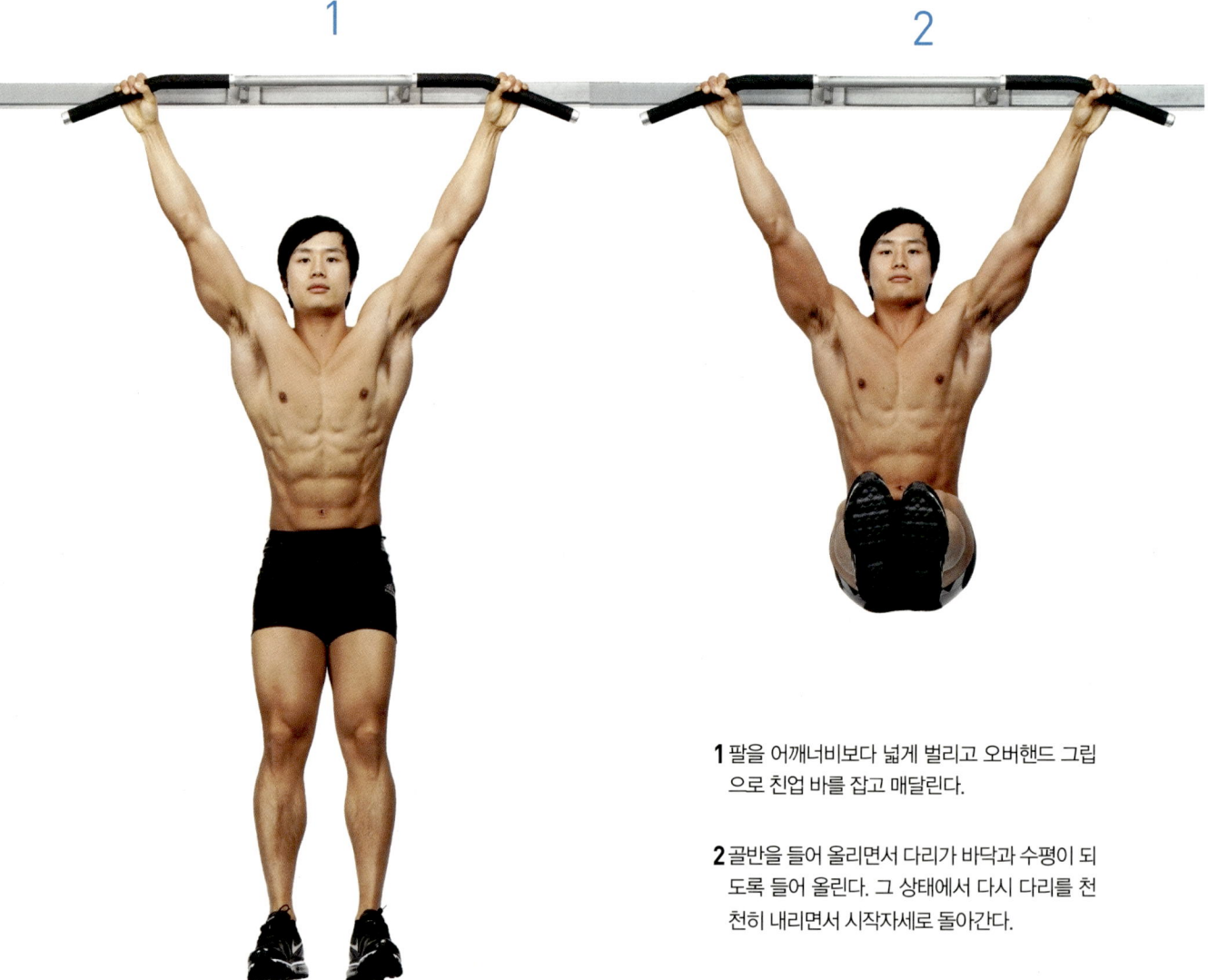

1

2

1 팔을 어깨너비보다 넓게 벌리고 오버핸드 그립으로 친업 바를 잡고 매달린다.

2 골반을 들어 올리면서 다리가 바닥과 수평이 되도록 들어 올린다. 그 상태에서 다시 다리를 천천히 내리면서 시작자세로 돌아간다.

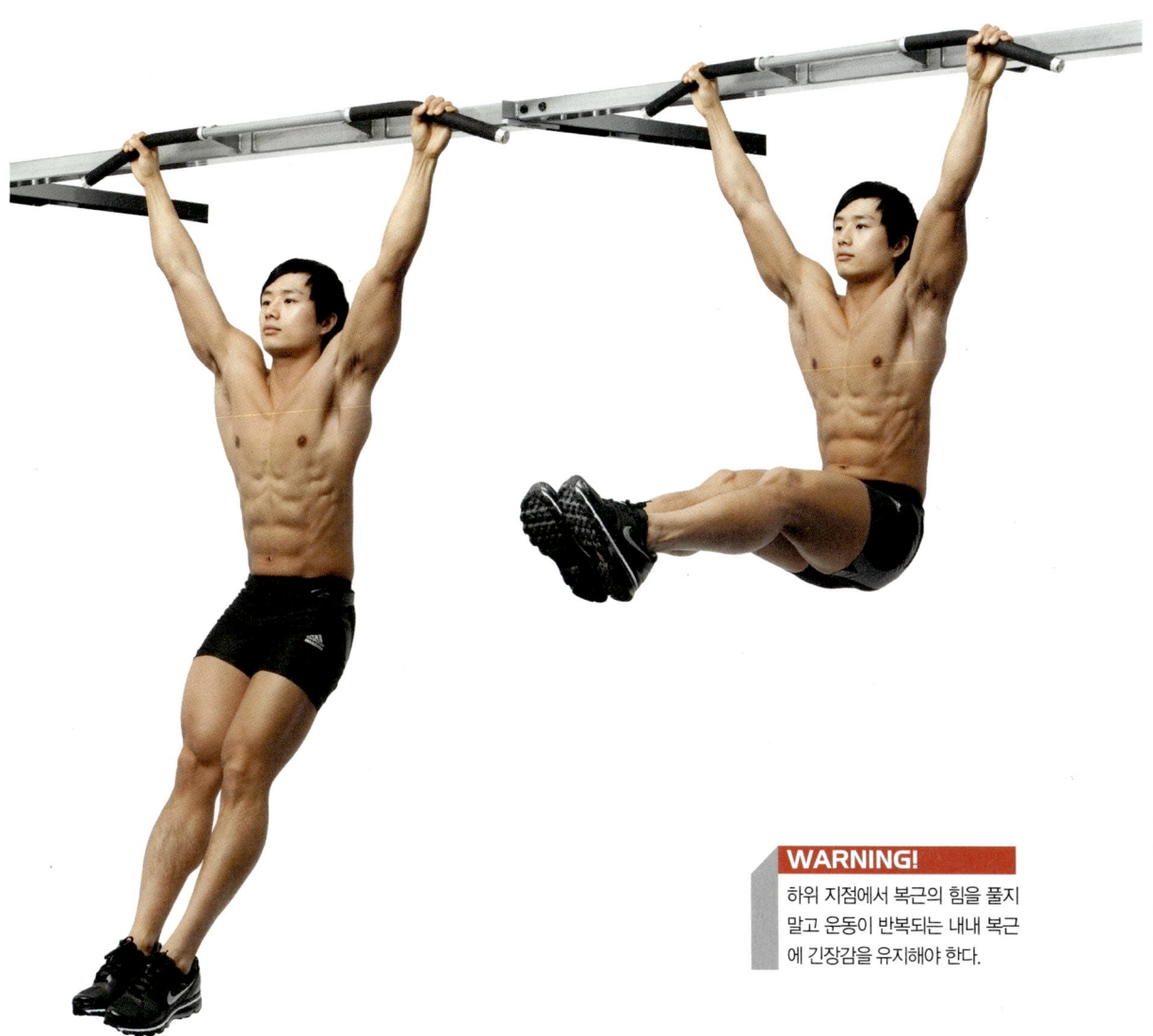

스탠딩 케이블 크런치

케이블 스테이션을 이용해서 크런치 동작을 수행한다.

1 케이블 스테이션의 하이 풀리에 바를 부착한 다음 중량 거치대를 향해 선다. 머리 위로 바의 끝을 편하게 잡고 고정시킨다.

2 무릎을 살짝 구부리고 골반을 향해 가슴을 잡아당긴다. 최저 지점에서 잠시 멈춘 다음 천천히 시작자세로 돌아간다.

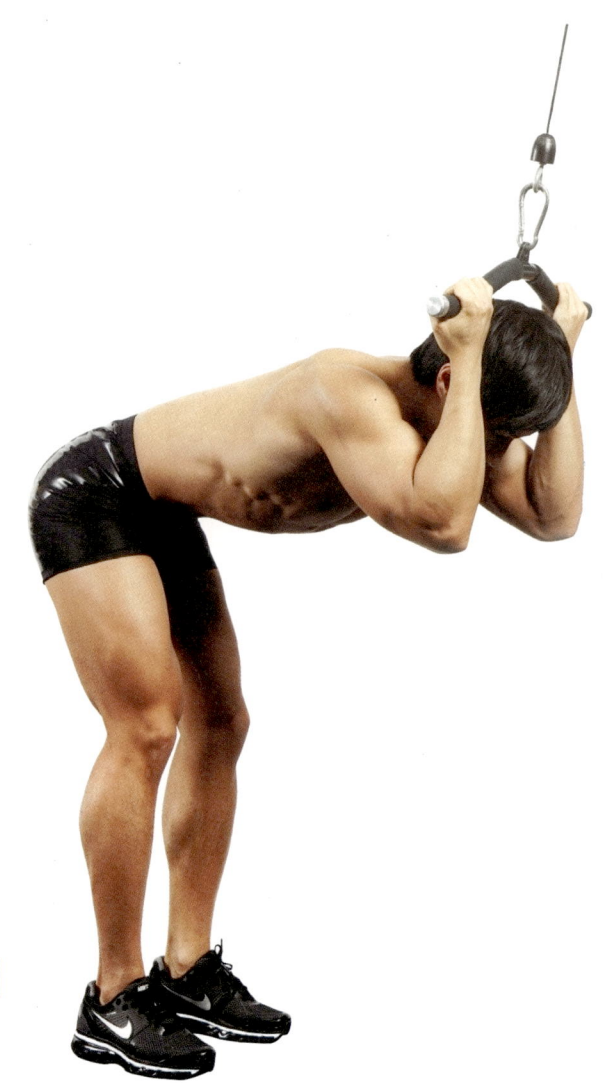

1

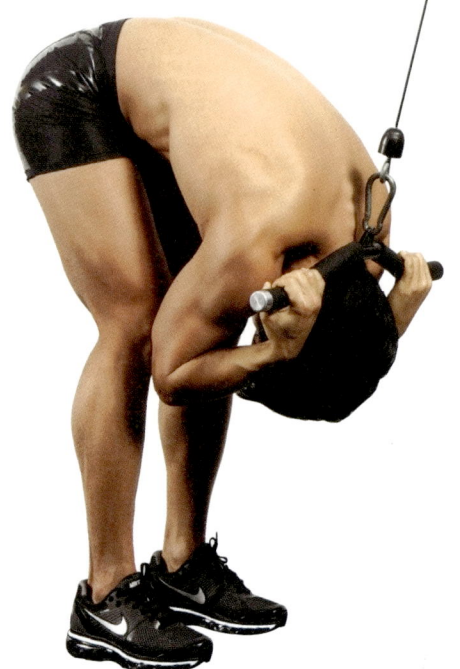

2

228

닐링 케이블 크런치

스탠딩 케이블 크런치 자세에서 무릎을 꿇고 하는 응용 동작이다.

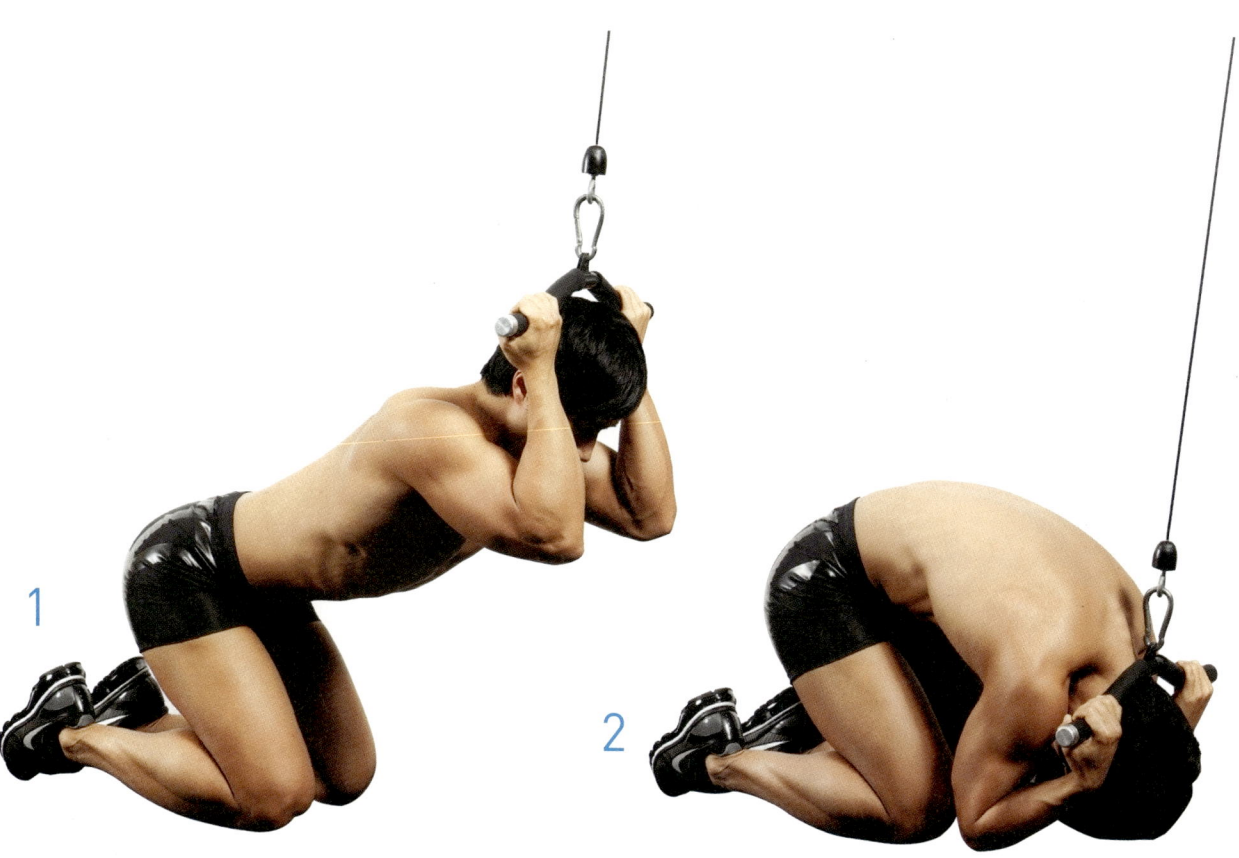

1 케이블 스테이션의 하이 풀리에 바를 부착한 다음 중량 거치대를 향해서 무릎을 꿇고 앉는다. 머리 위로 바의 끝을 편하게 잡고 고정 시킨다.

2 골반을 향해 가슴을 잡아당긴다. 최저 지점에서 잠시 멈춘 다음 천 천히 시작자세로 돌아간다.

내 몸을 변신시킨 12주 운동법

229

시선을 사로잡는
하의실종 패션의 완성!
하체 만들기

LOWER
BODY

맨손 스쿼트

우리 몸의 근육 중에 가장 큰 근육은 바로 하체 근육이다. 스쿼트는 하체 운동의 기본이자 모든 웨이트 트레이닝 운동을 통틀어 운동 효과가 가장 뛰어난 운동 중 하나이다.

1 양손은 팔짱을 끼고 어깨 높이로 올리고, 가슴을 내밀고 등이 구부러지지 않도록 곧게 선다.

2 자세를 유지한 상태로 엉덩이를 천천히 내밀면서 다리를 구부린다. 허벅지 근육의 긴장감이 풀리지 않도록 유지하면서 허벅지가 바닥과 수평이 되도록 내렸다가 다시 시작자세로 돌아간다.

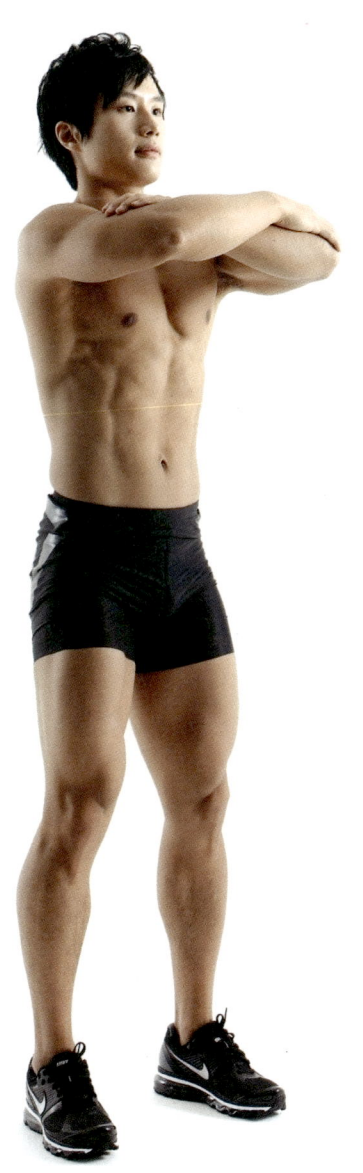

1

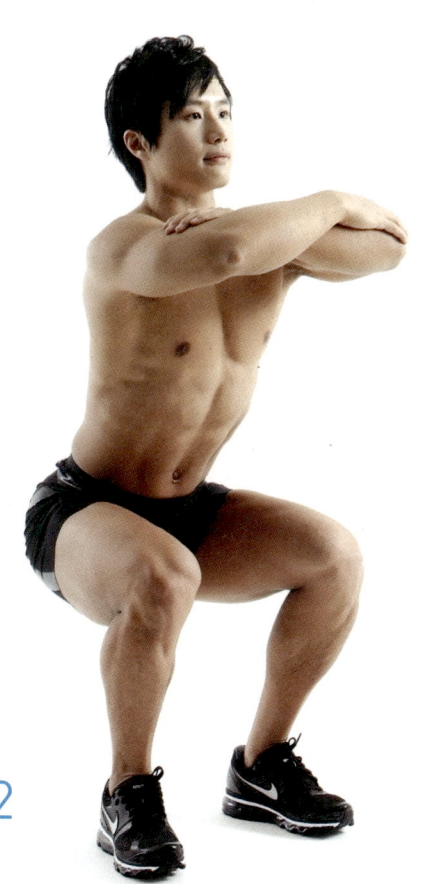

2

내 몸을 변신시킨 12주 운동법

바벨 스쿼트

웨이트 트레이닝의 '킹'이라고 할 수 있는 하체 운동인 스쿼트는 엉덩이, 허벅지(앞뒤) 그리고 상체까지 발달시키는 운동이다.

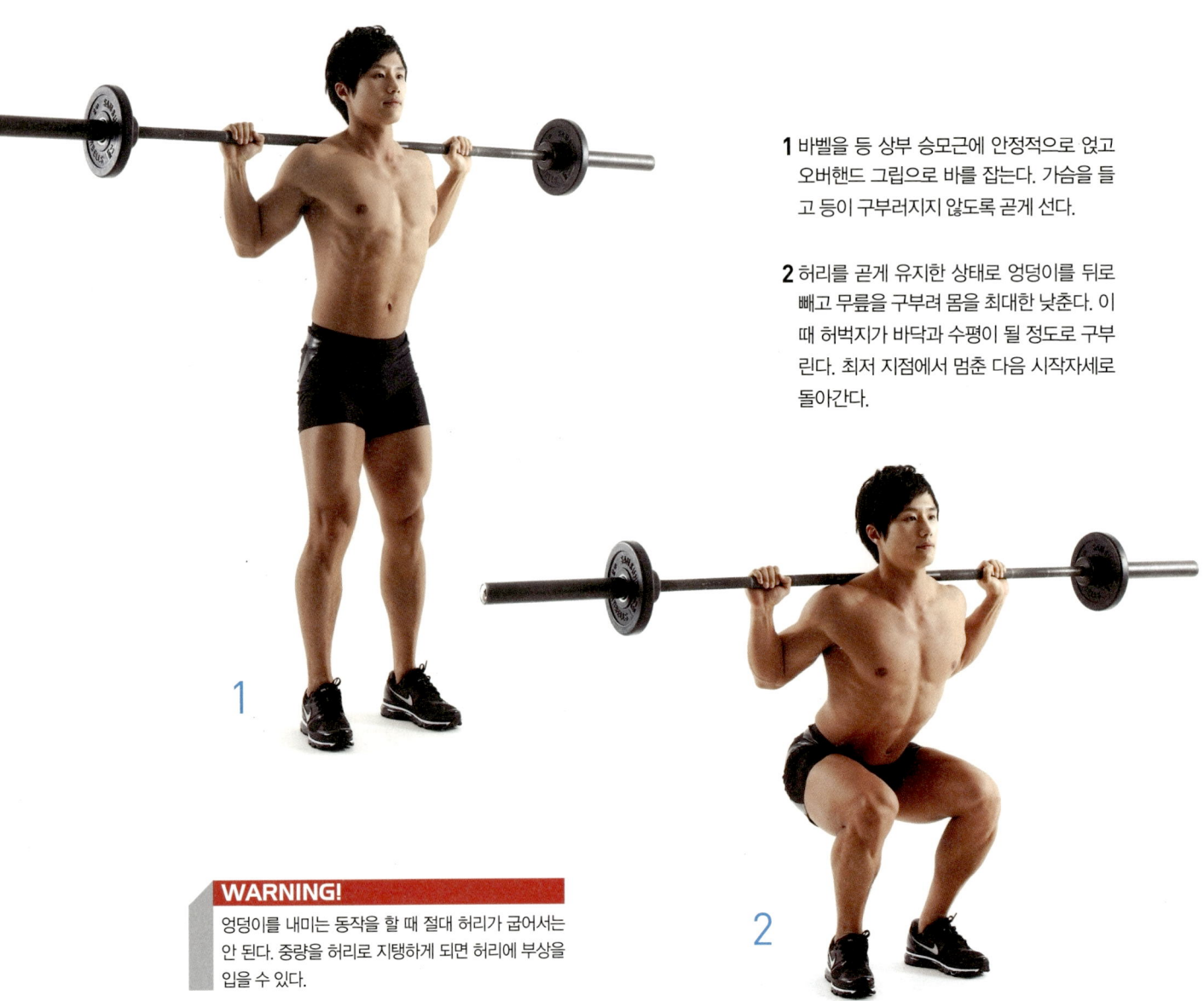

1 바벨을 등 상부 승모근에 안정적으로 얹고 오버핸드 그립으로 바를 잡는다. 가슴을 들고 등이 구부러지지 않도록 곧게 선다.

2 허리를 곧게 유지한 상태로 엉덩이를 뒤로 빼고 무릎을 구부려 몸을 최대한 낮춘다. 이때 허벅지가 바닥과 수평이 될 정도로 구부린다. 최저 지점에서 멈춘 다음 시작자세로 돌아간다.

WARNING!
엉덩이를 내미는 동작을 할 때 절대 허리가 굽어서는 안 된다. 중량을 허리로 지탱하게 되면 허리에 부상을 입을 수 있다.

미니 스쿼트

스쿼트 자세가 어려운 사람은 상체를 조금만 내리는 미니 스쿼트로 먼저 하체의 근력을 키우는 것이 좋다.

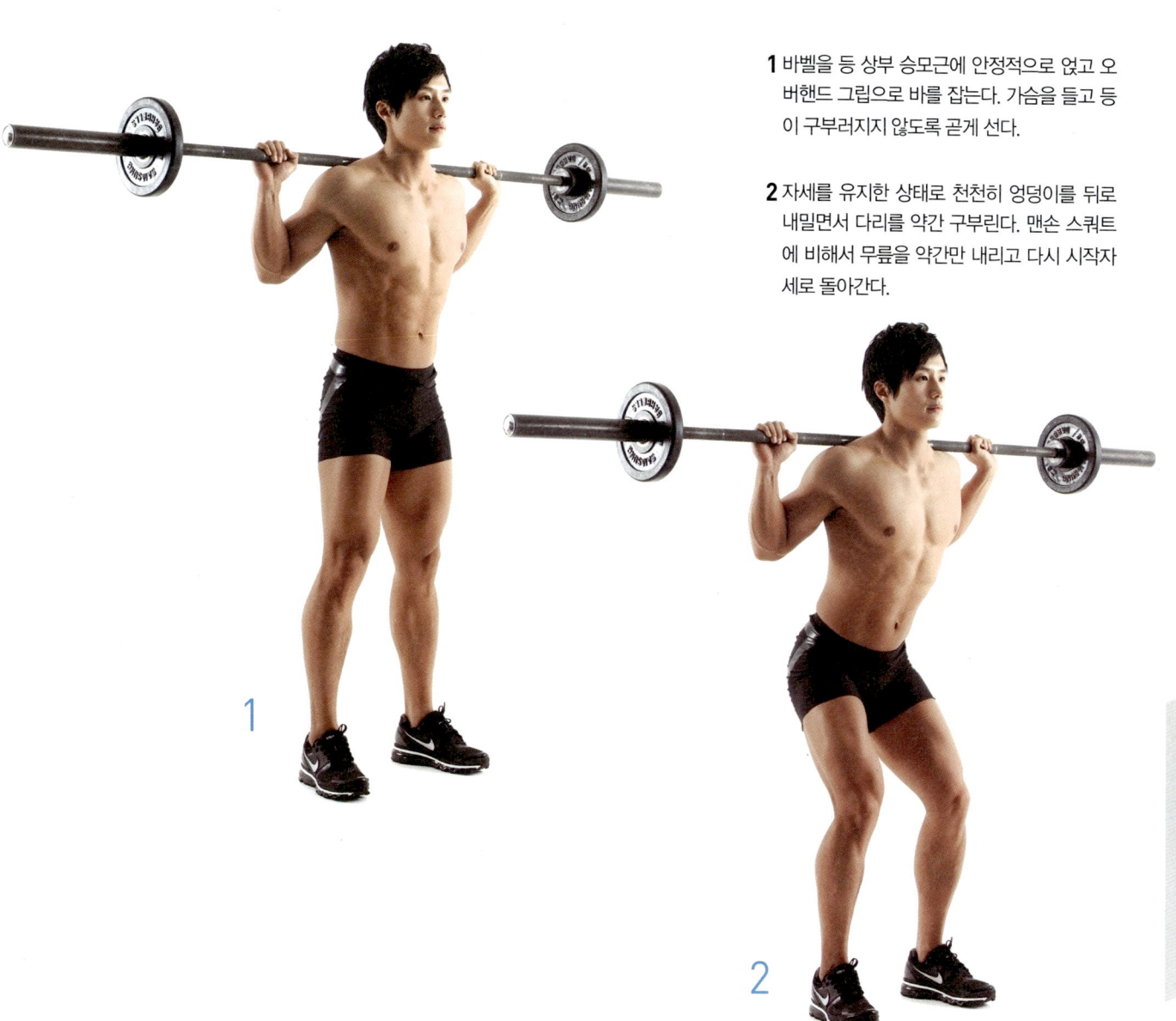

1 바벨을 등 상부 승모근에 안정적으로 얹고 오 버핸드 그립으로 바를 잡는다. 가슴을 들고 등 이 구부러지지 않도록 곧게 선다.

2 자세를 유지한 상태로 천천히 엉덩이를 뒤로 내밀면서 다리를 약간 구부린다. 맨손 스쿼트 에 비해서 무릎을 약간만 내리고 다시 시작자 세로 돌아간다.

내 몸을 변신시키 12주 운동법

233

하프 스쿼트

4 HALF SQUAT

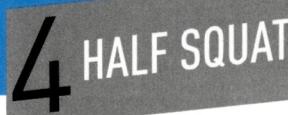

미니 스쿼트로 하체 근력을 키웠다면 이제 하프 스쿼트에 도전할 차례이다. 하프 스쿼트는 미니 스쿼트에 비해 상체를 더 내리는 동작이다. 미니 스쿼트와 하프 스쿼트를 통해 하체 근력을 충분히 길렀다면 이후에 풀 스쿼트에 도전해보자.

1 바벨을 등 상부 승모근에 안정적으로 얹고 오버핸드 그립으로 바를 잡는다. 가슴을 들고 등이 구부러지지 않도록 곧게 선다.

2 자세를 유지한 상태로 천천히 엉덩이를 내밀면서 무릎을 미니 스쿼트보다 조금 더 구부린다. 허벅지 근육의 긴장감이 풀리지 않도록 유지하면서 다시 시작자세로 돌아간다.

1

2

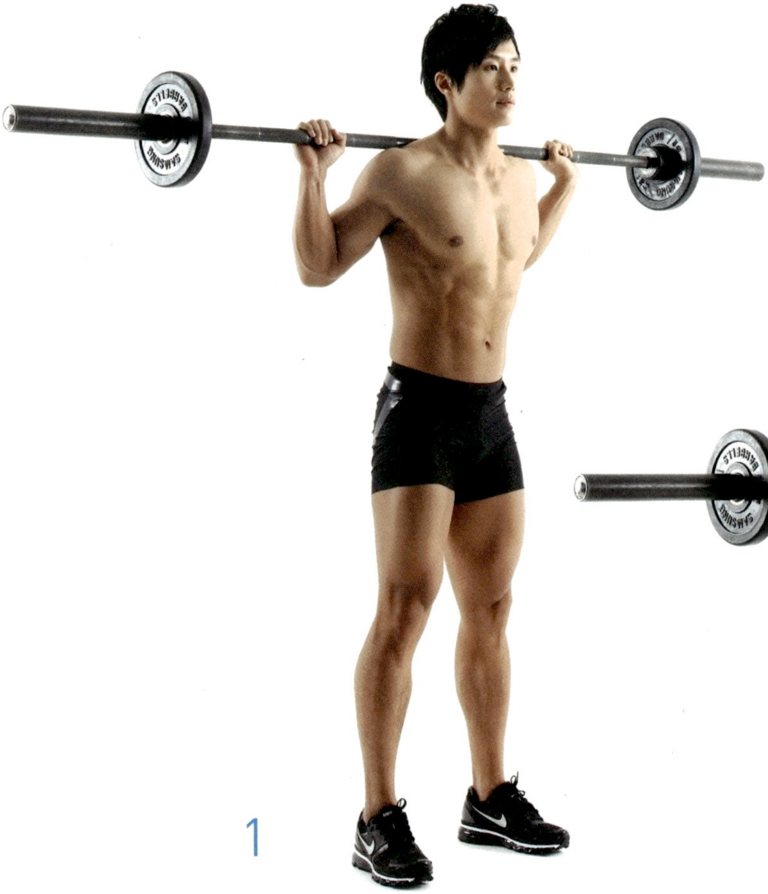

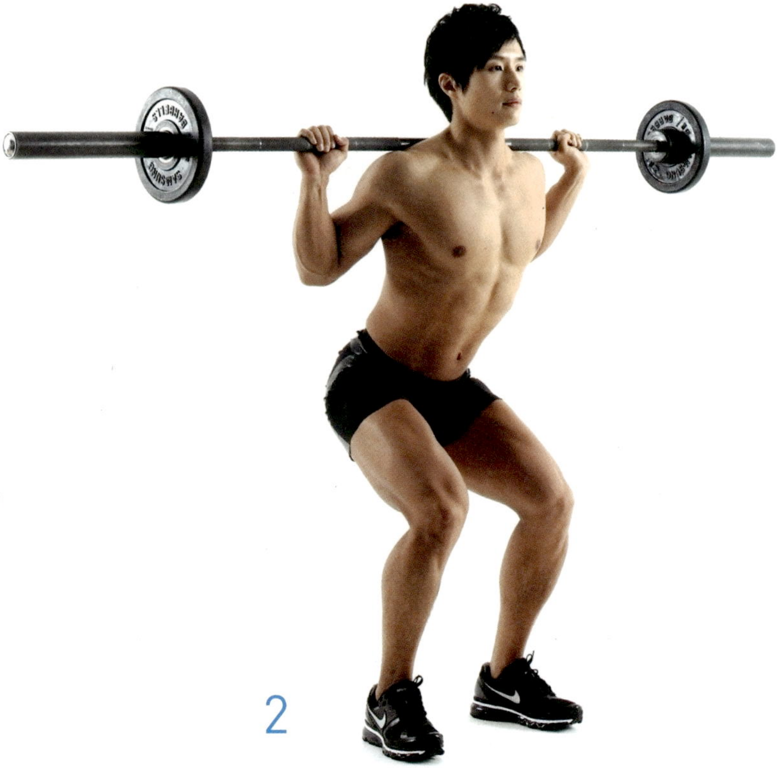

싱글-레그 스쿼트

한쪽 다리를 들어서 실시하는 운동으로 한쪽 다리의 운동 강도를 더욱 높이고 동시에 균형 감각
도 키울 수 있는 운동이다.

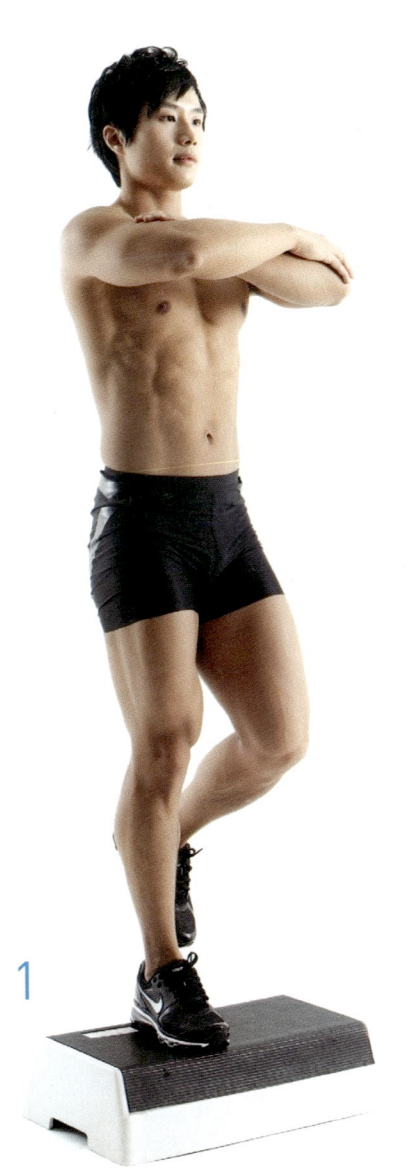

1 한쪽 발은 스텝 박스에 올리고 다른
쪽 발은 든다.

2 한쪽 발로 균형을 잡고 스쿼트 자세
로 상체를 천천히 내린다. 최저 지점
에서 잠시 멈춘 다음 자세가 흐트러
지지 않도록 집중하면서 시작자세로
돌아간다. 반대쪽도 반복한다.

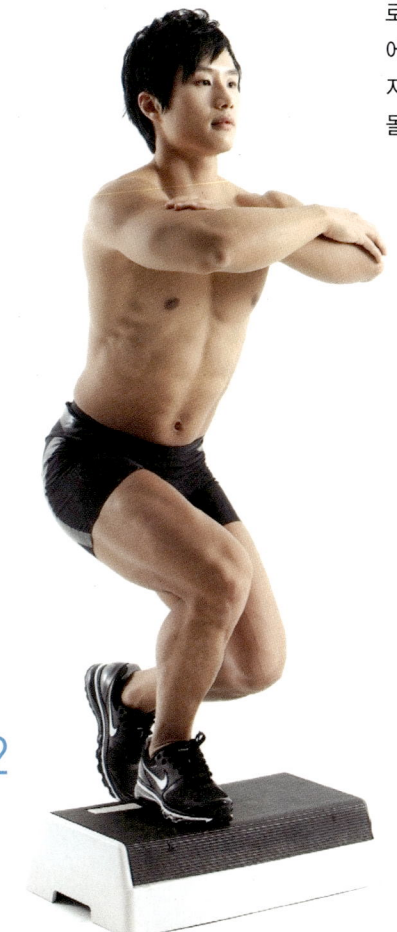

내 몸을 변신시킨 12주 운동법

덤벨 스쿼트

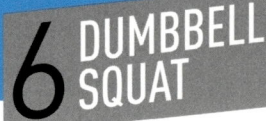

덤벨을 이용해서도 얼마든지 스쿼트 자세의 중량을 늘릴 수 있다. 작은 중량의 차이가 하체 운동에서는 크게 느껴질 것이다.

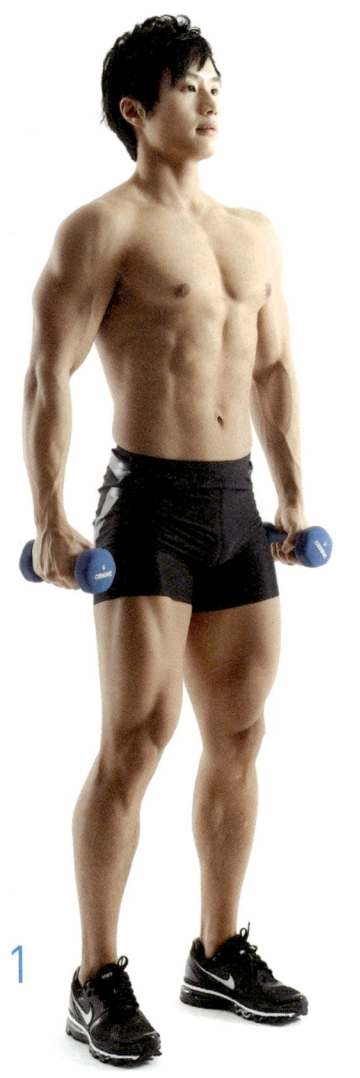

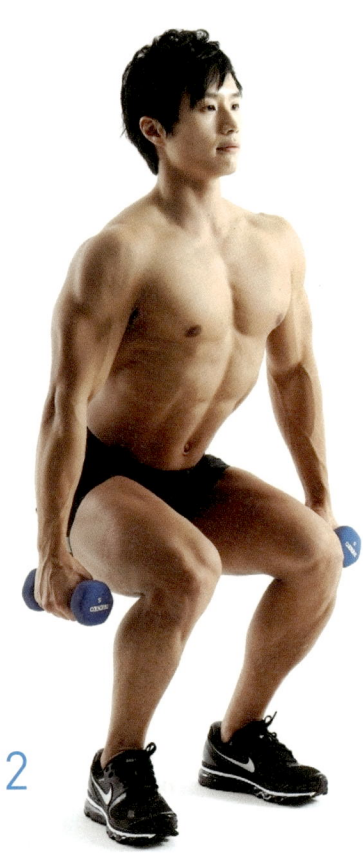

1 손바닥이 마주보도록 양손에 덤벨을 들고 팔을 몸 옆으로 내린다. 그 상태에서 가슴을 펴고 허리를 넣어 기본 스쿼트 자세를 만든다.

2 양손의 덤벨이 수직으로 이동하게 하면서 무릎을 천천히 구부리며 몸을 내린다. 최저 지점에서 잠시 멈춘 다음 하체의 긴장이 풀리지 않도록 유지하면서 천천히 시작자세로 돌아간다.

바벨 프론트 스쿼트

바벨을 상체 앞쪽에 얹고 스쿼트 자세를 수행한다.

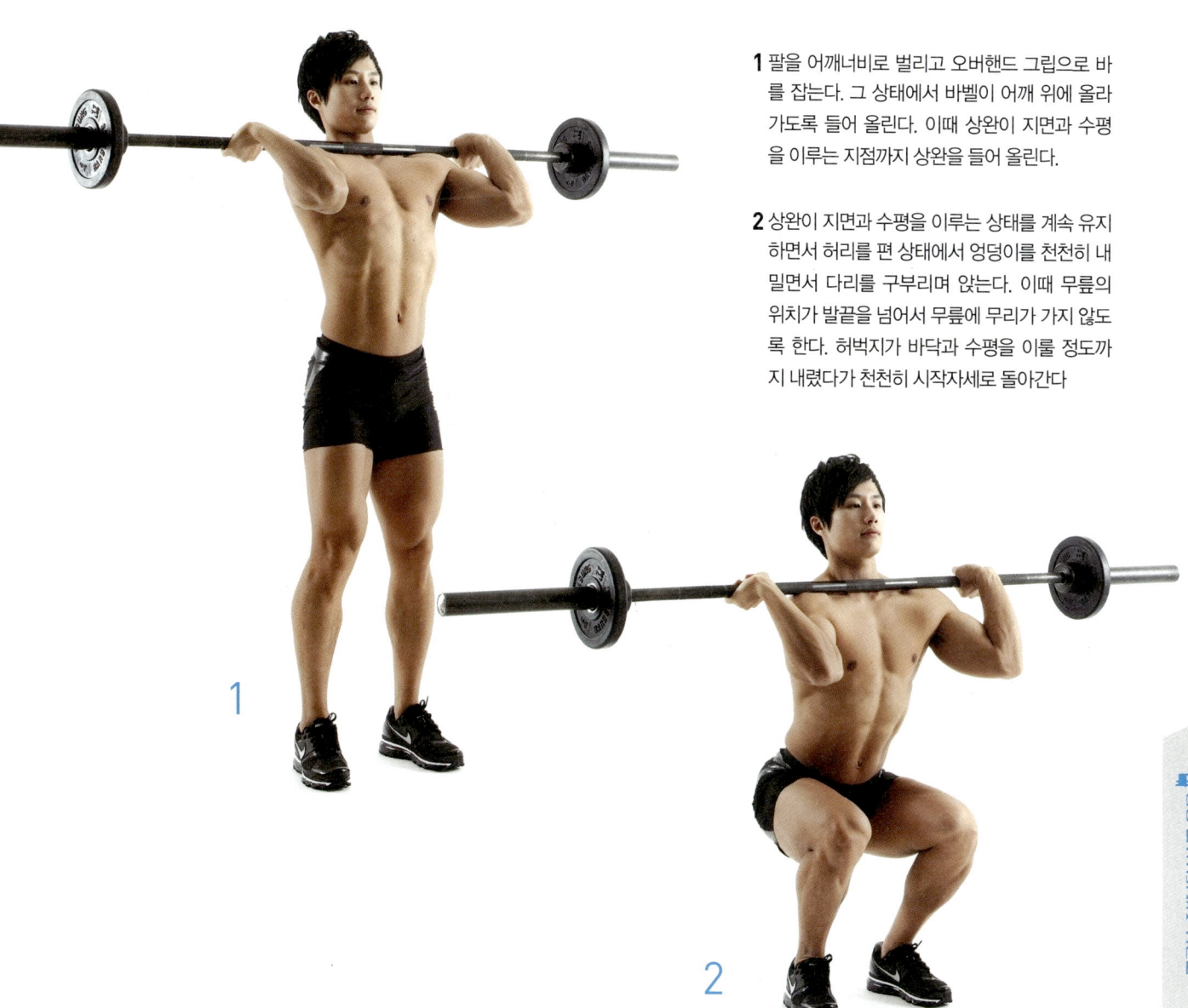

1 팔을 어깨너비로 벌리고 오버핸드 그립으로 바를 잡는다. 그 상태에서 바벨이 어깨 위에 올라가도록 들어 올린다. 이때 상완이 지면과 수평을 이루는 지점까지 상완을 들어 올린다.

2 상완이 지면과 수평을 이루는 상태를 계속 유지하면서 허리를 편 상태에서 엉덩이를 천천히 내밀면서 다리를 구부리며 앉는다. 이때 무릎의 위치가 발끝을 넘어서 무릎에 무리가 가지 않도록 한다. 허벅지가 바닥과 수평을 이룰 정도까지 내렸다가 천천히 시작자세로 돌아간다

점프 스쿼트

점프는 강도가 높은 운동으로 놀라운 효과를 얻을 수 있다. 게다가 점프 동작은 다른 운동 동작들 보다 더 높은 칼로리를 소모할 수 있다.

1 기본 하프 스쿼트 자세와 동일한 자세를 유지하 면서 상체를 천천히 내린다.

2 하체에 힘을 폭발적으로 가해 점프를 한다.

3 관절에 무리가 가지 않도록 무릎을 구부린 상태 로 다시 하체 근육을 이용해서 바닥에 착지한다.

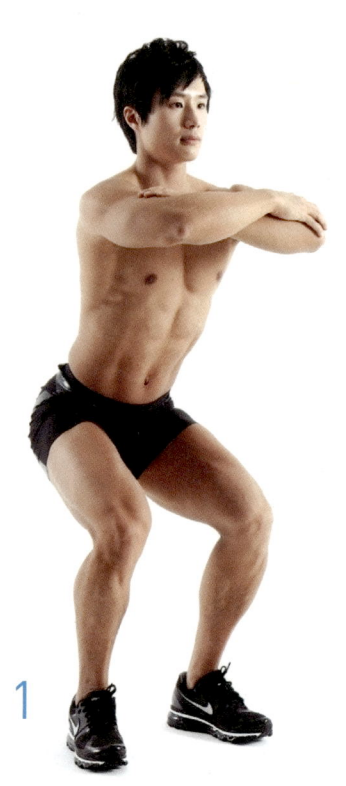

1

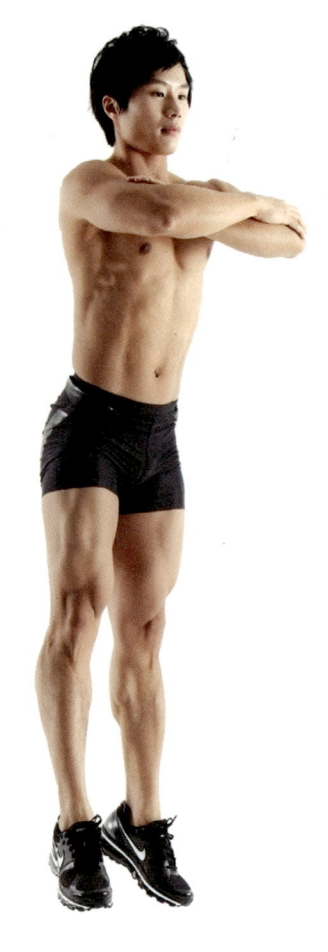

2

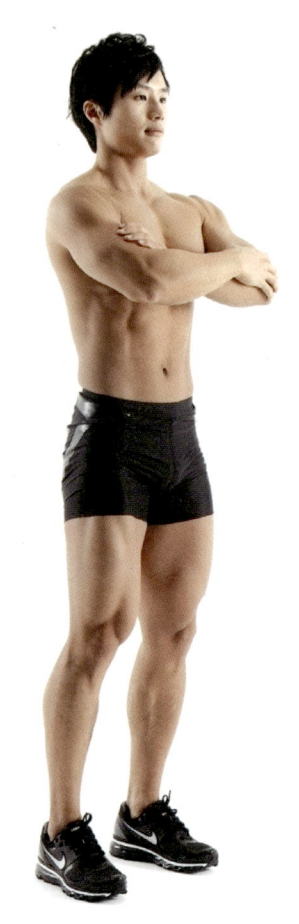

3

맨손 스플리트 스쿼트

한쪽 다리를 앞에 위치해 놓고 수행하는 스플리트 스쿼트는 일반 스쿼트에 비해서 더 높은 하체 근력과 균형 감각을 필요로 한다.

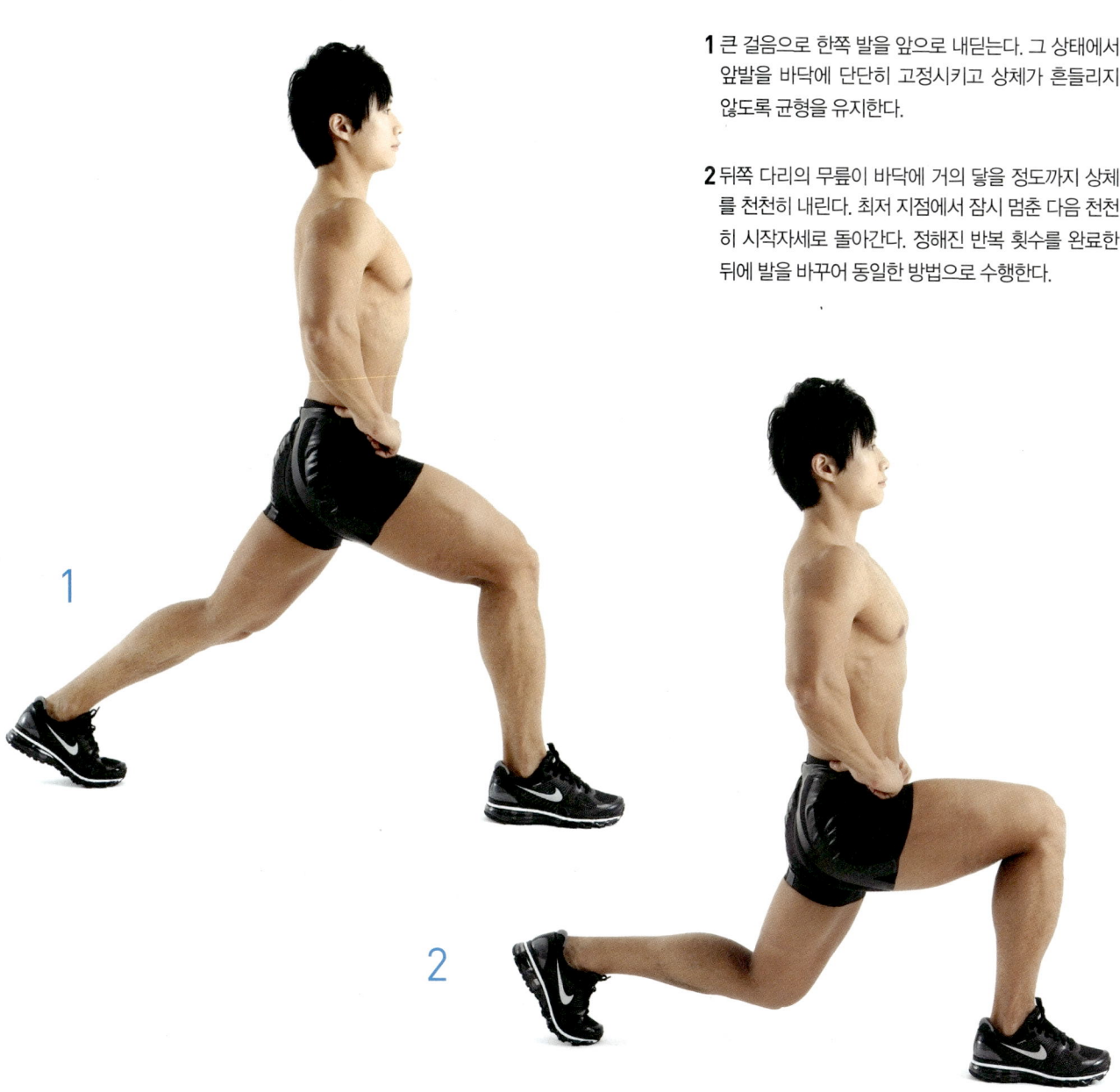

1 큰 걸음으로 한쪽 발을 앞으로 내딛는다. 그 상태에서 앞발을 바닥에 단단히 고정시키고 상체가 흔들리지 않도록 균형을 유지한다.

2 뒤쪽 다리의 무릎이 바닥에 거의 닿을 정도까지 상체를 천천히 내린다. 최저 지점에서 잠시 멈춘 다음 천천히 시작자세로 돌아간다. 정해진 반복 횟수를 완료한 뒤에 발을 바꾸어 동일한 방법으로 수행한다.

내 몸을 변신시키는 12주 운동법

239

바벨 스플리트 스쿼트

맨손 스플리트 스쿼트 자세에 익숙해졌다면 바벨을 이용해서 운동 강도를 높여보자.

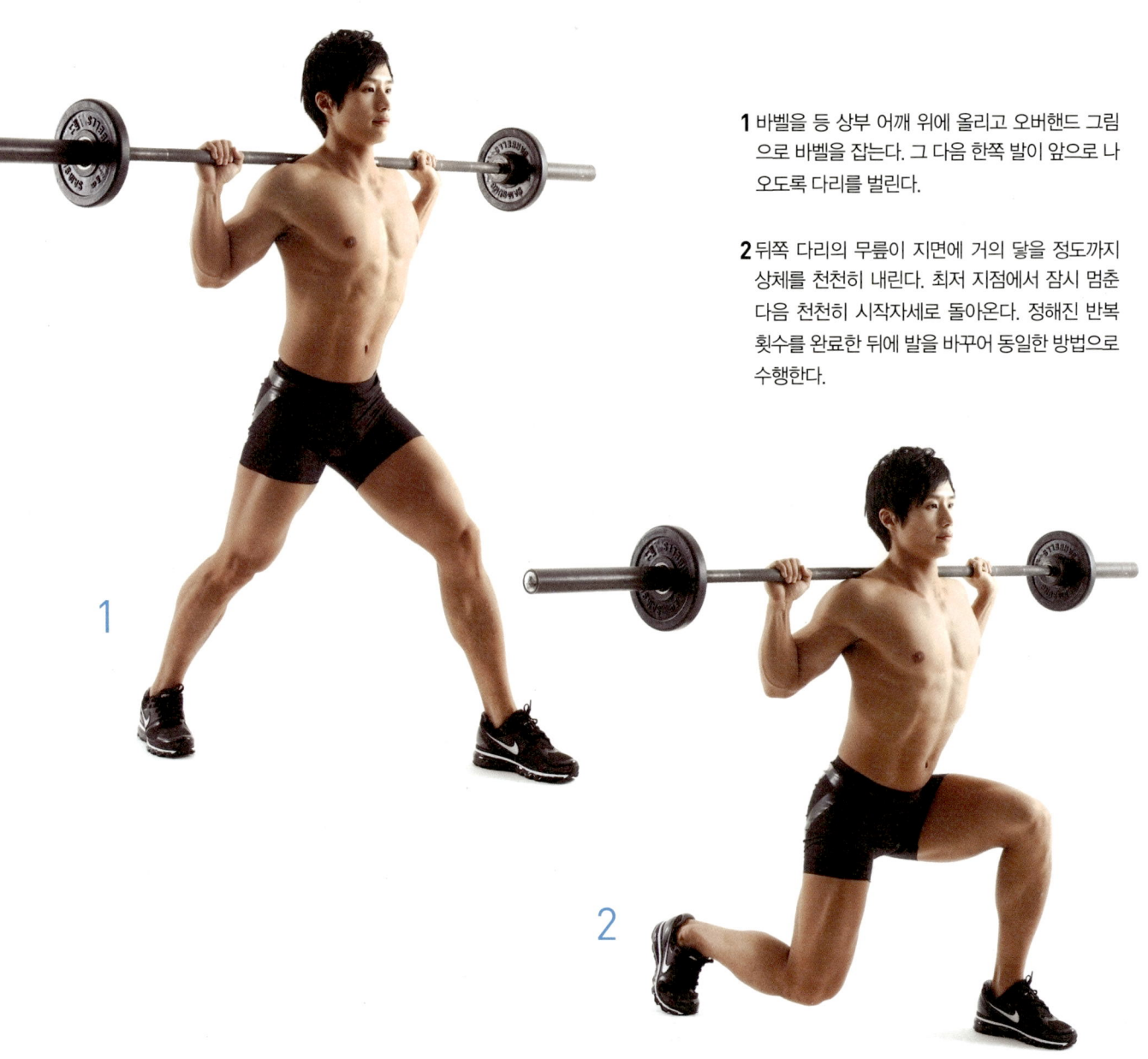

1 바벨을 등 상부 어깨 위에 올리고 오버핸드 그립으로 바벨을 잡는다. 그 다음 한쪽 발이 앞으로 나오도록 다리를 벌린다.

2 뒤쪽 다리의 무릎이 지면에 거의 닿을 정도까지 상체를 천천히 내린다. 최저 지점에서 잠시 멈춘 다음 천천히 시작자세로 돌아온다. 정해진 반복 횟수를 완료한 뒤에 발을 바꾸어 동일한 방법으로 수행한다.

덤벨 스플리트 스쿼트

덤벨을 이용해서 스플리트 스쿼트를 한다. 상체가 흔들리지 않도록 균형을 잡는 데 유의해야 한다. 한쪽 발이 끝나고 다음 발을 할 때에도 이전 발의 개수와 동일한 개수를 수행할 수 있도록 노력한다.

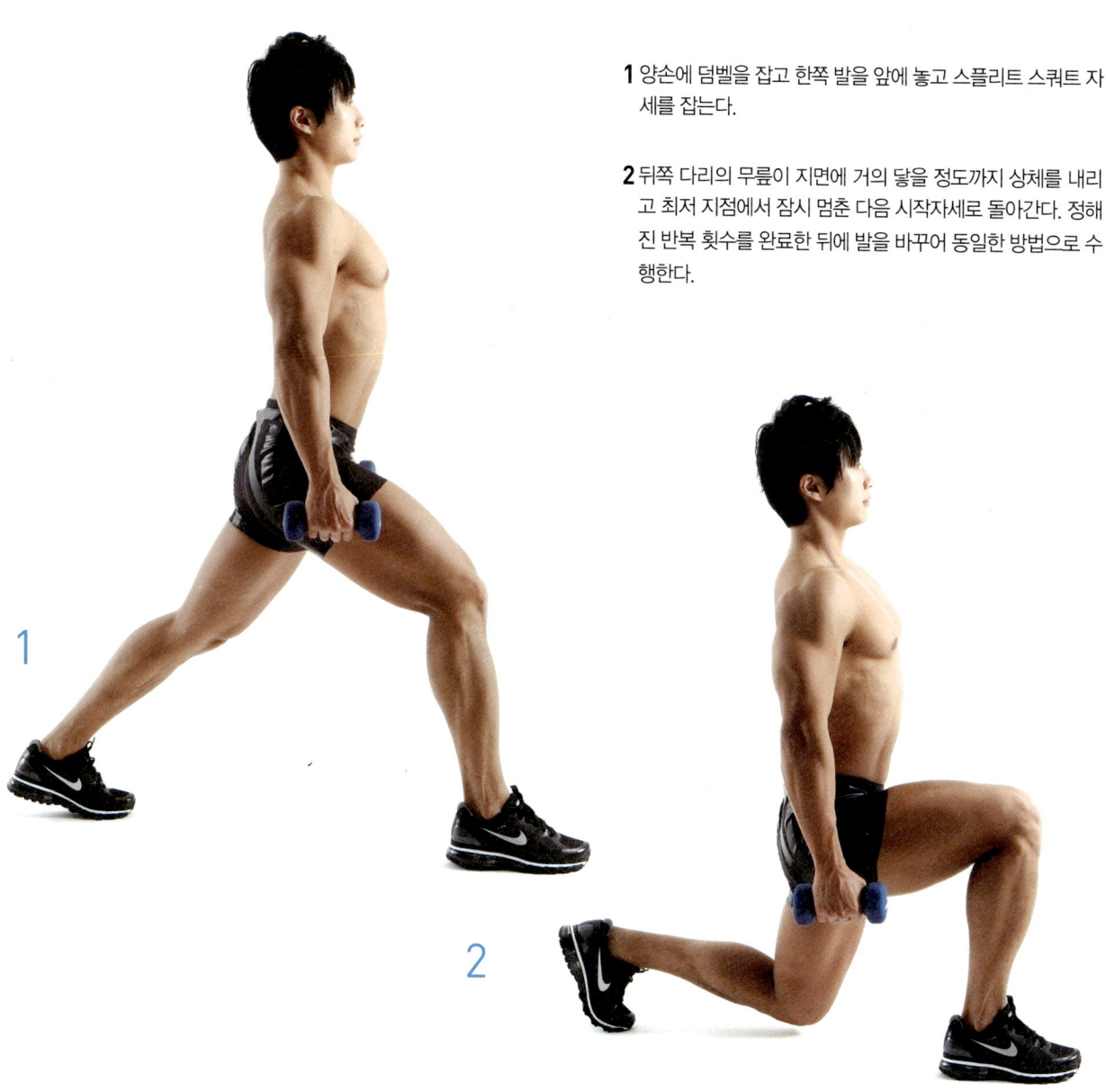

1 양손에 덤벨을 잡고 한쪽 발을 앞에 놓고 스플리트 스쿼트 자세를 잡는다.

2 뒤쪽 다리의 무릎이 지면에 거의 닿을 정도까지 상체를 내리고 최저 지점에서 잠시 멈춘 다음 시작자세로 돌아간다. 정해진 반복 횟수를 완료한 뒤에 발을 바꾸어 동일한 방법으로 수행한다.

내 몸을 변신시킨 12주 운동법

241

점프 스플리트 스쿼트

스플리트 스쿼트를 하면서 최저 지점에서 상체를 올릴 때 폭발적으로 힘을 가해 점프를 뛰고 다시 자세를 잡는 동작이다. 일반 스플리트 스쿼트 자세보다 더 높은 근력과 균형 감각을 요구한다.

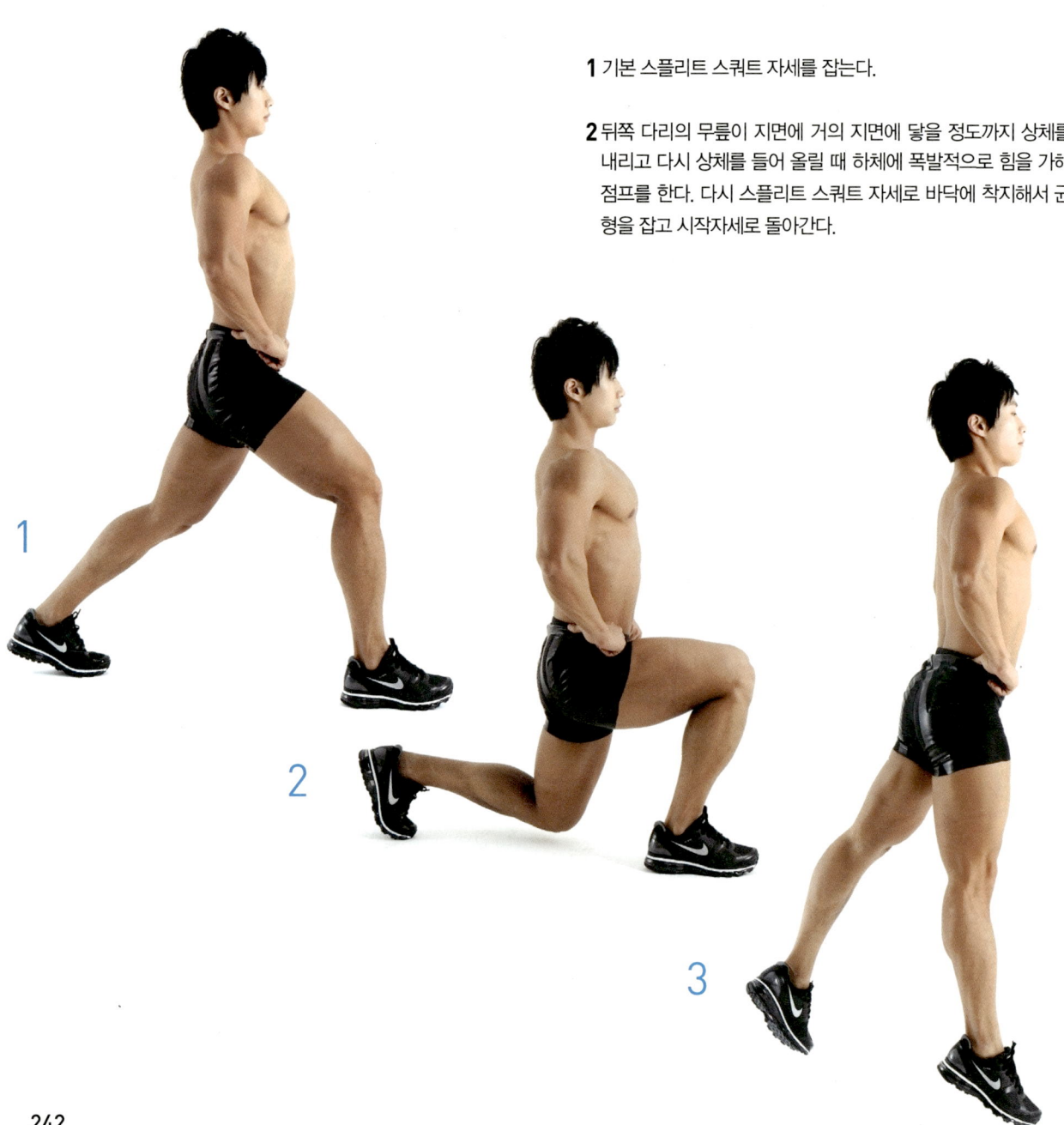

1 기본 스플리트 스쿼트 자세를 잡는다.

2 뒤쪽 다리의 무릎이 지면에 거의 지면에 닿을 정도까지 상체를 내리고 다시 상체를 들어 올릴 때 하체에 폭발적으로 힘을 가해 점프를 한다. 다시 스플리트 스쿼트 자세로 바닥에 착지해서 균형을 잡고 시작자세로 돌아간다.

엘리베이티드 프론트 풋 덤벨 스플리트 스쿼트

스텝 박스를 이용해서 덤벨 스플리트 스쿼트의 강도를 높여보자.

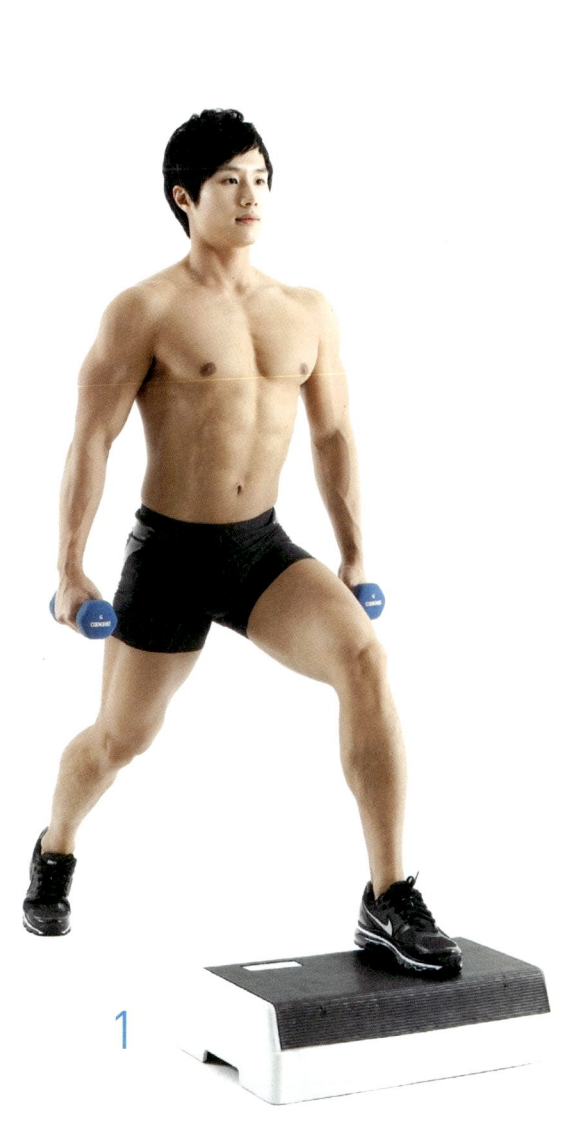

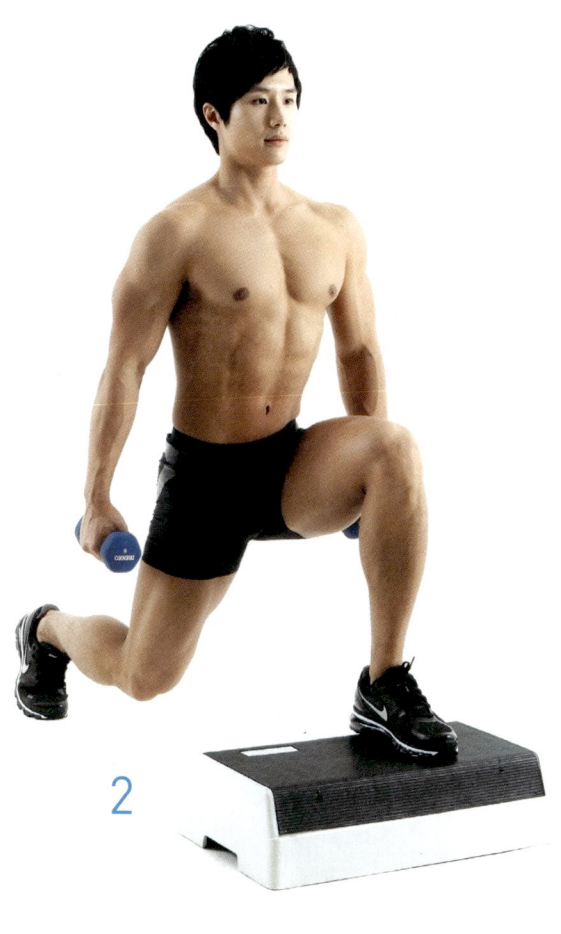

1 양손에 덤벨을 쥐고 한쪽 발을 앞으로 내밀어 스텝 박스
위에 올린다.

2 하체 근육에 집중하면서 허벅지가 바닥과 수평을 이룰
때까지 몸을 최대한 내린다. 최저 지점에서 잠시 멈춘 다
음 천천히 시작자세로 돌아간다.

내 몸을 변신시키는 12주 운동법

엘리베이티트 백 풋 덤벨 스플리트 스쿼트

스텝 박스나 벤치를 이용해서 덤벨 스플리트 스쿼트의 강도를 높여보자. 스플리트 스쿼트를 할 때
뒤쪽 발의 높이가 높아지면 운동 동작 범위가 커지고 난이도도 높아진다.

1 양손에 덤벨을 쥐고 한쪽 발을 뒤로 내밀어 스텝 박스 위에 올린다.

2 하체 근육에 집중하면서 허벅지가 바닥과 수평을 이룰 때까지 몸을
최대한 내린다. 최저 지점에서 잠시 멈춘 다음 천천히 시작자세로
돌아간다.

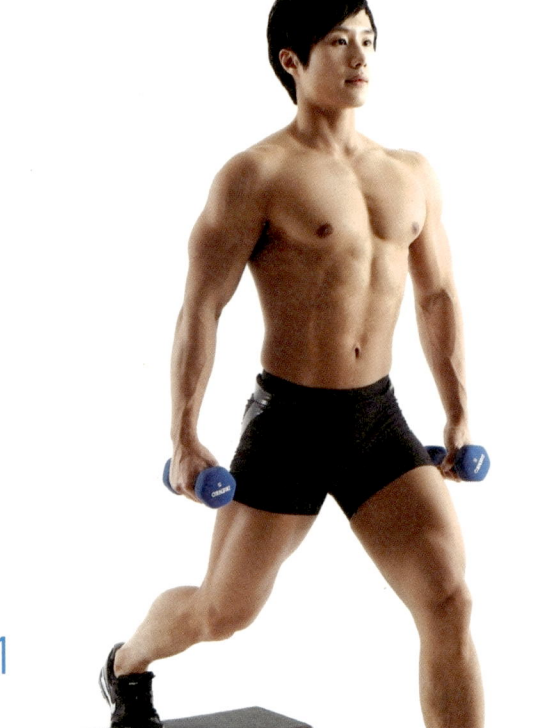

1

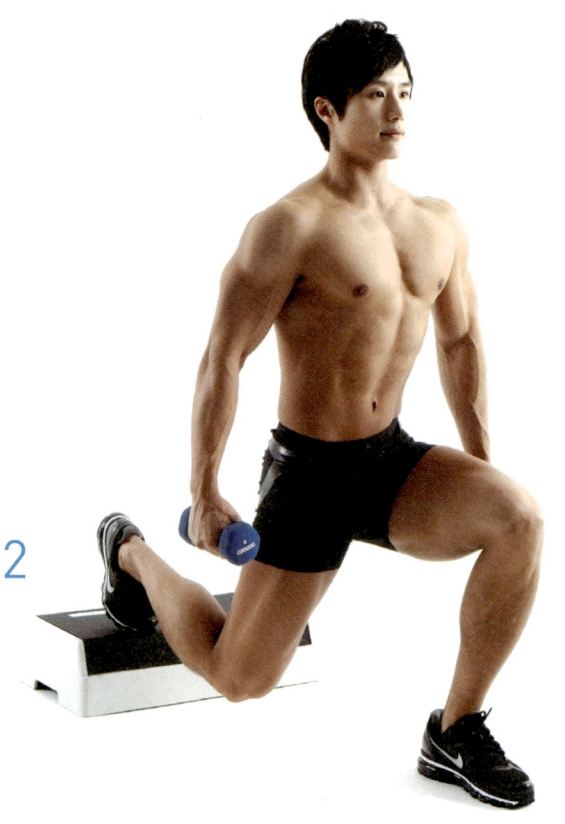

2

바벨 런지

기본 런지 동작은 다리를 좁게 벌린 스쿼트 시작 자세에서 스플리트 스쿼트 자세로의 이동, 스플리트 스쿼트의 수행 그리고 다시 스쿼트 자세로의 복귀라고 이해하면 쉽다. 바벨을 이용해서 운동의 강도를 높일 수 있다.

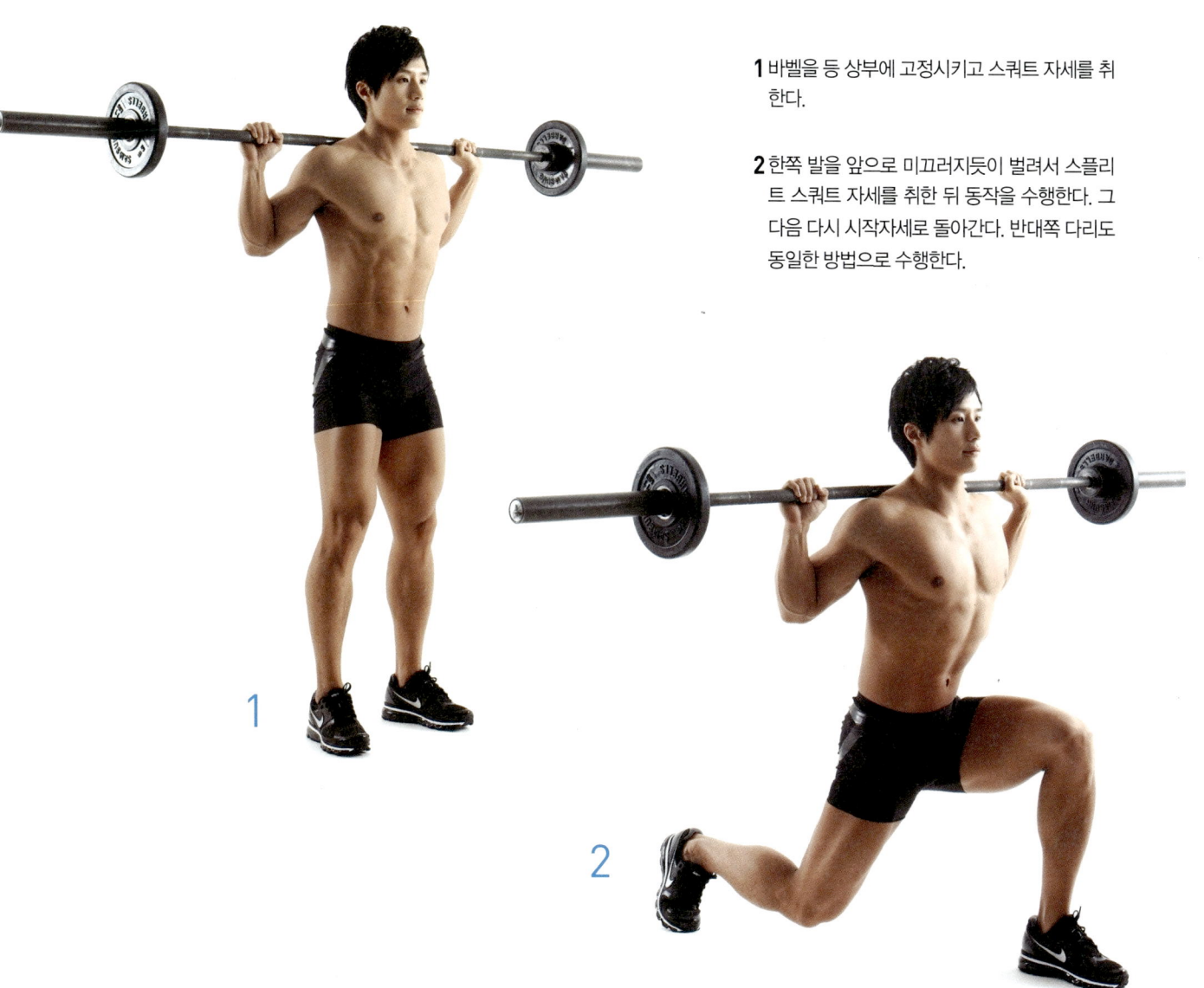

1 바벨을 등 상부에 고정시키고 스쿼트 자세를 취한다.

2 한쪽 발을 앞으로 미끄러지듯이 벌려서 스플리트 스쿼트 자세를 취한 뒤 동작을 수행한다. 그 다음 다시 시작자세로 돌아간다. 반대쪽 다리도 동일한 방법으로 수행한다.

내 몸을 변신시키기 12주 운동법

245

런지 & 로테이션

런지는 펜싱 경기의 다리 동작을 연상하면 이해가 쉬울 것이다. 양쪽 다리를 번갈아 하면 되는데 이 운동은 한쪽 다리를 앞으로 내민 상태에서 앞으로 내민 다리 쪽으로 몸통을 돌리면 된다. 하체 와 몸통을 강화시켜 옆구리 살을 빼는 데 효과적이다.

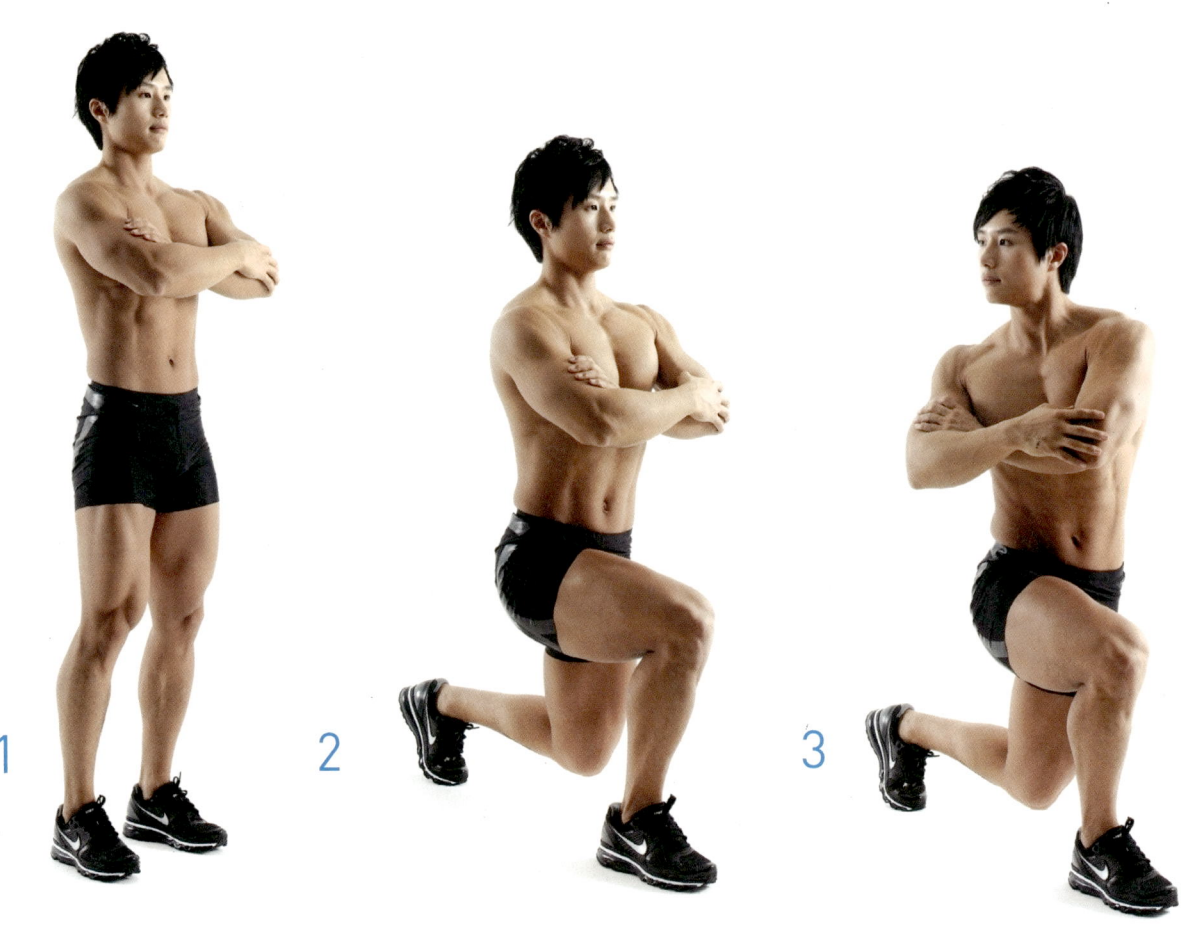

1   2   3

1 양발을 어깨너비보다 좁게 벌리고 가슴을 펴고 곧게 선다.

2 한쪽 발을 미끄러지듯이 한걸음 앞으로 내딛고, 내딛은 발쪽으로 몸통을 회전하면서 무릎을 구부린다. 한쪽 발이 끝나면 바로 반대 쪽 발을 이어서 한다.

246

덤벨 하버 스텝

하버 스텝은 강력한 하체 운동은 물론 신체의 균형 감각과 민첩성을 향상시킬 수 있는 운동이다.

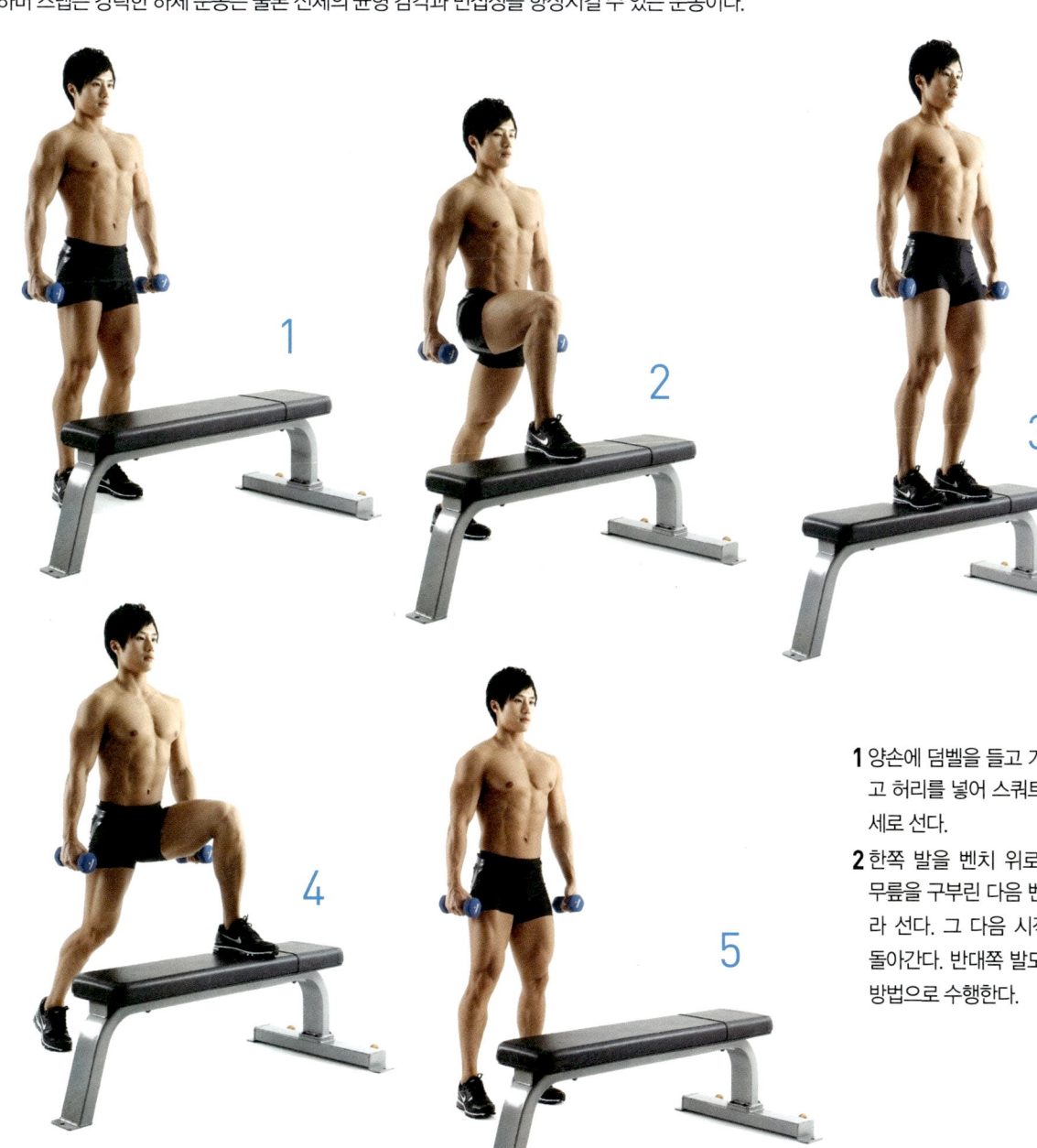

1

2

3

4

5

1 양손에 덤벨을 들고 가슴을 펴고 허리를 넣어 스쿼트 기본자세로 선다.

2 한쪽 발을 벤치 위로 내딛고 무릎을 구부린 다음 벤치에 올라 선다. 그 다음 시작자세로 돌아간다. 반대쪽 발도 동일한 방법으로 수행한다.

내 몸을 변신시키기 12주 운동법

247

스탠딩 덤벨 카프 레이즈

카프 레이즈의 동작은 종아리를 단련하는 운동이다. 평소 이 운동에 집중한다면 운동 중 종아리에
쥐가 나서 고생할 일은 없게 될 것이다.

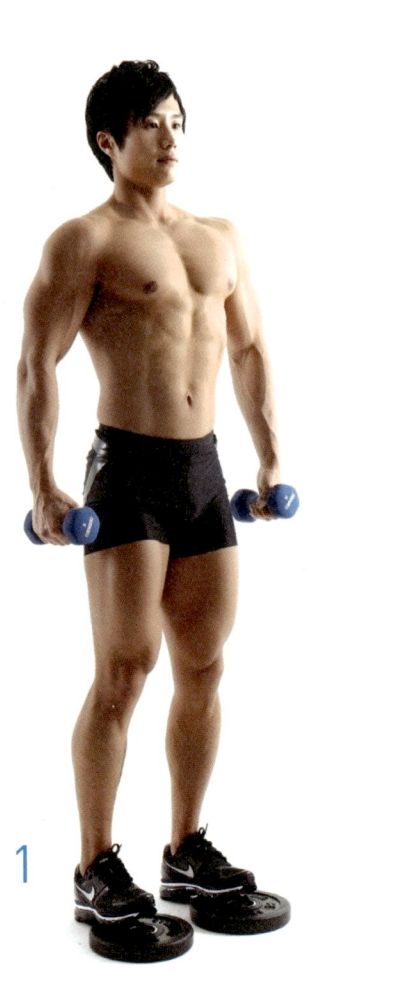

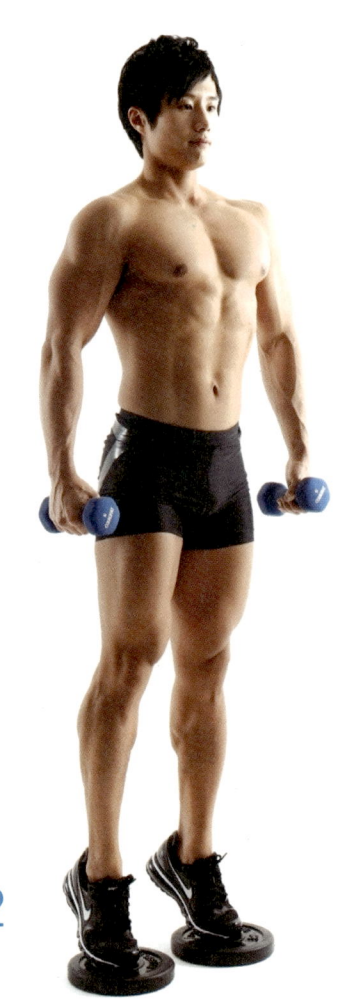

1 양손에 덤벨을 쥐고 양발의 볼 부분을 원판 위에 올린다.

2 뒤꿈치를 최대한 높이 들어 올린다. 최고 지점에서 잠시 멈춘 다음
   천천히 시작자세로 돌아간다.

힙 레이즈

힙 레이즈는 엉덩이 모양을 예쁘게 다듬어 줄 수 있는 운동으로 집에서도 쉽게 할 수 있다. 게다가
복근과 허리의 근력들을 키우는 데에도 도움이 된다.

1

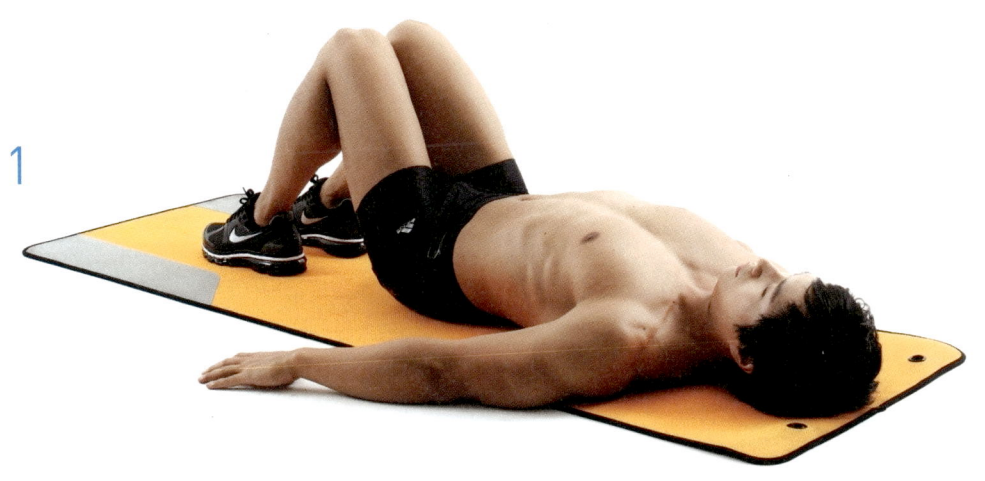

1 바닥에 누워 무릎을 구부리고 발바닥을
　바닥에 밀착시킨다.

2 어깨부터 무릎까지 몸이 일직선이 되도록
　엉덩이를 들어 올린다. 최고 지점에서 잠
　시 멈춘 다음 천천히 몸을 내리면서 시작
　자세로 돌아간다.

2

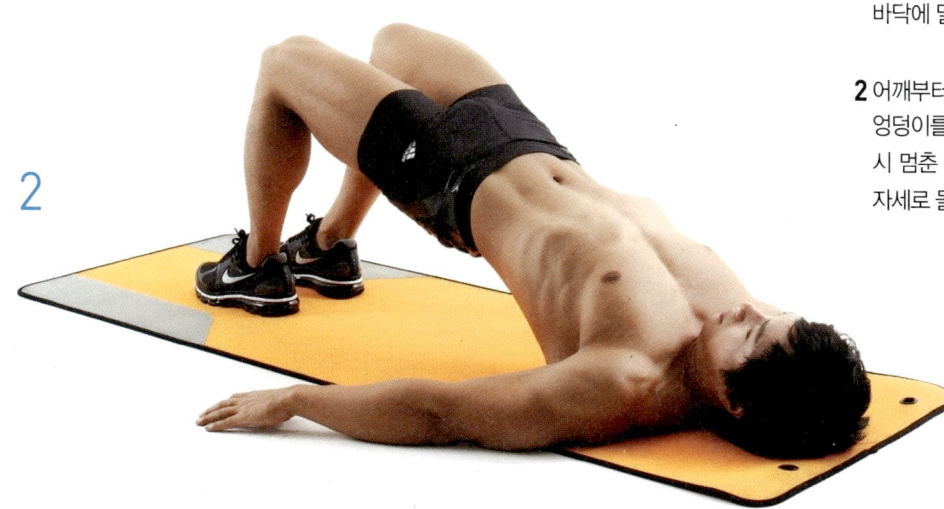

내 몸을 변신시킨 12주 운동법

249

백 킥

백 킥은 엉덩이에 자극을 주는 운동으로 속도를 빠르게 한다면 더욱 굴곡 있는 엉덩이 라인을 만들 수 있다.

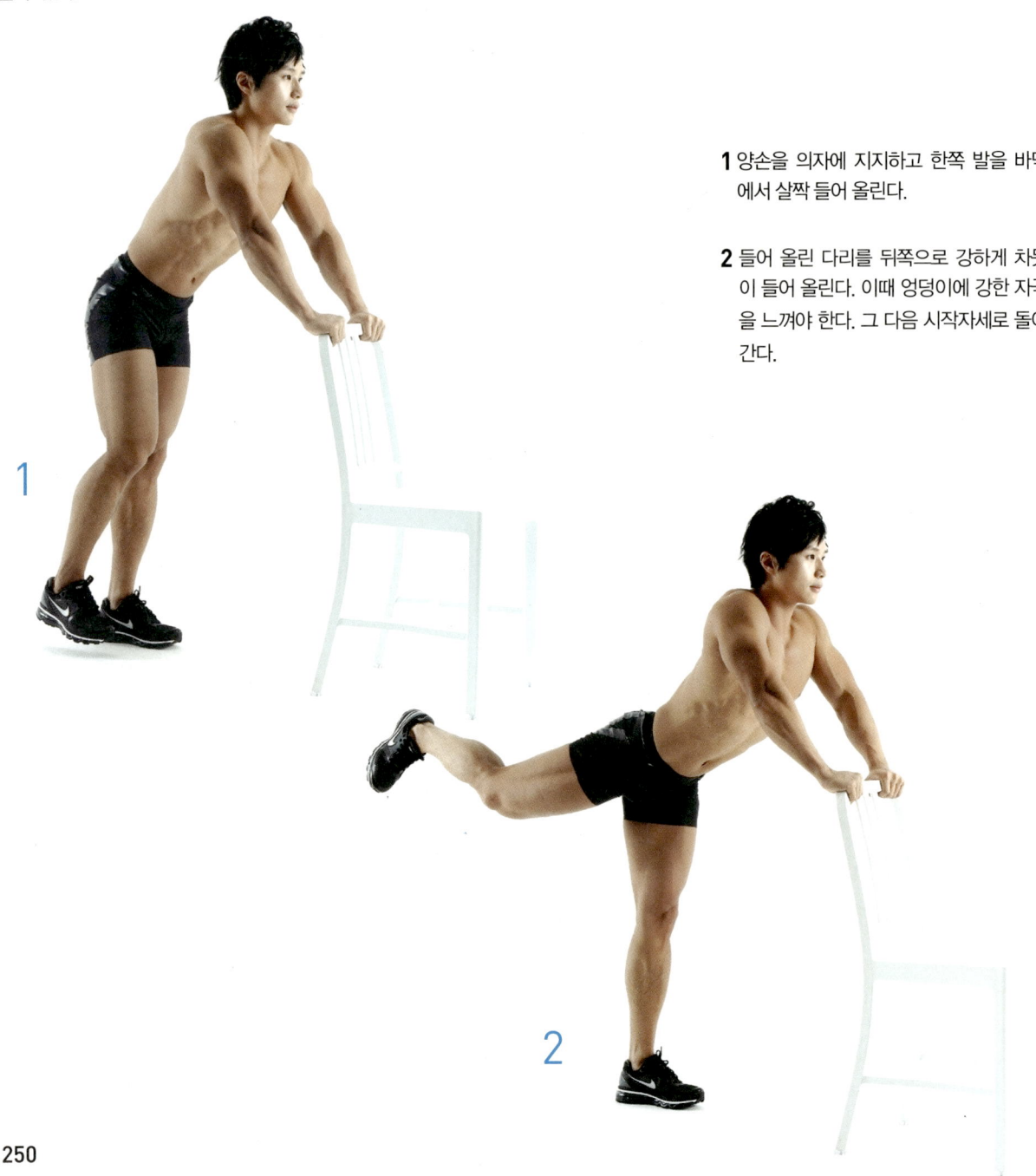

1 양손을 의자에 지지하고 한쪽 발을 바닥에서 살짝 들어 올린다.

2 들어 올린 다리를 뒤쪽으로 강하게 차듯이 들어 올린다. 이때 엉덩이에 강한 자극을 느껴야 한다. 그 다음 시작자세로 돌아간다.

250

레그 프레스

헬스클럽에는 레그 프레스 머신이나 원판을 얹을 수 있는 파워 레그 프레스가 있을 것이다. 이 기구는 스쿼트 자세에 비해서 허리에 무리가 덜 가기 때문에 스쿼트보다 좀 더 고중량으로 하체운동을 할 수 있다. 사진에서는 머신을 이용한 레그 프레스 동작이다.

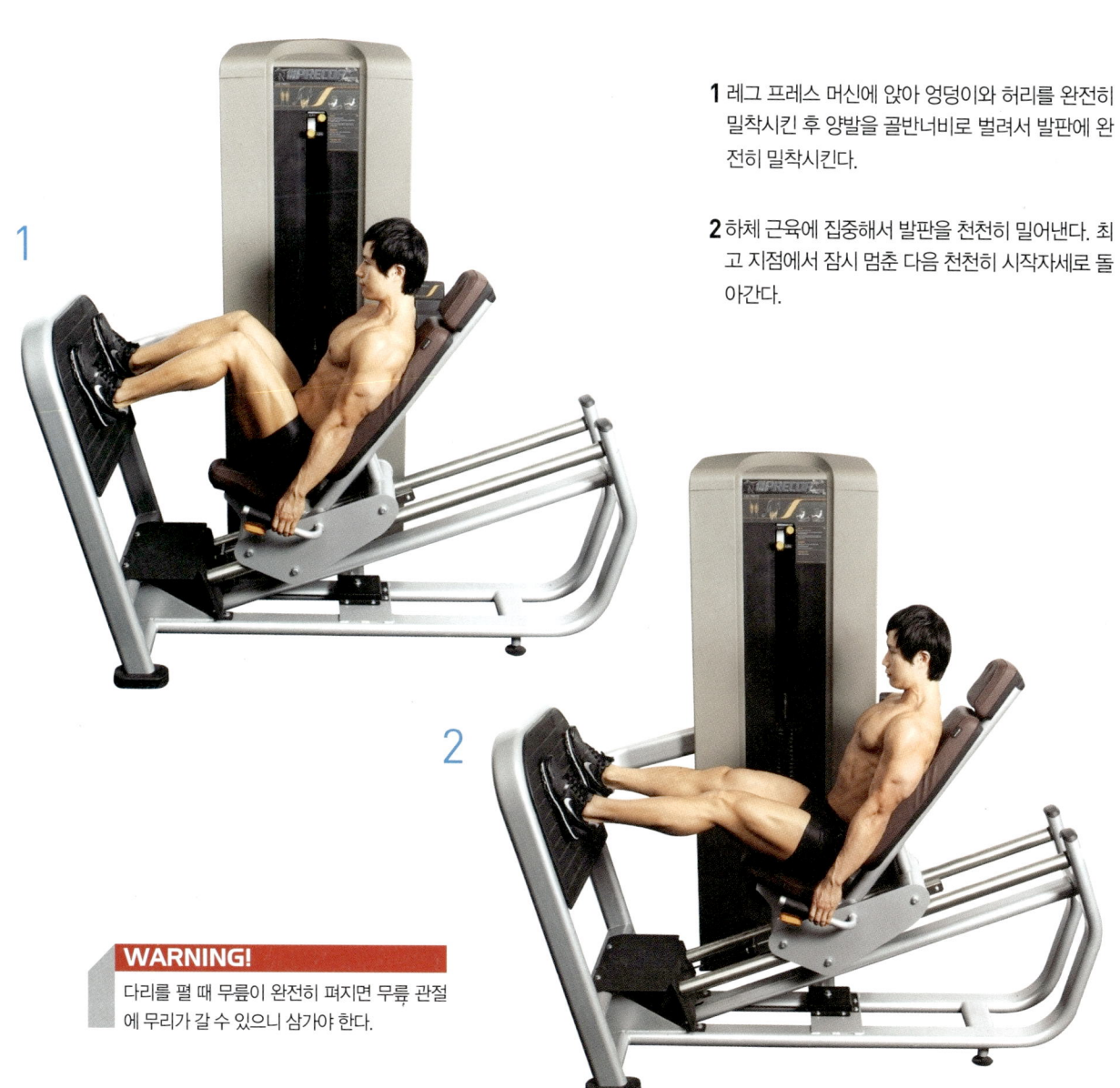

1

2

1 레그 프레스 머신에 앉아 엉덩이와 허리를 완전히 밀착시킨 후 양발을 골반너비로 벌려서 발판에 완전히 밀착시킨다.

2 하체 근육에 집중해서 발판을 천천히 밀어낸다. 최고 지점에서 잠시 멈춘 다음 천천히 시작자세로 돌아간다.

WARNING!
다리를 펼 때 무릎이 완전히 펴지면 무릎 관절에 무리가 갈 수 있으니 삼가야 한다.

내 몸을 변신시키기 12주 운동법

레그 익스텐션

레그 익스텐션은 대퇴사두근, 즉 허벅지 앞쪽 근육에 집중할 수 있는 운동이다. 고중량보다는 정확한 자세로 운동할 수 있도록 노력하자.

1

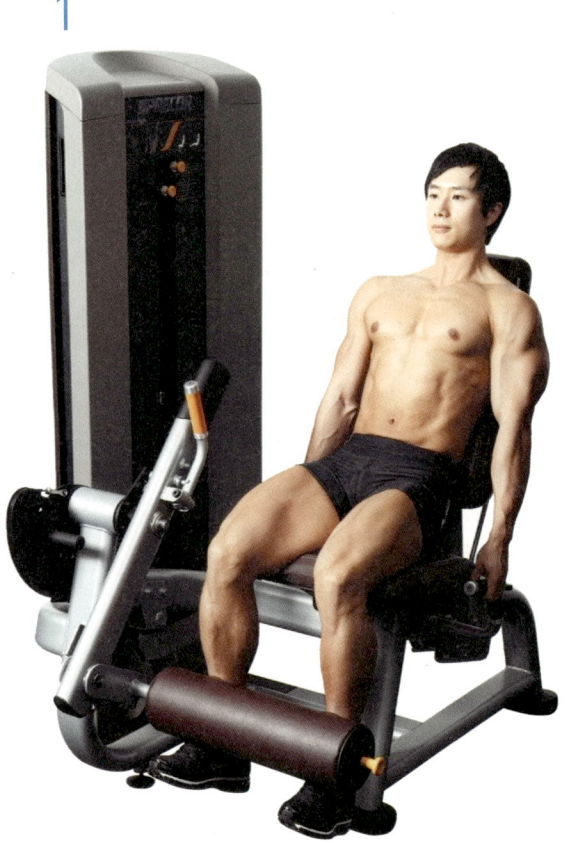

1 레스 익스텐션 머신에 앉아 발목 부분에 걸쳐지는 패드를 자신의 발목에 편하게 안착되도록 조절한다. 그리고 등받이의 위치를 조절한다.

2 손잡이를 잡고 상체를 고정시킨 상태에서 대퇴사두근에 집중해서 중량을 강하게 들어 올린다. 중량을 내릴 때에도 대퇴사두근에 집중하면서 천천히 내려서 시작자세로 돌아간다.

2

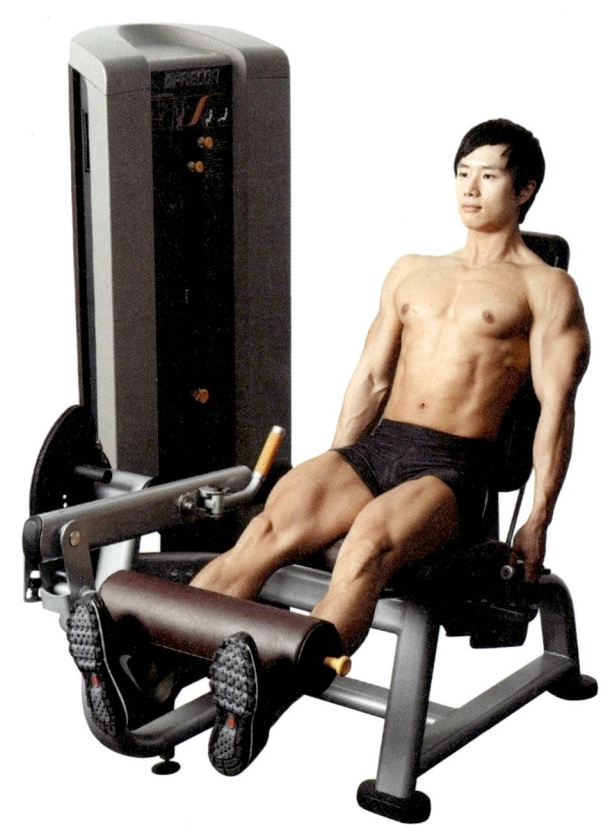

WARNING!
운동 내내 대퇴사두근에 집중해야 하며, 반동을 이용하여 공을 차듯이 중량을 들어 올리고 다시 중량을 버티지 않고 빠른 속도로 떨어뜨려서는 안 된다.

252

레그 컬

대퇴이두근, 즉 허벅지 뒷부분을 발달시킬 수 있는 운동이다. 앉아서 하는 머신과 엎드려서 하는 머신 등 두 종류가 있으며, 둘 중 자신이 다니는 헬스클럽에 배치되어 있는 것을 사용하면 된다. 사진에서는 앉아서 하는 머신인 시티드 레그 컬을 이용한 것이다. 레그 익스텐션 머신과 모양이 비슷해 보일 수 있지만 레그 익스텐션은 대퇴사두근을, 레그 컬은 대퇴이두근을 사용하는 운동이다.

1

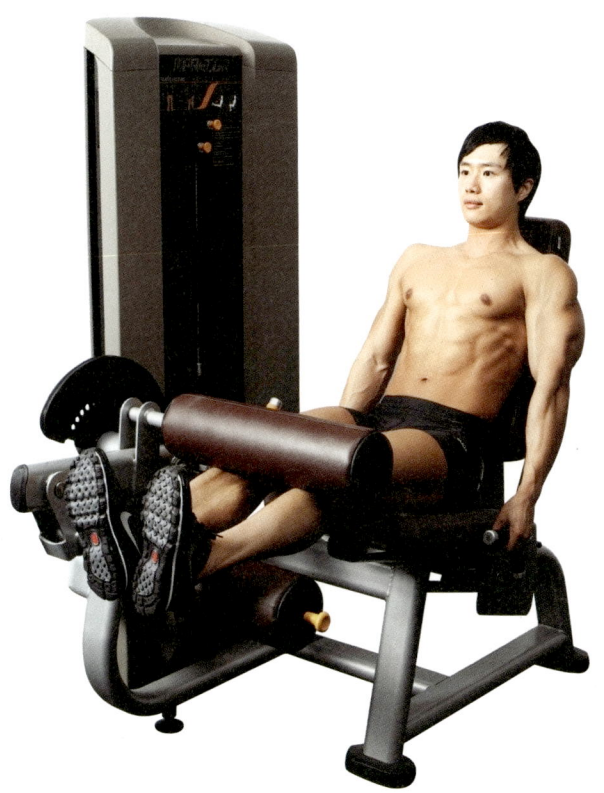

2

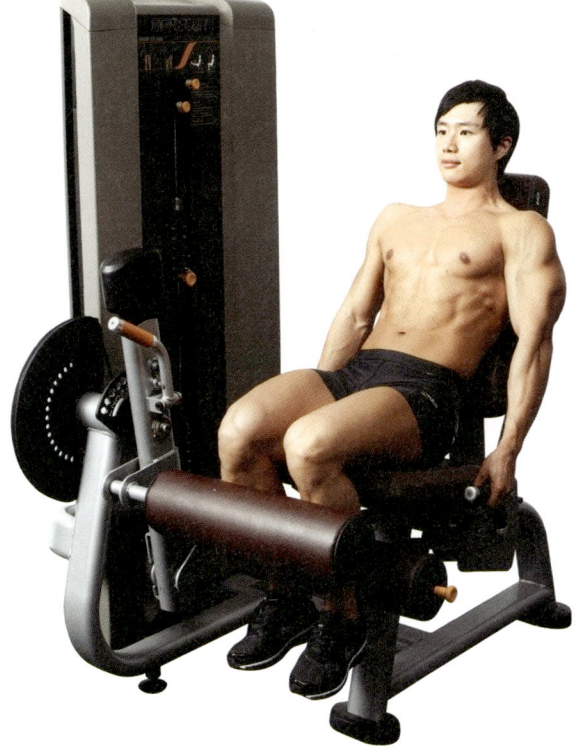

1 머신 위에 앉아 패드의 위치를 자신에게 맞게 조정한 후 손잡이를 잡고 상체를 고정시킨다.

2 대퇴이두근에 집중하며 천천히 다리 고정 패드를 내린다. 최대한 내린 뒤 천천히 패드를 올리며 시작자세로 돌아간다.

내 몸을 변신시키기 12주 운동법

253

힙 어덕션

고정된 머신에서 허벅지를 안쪽으로 모으는 운동이다. 허벅지 안쪽과 엉덩이를 단련하는 데 좋은
운동이다.

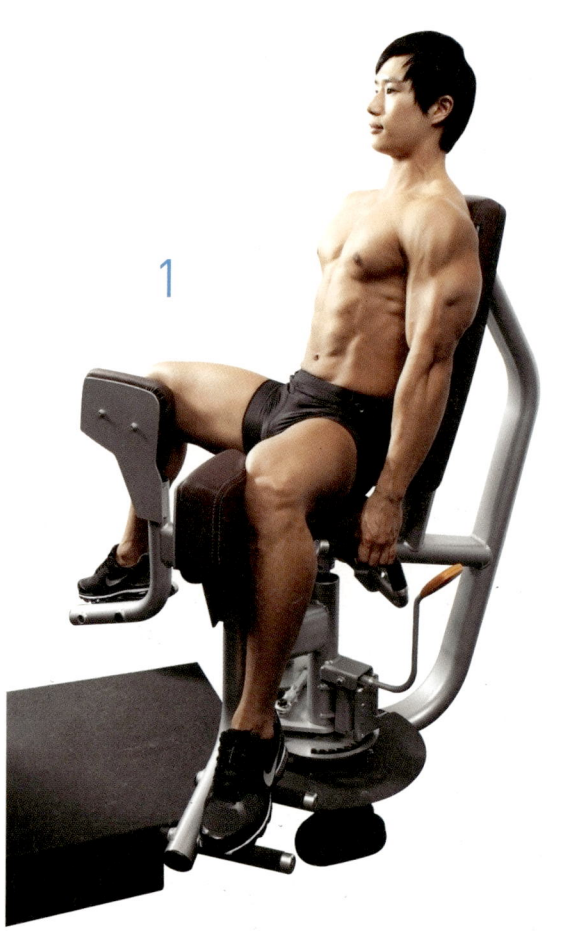

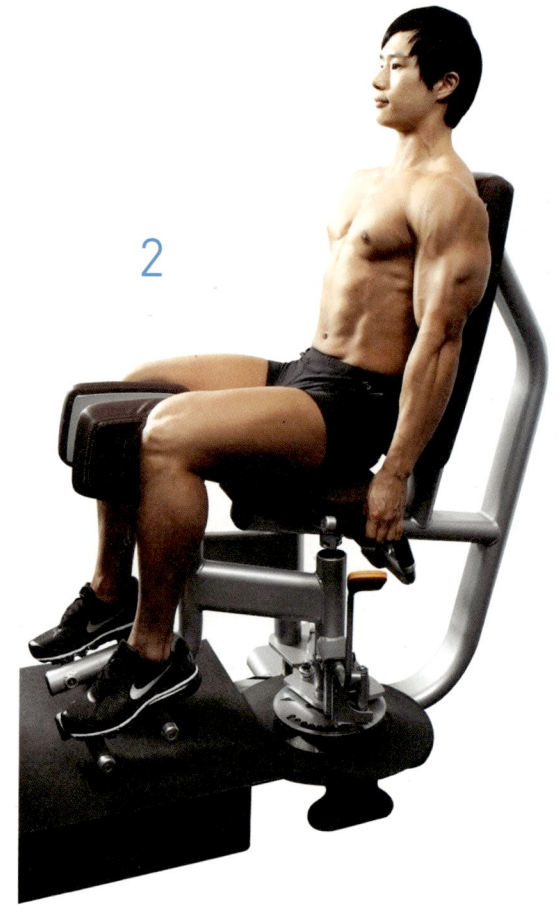

1 머신에 앉아서 패드의 위치를 알맞게 벌려서 고정한다.

2 다리를 천천히 최대한 가깝게 모아준다. 최대 지점에서 잠시 멈춘
다음 천천히 시작자세로 돌아간다.

힙 업덕션

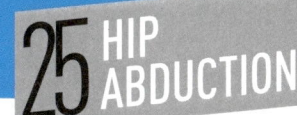

고정된 머신에서 허벅지를 밖으로 벌리는 운동이다. 허벅지 바깥쪽과 엉덩이를 단련하는 데 좋은 운동이다.

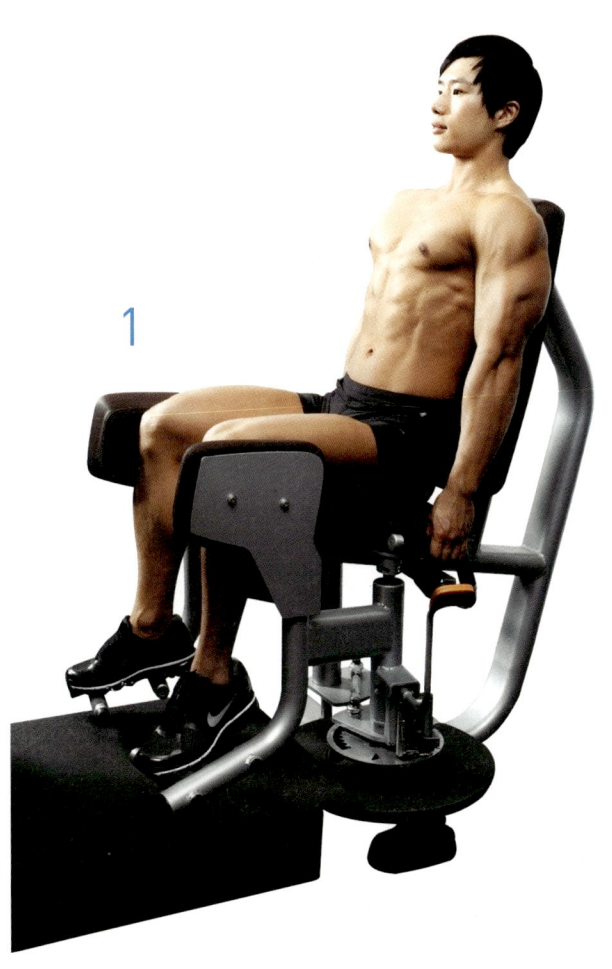

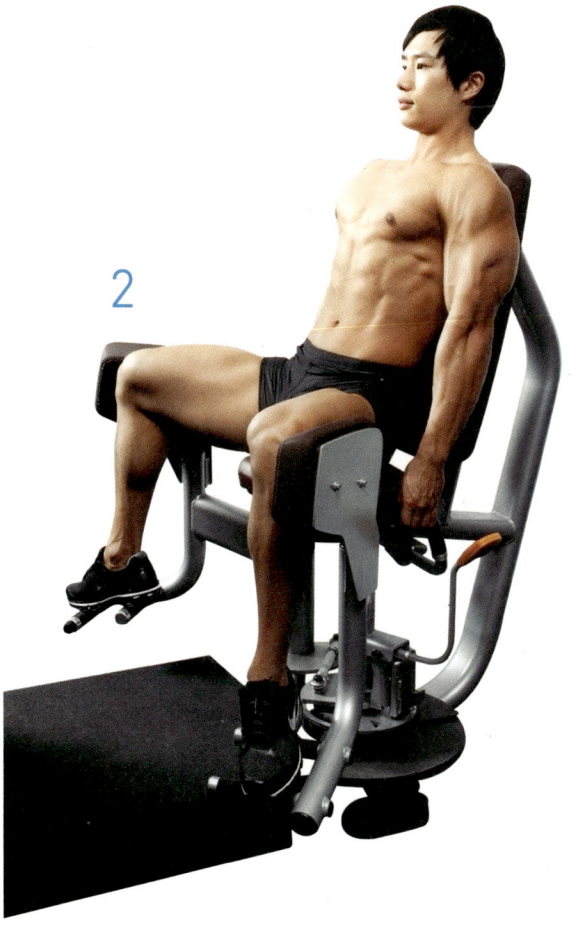

1 머신에 앉아 엉덩이와 등을 패드에 고정한다.

2 다리를 천천히 최대한 멀리 벌려준다. 최대 지점에서 잠시 멈춘 다음 천천히 시작자세로 돌아간다.

TIP!

요통이 없는 사람이라면 허리와 골반의 안정화를 위해 힙 어덕션과 힙 업덕션을 해야 한다. 운동의 효과는 실로 놀랍다.

글루투 익스텐션

만약 자신이 다니는 헬스클럽에 이 기구가 있다면 당신의 허벅지 뒤쪽 라인과 엉덩이 모양을 예쁘게 다듬는 데 큰 도움을 얻을 수 있다.

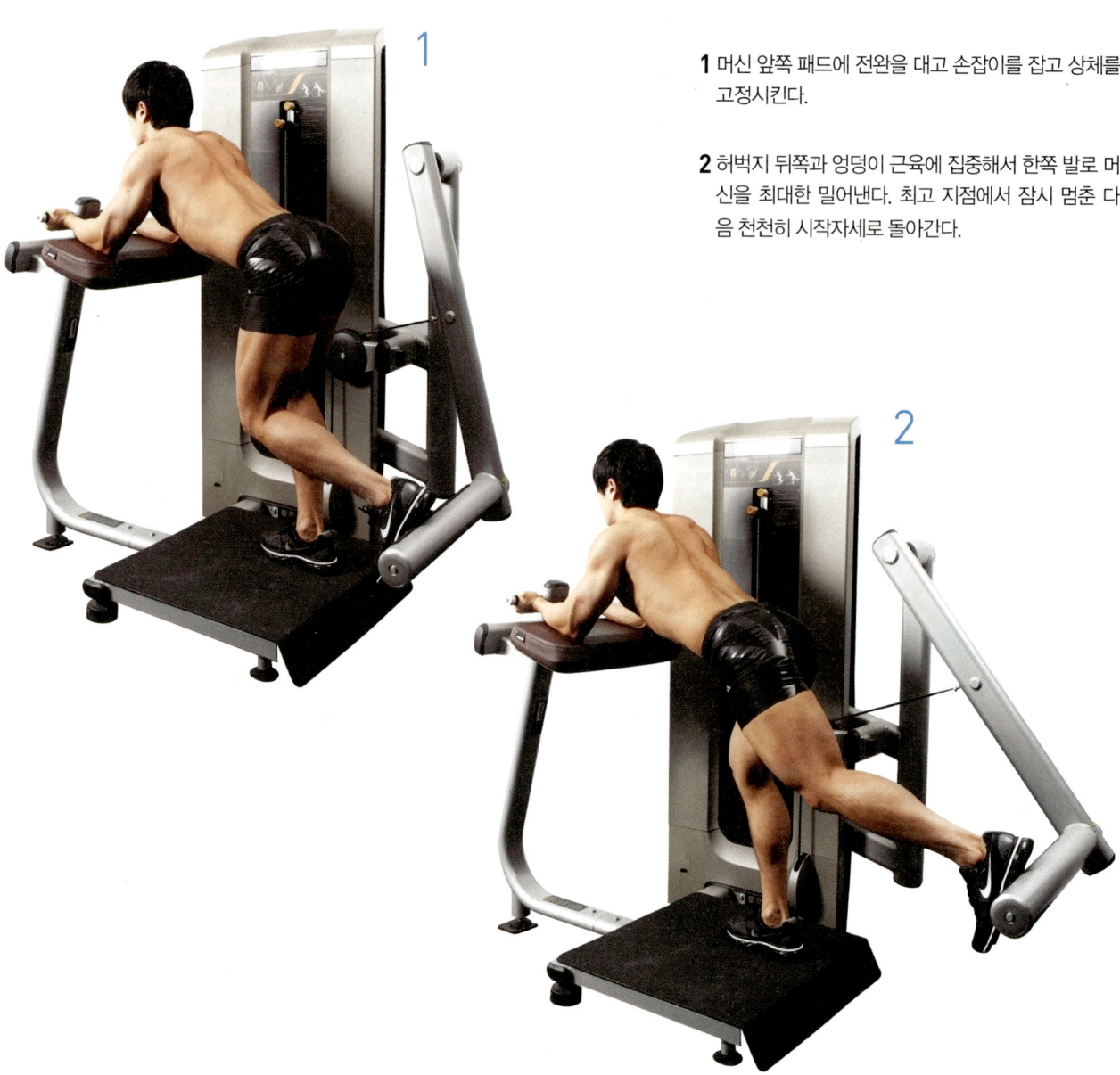

1 머신 앞쪽 패드에 전완을 대고 손잡이를 잡고 상체를 고정시킨다.

2 허벅지 뒤쪽과 엉덩이 근육에 집중해서 한쪽 발로 머신을 최대한 밀어낸다. 최고 지점에서 잠시 멈춘 다음 천천히 시작자세로 돌아간다.

데드리프트

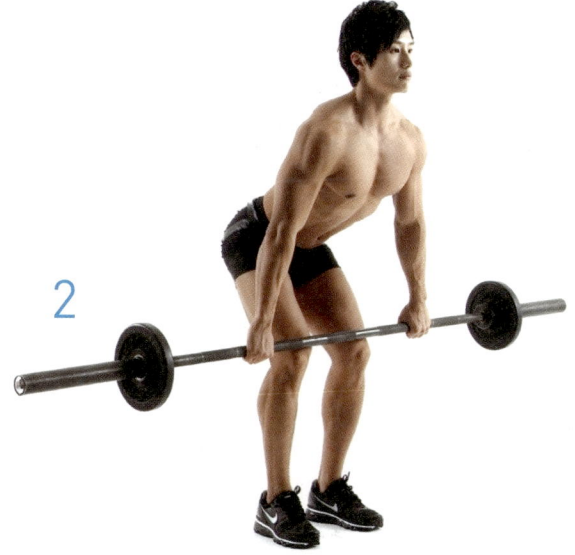

데드리프트는 여러 가지 동작을 통해서 하체부터 등까지 다양한 근육들을 모두 자극할 수 있는 전신 운동이다.

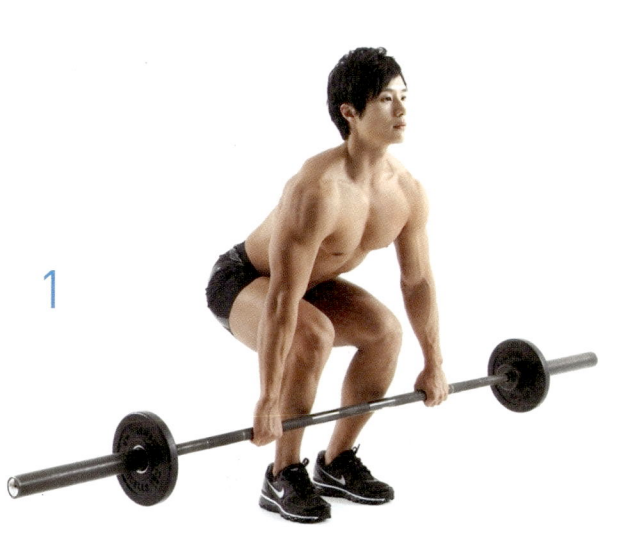

1 양발을 어깨너비보다 약간 좁게 벌리고 발바닥은 바닥에 단단히 고정시킨다. 바를 잡을 때 어깨너비보다 넓게 잡고 팔과 다리가 접촉되지 않도록 주의한다.

2 바를 무릎 바로 위까지 들어 올리는데, 상체의 각도는 시작자세에서와 같이 약 45도를 유지하고 무릎만 펴준다.

3 무릎과 허리를 동시에 펴면서 바를 들어 올린다.

WARNING!

이 운동을 할 때 등이 구부러져서 숙여지면 절대 안 된다. 데드리프트나 스쿼트 동작을 할 때는 허리 부상을 철저히 예방해야 한다. 처음에 운동을 할 때에는 척추 기립근의 근력이 부족한 상태에서는 이 자세를 취하는 것만으로도 힘이 들 것이다. 하지만 책에 소개되어 있는 다양한 운동으로 척추 기립근의 근력이 좋아지면 곧 데드리프트 자세를 완벽히 수행할 수 있게 될 것이다.

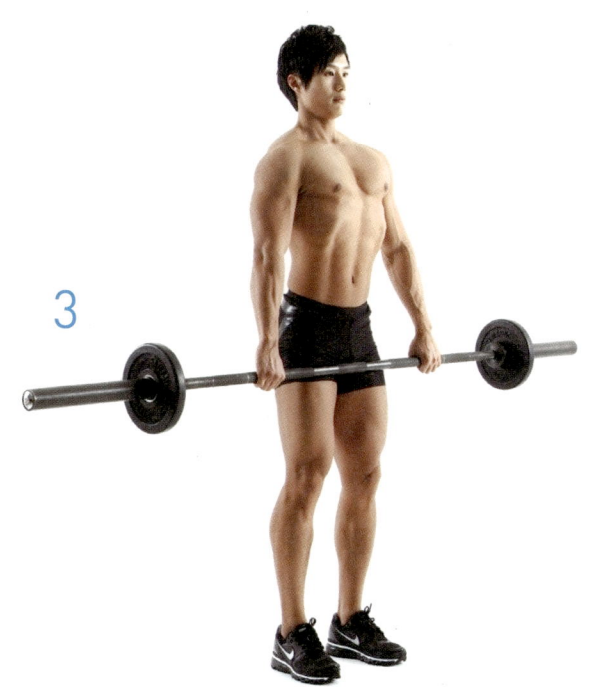

내 몸을 변신시키는 12주 운동법

하프 스쿼트 암 컬 & 프레스

지금부터 소개할 변형 스쿼트 동작들은 하체뿐만 아니라 상하체를 모두 자극할 수 있도록 고안된 전신 운동들이다. 먼저 이 운동은 하체와 어깨를 동시에 발달시킬 수 있는 동작이다.

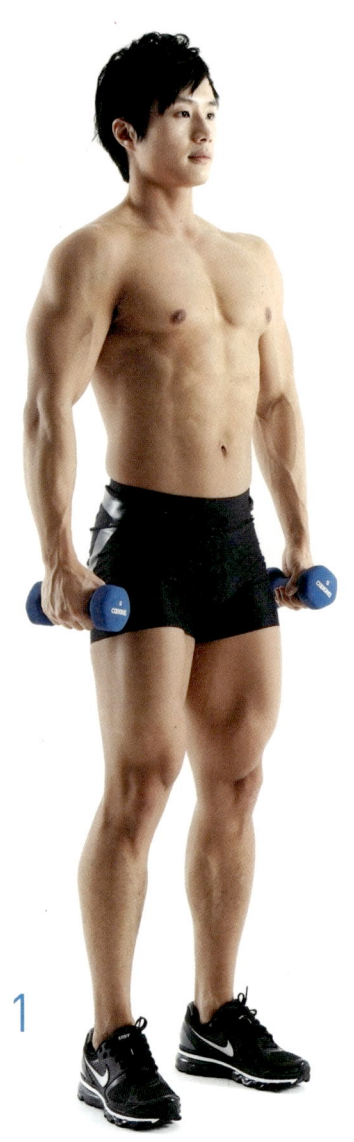

1

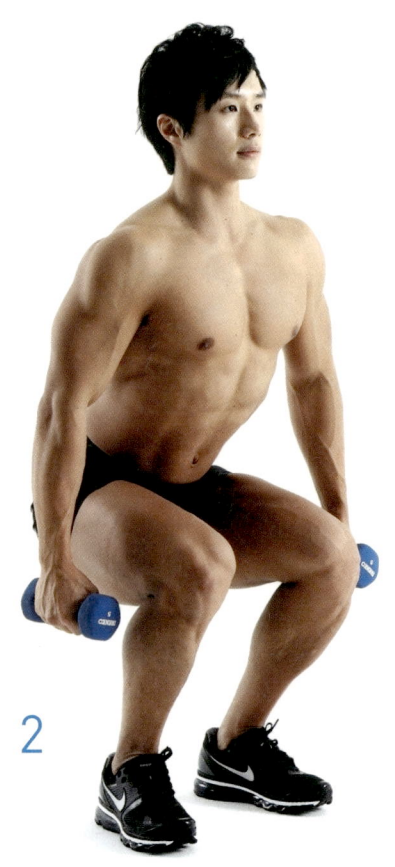

2

1 양손에 덤벨을 잡고 기본 스쿼트 자세를 취한다.

2 풀 스쿼트 동작으로 상체를 내린다.

3 상체를 다시 올리면서 덤벨을 컬한다.

4 숄더 프레스 자세로 덤벨을 들어 올린 후 다시 덤벨을
내리고 스쿼트 자세로 상체를 내린다.

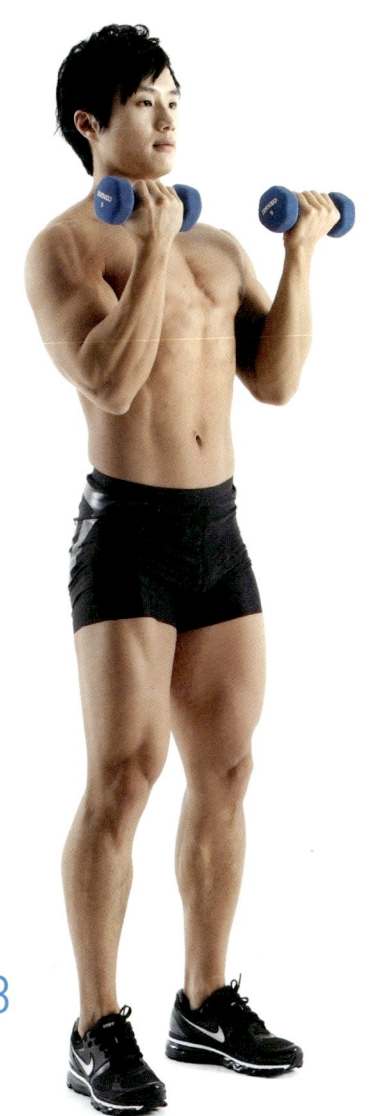

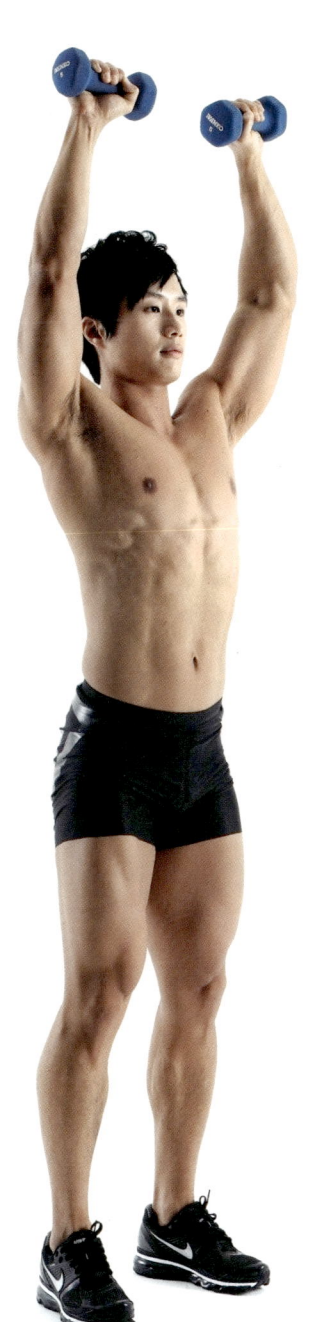

내 몸을 변신시키는 12주 운동법

스플리트 스쿼트 & 컬

이 운동은 하체와 이두를 함께 발달시킬 수 있는 운동이다.

1 양손에 덤벨을 쥐고 스플리트 스쿼트 자세를 취한다.

2 하체에 집중해서 상체를 내리고 다시 상체를 올리면서 이두 근에 집중해서 덤벨을 같이 올린다. 이때 팔꿈치는 흔들리지 않고 고정시켜야 한다.

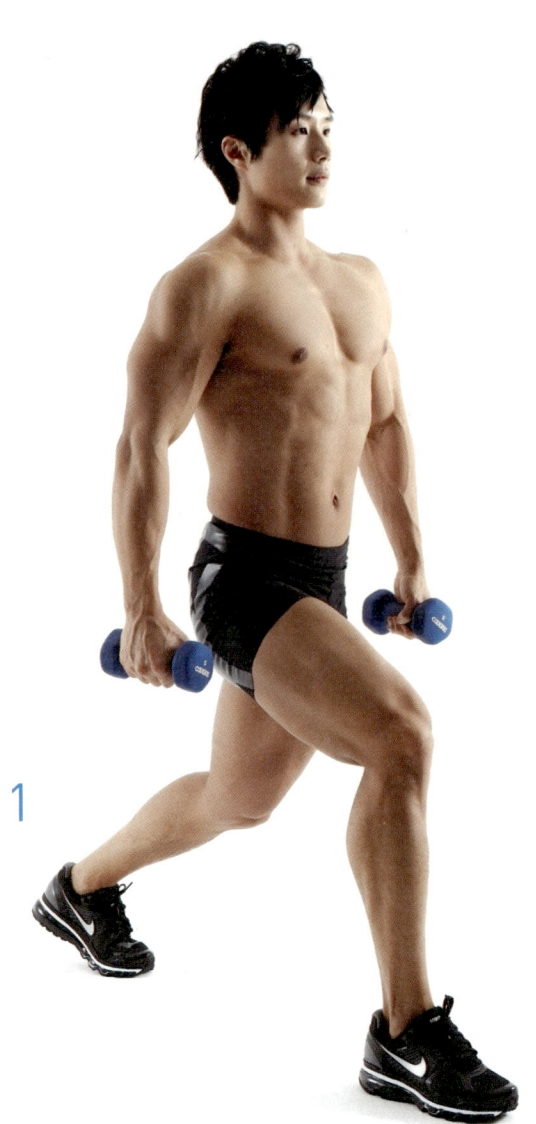

1

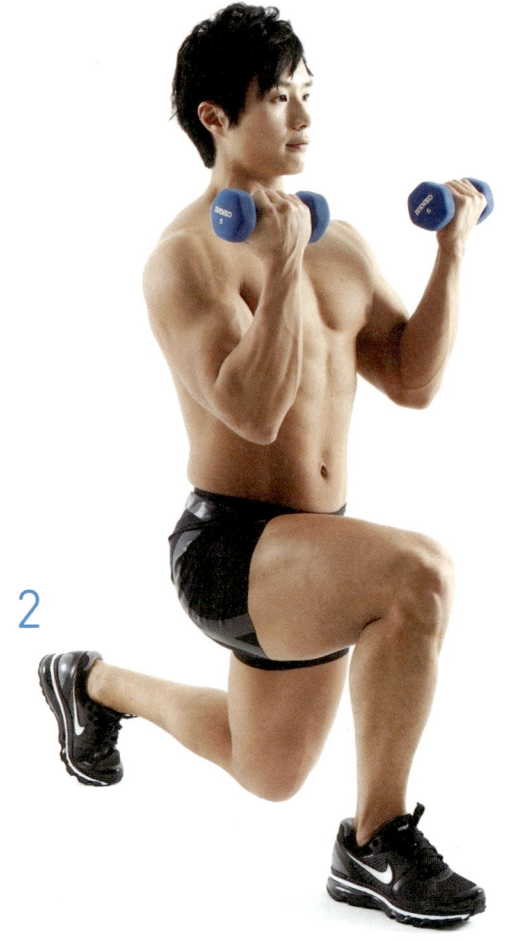

2

이 운동은 하체와 어깨를 동시에 발달시킬 수 있는 운동이다.

1 양손에 덤벨을 잡고 전완을 지면과 수평이 되도록 팔을 90도로 구부려서 몸통에 붙인다.

2 하체에 집중해서 미니 스쿼트 자세를 수행한다. 그 다음 다시 상체를 올리면서 팔의 각도를 유지한 채로 팔꿈치를 어깨 높이까지 올린다. 다시 팔꿈치를 천천히 내리면서 미니 스쿼트를 같이 수행한다.

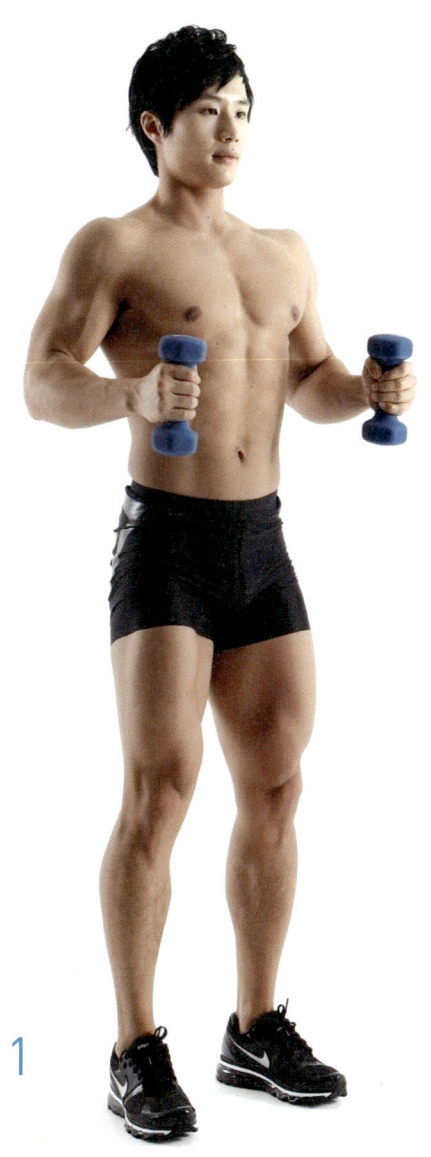

1

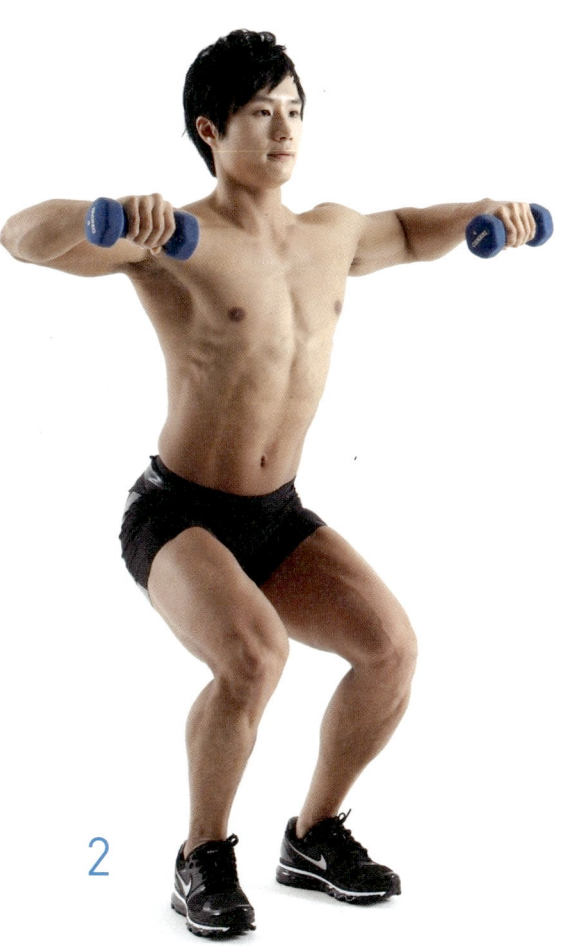

2

프론트 스쿼트 & 프레스

이 운동은 하체와 어깨를 동시에 발달시킬 수 있는 운동이다.

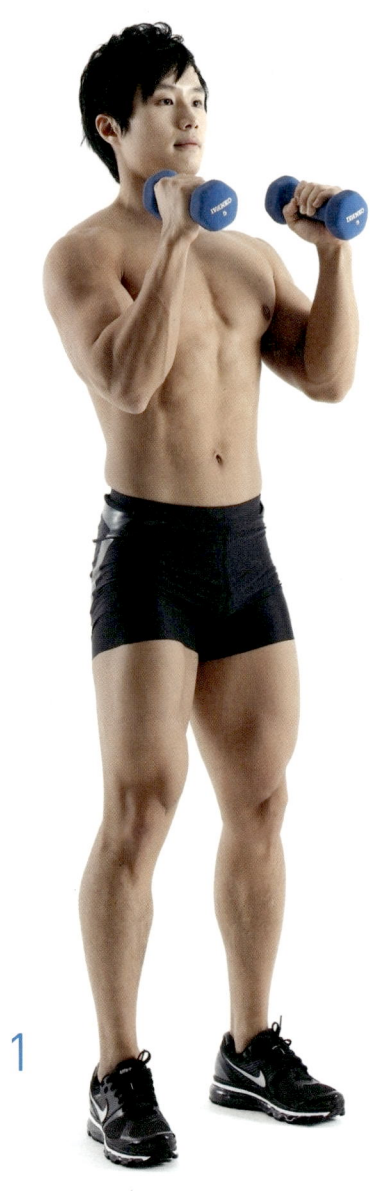

1

1 양손에 덤벨을 잡고 팔꿈치를 구부려서 가슴 앞에 위치시킨다.

2 프론트 스쿼트 자세로 상체를 내린다.

3 최저 지점에서 잠시 멈춘 다음 상체를 들어 올리면서 덤벨을 머리 위로 들어 올린다. 그 다음 다시 덤벨을 내리면서 시작자세로 돌아가면서 스쿼트 동작으로 상체를 내린다.

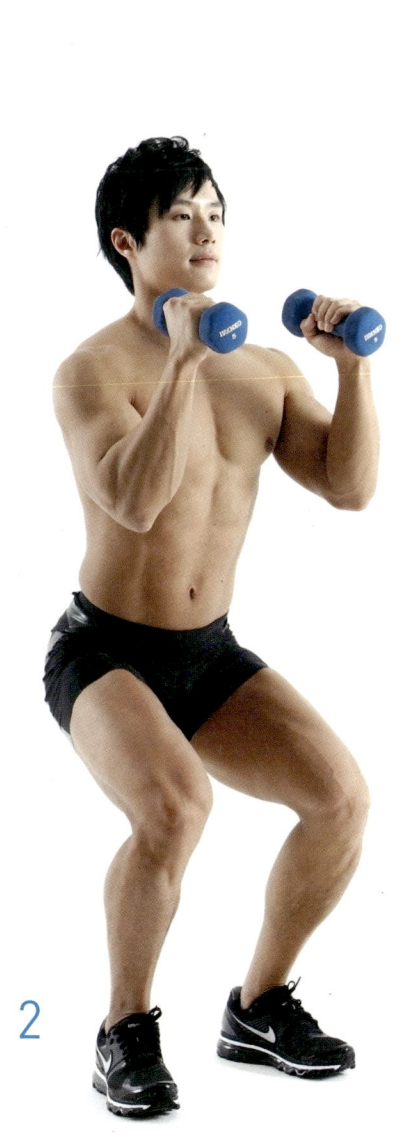

2

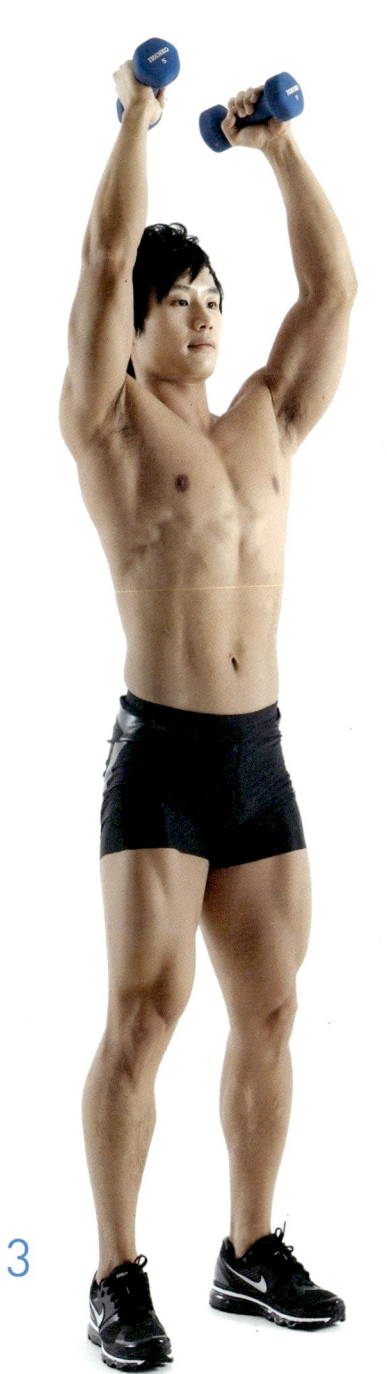

3

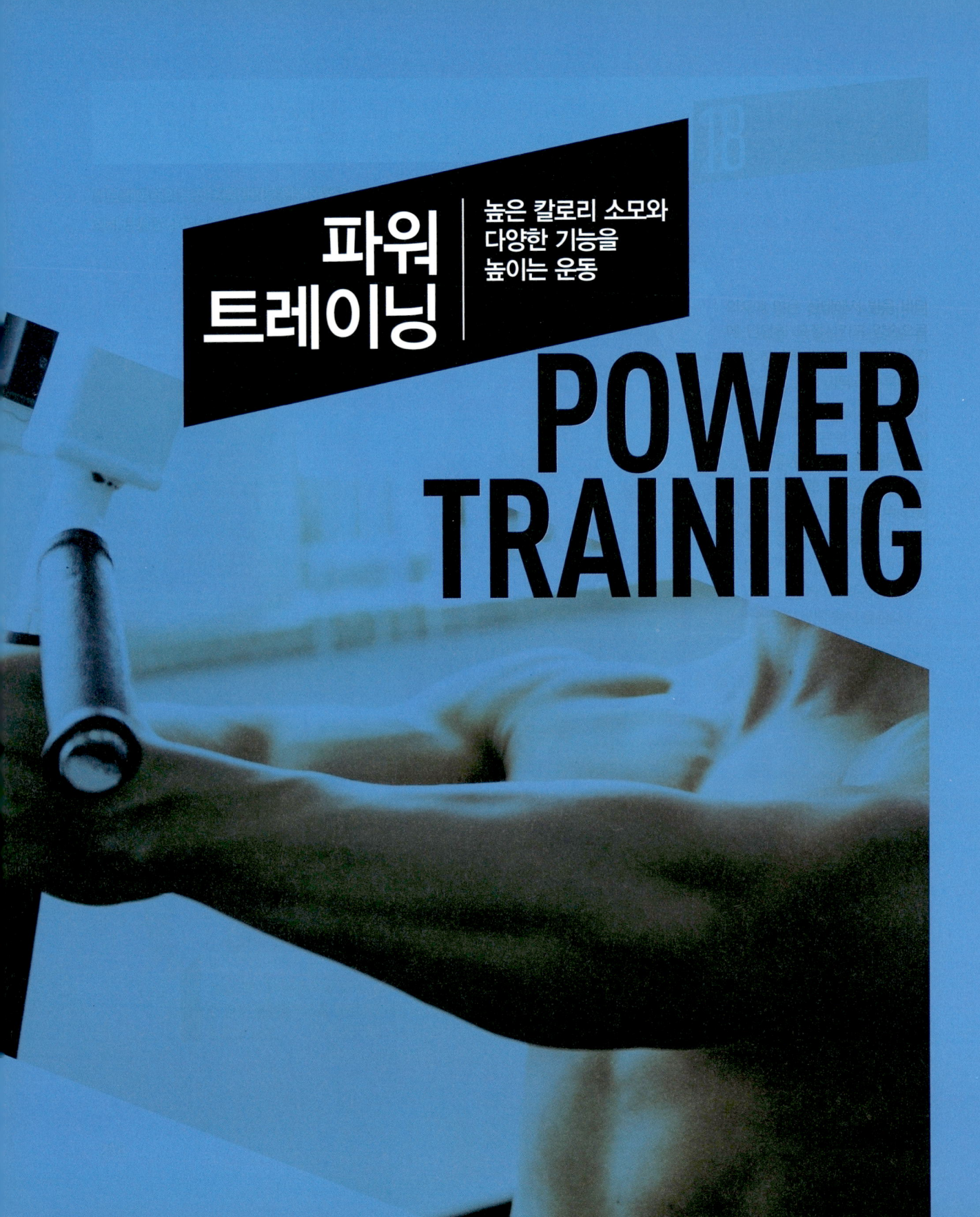

파워
트레이닝

높은 칼로리 소모와
다양한 기능을
높이는 운동

POWER
TRAINING

버피 테스트 & 푸시업

버피 테스트는 민첩성, 순발력 및 높은 칼로리 소모를 유도하고 유연성도 향상시킨다.

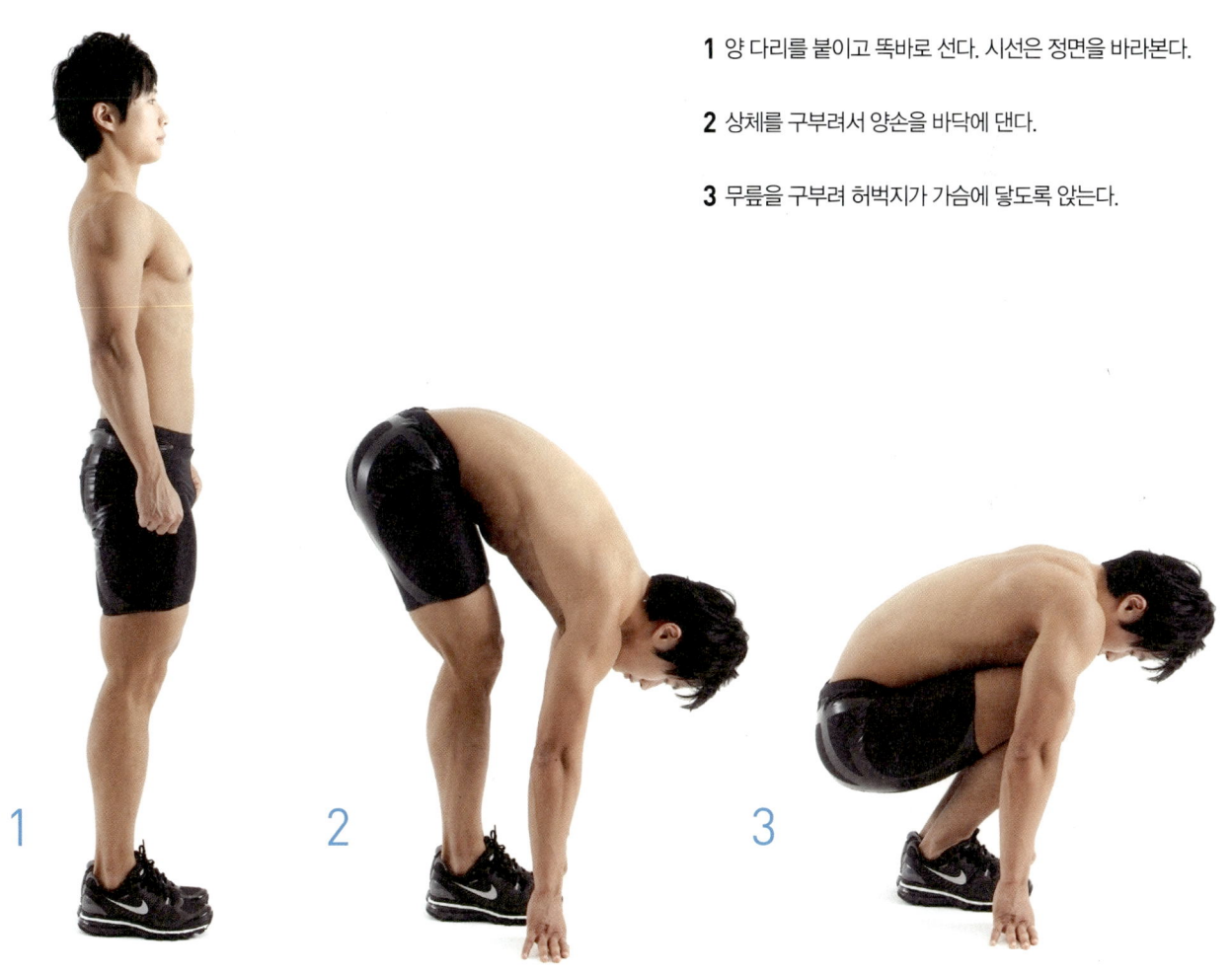

1 양 다리를 붙이고 똑바로 선다. 시선은 정면을 바라본다.

2 상체를 구부려서 양손을 바닥에 댄다.

3 무릎을 구부려 허벅지가 가슴에 닿도록 앉는다.

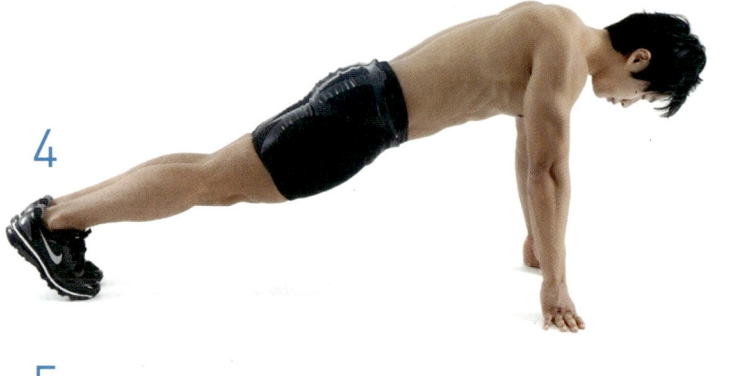

4 무릎을 강하게 펴면서 다리를 뒤로 뻗어 푸
  시업 자세를 취한다.

5 푸시업을 실시한다.

6 원위치로 돌아간다.

7 다시 무릎을 구부려 웅크린 자세를 취한다.

8 시작자세로 돌아간다.

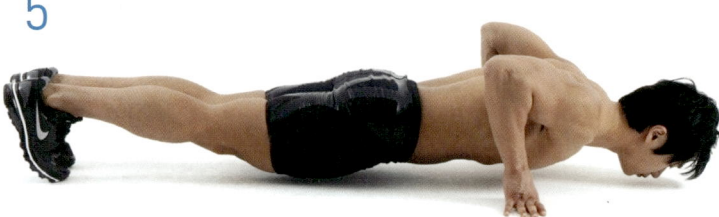

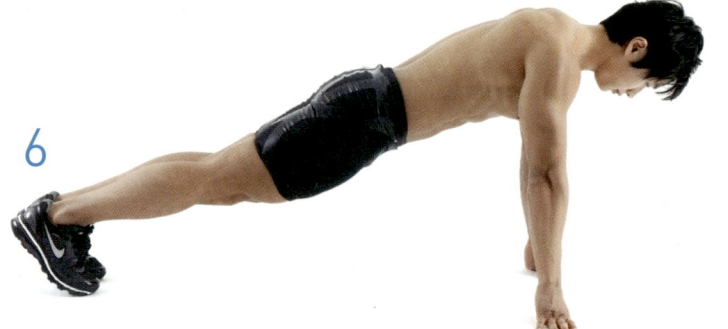

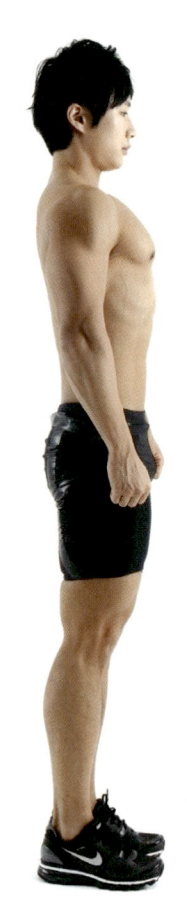

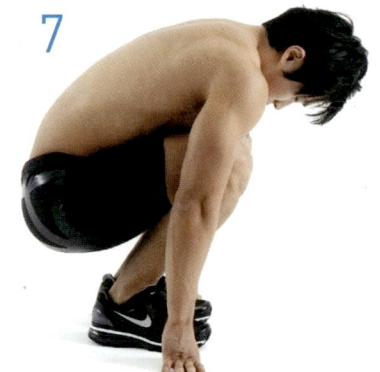

버피 점프

점프 훈련은 순발력을 향상시키고 또한 성장발육에 도움이 된다. 실제 연구에서 점프 운동이 키를 크게 한다고 보고하고 있다.

1 버피 테스트에서 웅크린 자세를 취한다.

2 위로 강하게 점프한다. 연속 동작으로 실시한다.

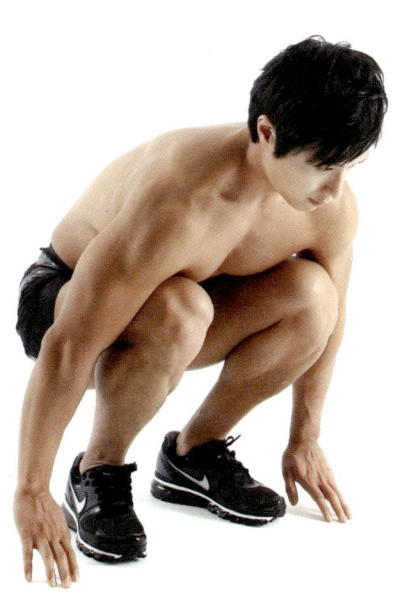

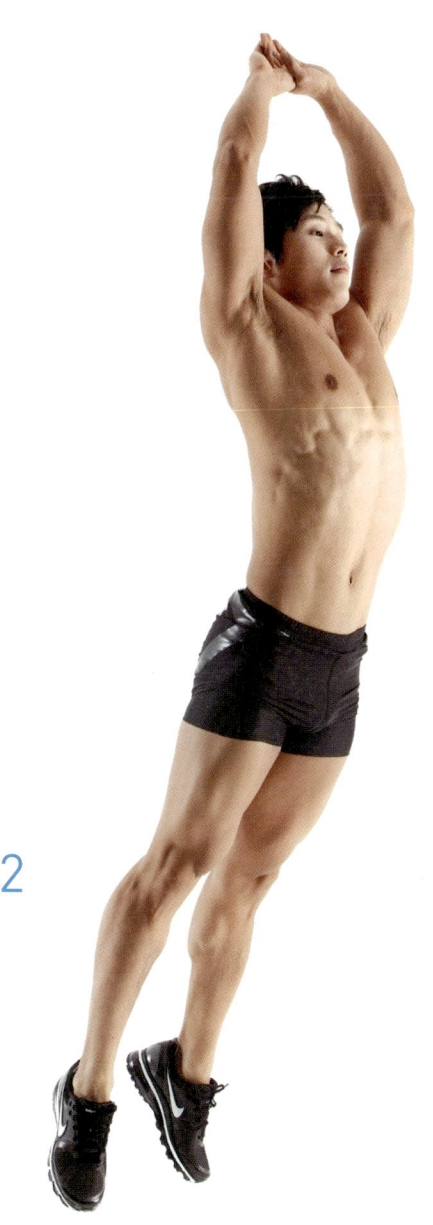

내 몸을 변신시킨 12주 운동법

267

사이드 스텝

좁은 공간에서도 할 수 있는 사이드 스텝은 살을 빼고 몸의 민첩성을 향상시킨다. 처음에는 1분 정
도 반복한다.

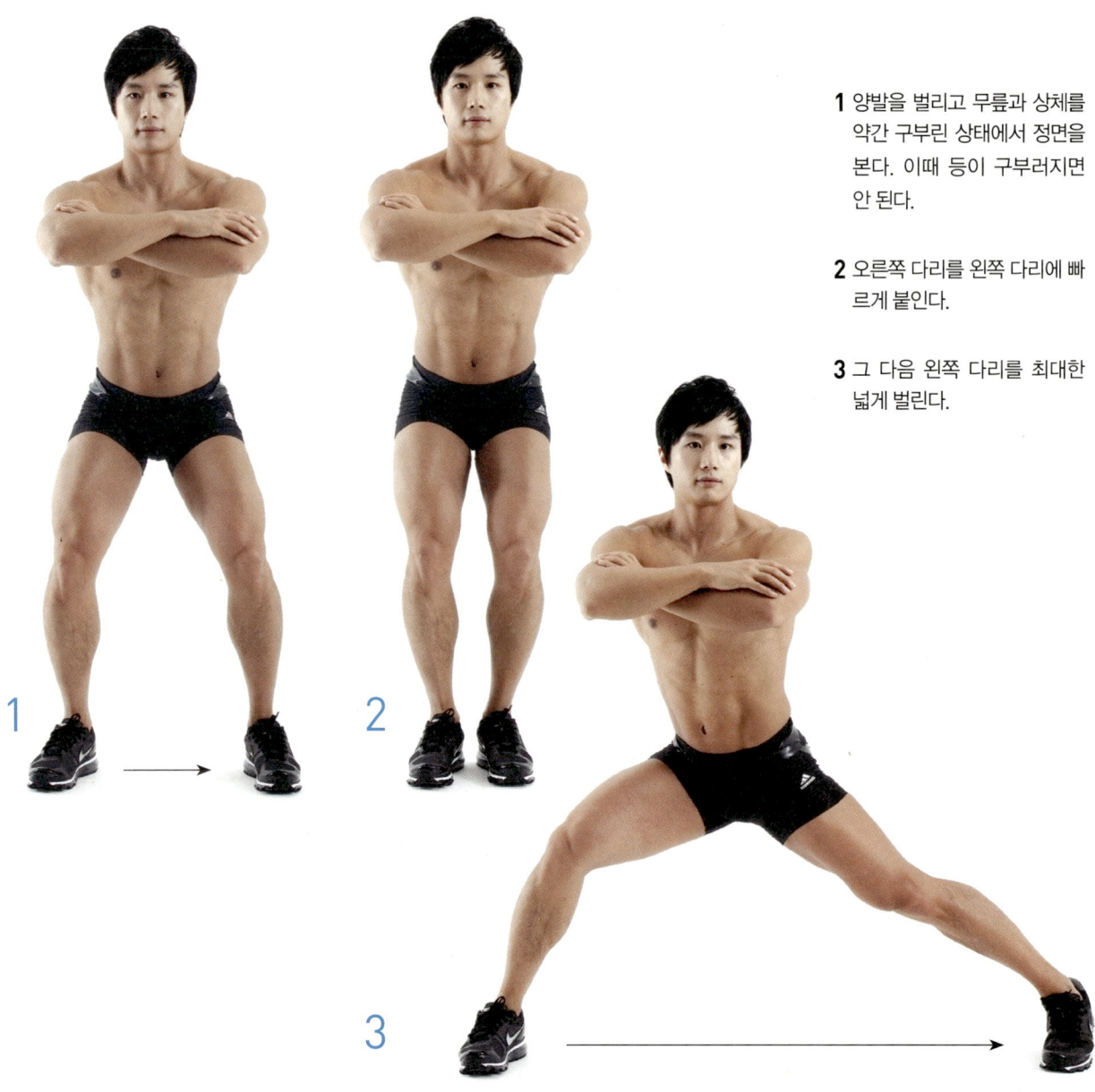

1 양발을 벌리고 무릎과 상체를 약간 구부린 상태에서 정면을 본다. 이때 등이 구부러지면 안 된다.

2 오른쪽 다리를 왼쪽 다리에 빠르게 붙인다.

3 그 다음 왼쪽 다리를 최대한 넓게 벌린다.

268

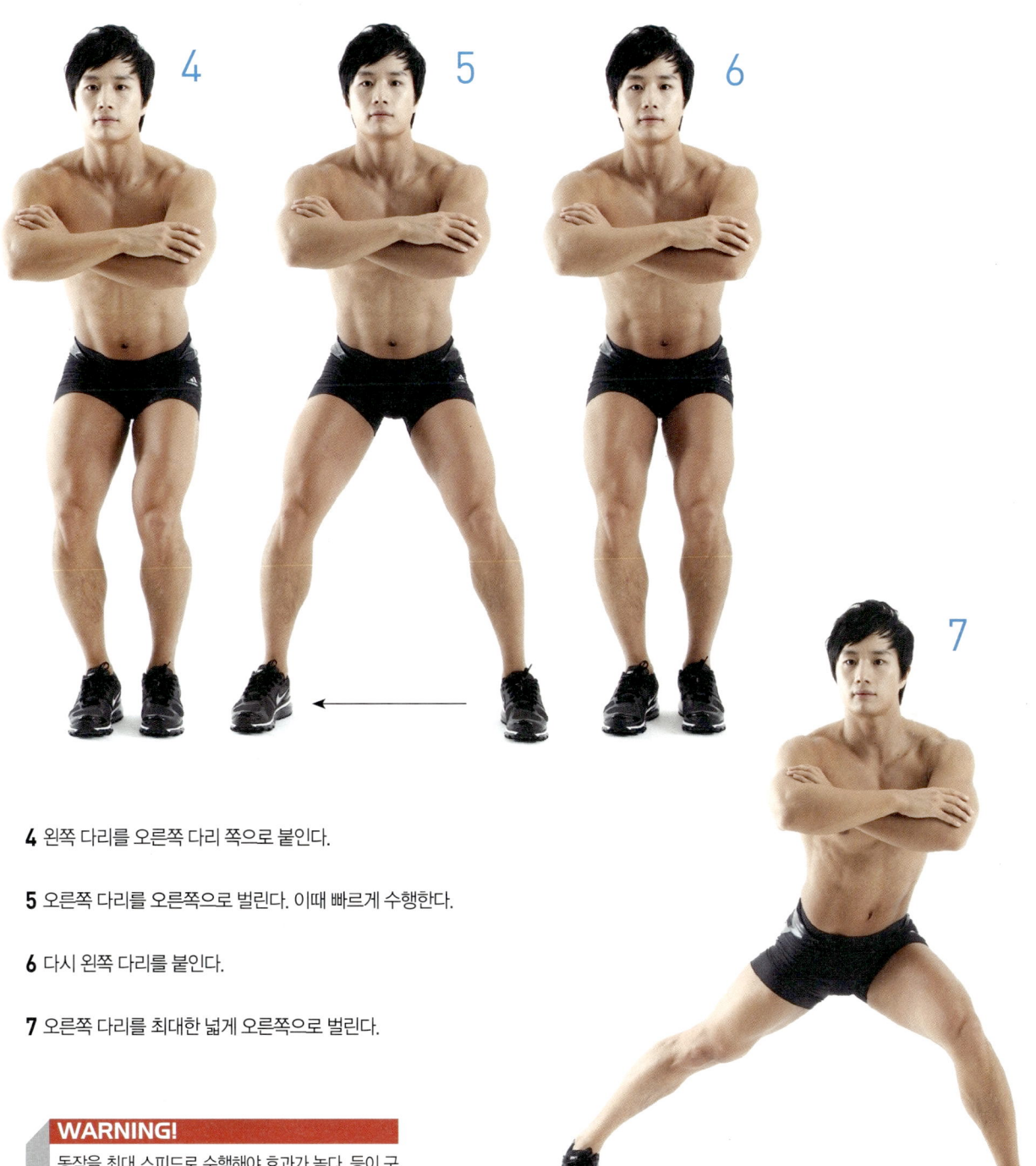

4 왼쪽 다리를 오른쪽 다리 쪽으로 붙인다.

5 오른쪽 다리를 오른쪽으로 벌린다. 이때 빠르게 수행한다.

6 다시 왼쪽 다리를 붙인다.

7 오른쪽 다리를 최대한 넓게 오른쪽으로 벌린다.

WARNING!
동작을 최대 스피드로 수행해야 효과가 높다. 등이 구부러지면 높은 파워를 발휘할 수 없다. 여러분의 평소 자세가 등이 구부정한 자세라면 특히 주의해야 한다.

내 몸을 변신시킨 12주 운동법

하버 스텝

하버 스텝을 빠르게 실시하면 100미터 전력 질주 이상의 효과를 볼 수 있다. 강도 높은 하버 스텝
은 엉덩이를 강력하게 자극하고 심폐기능을 향상시킨다.

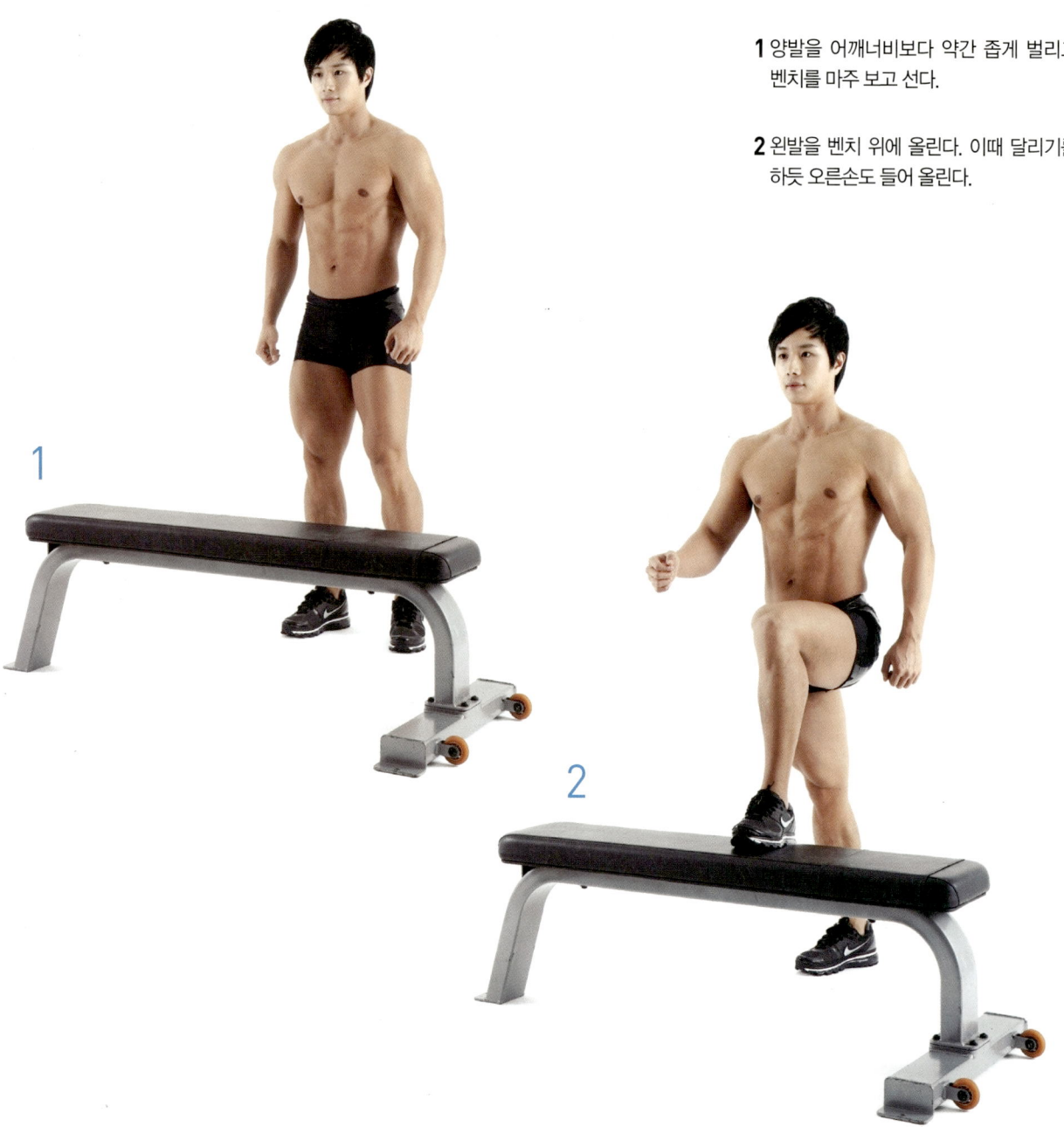

1 양발을 어깨너비보다 약간 좁게 벌리고
벤치를 마주 보고 선다.

2 왼발을 벤치 위에 올린다. 이때 달리기를
하듯 오른손도 들어 올린다.

270

3 오른발도 거의 동시에 빠르게
벤치 위에 올려 놓는다.

4 오른발을 바닥에 내리면서 왼팔
을 달리기 하듯 들어 올린다.

5 왼발도 바닥에 내리면서 다시
시작자세로 돌아간다.

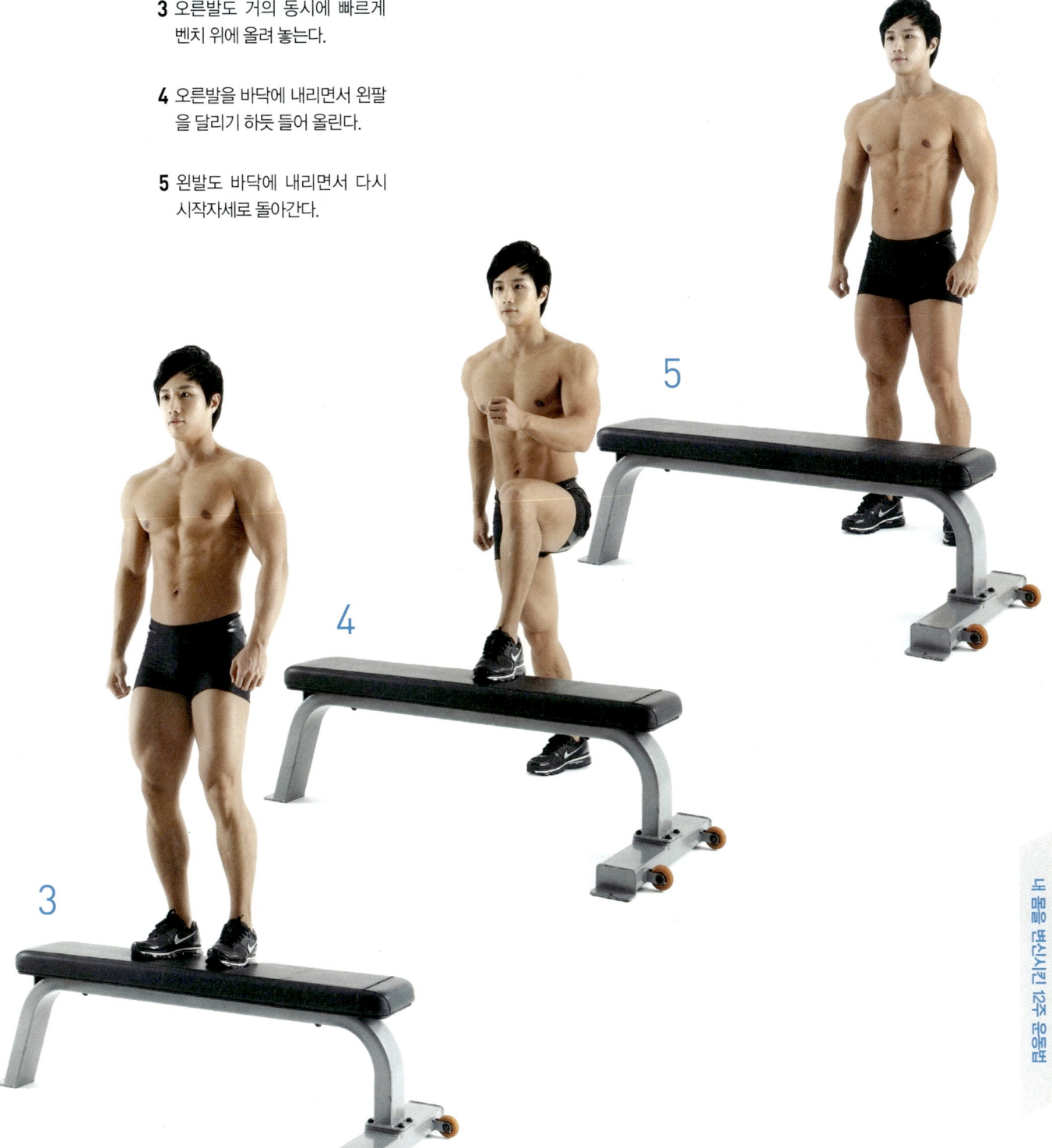

5

4

3

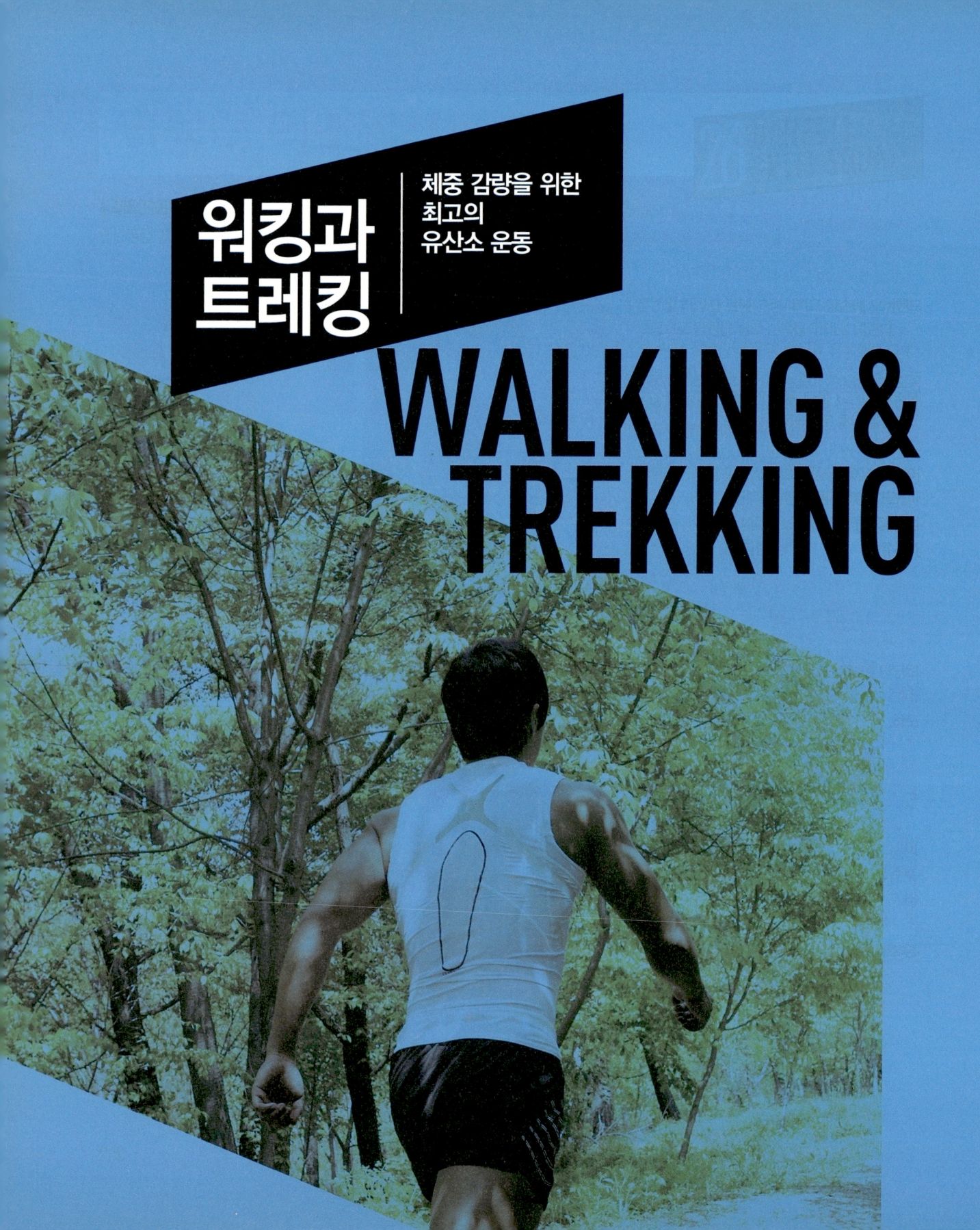

워킹과
트레킹

체중 감량을 위한
최고의
유산소 운동

WALKING &
TREKKING

파워 워킹

파워 워킹은 살을 빼고 심장의 기능을 향상시키는 가장 안전한 방법 중에 하나이다. 많은 운동 전문가와 의사들이 추천하는 운동이다.

1 상체를 곧게 펴고 양팔을 90도로 구부린다. 시선은 정면이나 목표 지점을 본다.

2 무릎은 평소보다 높게 들어 올리고, 양팔을 앞뒤로 크게 흔든다.

3 발뒤꿈치부터 바닥에 닿게 한다.

4 엄지발가락이 마지막으로 바닥에서 떨어지게 걸어야 한다.

5 평소보다 빠르게 걷는다.

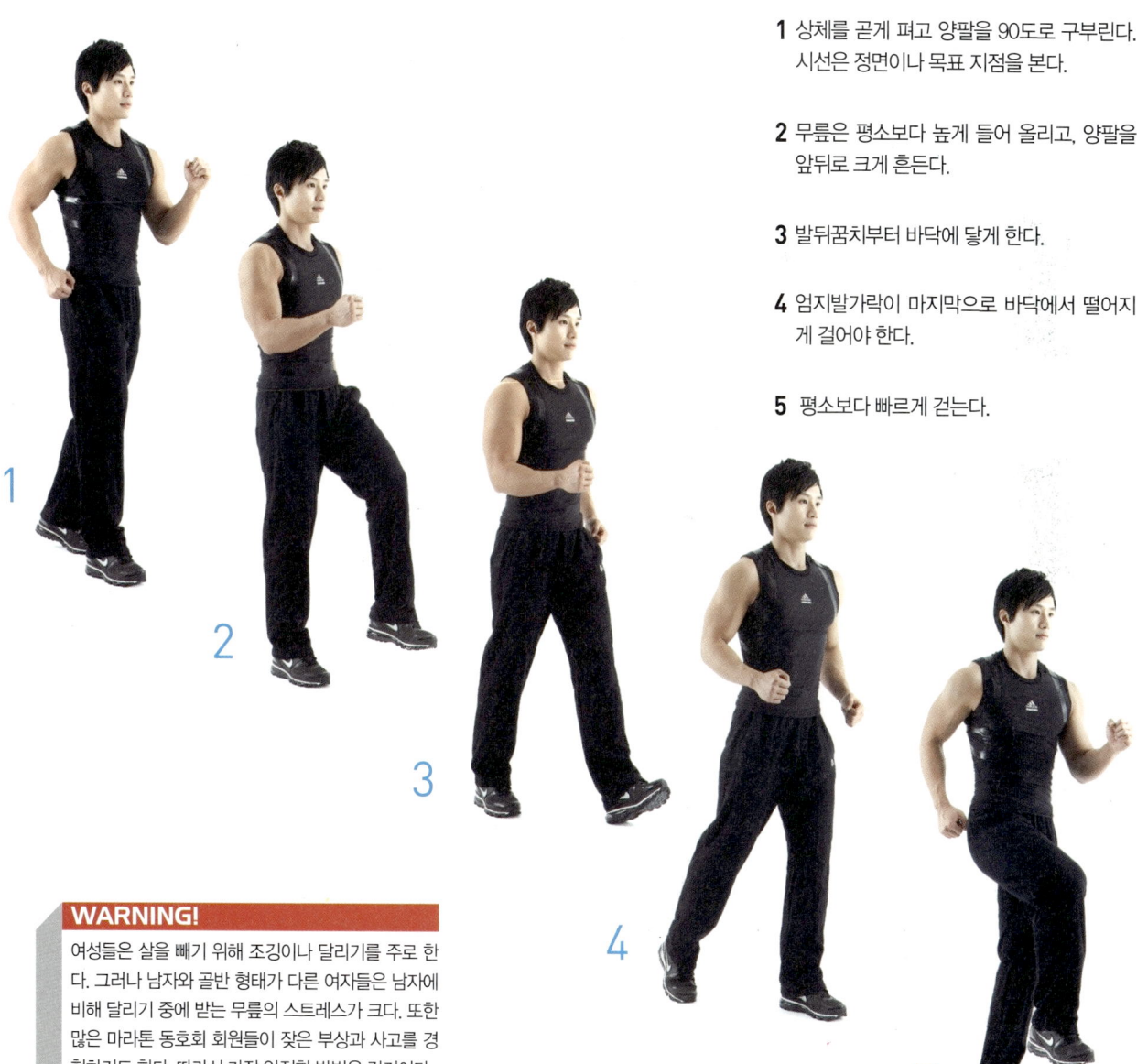

WARNING!

여성들은 살을 빼기 위해 조깅이나 달리기를 주로 한다. 그러나 남자와 골반 형태가 다른 여자들은 남자에 비해 달리기 중에 받는 무릎의 스트레스가 크다. 또한 많은 마라톤 동호회 회원들이 잦은 부상과 사고를 경험하기도 한다. 따라서 가장 안전한 방법은 걷기이다.

내 몸을 변신시킨 12주 운동법

트레킹

자연과 함께하는 운동인 트레킹은 매우 즐거운 운동이며 효과 또한 뛰어나다. 단, 날씨가 너무 덥거나 추울 때는 실내 운동이 좋다.

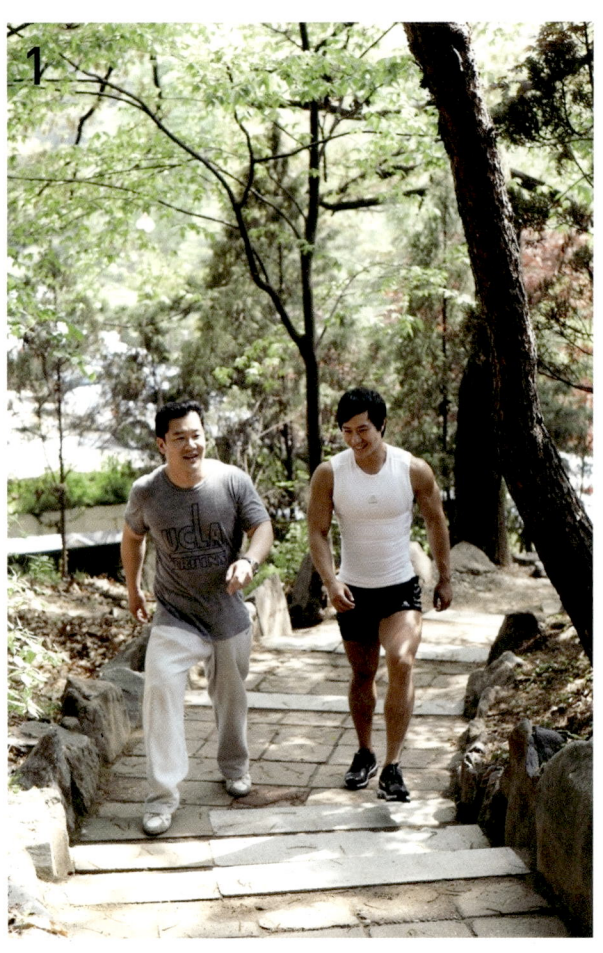 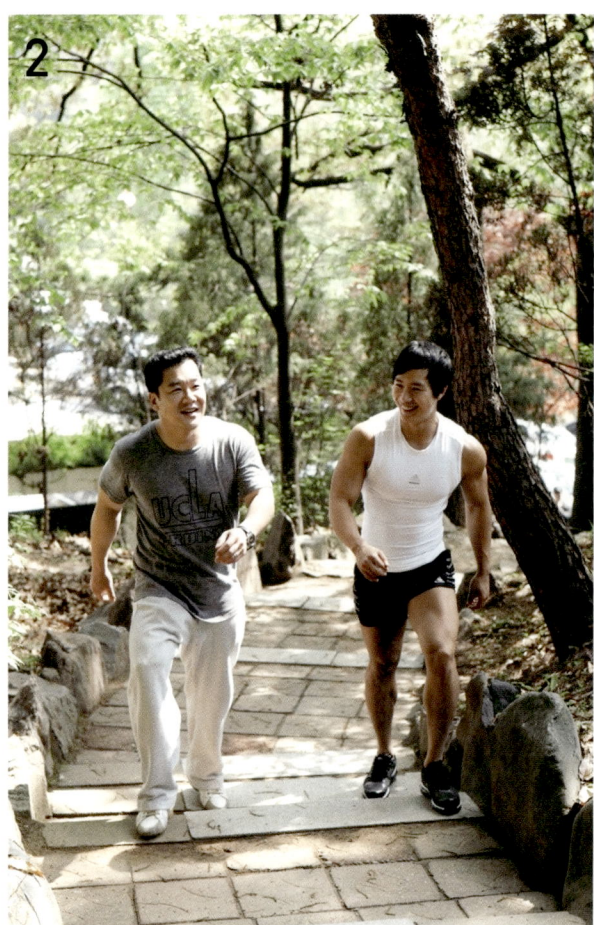

1 둘이서 함께하는 트레킹은 즐거움을 배가 시킨다.

2 평소에 오른발(주측발)에 힘이 많이 들어가므로 왼발에 더 힘을 주어 오르도록 한다. 내려올 때는 반대로 한다.

274

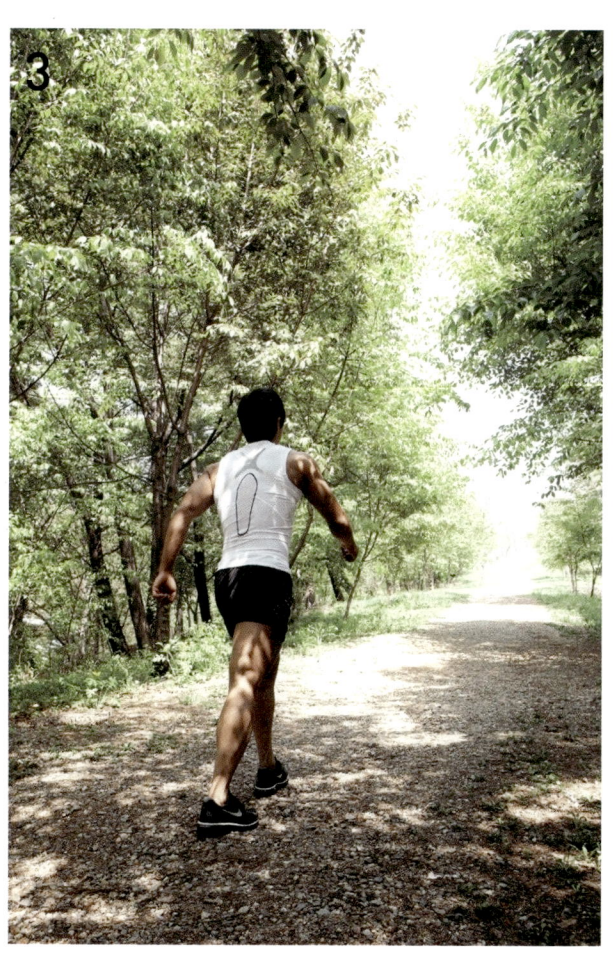 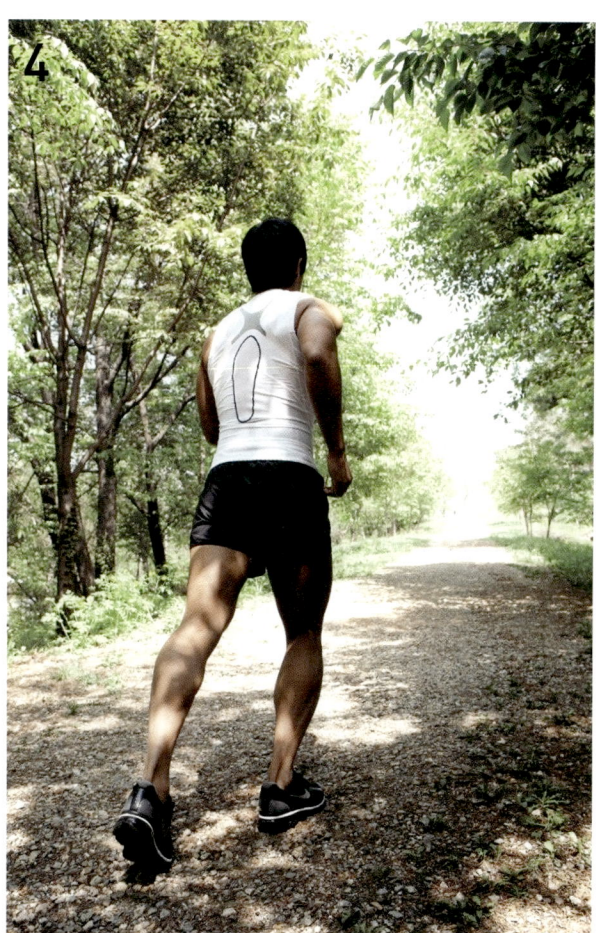

3 등을 곧게 펴고 걷고 시선은 목표 지점을 향한다. 등산복보다 편한 면 종류의 옷을 입도록 한다. 신발은 운동화나 가벼운 등산화를 신는다.

사이드 스텝

평소에 걷는 방법과 다르게 걸어서 다른 근육들을 자극하고 칼로리 소모를 촉진시킨다.

1 측면으로 사이드 스텝을 밟으면서 걷는다. 처음에는 어려울지 모르지만 반복하면 금세 익숙해진다. 리듬을 타면서 좌우로 반복한다.

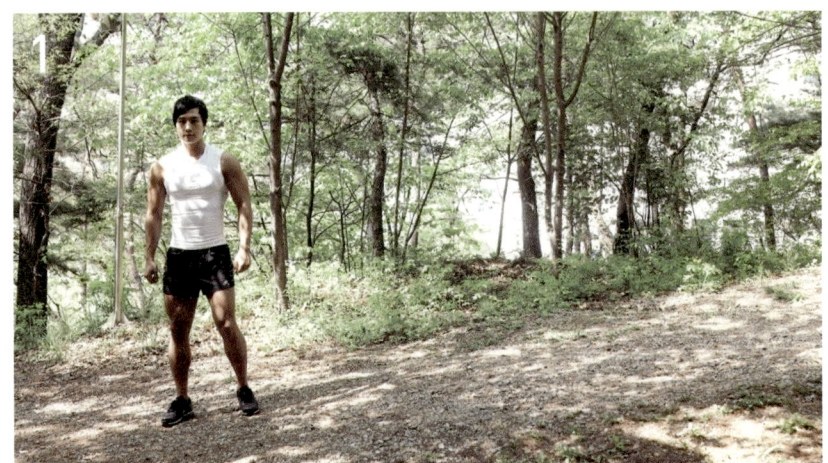

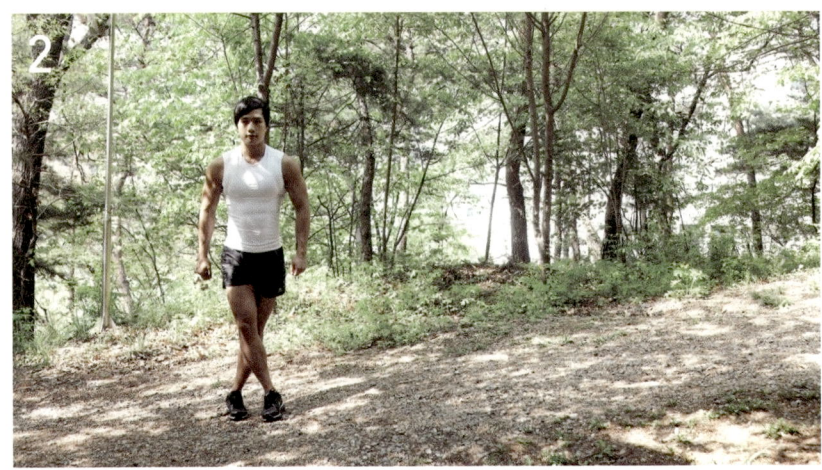

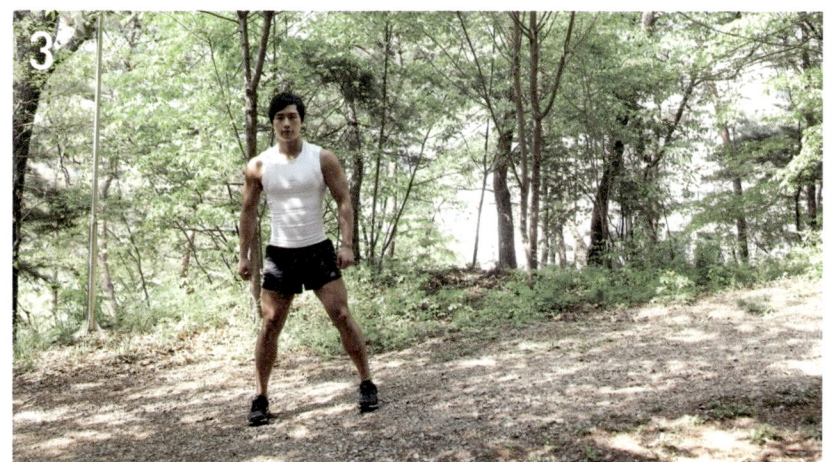

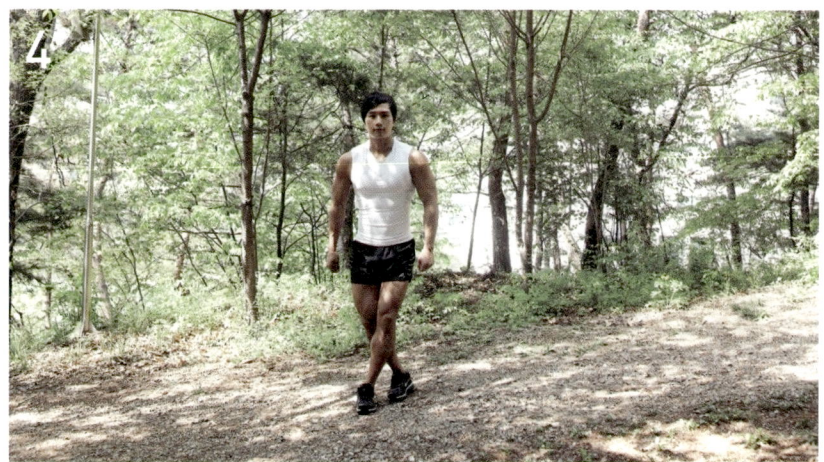

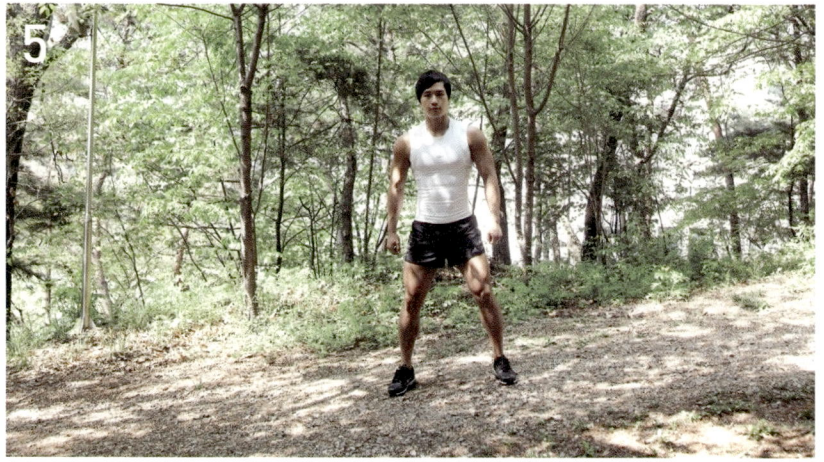

카프 레이즈

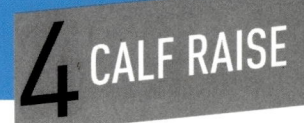

트레킹을 하면서 계단을 이용하여 종아리 근육을 자극시킨다.

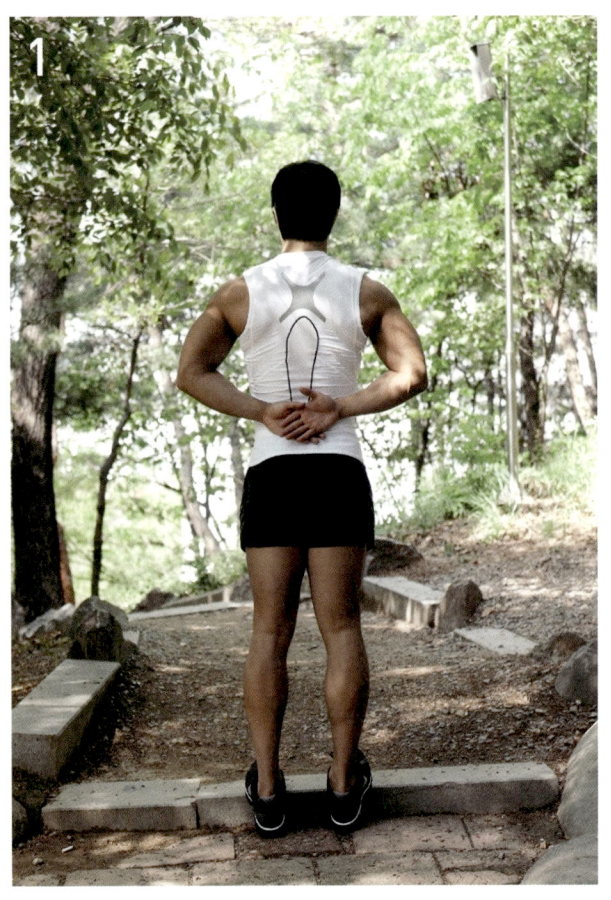

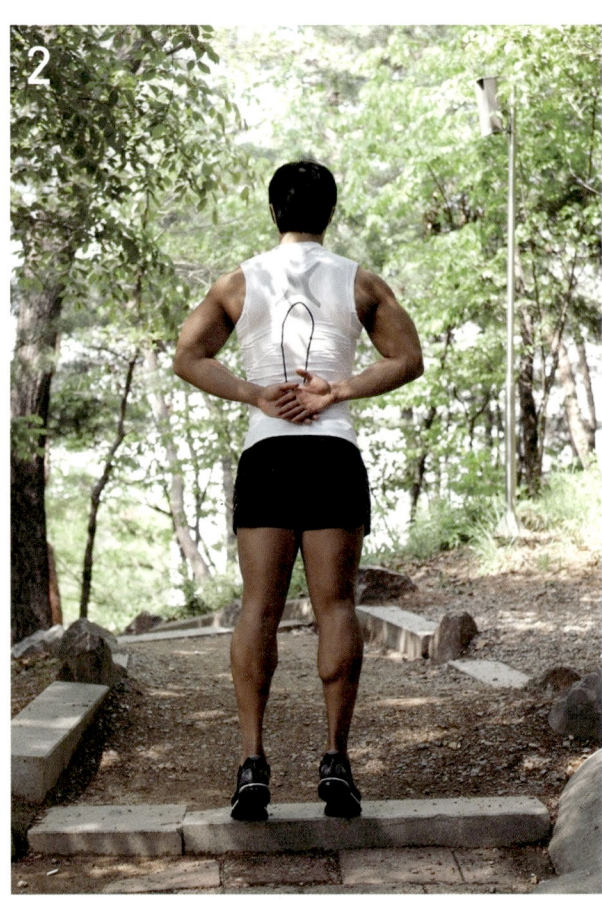

1 계단에 발끝을 대고 선다. 양손을 뒷짐을 진다.

2 몸의 균형을 잘 잡고 뒤꿈치를 들어 올린다.

TIP!
평소에도 종아리를 자극하여 예쁜 종아리를 만들 수 있다. 단지 뒤꿈치 만 들어 올려주면 되는 매우 간단한 동작이다.

계단 점프(플라이오 매트릭스)

트레킹을 하면서 운동을 조금 더 도전적으로 만든다.

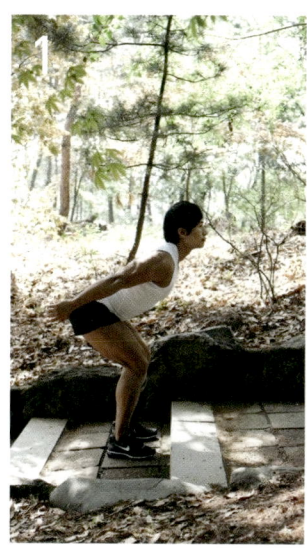 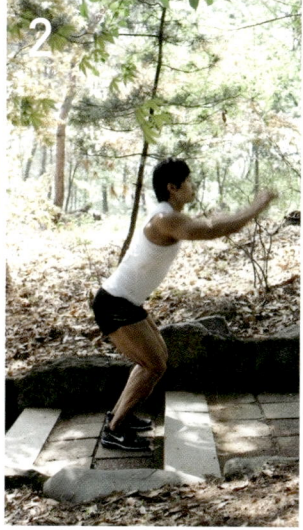 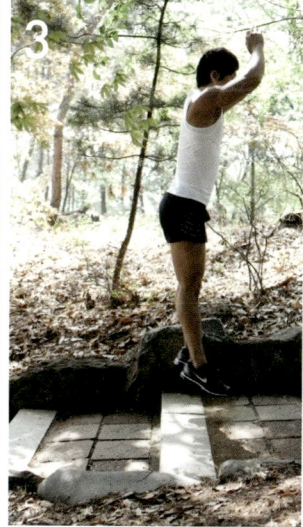 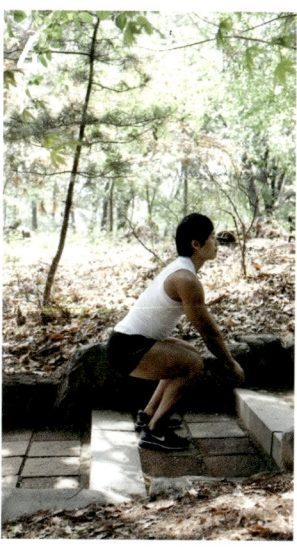

1 사진과 같이 아래 계단에서 위쪽으로 높이 점프하면서 올라간다.

WARNING!
지나친 훈련은 부상을 초래한다.

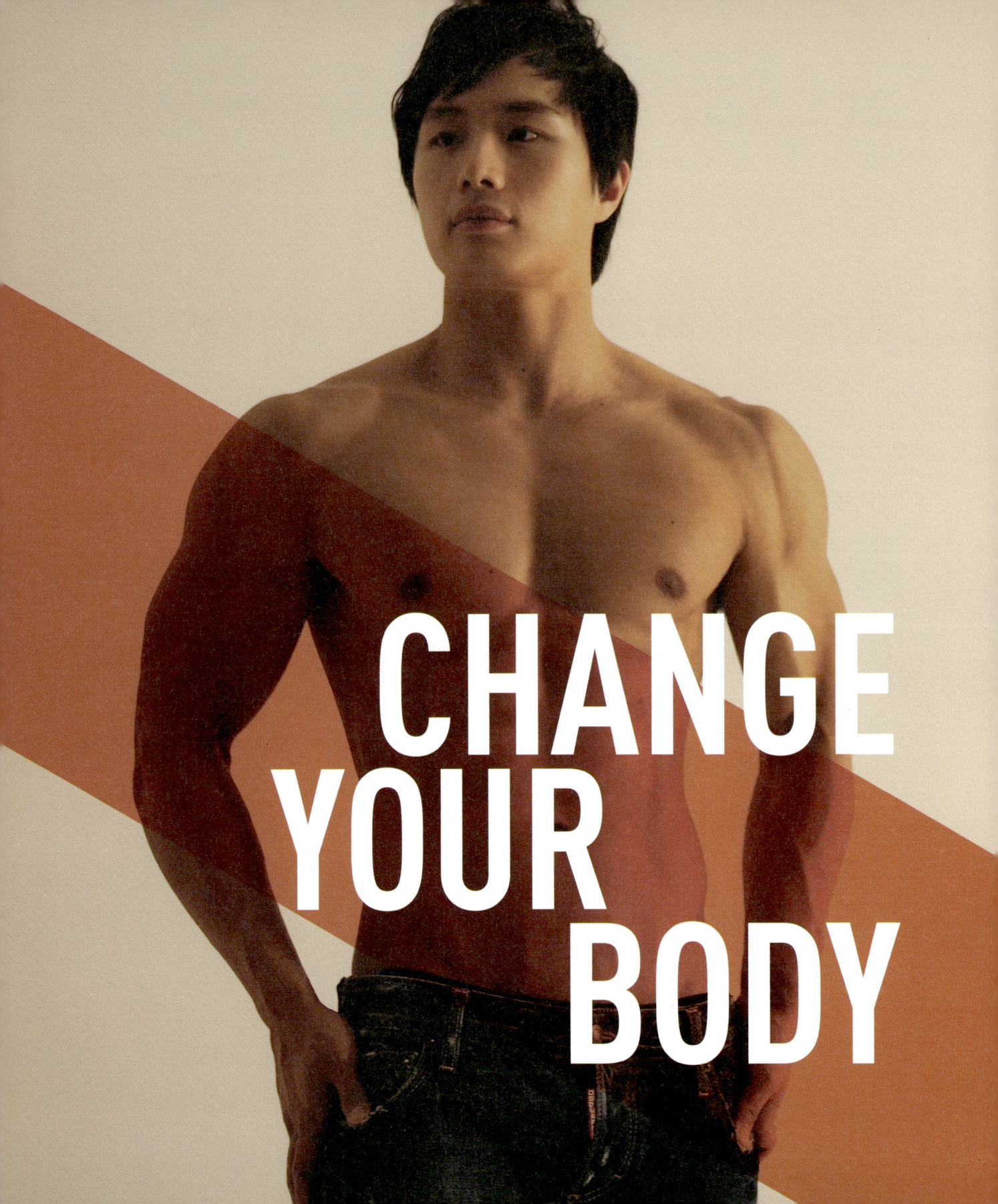

6

변신 프로젝트의
성공과 요요현상
원천 봉쇄

처음부터 계획된
요요현상 없는 변신

고통스럽지 않았던 12주

12주 후면 놀랍게 달라진 자신의 모습을 확인할 수 있을 것이다. 그러나 변신 후 요요현상이 걱정될 수도 있다. 다이어트에 성공했다가도 다시 살이 찌는 경험은 누구나 해봤기 때문이다.

하지만 당신은 걱정할 필요가 없다. 만약 당신이 무식하게 굶기만 했다면, 다이어트 과정이 힘들고 고통스럽기만 했다면 요요현상을 겪을 수도 있을 것이다. 그러나 이 책에 소개하고 있는 다이어트 과정은 처음부터 요요현상을 대비한 프로그램이었다. 지금의 내 모습이 그것을 증명하고 있다.

이 책에서 항상 강조되었던 것들이 있다. 그것들은 '참아라!', '인내하라!', '지독하게 하라!', '억지로라도 해라!'와 같은 것들이 아니었다. 다이어트를 '좀 더 쉽게', '간단하게', '재밌게' 하자는 것이 주 내용이었다. 그리고 어떤 것들을 억지로 해야 하는 내용보다는, 어떤 것을 하면 안 좋기 때문에 그것들을 하지 않거나, 잘못된 점을 바로잡는 것에 대한 내용도 많았다.

12주 동안 죽었다 생각한 채 고통을 참고, 다이어트 성공 후 다시 예전 생활로 돌아가는 것이 아니다. 이번 다이어트는 변신을 위한 12주 기간 동안 이전의 나태하고 아무런 규칙이 없었던 생활을 보다 더 재밌게 보내는 것이 핵심 목표였다. 그리고 목표를 위해 해야 했던 모든 프로그램은 앞으로 당신의 일상생활이 되어줄 것이다. 어쩌면 그것은 당신의 취미가 될지도 모른다.

다이어트 성공 후, 다시 이전의 생활로 돌아간다고 생각해 보자. 나는 변신 후 예전의 생활이 나에게 좋지 않다는 것을 판단할 수 있는 판단력이 생겼다. 변신 전의 생활은 내게 모든 면에서 좋지 않았을뿐더러, 그 일들이 재미도 없다는 것을 이제는 안다. 다시 그 이전의 생활로 돌아갈 이유도 없고, 돌아가고 싶은 마음도 없다. 변신 후, 나는 변신을 유지하는 생활을 즐기기에 바빴다. 그리고 변한 모습은 나에게 많은 기회와 이익을 주었다. 예전의 나에게는 주어지지 않았고, 그래서 알 수도 없었던 기회들을 나는 잡을 수 있게 되었다.

살이 찌지 않는 체질로의 변신

다이어트 성공 전, 나는 살이 찌지 않는 사람을 부러워했던 적이 많았다. 매일 밤새 같이 야식을 먹어도 한 친구는 살이 찌지 않고, 나만 계속 살이 쪘다. 그것이 너무 부러운 나머지 질투까지 났다. 나는 정직한데 그 친구는 반칙을 하거나 편법을 사용하는 것 마냥 얄미웠다. 하지만 변신 후 나는 더 이상 그럴 필요가 없다. 이전의 잘못된 생활 속에서는 먹는 것이 바로 살로 갔지만, 지금의 올바른 생활 속에서는 살이 찌지 않는 사람이 되었다.

달라진 내 모습에 친구들은 내게 많은 칭찬과 함께 '몸짱' 같은 기분 좋은 별명을 붙여 주었다. 칭찬은 고래도 춤추게 한다고 했던가? 나는 놀림 받고, 나 자신조차 나를 비하했던 슬픈 과거에서 벗어났다. 나는 사람들의 칭찬 속에서 고래처럼 춤을 추었다. 내 노력으로 얻어낸 몸짱이라는 결과물의 바다에서 말이다.

사실 나도 요요현상을 걱정하지 않았던 것은 아니다. 하지만 우려와는 달리 요요현상은 오지 않았다. 다이어트 기간에 맛있게 잘 먹었던 잡곡밥을 버리고 흰 쌀밥을 다시 먹을 이유는 없었다. 배가 충분히 부르기에 억지로 밥그릇을 다시 예전의 대접으로 바꾸어 음식을 꾸역꾸역 더 먹을 필요도 없었다. 제철과일의 달콤함과 유익함을 버리고, 한 번 열면 멈출 수 없는 감자칩을 먹고 싶다는 생각도 거의 들지 않았다. 그리고 가장 중요한 변화는 운동이 내가 진심으로 즐길 수 있는 취미 생활이 되어 준 것이다.

변신 후 어떤 날은 정크푸드를 먹기도 한다. 하지만 나를 살찌우고, 내 건강을 악화시키는 그것을 내 몸은 더 이상 많이 원하지 않는다. 변신 후 올바르게 자리 잡은 내 생활은 내 몸을 나쁘게 만드는 잘못된 것을 가려내고, 진실을 바라볼 수 있게 해주었다. 나는 살이 찌는 사람에서 벗어났고, 더 나아가 몸 건강이 점점 더 좋아지는 사람으로 변신해 있었다.

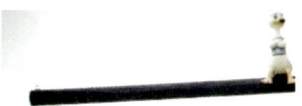

변신 후 친구들과 여름
휴가 갔을 때의 모습

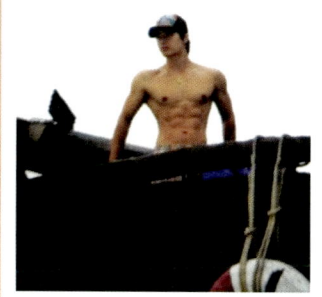

너무 쉬운 몸매 유지, 당신은 이미 당신 몸 전문가

다이어트 성공 후, 나의 변한 모습을 자랑하기 위한 마음에 예전보다 사람들을 더 자주 만났다. 그러다 보니 예전만큼은 아니더라도 술을 먹게 될 기회가 많아졌다. 친구들과 만나 정크푸드를 먹게 될 때도 있었다. 그렇지만 내가 다시 예전의 모습으로 돌아가는 일은 없었다. 평소의 기본 생활을 잘 해나간다면, 가끔 일탈을 하더라도 큰 문제가 생기지는 않는다. 정크푸드와 술자리는 이제 요요현상을 불러일으킬 공포의 대상이 아니었다. 나에게는 이것들을 더 유쾌하고 즐겁게 만들어 줄 수 있는 기본 생활이 항상 존재하기 때문이다.

물론 일탈의 기간이 길어지는 경우도 있었다. 그렇다고 일주일을 나태하게 보내면 다시 예전처럼 12주의 기간이 필요할까? 그렇지는 않다. 앞에서 이야기했던 몸의 관성의 법칙을 기억해 보자. 일주일 이상에 대해서 나태하게 보내더라도, 나는 겉으로 달라진 점을 쉽게 찾지 못했다. 12주의 노력은 하루아침에 무너지지 않기 때문이다.

내가 치킨과 피자를 싫어하게 된 것이 아니다.
나는 치킨과 피자만 좋아하는 것이 아니라, 피자와 치킨 그리고
잡곡밥과 야채샐러드도 좋아하게 된 것이다.

나태한 생활이 길어지면 나는 빨리 운동을 하고 싶어서 몸이 근질거렸고, 예전에 항상 먹었던 정크푸드를 두 번 연속으로 먹게 되면 느끼함에 빨리 담백한 음식이 먹고 싶어졌다. 때로는 살이 너무 많이 빠져 얼굴이 좋아 보이지 않는다는 소리를 들은 적도 있었고, 여유 있는 생활을 통해 얼굴이 더 좋아졌다는 말도 들을 수 있었다. 나는 내 몸에 대해서 이제 언제든지 조율이 가능해진 것이다.

나는 지금도 정크푸드를 즐긴다

아직 변신이 끝나지 않은 사람은 믿을 수 없는 이야기일 수도 있지만, 나는 담백한 식단에 익숙해졌고 그것들을 진심으로 맛있게 먹고 있다. 어떻게 그 좋아하던 피자와 치킨 등을 하루아침에 줄이고 담백한 식사를 할 수 있냐고 물을 수도 있다. 하지만 놀라운 이야기를 더 해야겠다. 심지어 나는 야채도 즐길 수 있게 되었다.

내가 치킨과 피자를 싫어하게 된 것이 아니다. 내가 즐길 수 있는 음식의 범위가 늘어난 것뿐이다. 나는 치킨과 피자만 좋아하는 것이 아니라, 피자와 치킨 그리고 잡곡밥과 야채샐러드도 좋아하게 된 것이다.

나는 지금도 여전히 치킨을 먹는다. 하지만 예전처럼 매일 먹지는 않는다. 평소의 담백한 식사에서도 충분한 만족

을 느끼기 때문이다. 치킨, 피자, 군것질 등에 대한 일방적이고 맹목적인 집착이 사라지자, 다른 더 맛있는 것들이 눈에 보이게 된 것이다.

나는 다이어트가 끝난 후에 음식 때문에 스트레스를 받은 적이 거의 없다. 주말이면 편하게 친구들과 약속을 잡는다. 친구들과 만나 어떤 음식을 먹어도 상관하지 않는다. 맛있게 먹기만 하면 된다. 그리고 평소의 생활을 유지하면 된다. 변신 후의 생활은 전혀 어렵거나 부담될 것이 하나도 없다. 관리하는 생활의 매력은 오히려 일탈할 수 있다는 데 있다. 약간의 긴장감 있는 생활은 절제하지 못하고 한없이 늘어졌던 예전의 생활보다 훨씬 더 재미있다.

다이어트 후 더 많이 알게 된 맛집

변신 후 나에게는 두 가지 취미가 생겼다. 첫 번째는 운동이고, 두 번째는 맛집 탐방이다. 다이어트 전, 내가 배달 음식을 좋아했던 이유는 배달 음식이 맛있기 때문이 아니라 간편하기 때문이었다. 세상에는 배달 음식 외에 맛있는 음식이 아주 많다. 배달 음식은 메뉴가 정해져 있고 맛도 대부분 비슷하지만, 직접 음식점에 가면 종류도 다양하고 맛도 훨씬 훌륭하다.

다이어트 기간 중 평소에는 담백한 다이어트식을 했지

만, 일주일에 한번은 나를 위한 선물로 다이어트 초반에는 주로 정크푸드를 스스로에게 선물했다. 하지만 바뀐 식생활로 인해서 입맛이 살아나면서 나는 더 다양한 음식들을 즐길 수 있게 되었다. 피자, 치킨 같은 정크푸드에 대한 집착에서 벗어나 더 다양한 메뉴를 더 맛있게 즐길 수 있게 된 것이다. 그렇게 맛있는 음식을 찾아서 먹게 되는 습관이 생겼고, 이것은 변신 후에 맛집을 찾아다니는 취미 생활로 이어졌다.

유명한 맛집 중에는 가격이 비싼 곳도 가끔 있었다. 하지만 변신 전 일주일 동안 시켜먹었던 배달 음식에 지불했던 비용을 따져보면, 그보다 더 비싼 맛집은 없었다.

맛집을 찾아다니는 것은 정말 좋은 취미이다. 먹는 즐거움만큼 큰 즐거움도 없기 때문이다. 내가 좋아하는 음식만 먹어야 한다는 집착을 버리면 더 맛있는 음식을 먹을 수 있는 길이 열린다. 게다가 그렇게 발견한 맛있는 음식은 다이어트에 도움이 되는 음식일 수도 있다. 재밌고 설레는 마음으로 맛집으로 향해보자.

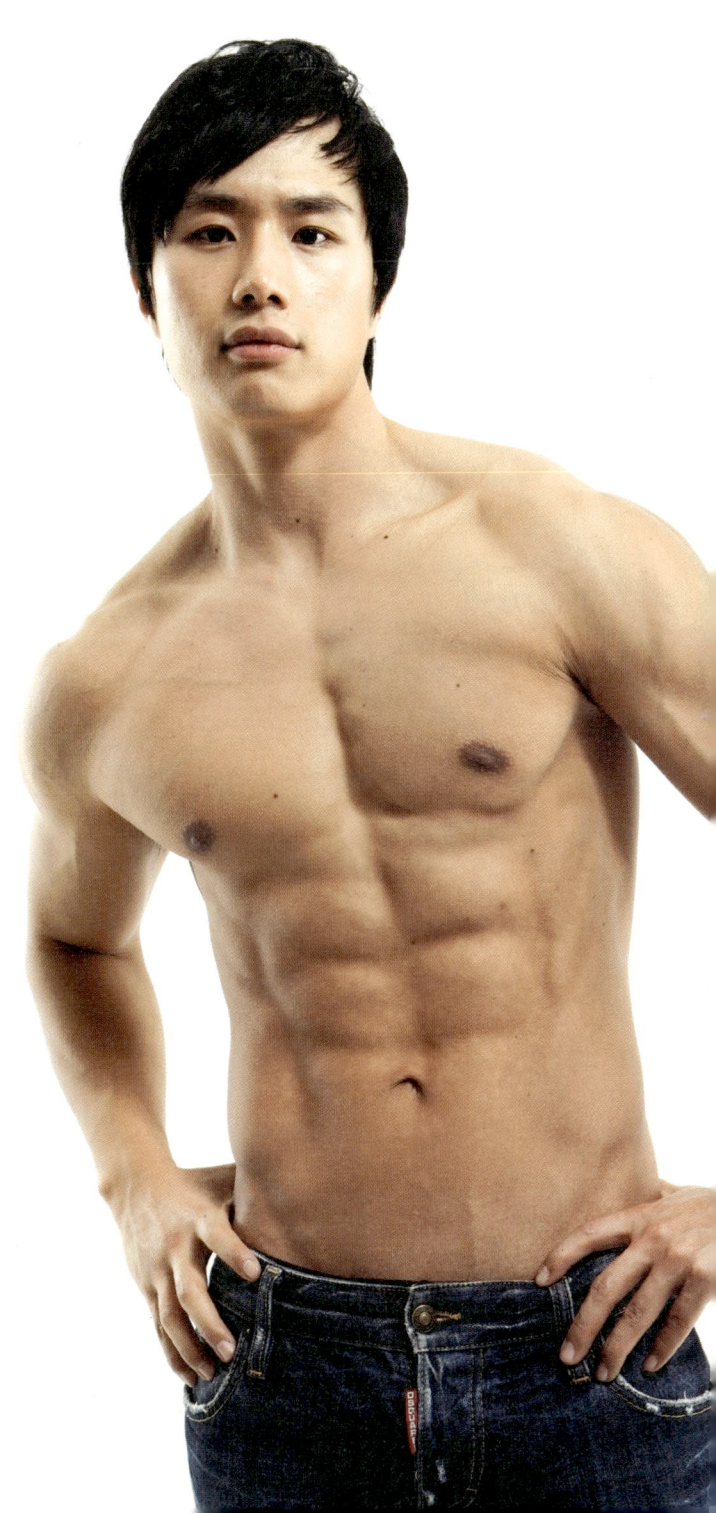

앞으로의 방향 및 선택

어려웠던 미로도 한번 풀고 나면 쉽다

눈앞에 아주 복잡한 미로가 놓여 있다고 하자. 출구를 찾아서 아무리 걸어가도 얽히고설켜 있는 길은 쉽게 풀리지 않고 번번이 막히고 만다. 사람에 따라 이 복잡한 미로를 보고 처음부터 포기할 수도 있고, 걷다가 중간에 포기할 수도 있다.

하지만 아무리 복잡한 미로라 할지라도, 한번 풀고 나면 그 뒤에는 미로를 풀기 위해 또 다시 어렵게 고생할 일은 없어진다. 이 미로는 성공 후에 내가 걸어 왔던 정답의 길이 정확히 표시된 미로이기 때문이다.

나의 미로는 풀렸다. 그리고 풀린 미로를 다시 풀 필요는 없다. 출구를 향해서 걸어 나가기만 하면 될 뿐이다. 출구로 나가기 전 잠깐 뒷걸음질 칠 수도 있다. 하지만 표시된 길을 따라 어렵지 않게 다시 출구로 향하면 된다. 다이어트는 이제 언제든지 뚝딱 풀 수 있는 쉬운 미로이다. 다이어트 성공 이후에는 다른 모양의 미로를 풀게 되는 것이 아니다. 이제 당신은 이미 한 번 풀었던 미로의 출구를 향해 걸어 나가면 된다.

미로 밖의 엔딩은 모두에게 똑같은 장면을 보여주지는 않는다. 그렇기 때문에 정해져 있지 않은 엔딩에 다이어트의 또 다른 재미가 있는 것이다. 하지만 내가 자신 있게 말할 수 있는 한 가지 사실은 있다. 미로 밖 모든 엔딩은 해피엔딩이라는 것이다.

과거에 원망했던 세상을 즐기고 사랑하기

변신 전 난 "종건이 멋있지. 한 30킬로그램만 빼면 말야."라는 소리를 자주 들었다. 그 말이 조롱인지 농담인지 충고인지는 알 수 없었지만 말이다. 그리고 나는 30킬로그램 이상을 감량했고, 그 말처럼 난 멋있어졌다. 난 내가 목표했던 바를 이루었다.

나는 다이어트로 인해 내 인생이 바뀐 것을 느낄 수 있었다. 그래서 하고 싶었던 일들을 하기 시작했다. 미니 홈피에 다이어트에 성공한 몸 사진도 올리고, 야외 수영장에도 갔다. 내가 입고 싶었던 스타일의 옷도 입고 다니기도 했다. 모든 것이 완벽해 보이는 생활이었다. 내가 하고 싶었던 일을 하게 되자, 드디어 세상이 나를 받아준 것 같은 기분이 들었다.

그 전의 생활 속에서 나는 세상과 늘 동떨어져 있다는 기분을 지울 수 없었다. 내가 속한 세상을 바꾸는 일은 어렵다. 내 주위의 다른 사람을 바꾸는 일 역시 어렵다. 결국 세상에서 가장 바꾸기 쉬운 일은 바로 나 자신을 바꾸는 일이었다. 놀랍게도 나 자신을 바꾸면 주위 사람과 이 세상이 바뀐다는 사실을 다이어트 후 뼈저리게 느낄 수 있었다.

다이어트 성공 후, 나는 주위에서 끊임없이 다이어트에 대한 질문을 받았다. 내 주위만 하더라도 변신을 꿈꾸고 있는 사람들이 많이 있었다. 그들은 변신 전 실패에 실패를 겪었던 나와 마찬가지로 똑같은 이유들로 고생하고, 똑같이 실패를 겪고 있었다. 어떤 사람은 실패뿐만 아니라 잘못된 지식과 열정으로 인해 건강을 심각하게 해치고 있었다. 또 어떤 사람은 극심한 스트레스로 인해서 아무것도 하지도 못한 채 마음고생만 하고 있었다. 그래서 나는 이들을 도와주기로 결심했다. 내가 알려준 정보로 주변 친구들도 하나둘 다이어트에 성공하기 시작했고, 나는 주변 사람들뿐만 아니라 더 많은 사람들에게 도움을 주고 싶었다. 이것이 바로 내가 이 책을 쓰게 된 계기이다.

나의 가장 큰 수확은 자신감

몸을 아무리 멋있게 가꾼다 하더라도 두꺼운 점퍼를 입는다면 겉으로 드러나지 않는다. 그래서 변신한 몸은 겨울보다 여름에 더욱 돋보인다. 하지만 여름, 겨울 관계없이 나에게 또는 남에게 계속 드러나는 것이 있다. 그것은 바로 '자신감'이다.

이 자신감은 다른 두려움까지 날려주었다. 변신 전에는 마음에 드는 이성이 있어도, 이성에 대한 호감이 나에 대한 비난으로 이어졌다. 그녀가 날 좋아할 이유가 없다고 내가 먼저 판단하고, 나 자신을 비하했다. 그래서 나는 누군가를 좋아하게 될 때 나 자신을 가장 싫어하게 되었다. 하지만 이제는 더 이상 그런 바보같은 짓은 하지 않는다.

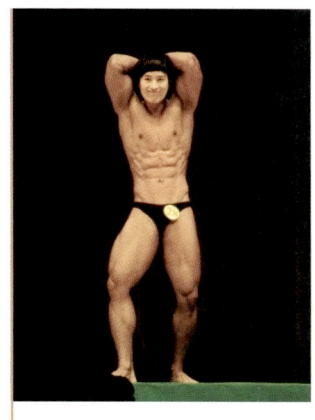

체육 전공이 아닌 일반 대학생 신분으로 참가했던 2010 미스터 유니버시티 때 모습. 예전에는 상상도 못할 일이었고 난 6등에 입상했다.

변신 후 내게는 옷 속에 복근이 있었고, 겉으로 턱 선이 나와 있었다. 하지만 그것들보다 자신감이 더 드러났다. 자신감은 비단 마음에 드는 이성에게 자신 있게 다가가는 것에만 영향을 주는 것은 아니다. 어떤 일을 시작함에 있어서 모두 잘 할 수 있다고 항상 나를 격려해 주었다.

오늘의 내게는 항상 열심히 보낸 어제가 있었다. 12주의 기록이 O표시로 가득 채워져 있음을 확인할 때 내 몸은 이미 변신해 있었다. 어제를 무의미하게 보냈을 때, 난 언제나 오늘도 그렇게 무의미하게 보낼 것 같아 두려웠고, 그래서 매사에 자신이 없었다. 하지만 어제의 성공은 오늘의 성공으로, 오늘의 성공은 항상 내일의 성공으로 이어졌다. 작은 성공에 대한 성취감을 무시하지 않고 인정했을 때, 내게는 뭐든지 할 수 있다는 자신감이 생겨 있었다.

오늘 하루를 성공한 당신은 분명 내일도 성공할 것이다. 내일도 성공한 당신에게는 변신과 함께 자신감이 주어질 것이다. 그렇게 생긴 자신감으로 이제 당신은 뭐든지 할 수 있게 될 것이다.

변신남 프로젝트

초판 1쇄 발행 2011년 6월 10일
초판 3쇄 발행 2014년 8월 1일

지은이 이종건, 이신언
펴낸이 김영조
외부스태프 디자인 design group ALL
　　　　　 윤문 김혜정
　　　　　 사진 이과용(leekw28@hanmail.net), 박강현(lipgrop@naver.com)
펴낸곳 싸이프레스
주소 서울시 마포구 어울마당로3길 5(합정동, 영광빌딩 201호)
전화 02-335-0385
팩스 02-335-0397
이메일 cypressbook@naver.com
홈페이지 www.cypressbook.co.kr
블로그 blog.naver.com/cypressbook
트위터 @cypressbook
출판등록 2009년 11월 3일 제2010-000105호

ISBN 978-89-963757-9-1 13690

이 도서의 국립중앙도서관 출판시도서목록(CIP)은
e-CIP홈페이지(http://www.nl.go.kr/cip.php)에서
이용하실 수 있습니다.(CIP 제어번호: 2011002198)